VÍCIO
O REINO DOS FANTASMAS FAMINTOS

GABOR MATÉ, M.D.
autor de *O mito do normal*

VÍCIO

O REINO DOS FANTASMAS FAMINTOS

Uma abordagem científica e compassiva
sobre a dependência, suas origens e
os caminhos para a recuperação

Traduzido por Carolina Simmer

SEXTANTE

Título original: *In the Realm of Hungry Ghosts*

Copyright © 2008, 2018 por Gabor Maté
Copyright da tradução © 2024 por GMT Editores Ltda.

Publicado mediante acordo com Alfred A. Knopf Canada, uma divisão da Penguin Random House Canada Limited.

Todos os direitos reservados. Nenhuma parte deste livro pode ser utilizada ou reproduzida sob quaisquer meios existentes sem autorização por escrito dos editores.

coordenação editorial: Alice Dias
produção editorial: Livia Cabrini
preparo de originais: Priscila Cerqueira
revisão: Hermínia Totti e Sheila Louzada
diagramação: Valéria Teixeira
capa e ilustração de capa: Two Associates
adaptação de capa: Gustavo Cardozo
impressão e acabamento: Lis Gráfica e Editora Ltda.

CIP-BRASIL. CATALOGAÇÃO NA PUBLICAÇÃO
SINDICATO NACIONAL DOS EDITORES DE LIVROS, RJ

M377v

    Maté, Gabor
       Vício : o reino dos fantasmas famintos / Gabor Maté ; [tradução Carolina Simmer]. - 1. ed. - Rio de Janeiro : Sextante, 2024.
       464 p. ; 23 cm.

       Tradução de: In the realm of hungry ghosts
       ISBN 978-65-5564-952-9

       1. Vícios. 2. Comportamento compulsivo. 3. Doenças mentais. 4. Psicopatologia. I. Simmer, Carolina. II. Título.

24-93238   CDD: 616.89
                              CDU: 616.89-008

Meri Gleice Rodrigues de Souza - Bibliotecária - CRB-7/6439

Todos os direitos reservados, no Brasil, por
GMT Editores Ltda.
Rua Voluntários da Pátria, 45 – 14º andar – Botafogo
22270-000 – Rio de Janeiro – RJ
Tel.: (21) 2538-4100
E-mail: atendimento@sextante.com.br
www.sextante.com.br

*Para Rae, minha amada esposa e melhor amiga,
que tem vivido estas páginas comigo há mais
de 50 anos, nos bons e maus momentos,
sempre tornando tudo melhor.*

O que é o vício, na verdade? É uma pista, um sinal, um sintoma de aflição. É um idioma que nos fala sobre um problema que deve ser compreendido.

ALICE MILLER, *Abbruch der Schweigemauer*
[A demolição da barreira do silêncio]

Na busca pela verdade, os seres humanos dão dois passos para a frente e um para trás. O sofrimento, os erros e o cansaço da vida os fazem retroceder, porém a sede pela verdade e a teimosia os impulsionam. E quem sabe? Talvez acabem por encontrar a verdade real.

ANTON TCHEKHOV, *O duelo*

NOTA DO AUTOR

As pessoas, citações e histórias de vida apresentadas neste livro são todas reais; nenhum detalhe foi acrescentado para colorir os fatos e nenhum personagem foi criado para servir de alegoria. Por questão de privacidade, todos os meus pacientes ganharam pseudônimo, exceto duas pessoas que me pediram para ser identificadas. Em outros dois casos, alterei descrições físicas para manter o anonimato dos envolvidos.

Recebi permissão das pessoas cuja vida é narrada aqui: todas leram o trecho relacionado à sua história. Também recebi autorização para usar as fotos que ilustram o livro.

Nas Notas de Fim, indico as referências completas das pesquisas científicas que citei em cada capítulo, mas não havia espaço para listar todos os artigos de periódicos que consultei. Profissionais e qualquer outro leitor podem entrar em contato comigo para receber mais informações. Para isso, basta acessar www.drgabormate.com (em inglês). Todos os comentários serão bem-vindos, mas não posso atender a pedidos específicos de orientação médica.

Por fim, uma observação sobre as fotos que acompanham o texto. Por mais que seja difícil para um escritor admitir que uma imagem vale mais que mil palavras, talvez não exista exemplo melhor dessa máxima do que as fotografias incríveis de Rod Preston. Por ter trabalhado na periferia de Vancouver, no Canadá, Rod conhece bem as pessoas sobre quem escrevi e sua câmera capturou a experiência delas com exatidão e sensibilidade.

SUMÁRIO

INTRODUÇÃO	11
FANTASMAS FAMINTOS: O REINO DO VÍCIO	27
PARTE UM O trem rumo ao inferno	31
1 O único lar que ele já teve	33
2 O domínio letal das drogas	51
3 As chaves do Paraíso	59
4 A história da minha vida é inacreditável	73
5 O avô de Angela	83
6 Diário da gestante	87
7 A sala de parto de Beethoven	99
8 Precisa haver uma luz	111
PARTE DOIS Médico, cura-te a ti mesmo	125
9 Os semelhantes se reconhecem	127
10 Diário dos 12 passos	141
PARTE TRÊS Um estado cerebral diferenciado	149
11 O que é o vício?	151
12 Do Vietnã ao "parque dos ratos"	156
13 Um estado cerebral diferenciado	163
14 Da seringa, um abraço acolhedor	171
15 Cocaína, dopamina e chocolate	181
16 Feito uma criança reprimida	187

PARTE QUATRO Como o cérebro viciado se desenvolve — 199

17 Cérebros que nunca tiveram chance — 201

18 Trauma, estresse e a biologia do vício — 210

19 Não é genético — 222

PARTE CINCO O processo do vício e os traços de personalidade — 231

20 "Um vazio que tento evitar a todo custo" — 233

21 Tempo demais com coisas externas — 242

22 Péssimos substitutos para o amor — 249

PARTE SEIS Uma realidade além da guerra contra as drogas — 269

23 Povos deslocados e as raízes sociais do vício — 271

24 Conheça seu inimigo — 287

25 Uma guerra fracassada — 293

26 Liberdade de escolha e a escolha de ser livre — 304

27 Uma política social esclarecida — 315

28 Redução de danos — 330

PARTE SETE A ecologia da cura — 345

29 O poder da curiosidade compassiva — 347

30 O clima interior — 357

31 Os quatro passos, mais um — 369

32 Sobriedade e o ambiente externo — 378

33 Uma mensagem para familiares, amigos e cuidadores — 391

34 Nada está perdido — 400

MEMÓRIAS E MILAGRES: UM EPÍLOGO — 411

POSFÁCIO — 419

ANEXO I As falácias dos estudos com gêmeos e crianças adotadas — 421

ANEXO II Déficit de atenção e vício — 427

ANEXO III A prevenção do vício — 431

ANEXO IV Os 12 passos — 434

AGRADECIMENTOS — 439

PERMISSÕES — 441

NOTAS DE FIM — 443

INTRODUÇÃO

Dez anos depois da primeira edição deste livro, saio do elevador num hotel em São Francisco e, do outro lado do saguão, um desconhecido se aproxima correndo, de braços abertos. "Meu filho morreu de overdose. Isso era incompreensível para mim. Mas, depois de ler seu livro, entendi por que aconteceu."

Receber o abraço emocionado de um único pai enlutado já seria recompensa suficiente por todo o trabalho envolvido neste livro. Na última década, pessoas do mundo inteiro me escreveram para contar como o livro afetou sua vida e a de seus entes queridos e como transformou sua visão sobre o vício e sobre a enormidade do problema. A obra inspirou canções e poemas no Canadá e nos Estados Unidos, pinturas na Espanha, produções teatrais na Romênia e na Hungria e hoje é usada em instituições de ensino, programas de terapia e clínicas de reabilitação. Dado o aumento da crise da dependência química, são especialmente recompensadores os relatos de jovens estudantes que falam sobre como se sentiram motivados a se tornar terapeutas, médicos e psiquiatras para ajudar pessoas como as que cito nestas páginas. Um assistente social de Los Angeles me escreveu: "Os policiais com quem trabalho têm renovado minha esperança. Um deles até adotou o modelo de redução de danos apresentado no seu livro: agora ele se aproxima dos dependentes com mais respeito e compaixão." O livro também ganhou espaço em prisões: terapeutas me contaram sobre presidiários que choraram ao encontrar suas histórias refletidas nestas páginas ou em alguma das palestras que dei sobre o assunto. "Seu livro me ajudou a identificar as causas do meu vício", escreveu um detento de Idaho. "Agora consigo responder à pergunta que parentes e amigos me fazem há décadas: 'Por quê?'"

A questão do "porquê" nunca foi tão importante quanto é atualmente.

Enquanto escrevo esta introdução, a crise de overdose de opioides só piora. A cada três semanas nos Estados Unidos, o número de pessoas que morrem de overdose se equipara ao de vítimas dos ataques terroristas do 11 de Setembro. A Grã-Bretanha, que tem a maior proporção de viciados em heroína da Europa, alcançou um novo recorde de fatalidades associadas ao uso de drogas: na Inglaterra e no País de Gales, mais de 3.700 pessoas morreram só em 2017, a maioria devido ao uso de heroína e opioides similares. No Canadá, os números também preocupam. De acordo com o relatório nacional da Agência de Saúde Pública do país, houve mais de 4 mil fatalidades associadas ao uso de opioides em 2017, um aumento de quase 50% em comparação com o ano anterior, "o que afeta toda a nação [...] e gera efeitos devastadores em famílias e comunidades". De acordo com a secretária de Saúde Dra. Bonnie Henry, a região da Colúmbia Britânica, onde moro, apresentou 125 mortes por overdose apenas em janeiro de 2018. "Antes, era comum pensar que overdoses só aconteciam com aquela gente de *lá*", me disse ela, falando sobre regiões pobres como o bairro Downtown Eastside, de Vancouver, notório pelo consumo escancarado de drogas, onde este livro começa e termina e onde aconteceu boa parte dos eventos aqui citados. Em 2016, a Colúmbia Britânica declarou emergência pública, em parte, segundo a Dra. Henry, para fazer com que o foco da conversa deixasse de ser uma emergência localizada e se transformasse no problema social mais amplo que de fato é. "Não é 'aquela gente'. É a *nossa* gente. São nossos irmãos, nossas famílias. Mortes por overdose acontecem em todos os bairros, dos mais ricos aos mais pobres."

Mesmo com toda a preocupação e a tristeza causadas por tantas mortes, ainda é fácil demais acreditar que isso aconteça apenas por causa de predileções ou hábitos individuais. Nos níveis social e político, elas representam sacrifícios humanos. As pessoas estão sendo vitimizadas pela longa relutância da sociedade em aceitar a realidade e as raízes do vício, especialmente da dependência química. Há décadas, diante de todas as evidências, nos recusamos a exigir ou adotar políticas que possam prevenir ou solucionar a desolação do vício de maneira apropriada. Como David

Walker, dirigente de saúde pública de Ontário, bem observou em 17 de março de 2018 numa carta ao jornal *The Globe and Mail*: "Em 2003, uma nova e assustadora epidemia consternou o Canadá, principalmente em Toronto: 44 pessoas morreram de síndrome respiratória aguda grave. [...] Os governos regionais e federal prontamente reagiram. [...] Quinze anos depois, o vício em opioides, outra epidemia nova e assustadora, assola nosso país. Por que nossa reação coletiva é tão tímida desta vez? Será que é porque valorizamos menos quem está morrendo? É essa a sociedade 'compassiva' que estamos nos tornando?"

Como acontece com muitos outros problemas humanos, a epidemia em ascensão possui as chamadas causas *imediatas* – aquelas que contribuem diretamente com os resultados trágicos. Qualquer um que assista ao noticiário ou leia os jornais todo dia está ciente de que a principal causa imediata neste caso é a recente e ampla oferta de fentanil e carfentanil, opioides baratos e extremamente potentes produzidos em laboratório. (Essas drogas, em comparação com suas primas derivadas de plantas, heroína e morfina, apresentam uma margem de segurança bem limitada, isto é, a diferença entre uma dose que deixa alguém "chapado" ou acalma uma crise de abstinência e uma dose que mata é bem menor. Daí sua letalidade.)

Por mais desesperadora que seja essa ameaça, vícios potencialmente suicidas são apenas a ponta de um imenso iceberg. Nossa sociedade, com pessoas cada vez mais desesperadas para fugir do isolamento e do desalento de sua rotina, está carregada de todos os tipos de vício, e novos surgem o tempo todo. "O vício em internet parece ser um transtorno comum que merece ser incluído na próxima edição do *Manual diagnóstico e estatístico de transtornos mentais*", sugeriu um editorial do periódico *American Journal of Psychiatry* no mesmo ano da publicação original deste livro – e o transtorno se tornou muito mais comum desde então.

O site *Psychology Today* debateu o "vício em jogos virtuais". Smartphones são outro novo foco viciante. A psicoterapeuta Nancy Colier relatou que "a maioria das pessoas hoje olha o celular 150 vezes por dia, ou a cada 6 minutos. E os jovens mandam em média 110 mensagens diariamente. [...] Dentre os usuários de smartphone, 46% afirmam que 'não conseguiriam viver sem o aparelho'": um sinal clássico de vício.

Precisamos ter cuidado para não enxergarmos apenas as árvores e não a floresta – a manifestação em vez do processo por trás dela, o sintoma em vez da causa. Não há novos transtornos, apenas novos alvos para o velho e universal processo da dependência, novas formas de escapismo. Os processos mentais e cerebrais são os mesmos em todas as compulsões, assim como o vazio psicológico e espiritual que elas deixam.

"Os dados mostram uma sociedade tomada pelo desespero, e isso se reflete no aumento de comportamentos nocivos e na epidemia de drogas", escreveu Paul Krugman, economista vencedor do Prêmio Nobel, no *The New York Times*. Como podemos lidar com as manifestações do desespero sem antes compreendermos o desespero em si?

As circunstâncias que promovem o desespero – e, portanto, potencialmente o vício – tornam-se, a cada década, mais e mais presentes no mundo industrializado, do Oriente ao Ocidente: mais isolamento e solidão, menos contato comunitário, mais estresse, mais insegurança econômica, mais desigualdade, mais medo e, por fim, mais pressão e menos apoio para jovens com filhos. Há cada vez mais afastamento, a despeito da pseudoconectividade da nossa era tecnológica. Como a revista *Adbusters* ironicamente observou: "Você tem 2.672 amigos e uma média de 30 curtidas por postagem, mas nenhuma companhia para jantar sábado à noite."

É impressionante que aqui em Downtown Eastside, onde existem locais em que substâncias podem ser testadas antes de injetadas, muitos ainda escolham injetá-las sem saber se há componentes potencialmente letais nas seringas. Para entender por que isso acontece, precisamos analisar as causas *remotas*, aquelas que levam as pessoas a recorrer às drogas – e a todo tipo de vício.

"Precisamos debater o que motiva o uso de drogas", disse o Dr. Bessel van der Kolk, autor de *O corpo guarda as marcas* e famoso pesquisador de traumas. "Pessoas que se sentem bem consigo mesmas não fazem coisas que colocam o próprio corpo em risco. [...] Pessoas traumatizadas se sentem agitadas, inquietas, com um aperto no peito. Elas odeiam como se sentem e usam drogas para estabilizar o corpo." É esse o desespero – a necessidade de controlar o corpo e a mente, de fugir de um sofrimento ou de uma inquietação insuportável. Como veremos ao longo deste livro, isso é algo que ativa todos os vícios, sejam eles relacionados ao uso de substâncias ou não.

"Não vou perguntar em que você é viciado", costumo dizer às pessoas. "Nem quando usa, nem há quanto tempo. Só quero saber, seja lá qual for seu vício, o que você ganha com ele. O que o atrai nele? A curto prazo, o que ele oferece que você tanto deseja, tanto adora?" E toda vez as respostas são: "Ele me ajuda a fugir do sofrimento emocional/ me ajuda a lidar com o estresse/ me dá paz de espírito/ a sensação de pertencimento/ a sensação de controle."

Essas respostas mostram que o vício não é uma escolha nem fundamentalmente uma doença. Ele se origina de uma tentativa desesperada do ser humano de resolver um problema: o problema do sofrimento emocional, do estresse avassalador, da perda de conexões, da perda de controle, de um desconforto profundo consigo mesmo. Em resumo, é uma tentativa malfadada de solucionar o problema da dor humana. Todas as drogas – e todos os comportamentos viciantes, relacionados ou não a dependência química, como jogos de azar, sexo ou internet – acalmam diretamente a dor ou pelo menos nos distraem dela. Daí vem o meu mantra: *A primeira pergunta não deve ser "Por que o vício?", mas "Por que o sofrimento?".*

"Até os vícios mais prejudiciais têm uma função adaptativa vital para indivíduos deslocados", escreve Bruce Alexander, meu amigo e colega de profissão, no seu influente trabalho *The Globalization of Addiction* [A globalização do vício]. "Só pessoas crônica e severamente deslocadas estão vulneráveis ao vício." Nesse contexto, deslocação significa "uma falta persistente de integração psicossocial". O que o Dr. Alexander chama de deslocação eu chamo de trauma.

"Problemas com drogas precisam ser encarados a partir de um contexto socioeconômico mais amplo; questões profundas de dependência podem estar significativamente associadas a desigualdade e exclusão social", declarou a Comissão de Políticas sobre Drogas do Reino Unido em 2012. Na Grã-Bretanha, não é de surpreender que a epidemia do vício seja mais prevalente em lugares como Hull, cidade portuária onde a decadência da indústria pesqueira ajudou a gerar um dos níveis mais elevados de desemprego no Reino Unido. O *The New York Times* relatou o seguinte: "A nova onda veio do fentanil, um opioide analgésico que é 50 a 100 vezes mais poderoso que a morfina e geralmente misturado com heroína. A droga já matou milhares de americanos, inclusive os astros Prince e Tom Petty, porém seu risco letal pouco intimida os usuários em Kingston upon Hull, carinhosamente chamada de Hull. Na verdade, muitos não querem saber de outra coisa. 'Ela faz qualquer dor desaparecer', diz Chris, de 32 anos, que vive em situação de rua em Hull e é viciado em heroína há mais de oito anos."

"Pode ser difícil demais aceitar que todos os dias perdemos pessoas para mortes que poderiam ter sido evitadas", reconhece a Dra. Henry. "Em contrapartida, fizemos muito progresso na conscientização da sociedade. O discurso público mudou bastante." Também constatei isso durante minhas viagens pelo mundo. Acredito que este livro continuará contribuindo para essa mudança. Porém, apesar dos sinais animadores e das iniciativas de políticas públicas de saúde em âmbitos regional e federal no Canadá e em outras nações, ainda precisamos caminhar muito para chegar a um plano racional, baseado em evidências, compassivo e científico para tratar e prevenir o vício. A crise de overdoses nos coloca diante de um precipício. Na situação insustentável em que nos encontramos atualmente, podemos buscar alternativas ou cair no abismo de uma disfunção ainda maior, de um fracasso ainda mais trágico.

Num bem-vindo sinal de bom senso, os dois principais partidos políticos do Canadá – o Partido Liberal e o Novo Partido Democrático – anunciaram que cogitam descriminalizar a posse de drogas que hoje são ilícitas para uso pessoal. Isso já foi feito com grande sucesso em Portugal, o único país no mundo onde não é mais ilegal estar em posse de uma pequena quantidade de heroína ou cocaína para uso próprio, por exemplo. Em vez de serem trancafiadas em presídios, as pessoas são incentivadas a participar de programas de reabilitação. Em vez de serem socialmente marginalizadas, recebem ajuda.

Como resultado, o consumo de entorpecentes diminuiu em Portugal, assim como os níveis de criminalidade; já o número de pessoas em tratamento aumentou. O uso de substâncias injetáveis caiu pela metade. A política não causou efeitos negativos. A Noruega, inclusive, considera instaurar a mesma medida. "Encaro isso como a descriminalização dos usuários de drogas, não como a descriminalização das drogas", explica a Dra. Henry. Dá para imaginar o progresso que faríamos se uma grande proporção dos recursos que hoje são despejados no sistema de encarceramento fosse voltada para prevenção, redução de danos e tratamentos? É esse o debate.

O problema é que podemos acabar nos virando na direção contrária, para mais aversão, desdém e hostilidade. O país mais rico e influente do mundo, onde os níveis de vício já batem recordes mesmo com a aplicação de leis muito rigorosas – e em grande parte por causa delas –, ameaça seguir rumo a mais exclusão e a uma repressão mais violenta. Em março de 2018, o então presidente dos Estados Unidos, Donald Trump, publicamente aprovou a pena de morte para traficantes de drogas. "Alguns países têm punições muito, muito firmes – a punição mais radical", declarou ele. "E, por causa disso, eles têm bem menos problemas com drogas do que nós." O jornal *USA Today* relatou: "No último mês de maio, Trump parabenizou o presidente filipino Rodrigo Duterte por fazer um 'ótimo trabalho' na luta contra as drogas. Duterte já se vangloriou de ter matado a tiro pelo menos três suspeitos de crimes. Grupos de direitos humanos e as Nações Unidas condenaram a campanha justiceira de Duterte, que já matou milhares de supostos traficantes e usuários de drogas." Na época em que escrevo esta introdução, o homem que ocupa o maior cargo do Departamento de Justiça dos Estados Unidos, o procurador-geral Jeff Sessions, pede por policiamento mais rígido e punições mais severas, acreditando, apesar de todas as evidências que apontam o contrário, que crimes são consequência do uso de entorpecentes. Na verdade, crimes são uma consequência inevitável da *criminalização*, como demonstra de forma brilhante o escritor Johann Hari em *Na fissura: Uma história do fracasso no combate às drogas*. Nas palavras do jornalista colombiano Alonso Salazar, a guerra dos americanos "criou uma criminalidade e uma destruição da vida e da natureza sem precedentes".

Neste livro, argumento que não existe uma "guerra contra as drogas". Só podemos travar guerras contra seres humanos, não contra objetos inanimados. E os alvos dessa batalha são aqueles que foram mais negligenciados e oprimidos na infância, pois, de acordo com todos os dados científicos, com todos os dados epidemiológicos, com toda a experiência, são eles os mais propensos a sucumbir à dependência química no futuro. Em nossa era civilizada, punimos e marginalizamos pessoas por terem sofrido traumas.

É inevitável que os vícios sejam mais prevalentes e letais entre populações que historicamente sofreram diversos traumas e deslocações. Apenas semanas antes de eu escrever estes parágrafos, no começo de março de 2018, fui convidado a retornar à reserva da Nação Kainai, uma comunidade indígena perto de Lethbridge, Alberta, para dar uma palestra numa conferência sobre jovens. Segundo a médica local, a Dra. Esther Tailfeathers, a comunidade havia passado por um momento de caos alguns dias antes, em 23 de fevereiro. Era dia do pagamento de pensões, o que significava que havia dinheiro circulando, e os traficantes aproveitaram a oportunidade para lucrar. (Neste caso, os traficantes eram em sua maioria jovens, incapazes de fugir da pobreza num lugar onde as taxas de desemprego chegam a quase 80% e onde a disponibilidade de moradia é tão precária que às vezes até três famílias, totalizando cerca de 20 pessoas, compartilham uma casa com um único banheiro.) Houve uma nevasca no fim daquela tarde, então os serviços de emergência tiveram dificuldade de circular e oferecer ajuda. O resultado: 19 overdoses e uma morte por esfaqueamento. Entre as pessoas que tiveram overdose, apenas duas morreram; uma tragédia que a comunidade certamente poderia considerar uma vitória, mesmo sendo uma vitória infeliz. Medidas para a redução de danos tinham sido tomadas com antecedência, como manter disponível para a população um estoque de naloxona, injeção que reverte overdoses de opioide.

A conferência havia sido organizada porque muitos membros jovens da reserva se tornam vítimas do vício ou exibem outras manifestações de trauma. Suicídios, automutilação, violência, ansiedade e depressão ocorrem em taxas elevadas nas comunidades de povos originários do Canadá, assim como em reservas indígenas nos Estados Unidos e em comunidades aborígines na Austrália. O cidadão comum simplesmente nem desconfia e é incapaz de imaginar as desgraças, tragédias e outras adversidades que muitos jovens indígenas sofrem antes mesmo de chegarem à adolescência – quantas mortes de entes queridos testemunham, quantas violências sofrem, o desespero que sentem, a autodepreciação que os assola, as barreiras que encaram para ter uma vida livre e significativa.

Em todos os países com um legado colonial, as perguntas que devemos fazer são bem objetivas. Como sociedades podem curar os traumas multigeracionais que agravam a infelicidade de muitos povos originários? Que medidas podem ser tomadas para desfazer as dinâmicas ditadas pelo passado? Há quem se sinta frustrado por esses questionamentos, temendo o desconforto que acompanha a culpa. Na verdade, não é uma questão de culpa coletiva, mas de *responsabilidade* coletiva. Não se trata do passado, mas do presente. E é uma questão que abrange toda a população: enquanto pessoas entre nós permanecerem sofrendo, todos sofreremos.

"Seu livro humaniza quem sofre de dependência", me disseram muitos leitores. Esse reconhecimento reflete um equívoco básico e comum. Dependentes *são* humanos. E o que impede tantos de nós de entender isso é apenas nossa mente egocêntrica que divide o mundo entre "nós" e "eles". Para ser mais exato, é nossa incapacidade – ou recusa – de enxergar o *nós* no "eles" e o *eles* naquilo que consideramos "nós".

Essa falta de imaginação ocorre em todas as áreas, dos relacionamentos pessoais à política internacional. Em termos simples, ela mostra que nos apegamos à identidade como forma de pertencermos a um grupo. E, quando nos identificamos com um grupo cuja dimensão é menor do que o total da humanidade, precisa haver *outros* que, por definição, *não* pertencem ao mesmo grupo e a quem somos superiores, pelo menos segundo crenças inconscientes. Essa superioridade nos leva a acreditar que temos o direito de julgar com indiferença.

Prevenir e curar traumas é uma necessidade universal, irrestrita a classes sociais ou grupos étnicos específicos. Na verdade, quanto mais descubro sobre as tradições indígenas, mais acredito que fazemos um desserviço a nós mesmos quando desmerecemos culturas cujos ensinamentos e valores centrais ajudariam a curar nosso mundo se fossem devidamente considerados.

Apesar de controversos na época em que este livro foi originalmente publicado, o conceito e a prática da redução de danos hoje são amplamente aceitos em diversos países, embora não de forma perfeita. O Insite, então o único centro de injeção supervisionada de narcóticos na América do Norte, hoje é modelo para muitos estabelecimentos semelhantes, onde os clientes podem entrar com substâncias ilícitas sem medo de serem presos ou coagidos; onde recebem seringas novas e água estéril para injeção; e onde são reanimados pela equipe caso sofram uma overdose. Vários estudos demonstram a eficácia da redução de danos na prevenção de doenças, diminuindo os custos com assistência médica e salvando vidas. Nos dois anos em que passei escrevendo esse livro, trabalhei como médico no centro de desintoxicação associado ao Insite. O então primeiro-ministro Stephen Harper e seu governo estavam determinados a fechar a instituição, mas foram impedidos por uma decisão unânime da Suprema Corte. Os juízes determinaram que o Insite era um serviço médico essencial.

A redução de danos também avançou significativamente nos Estados Unidos e algumas cidades têm planos de abrir um centro de injeção supervisionada; extraoficialmente, esses lugares já funcionam. A ideia, como explica a Dra. Henry, "é manter as pessoas vivas até conseguirmos construir um sistema que de fato ajude aquelas que sofrem com uso de substâncias, vício e questões de saúde mental. Como seu livro mostra, não temos um sistema capaz de prevenir que as pessoas se viciem nem de interferir na jornada delas e oferecer apoio durante as diferentes fases da recuperação, enquanto elas lidam com um transtorno mental, com um vício ou com ambos".

Mas nenhum centro de redução de danos será eficiente enquanto o sistema continuar negando que a fonte dos problemas está nos traumas e na deslocação social, ou enquanto o foco principal dos centros de tratamento for mudar o comportamento de seres humanos viciados, em vez de curar o sofrimento que impulsiona esse comportamento.

Quarenta anos atrás, após quatro anos de curso, eu me formei em Medicina na Universidade da Colúmbia Britânica sem jamais ter ouvido qualquer menção a traumas psicológicos e seus impactos na saúde e no desenvolvimento humano. Algumas décadas depois, a Dra. Henry estudou Medicina na Universidade Dalhousie, no lado oposto do Canadá, e depois em San Diego e Toronto. Ela também não ouviu nem um pio sobre trauma em todos os seus anos de estudo. Por mais que isso surpreenda, o mesmo acontece com a maioria dos estudantes de Medicina até hoje, em qualquer lugar, apesar de todas as evidências que associam traumas a doenças mentais e físicas e ao vício. Como os médicos ajudarão as pessoas se não conhecerem a fonte dos problemas que seus pacientes enfrentam? Como o sistema poderá lidar com uma epidemia que não compreende?

Quando se trata de entender o vício, o grande problema é *não enxergar*. Nossos mecanismos de defesa não nos permitem perceber nosso sofrimento e as estratégias disfuncionais que usamos para escapar dele. Essa ausência de autorreconhecimento ergue uma barreira invisível entre a sociedade e os adictos, e, com muita frequência, entre profissionais de saúde e seus pacientes.

Por esse motivo, acredito que o capítulo mais complicado para alguns leitores seja aquele em que descrevo minha própria compulsão por compras e por trabalho – apenas duas das muitas formas que o vício pode assumir. Apesar de muitos acharem o trecho revelador, houve quem reagisse mal. Uma pessoa publicou no meu site: "O livro estava bom até o autor falar que gasta milhares de dólares com CDs. [...] Ali perdeu completamente a credibilidade." Outra escreveu numa resenha: "Uma menção breve a essas peculiaridades teria sido suficiente. [...] Maté é um médico sensato demais para equiparar suas compulsões com as dos dependentes químicos que trata. Mas ele não enfatiza a diferença entre essas compulsões, e isso, creio eu, é um desserviço às pessoas que estão de fato ameaçadas pelo vício."

Apesar de, à primeira vista, parecer estranho equiparar vícios "leves" a compulsões por drogas letais, na última década tornou-se mais amplamente reconhecido que a adicção pode ter muitas facetas, indo desde dependência química até hábitos que parecem "respeitáveis", todos afetando a saúde e a felicidade humana. Não existem vícios bons; nenhum deles é uma mera "peculiaridade". Todos fazem mal; qualquer hábito que não cause mal, por definição, não é um vício. A minha compulsão específica por música clássica – ou melhor, por comprar CDs de música clássica – me fez desperdiçar tempo e dinheiro, mentir para minha esposa, ignorar meus filhos e descumprir minhas responsabilidades com meus pacientes. E o que ganhei com isso? A mesma dose de empolgação, emoção e motivação impulsionada por dopamina que os viciados em cocaína, sexo ou jogos de azar buscam como forma de alívio. Essa alteração temporária da química cerebral e do estado mental caracteriza todos os tipos de adicção, seja em drogas, comida ou automutilação: é a isso que o Dr. Van der Kolk se refere quando fala sobre tentativas de controlar o corpo e a mente. (A parte mais impressionante é que, quando ficam sabendo do meu descontrole consumista, meus pacientes dependentes de crack, cristal ou heroína balançam a cabeça e riem: "Ih, doutor, eu entendo. O senhor é igualzinho à gente." A verdade é que todos somos "iguaizinhos".)

O processo do vício é único e universal. Suas manifestações são variadas, das mais suaves às letais, porém todos os vícios usam os mesmos circuitos cerebrais de recompensa, motivação e alívio do sofrimento; eles impõem as mesmas dinâmicas psicológicas de vergonha e negação e os mesmos comportamentos de mentira e desonestidade. Em todos os casos, abalam a paz interior, prejudicam relacionamentos e comprometem a autoestima. No caso dos dependentes químicos, estejam eles sob domínio da nicotina, do álcool ou de drogas ilícitas, eles também colocam em risco a saúde física. Apenas com uma compreensão mais abrangente da adicção e o reconhecimento de suas origens – que não está na genética nem nas escolhas pessoais, mas no sofrimento humano – é que poderão surgir abordagens de tratamento que de fato ofereçam a cura.

"Temos um sistema de saúde mental muito fragmentado", afirma a Dra. Henry, opinião com a qual, infelizmente, concordo. "Se a saúde mental é a irmã pobre do sistema de saúde, o vício provavelmente é o primo distante que mora na periferia."

Para o tratamento, é necessária uma abordagem multifacetada que aceite as pessoas como são. Para aquelas que não estão prontas para a abstinência: redução de danos. Para as outras: programas de 12 passos, mas sem coerção legal ou moral. Como Michael Pond argumenta em seu livro *Wasted: An Alcoholic Therapist's Fight for Recovery in a Flawed Treatment System* [Alucinado: A luta de um terapeuta alcoólatra pela recuperação num sistema de tratamento falho]: "O desdém por dependentes químicos permeia nossa cultura." Pond vivenciou esse desdém dentro dos Alcoólicos Anônimos e acredita que seja por isso que a abordagem dos 12 passos nunca tenha dado certo para ele, apesar do companheirismo, do apoio altruísta e da generosidade amorosa oferecidos por participantes da organização. O AA nunca teve a intenção de ser um tratamento, mas um estilo de vida para pessoas que buscam se libertar da dependência. Ninguém deveria ser obrigado a participar dele ou de qualquer outra modalidade de reabilitação.

Se programas de 12 passos não funcionam para todo mundo – apesar de toda a sua importância, eles ajudam apenas uma minoria –, o que funciona? Não existe uma resposta universal para o desafio do vício. Para muitos dependentes de opioides, tratamentos de substituição com fármacos como Suboxone salvam vidas (na Colúmbia Britânica, médicos receberam ampla liberdade para prescrever o medicamento, que oferece pouquíssimos riscos). Remédios podem ser benéficos para algumas pessoas adictas, e tipos diferentes de terapia podem funcionar para outras, mas nenhuma abordagem é garantia de sucesso. Cada adicto precisa ser tratado de acordo com sua situação específica em determinado momento.

A maioria dos médicos recebe pouco treinamento sobre essa questão, se é que recebe algum, apesar do preço devastador que o vício cobra da saúde física e mental, da longevidade, da produtividade e da vida familiar. Os poucos que são treinados são educados com uma perspectiva biológica muito limitada. Se me pedissem para elaborar um tratamento abrangente para a dependência química hoje – e para "vícios comportamentais", como compulsão por sexo ou jogos de azar –, esse tratamento incluiria as seguintes diretrizes:

- Médicos, psicólogos, educadores, advogados, juízes e todos os agentes de segurança pública receberiam treinamento sobre abordagens para lidar com traumas.
- A naloxona (substância que reverte os efeitos causados por opioides) e outras medidas de redução de danos seriam amplamente disponibilizadas. Centros de redução de danos seriam abertos em todas as grandes comunidades. O tratamento de substituição de opioides seria prontamente oferecido a qualquer pessoa que precisasse.
- Centros de desintoxicação com redução de danos e acesso rápido seriam abertos em diversas comunidades.
- As instituições lidariam com fases diferentes do vício, de modo que as pessoas pudessem partir da desintoxicação e seguir rumo ao tratamento de traumas, à terapia extensiva e ao treinamento de habilidades pessoais e sociais.
- Os pacientes aprenderiam medidas de autocuidado, incluindo nutrição saudável e modalidades de exercícios físicos como yoga ou artes marciais, junto com práticas de atenção plena, como meditação.
- Não haveria mais uma falsa separação entre vício e questões de saúde mental – como vemos em muitas instituições e centros de tratamento. Esses dois fatores são inseparáveis: muitas vezes, o vício é uma forma de automedicar um transtorno mental. Ambos se originam do trauma e devem ser encarados juntos, ao mesmo tempo.
- Como o cérebro viciado é debilitado desde a infância, e como as drogas prejudicam ainda mais o cérebro, a reabilitação deve ser encarada como um esforço a longo prazo, mantido com paciência e conduzido com compaixão.
- Em vez de considerar o adicto um problema, famílias seriam incentivadas a reconhecer o vício como uma questão de trauma transgeracional e, portanto, como uma oportunidade de curar muitas pessoas, e não apenas uma.
- No quesito prevenção, famílias em situação de risco seriam identificadas desde sua formação e receberiam apoio emocional e financeiro, se necessário. A prevenção precisa começar na primeira consulta pré-natal.
- Professores e profissionais da educação receberiam treinamento para reconhecer os sinais de trauma em crianças, e escolas ofereceriam intervenções e programas terapêuticos para crianças e adolescentes em

situação de risco. Todos os profissionais que interagissem com crianças pequenas receberiam treinamento para compreender as necessidades envolvidas no seu desenvolvimento e na sua formação psicológica.

- Programas sociais seriam voltados para os jovens de modo a suprir suas necessidades de conexão, orientação e propósito.

Ganharíamos muito se respeitássemos a resiliência e os velhos ensinamentos daqueles que mais sofreram com traumas, deslocações e vícios: os povos originários. Seus valores sempre enfatizaram o coletivo em vez da individualidade egoísta, a reinserção do malfeitor na comunidade em vez da punição, a inclusão em vez da segregação e, acima de tudo, uma visão do ser humano que equilibra as necessidades físicas, mentais e espirituais. Quanto mais estudo as últimas pesquisas sobre o desenvolvimento humano, o cérebro, a saúde e as interconexões entre o indivíduo e o meio social, mais respeito as práticas tradicionais daqueles que colonizamos e cuja cultura tanto nos esforçamos para destruir. Eles não tinham vícios antes da colonização.

Desde a publicação original deste livro, também aprendi sobre métodos que curam vícios por meio de ervas e práticas xamanistas tradicionais da América do Sul e da África, como o chá ayahuasca e a planta iboga. Meu trabalho com esta última foi, inclusive, tema de um documentário exibido por todo o Canadá no programa *Nature of Things*, da CBC. Posteriormente, muito foi escrito sobre essas modalidades, e entro em mais detalhes sobre o assunto no meu livro *O mito do normal: Trauma, saúde e cura em um mundo doente*. Elas não são panaceias, mas seria tolice ignorá-las. Como escrevi num breve texto para o *The Globe and Mail*: "Uma compreensão holística fornece muitos ensinamentos sobre a sabedoria dos povos originários. Como todas as práticas indígenas baseadas em plantas em todo o mundo, o uso do ayahuasca vem de uma tradição em que mente e corpo são considerados inseparáveis. [...] Testemunhei pessoas que superaram a dependência química, a compulsão sexual e outros comportamentos nocivos. [...] No ambiente cerimonial apropriado, [...] a ayahuasca pode alcançar em poucas sessões algo que muitos anos de psicoterapia apenas sonham em fazer."

Como já mencionei, meus encontros com pais enlutados – e foram muitos – sempre me emocionam. Uma vez que os vícios (seja em drogas, sexo, jogos de azar, comida ou qualquer outra coisa) muitas vezes têm origem na dor sofrida na infância, talvez seja inesperado observar que muitos pais que perderam filhos adultos para o vício tenham expressado reconhecimento e compreensão, em vez de se sentirem magoados, furiosos ou culpados. Este livro não pretende culpar ninguém, mas abraçar a humanidade atormentada e mostrar que o vício é uma das manifestações de tormento mais comuns e humanas. Aqui não há acusações, apenas a realidade básica de que o sofrimento é multigeracional e de que conviveremos inconscientemente com ele até que possamos compreendê-lo e quebrar o ciclo em cada família, comunidade e sociedade. Culpar os pais é cruel e não tem respaldo científico. Todos os pais fazem o melhor que podem; porém nosso melhor é limitado por nossos próprios traumas não resolvidos ou inconscientes. É isso que acabamos transmitindo para nossos filhos sem saber, como eu mesmo fiz. A boa notícia é que o trauma e a desconexão familiar podem ser amenizados. Nas condições certas, agora sabemos que o cérebro é capaz de se curar.

Acredito que esta obra continuará alcançando muitas pessoas e transmitindo sua mensagem de cura baseada em verdades emocionais, psicológicas, sociais e científicas. A verdade, como sabemos, traz liberdade mesmo quando incita a dor.

Vícios surgem do amor imperfeito, da nossa habilidade imperfeita de amar crianças como precisam ser amadas, da nossa habilidade imperfeita de amar a nós mesmos e uns aos outros como todos precisamos. O caminho para curar vícios é abrir o coração – com compaixão pelo sofrimento que carregamos dentro de nós e pela dor que nos cerca.

GABOR MATÉ
Vancouver
Abril de 2018

P.S.: Em Downtown Eastside, as tragédias e as histórias fascinantes continuam. "Serena", cuja história é contada no Capítulo 4, morreu de um abscesso cerebral causado pelo HIV pouco após a publicação original deste livro. "Celia", a grávida mencionada no Capítulo 6, milagrosamente reencontrou a filha que entregou para adoção três décadas atrás. Não é de surpreender que a filha – que originalmente leu o livro sem saber que a mãe biológica participava dele – também lute contra o vício. Ela mora em Ottawa e mantém contato regular comigo enquanto dá seus passos rumo à recuperação. Espero que ela consiga fugir do destino de sua mãe.

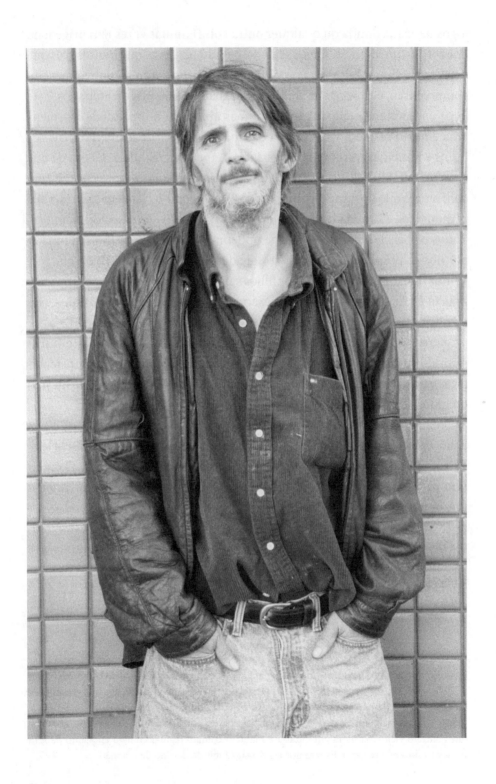

Fantasmas famintos:
o reino do vício

Aquele Cássio tem um olhar seco e faminto.

WILLIAM SHAKESPEARE, *Júlio César*

O Samsara, a roda da vida budista, gira em torno de seis reinos. Cada um é habitado por personagens que representam aspectos da existência humana – nossas várias formas de existir. No reino animal, somos motivados por instintos e apetites básicos de sobrevivência, como a fome física e a sexualidade, aquilo que Freud chamava de id. Os habitantes do reino do inferno estão presos em estados insuportáveis de raiva e ansiedade. No reino divino, transcendemos nossos problemas e nosso ego por meio de experiências sensuais, estéticas ou religiosas, porém apenas temporariamente e ignorando a verdade espiritual. Até esse estado invejável é maculado por perda e sofrimento.

Os habitantes do reino dos fantasmas famintos são descritos como criaturas com pescoço fino, boca pequena, corpo esquelético e barriga grande, inchada e vazia. Esse é o domínio do vício, onde estamos o tempo todo buscando algo externo para suprir uma ânsia insaciável por alívio ou satisfação. O doloroso vazio é eterno, uma vez que tentamos preenchê-lo com substâncias, objetos ou comportamentos que não são aquilo de que realmente precisamos. Não sabemos quais são nossas verdadeiras necessidades e, enquanto agirmos como fantasmas famintos, permaneceremos sem saber. Assombramos nossa vida por não estarmos completamente presentes nela.

Algumas pessoas passam boa parte da existência em um ou outro reino, mas grande parte se alterna entre eles, talvez passando por todos os seis ao longo de um único dia.

Meu trabalho clínico com os dependentes químicos de Downtown Eastside, em Vancouver, Canadá, foi uma oportunidade única de conhecer seres humanos que passam praticamente todo o tempo como fantasmas famintos. Creio que essa tenha sido a forma que encontraram de fugir do reino do inferno, marcado por medo, raiva e desespero. A ânsia dolorosa no coração dessas pessoas reflete um vazio que também pode ser sentido por quem tem uma vida aparentemente mais feliz. Aqueles que desmerecemos como "drogados" não são criaturas de um mundo diferente; são apenas homens e mulheres presos num buraco em que todos nós podemos cair de vez em quando. Eu sou prova disso. "Você se esgueira pela vida com um olhar faminto", me disseram certa vez. Depois de encarar as compulsões nocivas dos meus pacientes, tive que enfrentar as minhas.

Nenhuma sociedade é capaz de compreender a si mesma sem encarar seu lado sombrio. Acredito que o processo do vício seja único para todos e se manifeste de diferentes formas: na dependência de drogas letais que acomete meus pacientes em Downtown Eastside; na busca frenética por alívio que leva pessoas à compulsão alimentar ou ao vício em compras; nas obsessões dos viciados em sexo, internet ou jogos de azar; ou no comportamento socialmente aceitável e até encorajado dos workaholics. Os dependentes químicos costumam ser rebaixados a seres que não merecem empatia ou respeito. Ao contar suas histórias, tenho dois objetivos: dar voz a eles e mostrar as origens e a natureza de sua luta para acabar com o próprio sofrimento por meio do abuso de substâncias. Eles têm muito em comum com a sociedade que os exclui. Mesmo que pareçam ter escolhido um caminho que não levará a nada, eles ainda têm muito a ensinar ao restante de nós. No espelho sombrio de suas vidas podemos vislumbrar reflexos das nossas.

Há muitas questões que merecem reflexão, entre elas:

- Quais são as causas do vício?
- Qual é o tipo de personalidade mais suscetível à dependência?
- O que acontece fisiologicamente no cérebro das pessoas viciadas?

- Até que ponto o vício é uma escolha?
- Por que a "guerra contra as drogas" é um fracasso e como poderíamos tratar os dependentes químicos de maneira humanizada e com base na ciência?
- Para além da dependência química mais pesada, como poderíamos curar os muitos vícios comportamentais alimentados por nossa cultura?

As passagens narrativas neste livro são baseadas na minha experiência como médico na periferia de Vancouver, onde o uso de drogas é mais prevalente, e em extensas entrevistas com meus pacientes – mais do que eu seria capaz de citar. Muitos deles se voluntariaram na generosa esperança de que suas histórias de vida eduquem a sociedade e ajudem outras pessoas na luta contra o vício. Também apresento informações, reflexões e observações extraídas de várias outras fontes, incluindo meus próprios padrões compulsivos. Por fim, incluo um resumo sobre o que podemos aprender com pesquisas sobre vício e desenvolvimento da personalidade e do cérebro humano.

Apesar de os capítulos finais apresentarem ideias e sugestões sobre como curar a mente viciada, este livro não é um receituário médico. Só posso afirmar aquilo que aprendi como pessoa e descrever o que vi e compreendi como médico. Nem todas as histórias têm um final feliz, porém as descobertas da ciência, os ensinamentos do coração e as revelações da alma nos asseguram que todo ser humano é capaz de redenção. Enquanto houver vida haverá a possibilidade de renovação. A pergunta que fica é como facilitar essa renovação para outras pessoas e para nós mesmos.

Dedico este trabalho a todos os fantasmas famintos que cruzaram meu caminho, estejam eles nas ruas, nos presídios... ou no conforto de casa, abençoados com uma família, um emprego e uma carreira de sucesso. Espero que todos nós encontremos paz.

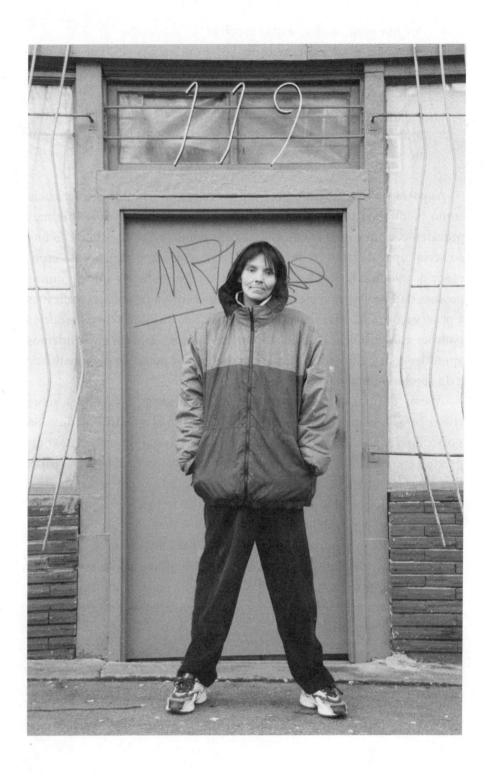

PARTE UM

O TREM RUMO AO INFERNO

O que de fato me tornou um comedor de ópio?
A tristeza, a pura desolação, a escuridão incansável.

THOMAS DE QUINCEY, *Confissões de um comedor de ópio*

PARTE UM

O TREM RUMO
AO INFERNO

1

O único lar que ele já teve

Quando atravesso o portão de ferro rumo ao dia ensolarado, me sinto num filme de Fellini. Vejo uma cena familiar e ao mesmo tempo absurda, saída de um sonho porém autêntica.

Na calçada da Hastings Street, Eva, que já tem mais de 30 anos apesar de ainda parecer uma criança desamparada, sapateia com seu cabelo escuro e sua pele morena num flamenco bizarro impulsionado pelas drogas. Remexendo o quadril, curvando o corpo e sacudindo os braços no ar, ela gira os pés numa pirueta desajeitada mas coordenada. O tempo todo, seus grandes olhos escuros me acompanham.

Em Downtown Eastside, esse tipo de balé improvisado motivado pelo crack é conhecido como "a dança da Hastings" e é uma visão corriqueira. Certo dia, durante minha ronda profissional pelo bairro, vi uma mulher dançando acima dos carros que passavam na rua. Ela se equilibrava numa estreita placa de neon pendurada no segundo andar de um prédio. Uma multidão havia se reunido para assistir, inclusive dependentes químicos, que pareciam mais entretidos que preocupados. A bailarina rodopiava, os braços esticados como os de uma equilibrista, às vezes se agachando e dando chutes no ar. Antes que a escada dos bombeiros pudesse alcançar o palco improvisado, a acrobata alucinada pulou a janela de volta para dentro do apartamento.

Agora, Eva abre caminho por seus companheiros, que se aglomeram ao meu redor. Às vezes desaparece atrás de Randall – um homem sério, robusto, cadeirante, cujos padrões de pensamento pouco ortodoxos não escondem uma inteligência profunda. Ele recita uma ode peculiar à sua indispensável carruagem motorizada:

– Não é incrível, doutor? O canhão de Napoleão foi puxado por cavalos e bois na lama e na neve russa. E agora tenho isto! – Com um sorriso inocente e uma expressão sincera, Randall recita uma série repetitiva de fatos, dados históricos, memórias, interpretações, associações aleatórias, imaginações e paranoia que quase parecem lúcidos. Quase. – Foi o Código Napoleônico, doutor, que alterou os meios de transporte para o pessoal do baixo escalão. Foi naquela época, sabe, em que ainda pensavam sobre essas coisas tediosas e agradáveis.

Esticando a cabeça por trás do ombro esquerdo de Randall, Eva brinca de esconde-esconde.

Ao lado de Randall está Arlene, com as mãos na cintura e um olhar crítico estampado no rosto, usando short jeans e blusa minúsculos – um sinal, por estas bandas, de uma forma de ganhar dinheiro para as drogas e, com frequência, de ter sido explorada no começo da vida por homens predadores. Falando ao mesmo tempo que Randall, ela reclama:

– O senhor não devia ter diminuído meus remédios.

Os braços de Arlene exibem dezenas de cicatrizes horizontais paralelas, como trilhos de trem. As mais antigas são brancas, e as mais recentes, vermelhas; cada uma é um lembrete de um corte de navalha infligido por ela mesma. A dor da automutilação alivia, mesmo que por um instante, a dor de um sofrimento mental mais profundo. Um dos medicamentos de Arlene controla essa compulsão, e ela sempre fica com medo de eu estar reduzindo sua dose. Mas nunca faço isso.

Perto de nós, na sombra do Portland Hotel, dois policiais seguram Jenkins algemado. Jenkins, um indígena magricela, com longos cabelos pretos e despenteados, permanece calado e obediente enquanto um dos policiais esvazia seus bolsos. Ele arqueia as costas contra a parede, sem exibir qualquer sinal de revolta no rosto.

– Deviam deixá-lo em paz – opina Arlene, erguendo a voz. – O cara não vende. Vivem atrás dele e nunca encontram nada.

Pelo menos em plena luz do dia na Hastings Street, os policiais fazem a revista com uma educação exemplar – de acordo com meus pacientes, essa não é a prática mais comum. Após alguns minutos, Jenkins é liberado e entra no hotel a passos largos, ainda em silêncio.

Enquanto isso, no intervalo de poucos minutos, nosso poeta do absurdo declama a história da Europa desde a Guerra dos Cem Anos até a da Bósnia e dá seu parecer sobre as religiões, de Moisés a Maomé.

– Doutor – continua Randall –, a Primeira Guerra Mundial deveria ter acabado com todas as guerras. Então por que ainda temos a guerra contra o câncer e a guerra contra as drogas? Os alemães tinham uma arma chamada Grande Bertha, que falava com os Aliados, mas não numa linguagem que agradasse os franceses e os ingleses. As armas têm má fama... má *fama*, doutor, mas elas levam a história adiante, se é que podemos dizer que a história se move para algum lugar. O senhor acha que a história se move, doutor?

Apoiado em suas muletas, o barrigudo, perneta e sorridente Matthew, careca e sempre jovial, interrompe o discurso de Randall.

– O coitado do Dr. Maté quer ir para casa – diz ele no seu tom característico, sarcástico e docemente sincero.

Matthew sorri para nós como se estivesse zombando de todo mundo. A sequência de piercings de argola em sua orelha esquerda brilha sob a luz dourada do sol de fim de tarde.

Eva se empina atrás das costas de Randall. Eu me viro para o outro lado. Já assisti a teatro de rua suficiente por um dia e agora quero fugir. O médico paciente cansou de ser paciente.

Estamos reunidos – eu e esses personagens fellinianos (talvez eu mesmo um deles) – diante do Portland Hotel, onde eles moram e eu trabalho. Minha clínica fica no primeiro andar do prédio de cimento e vidro projetado pelo arquiteto canadense Arthur Erickson, uma estrutura espaçosa, moderna e utilitária. É um lugar impressionante, que supre bem as necessidades de seus moradores, substituindo o estabelecimento antes luxuoso da esquina, construído na virada do século passado, que foi o primeiro Portland Hotel. O prédio antigo, com suas balaustradas de madeira, escadas largas e sinuosas, sacadas antiquadas e janelas salientes, tinha uma personalidade e um passado que faltam à nova fortaleza. Apesar de eu sentir falta de sua aura de Velho Mundo, do clima de riqueza perdida e decadência, dos peitoris de janela escuros e cheios de bolhas, cobertos pela lembrança da elegância, duvido que os residentes sintam saudade dos quartos apertados, do encanamento corroído e dos exércitos de baratas. Em 1994, houve um incêndio no telhado do velho hotel. Um jornal local publicou a história, estampando nela a foto de uma residente e seu gato. A manchete proclamava: "Policial herói salva gatinho". Alguém ligou para o Portland para reclamar que animais não deveriam viver naquelas condições.

A Portland Hotel Society (PHS), organização sem fins lucrativos para a qual trabalho como médico, transformou o prédio em abrigo para pessoas em situação de rua. Em geral, meus pacientes são dependentes químicos, apesar de alguns, como Randall, terem um desequilíbrio tão profundo na química cerebral que permanecem desconectados da realidade mesmo sem usar drogas. Muitos, como Arlene, sofrem tanto de transtornos mentais quanto de vício. A PHS administra vários centros parecidos num raio de poucos quarteirões: os hotéis Stanley, Washington, Regal e Sunrise. Trabalho em todos eles.

O novo Portland fica em frente à loja de departamento Army & Navy, onde meus pais, como novos imigrantes no fim da década de 1950, compravam a maioria de nossas roupas. Na época, a Army & Navy era uma das lojas preferidas da classe trabalhadora – e de jovens de classe média em busca de casacos militares ou jaquetas de marinheiro que estivessem na moda. As calçadas eram ocupadas por universitários em busca de diversão, que se misturavam a alcoólatras, ladrões, consumidores e religiosos que iam pregar pelas ruas nas noites de sexta-feira.

Isso tudo mudou. As pessoas pararam de frequentar a região há muitos anos. Hoje, essas ruas e vielas são o centro da capital das drogas do Canadá. A um quarteirão de distância ficava a abandonada loja de departamento Woodward, com seu "W" gigantesco e iluminado, um velho ponto de referência de Vancouver. Por um tempo o prédio foi ocupado por ativistas sem--teto e antipobreza, mas acabou sendo demolido; o local foi transformado numa mistura de apartamentos chiques e habitações populares. Com as Olimpíadas de Inverno acontecendo em Vancouver em 2010, a tendência era que a região se tornasse gentrificada. Naquela época, o processo já tinha começado. Havia um medo de que os políticos, ansiosos por impressionar o mundo, tentassem remover dali a população viciada.

Eva cruza os braços atrás das costas e se inclina para a frente, analisando a própria sombra na calçada. Matthew ri de sua postura de yoga cracuda. Randall continua tagarelando. Observo o trânsito da hora do rush, ansioso. Finalmente, o resgate chega. Meu filho Daniel estaciona o carro e abre a porta.

– Tem dias que não acredito na minha vida – digo a ele, me acomodando no banco do passageiro.

– Eu também – concorda ele. – Às vezes as coisas ficam intensas demais por aqui.

E, assim, vamos embora. No espelho retrovisor, a figura cada vez menor de Eva gesticula, as pernas abertas, a cabeça inclinada.

O Portland e os outros prédios da Portland Hotel Society representam um modelo pioneiro de assistência social. O objetivo da PHS é oferecer um ambiente seguro e atencioso para a população marginalizada e estigmatizada – aqueles que chamamos de "os humilhados e ofendidos", parafraseando Dostoiévski. A PHS tenta resgatar essas pessoas daquilo que um poeta local chamou de "as ruas do desvio e os prédios da exclusão".

"As pessoas só precisam de um espaço para existir", afirma Liz Evans, que já trabalhou como enfermeira de saúde coletiva e cujas origens na alta sociedade poderiam parecer incompatíveis com seu papel de fundadora e então diretora da PHS. "Elas precisam de um lugar onde possam viver sem ser julgadas e importunadas. Essas são as pessoas que costumam ser encaradas como problemas, que levam a culpa por crimes e questões sociais... e que são vistas como perda de tempo e energia. Elas são julgadas de maneira implacável até por pessoas que fazem da compaixão sua carreira."

Tendo começado bem pequena, em 1991, a Portland Hotel Society cresceu tanto que ajudou a criar um banco comunitário, uma galeria de arte para artistas em Downtown Eastside, o primeiro centro de injeção supervisionada da América do Norte, uma ala hospitalar comunitária – onde infecções em tecidos profundos são tratadas com antibióticos intravenosos –, uma clínica odontológica gratuita e a Portland Clinic, onde eu trabalhava. O principal lema da PHS é oferecer abrigo para pessoas que, caso contrário, estariam em situação de rua.

As estatísticas são desoladoras. Uma análise feita pouco após a abertura do Portland revelou que 75% dos residentes já haviam tido cinco endereços no ano anterior e 90% foram acusados ou condenados por crimes, muitos com reincidência, geralmente pequenos furtos. Naquela época, 36% eram soropositivos ou tinham aids e a maioria era viciada em álcool e outras substâncias – desde enxaguante bucal até heroína. Mais de metade havia sido diagnosticada com algum transtorno mental. A proporção de indígenas entre os residentes do Portland era cinco vezes maior que na população geral.

Para Liz e os outros que conceberam a PHS, era sempre frustrante observar as pessoas passando de uma crise a outra sem receber qualquer tipo de apoio regular. "O sistema abandonou essas pessoas", diz ela, "então tentamos usar os hotéis como uma base para outros serviços e programas. Foram necessários oito anos de angariação de fundos, quatro secretarias regionais e quatro instituições particulares para tornar o novo Portland uma realidade. Hoje, as pessoas finalmente têm o próprio banheiro e um lugar decente para lavar suas roupas e comer."

O modelo da PHS é único e controverso entre os serviços para dependentes químicos, porque sua principal intenção é aceitar as pessoas do jeito que elas são – por mais disfuncionais, atormentadas e problemáticas que sejam. Nossos clientes não são os "pobres do bem"; eles simplesmente são pobres – indignos na visão deles mesmos e da sociedade. No Portland Hotel não existe a fantasia de redenção nem qualquer expectativa de resultados socialmente respeitáveis; existe apenas um reconhecimento prático das verdadeiras necessidades de seres humanos reais, que vivem um presente sombrio, atormentados por um passado trágico. Só podemos torcer (e torcemos) para que se libertem dos demônios que os assombram, e nos esforçamos para incentivá-los a seguir por esse caminho, mas não temos a pretensão de forçar esse exorcismo psicológico em ninguém. A verdade desconfortável é que a maioria de nossos clientes permanecerá viciada, em confronto com as leis atuais. Kerstin Stuerzbecher, que já foi enfermeira e tem dois diplomas em Artes Liberais, era outra diretora da Portland Society na época. "Não temos todas as respostas", explica ela, "e não necessariamente oferecemos os cuidados de que as pessoas precisam para fazer mudanças drásticas na própria vida. No fim das contas, nunca cabe a nós – apenas a elas."

Os residentes recebiam a assistência que os recursos restritos do Portland permitiam. A equipe de apoio domiciliar limpava os quartos e ajudava os moradores mais debilitados a fazer a higiene pessoal. A comida era preparada e distribuída. Sempre que possível, os pacientes eram levados para consultas e exames médicos. Metadona, medicamentos psiquiátricos e remédios para HIV eram distribuídos pela equipe. Em intervalos de alguns meses, um laboratório ia ao Portland para fazer exames de HIV e hepatite, além de hemogramas de rotina. Havia um grupo de escrita e poesia e um grupo de artes – uma manta estampada com os desenhos dos residentes decorava a parede do meu consultório. Havia sessões de acupuntura, um salão de beleza, noites de cinema e, quando o dinheiro permitia, uma viagem de acampamento anual. Meu filho Daniel, que trabalhava no Portland esporadicamente, organizava um grupo de música com encontros mensais.

"Alguns anos atrás, tínhamos uma noite de talentos no Portland", diz Kerstin, "com os grupos de artes e de escrita. Tínhamos também um show de cabaré. Pendurávamos as artes nas paredes e as pessoas liam seus poemas. Uma vez um residente de longa data foi até o microfone e disse que não tinha um poema para recitar nem outra obra de arte... mas queria dizer que o Portland era seu primeiro e único lar e que ele era muito grato por fazer parte daquela comunidade. Disse que se sentia orgulhoso e queria que os pais pudessem vê-lo naquele momento."

"Seu primeiro e único lar" – palavras que resumem a história de muitas pessoas em Downtown Eastside, bairro de "uma das melhores cidades do mundo em qualidade de vida".*

Meu trabalho pode ser intensamente satisfatório ou profundamente frustrante, dependendo do meu estado de espírito. Muitas vezes deparo com a teimosia de pessoas que valorizam menos a própria saúde e o próprio bem-estar do que necessidades imediatas impulsionadas pelas drogas. Também preciso confrontar minha aversão a elas. Por mais que eu queira aceitá-las, pelo menos em princípio, há dias em que me pego cheio de críticas e julgamentos, rejeitando-as e querendo que elas fossem diferentes. Essa contradição vem de mim, não dos meus pacientes. É um problema meu – embora a óbvia discrepância de privilégios torne muito mais fácil jogar a culpa em cima deles.

Os vícios dos meus pacientes fazem com que todo tratamento médico

---

* É assim que Vancouver costuma ser descrita pela imprensa internacional, como no *The New York Times* de 8 de julho de 2007.

seja um desafio. Em que outro lugar encontraríamos pessoas tão debilitadas mas tão resistentes ao tratamento e ao autocuidado? Em certas ocasiões, é preciso literalmente arrastá-los até o hospital. É o caso de Kai, que tem uma infecção no quadril que pode deixá-lo paralisado para sempre, e de Hobo, cuja osteomielite no esterno pode alcançar seus pulmões. Os dois estão tão focados na próxima dose de cocaína, heroína ou "cristal" (metanfetamina) que a própria saúde fica em segundo plano. Muitos também têm medo de figuras de autoridade e não confiam nas instituições, por motivos compreensíveis.

"Uso drogas para não ter os sentimentos de merda que tenho quando não me drogo", me explicou certa vez Nick, um viciado em heroína e cristal de 40 anos, chorando ao falar. "Sem as drogas, fico deprimido." Seu pai incutira nos filhos gêmeos a ideia de que eles "não valiam nada". O irmão de Nick cometeu suicídio na adolescência; Nick passou a vida toda entregue ao vício.

O reino do inferno das emoções dolorosas causa medo na maioria de nós; os dependentes químicos acreditam que as drogas evitam que fiquem presos nesse inferno para sempre. Mas a ânsia de fuga cobra um preço altíssimo.

Os corredores de cimento e o elevador do Portland Hotel são lavados com frequência, até várias vezes ao dia. Marcados por cicatrizes de seringas, alguns residentes têm feridas crônicas com secreção. O sangue também escorre de machucados e cortes infligidos por colegas de vício ou de arranhões que os pacientes fazem em si mesmos durante surtos de paranoia induzida por cocaína. Um homem se cutuca sem parar para espantar insetos imaginários.

Não que faltem infestações *reais* em Downtown Eastside. Roedores se multiplicam entre as paredes do hotel e nas vielas cheias de lixo atrás do prédio. Insetos habitam a cama, as roupas e o corpo de muitos dos meus pacientes – percevejos, piolho, sarna. De vez em quando, baratas caem de saias e calças balançadas na minha sala e correm para se esconder embaixo da minha mesa. "Gosto de ter uns ratos por perto", me disse um rapaz certa vez. "Eles comem as baratas e os percevejos. Mas ter um ninho inteiro deles no meu colchão já é demais."

Insetos, furúnculos, sangue e morte: as pragas do Egito.

Em Downtown Eastside, o anjo da morte ceifa vidas com um entusiasmo chocante. Marcia, uma viciada em heroína de 35 anos, havia se mudado de sua residência na PHS e estava morando num prédio a meio quarteirão de distância. Certa manhã, recebi um telefonema desesperado sobre uma possível overdose. Encontrei Marcia na cama, os olhos arregalados, deitada de costas e já em *rigor mortis*. Seus braços estavam estendidos, com as palmas para cima num gesto de protesto alarmado, como se dissesse: "Não, você veio me levar cedo demais, cedo demais!" Seringas plásticas racharam sob meus pés quando me aproximei. As pupilas dilatadas de Marcia e algumas outras pistas físicas contavam a história: ela não havia morrido de heroína, mas de abstinência. Permaneci ao lado da cama por alguns instantes, tentando enxergar no cadáver o ser humano charmoso, ainda que sempre distraído, que eu havia conhecido. Quando me virei para ir embora, sirenes lá fora anunciavam a chegada da ambulância.

Marcia havia ido ao meu consultório na semana anterior, toda animada, para pedir ajuda com alguns formulários médicos que precisava preencher para voltar a receber auxílio do governo. Era a primeira vez que eu a via em seis meses. Segundo ela me explicara num tom impassível, esse período havia sido dedicado a ajudar seu namorado, Kyle, a gastar uma herança de 130 mil dólares – com a ajuda abnegada de muitos outros amigos e aproveitadores. Mesmo com tamanha popularidade, ela estava sozinha ao encontrar a morte.

Outra fatalidade foi Frank, um viciado em heroína recluso que só nos deixava entrar em seus aposentos apertados no Regal Hotel com muita má vontade e apenas quando estava extremamente doente. "Me recuso a morrer num hospital", declarou após ver o anjo da morte da aids bater à sua porta. Frank não aceitava argumentos sobre esse nem qualquer outro assunto. Faleceu em 2002 numa cama desmazelada, mas pelo menos era a *sua* cama.

Frank tinha uma alma gentil, perceptível mesmo sob toda a sua grosseria. Apesar de nunca ter conversado comigo sobre suas experiências de vida, ele ofereceu um resumo em "O trem rumo ao inferno no centro da cidade", poema que escreveu alguns meses antes de morrer. É um réquiem para si mesmo e para as dezenas de mulheres – usuárias de drogas, profissionais do sexo – supostamente assassinadas na infame fazenda de criação de porcos da família Pickton, nas redondezas de Vancouver.

Nas ruas do centro da cidade fui buscar
Um alívio para minha dor milenar
Porém tudo que consegui achar
Foi uma passagem só de ida no trem rumo ao inferno

Em uma fazenda nas proximidades
Muitas amigas sofreram atrocidades
Que suas almas encontrem acalento eterno
Que chegue ao fim sua jornada no trem rumo ao inferno

Quero paz antes de morrer
Os trilhos já estão prontos para me levar
Todos vivemos em nosso martírio particular
Apenas mais passageiros no trem rumo ao inferno

O trem rumo ao inferno
O trem rumo ao inferno
Uma passagem só de ida no trem rumo ao inferno

Por já ter trabalhado com medicina paliativa, cuidando de doentes terminais, deparei muito com a morte. Na verdade, a medicina do vício também é um trabalho paliativo. Não pretendemos curar ninguém, apenas atenuar os efeitos da dependência química e seus males associados, além de amenizar o impacto dos tormentos legais e sociais que nossa cultura usa para punir o viciado. Com exceção dos raros sortudos que conseguem escapar da colônia de drogas em Downtown Eastside, pouquíssimos dos meus pacientes chegam à velhice. A maioria morre por alguma complicação do HIV ou por hepatite C, meningite ou septicemia contraída após uso prolongado de cocaína injetável. Alguns sucumbem ao câncer relativamente jovens, pois seu sistema imunitário estressado e debilitado é incapaz de evitar a malignidade. Foi assim que Stevie morreu, de câncer no fígado, o semblante sempre doce ocultado por uma forte icterícia. Outros morrem acidentalmente de overdose, como Angel, no Sunrise Hotel, ou Trevor, um andar acima, que sempre sorria como se nada o abalasse.

Num fim de tarde escuro de fevereiro, Leona, uma paciente que morava num hotel próximo, acordou e encontrou o filho de 18 anos, Joey, sem vida e rígido na cama. Ela o tirara da rua e o vigiava para não deixar que ele se mutilasse. No meio da manhã, após passar a noite em vigília, ela caiu no sono; à tarde, ele teve uma overdose. "Quando acordei", recordou ela, "Joey estava deitado imóvel. Ninguém precisou me contar. A ambulância e os bombeiros vieram, mas não havia nada que pudessem fazer. Meu bebê tinha morrido." A tristeza dela era abissal; seu sentimento de culpa, insondável.

Uma constante na Portland Clinic é a dor. No Canadá, as faculdades de Medicina ensinam os três sinais de inflamação em latim: *calor, rubor, dolor*. A pele, os membros e os órgãos dos meus pacientes com frequência inflamam, e pelo menos meus tratamentos para isso conseguem ser temporariamente adequados. Mas como aliviar almas inflamadas pelo intenso tormento imposto por experiências infantis extremamente sórdidas e, mais tarde, numa reprodução mecânica, pelos próprios sofredores? É difícil oferecer conforto a eles quando suas dores são intensificadas todos os dias pelo ostracismo social – por aquilo que o acadêmico e escritor Elliott Leyton descreveu como "os preconceitos nítidos, racistas, machistas e 'classistas' entranhados na sociedade canadense: um desdém institucionalizado pelos pobres, por profissionais do sexo, por viciados em drogas e alcoólatras, por povos originários".[1] O sofrimento em Downtown Eastside se estica com as mãos que imploram por dinheiro para comprar drogas. Ele encara por olhos frios e duros, ou que fitam o chão em submissão e vergonha. Ele fala em tons lisonjeiros ou grita com agressividade. Por trás de cada olhar, de cada palavra, de cada ato violento ou gesto desiludido há uma história de angústia e degradação, um conto escrito pelos próprios protagonistas, com capítulos novos todos os dias, raramente arrematados com um final feliz.

Enquanto Daniel me leva para casa, escutamos a rádio CBC no carro, que toca sua miscelânea vespertina e extravagante de conversas descontraídas, clássicos e jazz. Aturdido pela desarmonia entre o clima urbano da rádio e o mundo que acabei de deixar, penso na minha primeira paciente do dia.

Madeleine está sentada curvada, os cotovelos apoiados nas coxas, seu corpo magricela rijo, convulsionando com as lágrimas. Ela segura a cabeça com as duas mãos, às vezes fechando os punhos e batendo nas têmporas a intervalos ritmados. O cabelo castanho e liso cobre seus olhos e suas bochechas. O lábio inferior está inchado e machucado, e o sangue escorre de um pequeno corte. Sua voz grave como a de um menino está rouca de raiva e tristeza.

– Me ferraram de novo – choraminga. – Sou uma idiota mesmo. Sempre caio na lábia de todo mundo. Como é que percebem que sou um alvo fácil?

Ela tosse enquanto as lágrimas escorrem por sua face. Parece uma criança contando sua história, pedindo compaixão, implorando ajuda.

A história que ela conta é só mais uma sobre um tema bastante comum em Downtown Eastside: dependentes químicos tirando proveito uns dos outros. Três conhecidas de Madeleine haviam lhe dado uma nota de 100 dólares. Pediram a ela que comprasse 12 pedras de crack de um tal de "Spic". Ela ganharia uma, enquanto as mulheres ficariam com outras e revenderiam o restante. "A polícia não pode ver a gente comprando essa quantidade toda", lhe explicaram. Madeleine então comprou as pedras e, 10 minutos depois, foi perseguida.

– O grandalhão do Spic veio atrás de mim, me agarrou pelo cabelo, me jogou no chão e me deu um soco na cara – continuou ela. – A nota de 100 era falsa. Elas armaram para cima de mim. Somos amigas, nem desconfiei de nada.

Meus clientes mencionam Spic com frequência, porém ele é quase uma figura mítica, da qual só ouço falar. Nas esquinas perto do Portland Hotel, jovens imigrantes da América Central se reúnem, os olhos cobertos pela aba de bonés pretos. Conforme passo por eles, sou chamado por sussurros, mesmo carregando no pescoço o estetoscópio que me entrega como médico: "brilho, pico" ou "pedra boa" (brilho e pico são gírias para cocaína e heroína; pedra é cocaína solidificada como crack). "Ei, fica quieto! Esse aí é o médico", sibila alguém de vez em quando. Talvez Spic esteja nesse grupo, ou talvez seja um apelido que se refere a todos eles.

Não sei quem é Spic nem o caminho que o levou ao bairro mais miserável de Vancouver, onde ele vende cocaína e agride mulheres vulneráveis que roubam, traficam, enganam ou se prostituem para pagá-lo. Onde ele nasceu? Que guerra, que privação forçou seus pais a saírem de sua região pobre ou de seu vilarejo nas montanhas para buscar uma vida tão ao norte do Equador? A miséria em Honduras, os paramilitares na Guatemala, as milícias em El Salvador? Como ele se tornou Spic, o vilão de uma história contada em meu consultório por uma mulher magérrima, nervosa, que, engasgando com as lágrimas, explica seus hematomas e pede que eu compreenda por que ela faltou à sua última consulta para tomar metadona.

– Faz sete dias que não tomo o suco – diz Madeleine. ("Suco" é como meus pacientes chamam a metadona, medicamento usado para controle do vício em opioides: o pó é dissolvido em Tang sabor laranja.) – E não vou pedir ajuda para ninguém na rua, porque quem pede ajuda fica devendo até a alma. Mesmo que eu retribua o favor, ainda vão achar que devo alguma coisa. "Olha ali a Maddie. Ela vai fazer qualquer coisa que a gente pedir." Todo mundo sabe que eu não arrumo briga. Porque, se algum dia eu brigar, vou acabar matando uma dessas escrotas. Não quero passar o resto da vida na cadeia por causa de uma vagabunda qualquer. É isso que vai acabar acontecendo. Não sou de ferro.

Entrego a ela a receita de metadona e a convido para conversar depois que voltar da farmácia. Ela aceita o convite, mas sei que não a verei de novo hoje. Como sempre, a necessidade da próxima dose vem em primeiro lugar.

Recebo outra visita nessa manhã: Stan, um indígena de 45 anos recém-saído da prisão, que também veio buscar sua receita de metadona. Nos 18 meses de encarceramento, ele ganhou peso, o que amenizou o ar ameaçador do seu corpo alto e musculoso, com olhos escuros brilhantes, cabelo preto e comprido e bigode ferradura. Ou talvez ele tenha amolecido, já que passou esse tempo todo sem usar cocaína. Pela janela, espia a calçada onde seus companheiros de vício estão reunidos, inquietos, gesticulando muito e dando passos erráticos diante da Army & Navy.

– Olha só esse pessoal – diz Stan. – Estão presos aqui. A vida deles é só daqui até a Victory Square, de um lado, e a Fraser Street, de outro. Eles nunca vão além disso. Sabe, doutor, quero ir embora. Não quero mais perder meu tempo aqui. Se bem que... Olha só para mim, não tenho nem meias. – Stan aponta para seus tênis de corrida gastos e para a calça vermelha de algodão com o elástico apertado alguns centímetros acima dos tornozelos. – Quando eu entro no ônibus com esta roupa, as pessoas sabem. Elas se afastam de mim. Algumas me encaram, mas a maioria nem me olha. Sabe como me sinto? Como se fosse um alienígena. Não me sinto bem fora daqui. Dá para entender por que ninguém vai embora.

Dez dias depois, quando retorna para buscar outra receita de metadona, Stan continua em situação de rua. É um dia de março em Vancouver: cinza, úmido e frio demais.

– É melhor eu nem contar para o senhor onde dormi ontem à noite –
diz ele.

Para muitos dos viciados crônicos de Vancouver, com forte dependência, é como se houvesse uma cerca de arame farpado ao redor da área que se estende pelo raio de alguns quarteirões. Existe um mundo lá fora, mas que é amplamente inacessível para eles. É um lugar que os teme e os rejeita, e eles, por sua vez, não entendem suas regras nem sabem como sobreviver lá.

Isso me lembra a história de um homem que fugiu de um gulag soviético e, após passar fome do lado de fora, voltou para se entregar aos carcereiros. "A liberdade não é para nós", afirmou ele para os colegas de prisão. "Estamos acorrentados a este lugar pelo resto da vida, apesar de não usarmos correntes. Podemos fugir, podemos vagar por aí, mas, no fim das contas, vamos voltar."[2]

Pessoas como Stan fazem parte da população mais doente, necessitada e negligenciada do mundo. Por toda a vida elas foram ignoradas e abandonadas e, com isso, abandonaram a si mesmas. De onde surge a vontade de servir uma comunidade como essa? No meu caso, sei que remonta à época em que eu era uma criança judia na Budapeste ocupada pelo nazismo em 1944. Cresci sabendo como a vida podia ser terrível e difícil para algumas pessoas – sem que elas tivessem culpa nenhuma.

A empatia que sinto por meus pacientes nasceu na minha infância, mas o mesmo vale para o intenso desprezo e o forte julgamento que às vezes explodem dentro de mim contra essas pobres pessoas movidas pelo sofrimento. Mais adiante entrarei em detalhes sobre como minhas tendências compulsivas vêm de experiências da primeira infância. No fundo, não sou tão diferente assim dos meus pacientes – e há momentos em que não suporto admitir que o que me separa deles é uma linha muito tênue, um acaso do destino.

Meu primeiro emprego integral como médico foi numa clínica em Downtown Eastside, por apenas seis meses, mas essa breve experiência deixou sua marca, e eu sabia que voltaria um dia. Quando, 20 anos depois, fui convidado a trabalhar no velho Portland, aceitei porque parecia a coisa certa a fazer: a combinação exata de desafio e propósito que eu buscava naquele momento da vida. Quase sem titubear, troquei meu consultório particular por um hotel infestado por baratas.

O que me levou àquele lugar? Nós, que atendemos a esse tipo de chamado, respondemos a uma ânsia interior semelhante à dos seres atormentados e disfuncionais sob nossos cuidados. Porém, é claro, no fim do dia voltamos para casa, para nossa família e nossos hobbies, enquanto os pacientes viciados permanecem presos em seu gulag particular no centro da cidade.

Alguns profissionais escolhem trabalhar em lugares desoladores porque esperam encontrar a cura para o próprio sofrimento. Outros se voluntariam porque são generosos demais e sabem que é ali que o amor é mais necessário. Outros estão concentrados na própria carreira e são movidos a desafio. Aqueles que carecem de autoestima talvez gostem de trabalhar com indivíduos desafortunados porque isso alimenta seu ego. Alguns se encantam pela força magnética do vício porque ainda não controlaram, ou não reconheceram, as próprias tendências compulsivas. Meu palpite é que muitos de nós – médicos, enfermeiros e outros profissionais de Downtown Eastside – somos motivados por alguma combinação desses motivos.

Liz Evans começou a trabalhar na região aos 26 anos. "Fiquei atordoada", lembra ela. "Como enfermeira, achei que eu pudesse compartilhar meu conhecimento. E poderia mesmo, mas logo descobri que tinha pouco a oferecer – era impossível salvar as pessoas da própria tristeza. Tudo que eu podia fazer era ficar ao lado delas, como outro ser humano, como uma semelhante."

"Uma mulher que chamarei de Julie", continua Liz, "foi trancada no próprio quarto, forçada a seguir uma dieta líquida e surrada por sua família adotiva desde os 7 anos – ela tem uma cicatriz comprida no pescoço, do corte que fez em si mesma quando tinha apenas 16 anos. Desde então ela toma um coquetel de analgésicos, álcool, cocaína e heroína e trabalha nas ruas. Certa noite, ela chegou em casa depois de ter sido estuprada e se sentou no meu colo, chorando. Ela repetia sem parar que a culpa era dela, que ela era uma pessoa ruim e que não merecia nada. Ela mal conseguia respirar. Fiquei sentada ali, embalando-a, e só queria oferecer a ela algo que aliviasse sua dor. Foi tão intenso que quase não aguentei." Como Liz descobriu, algo no sofrimento de Julie era um gatilho para sua própria dor. "A experiência me mostrou que não podemos deixar nossas questões pessoais se transformarem em barreiras."

"O que me mantém aqui?", reflete Kerstin Stuerzbecher. "No começo, eu queria ajudar. Ainda quero ajudar, mas agora é diferente, porque entendo meus limites. Sei o que posso e não posso fazer. O que posso fazer é estar aqui e apoiar as pessoas em vários estágios da vida, permitindo que elas sejam quem são. Enquanto sociedade, temos a obrigação de respeitar as diferenças. É isso que me mantém aqui."

Há outro fator na equação. Muitas pessoas que trabalham em Downtown Eastside o reconhecem: um senso de autenticidade, a perda da encenação social, a ausência de fingimento.

Sim, as pessoas mentem, roubam e manipulam – mas todos nós não fazemos isso, a nosso modo? Ao contrário do restante de nós, é impossível para elas fingir que não são mentirosas e manipuladoras. Elas são diretas sobre a própria irresponsabilidade, sobre o próprio desvio de conduta, sobre tudo que perderam por causa do vício. Segundo os padrões do mundo sóbrio, isso não é grande coisa, porém existe uma honestidade paradoxal no meio das tramoias compulsivas. "O que você esperava, doutor? Sou viciado", me disse certa vez um homem miúdo, magro, de 47 anos, com um sorriso torto e apaziguador, quando percebi que ele estava mentindo para receber uma receita de morfina. Talvez exista certo fascínio por esse elemento de pseudoautenticidade descarada, desavergonhada. Quem nunca sonhou em ser tão cara de pau sobre os próprios defeitos?

"Aqui as interações são sinceras", diz Kim Markel, enfermeira na Portland Clinic. "Posso vir para cá e ser quem sou de verdade. Para mim, isso é recompensador. Quando se trabalha em hospitais ou em outro tipo de comunidade, sempre existe certa pressão para que o funcionário se comporte de um jeito específico. Mas aqui nosso trabalho é tão diverso, e convivemos com pessoas tão espontâneas, com necessidades tão básicas, que me sinto mais à vontade para ser autêntica. Não existe uma diferença muito grande entre a pessoa que sou no trabalho e a que sou fora daqui."

Entre dependentes químicos que mentem para conseguir a próxima dose, também ocorrem momentos de humanidade e apoio mútuo. "Sempre deparamos com cenas incríveis de carinho", diz Kim. "Apesar de haver muita violência, vejo muitas pessoas cuidando umas das outras", acrescenta Bethany Jeal, enfermeira no Insite, o primeiro centro de injeção supervisionada da América do Norte, localizado na Hastings Street, a dois quarteirões do Portland. "Elas compartilham comida, roupas, maquiagem... tudo que têm." As pessoas cuidam umas das outras, com preocupação e compaixão, e frequentemente demonstram mais bondade com os outros do que consigo mesmas.

"Onde eu moro", diz Kerstin, "não conheço ninguém além dos meus vizinhos de porta. Não chamo quase ninguém pelo nome e reconheço pouca gente na rua. Aqui é diferente. Aqui as pessoas se conhecem, o que é bom e ruim. Elas discutem e brigam, mas também dão até o último centavo para ajudar umas às outras."

"Todo mundo aqui vive muito à flor da pele", continua Kerstin, "então o que a mídia noticia costuma ser a violência e a parte feia. Só que viver à flor da pele também desperta sentimentos puros de alegria e lágrimas de felicidade – olhar para uma flor que eu nunca tinha notado, mas que alguém que mora num quarto no Washington Hotel notou, porque vem aqui todos os dias. Este é o mundo deles, e eles prestam atenção em detalhes que eu não vejo."

Também há humor. Enquanto caminho pela Hastings para fazer minha ronda, ouço gargalhadas e testemunho muitas conversas zombeteiras. "Fala, doutor, qual é a boa?", alguém brinca comigo enquanto passo pelo Washington Hotel. "Uma dose de música", respondo por cima do ombro.

Nem preciso olhar para saber que é Wayne, um homem bronzeado com cachos louro-escuros compridos e braços de Schwarzenegger, tatuados do pulso ao bíceps.

Espero para atravessar a rua ao lado de Laura, uma mulher indígena de 40 e poucos anos cuja triste história de vida – marcada por dependência química, alcoolismo e HIV – não destruiu seu espírito travesso. Quando a mão vermelha no sinal de pedestres se transforma no bonequinho branco caminhando, Laura anuncia, num tom levemente irônico: "O homem branco mandou andar." Seguimos lado a lado até metade do quarteirão seguinte, e Laura passa esse tempo todo rindo da própria piada. Eu também rio.

As tiradas costumam ser implacavelmente autodepreciativas. "Eu costumava levantar noventa quilos na academia, doutor", brincou Tony certa vez, esquelético e morrendo de aids, em uma de nossas últimas consultas. "Agora não consigo levantar nem meu pinto."

Quando olham para mim, meus pacientes viciados buscam minha versão verdadeira. Assim como crianças, eles não se impressionam com títulos, conquistas e credenciais. Suas preocupações são imediatas, urgentes. Se gostam de mim ou apreciam meu trabalho, eles espontaneamente expressam orgulho por ter um médico que de vez em quando é entrevistado na televisão e escreve livros. Mas só por causa disso. Eles se importam apenas com minha presença ou ausência enquanto ser humano. Com um olhar aguçado, avaliam se estou bem o suficiente para interagir com eles naquele dia, para ouvi-los como pessoas com sentimentos, esperanças e sonhos tão válidos quanto os meus. Eles sabem identificar de imediato se estou verdadeiramente comprometido com seu bem-estar ou apenas tentando me livrar deles. Com uma incapacidade crônica de cuidarem de si mesmos, logo percebem essa mesma incapacidade nos profissionais de saúde.

É revigorante trabalhar num clima tão diferente e autêntico. De forma consciente ou não, a maioria de nós anseia pela autenticidade, pela realidade por trás dos personagens cotidianos, dos papéis encenados. Com todos os seus problemas, disfunções, doenças e crimes gritantes, Downtown Eastside oferece a verdade, mesmo que seja a verdade nua e crua do desespero. O lugar é um espelho no qual todos nós, como seres humanos e como sociedade, podemos nos reconhecer. O medo e o sofrimento que vemos é nosso próprio medo e sofrimento. Mas também são nossas a beleza e a compaixão que testemunhamos lá, a coragem e a pura determinação para superar a dor.

2

O domínio letal das drogas

Nada exibe as consequências de uma vida triste de forma tão escancarada quanto o corpo humano.

NAGUIB MAHFOUZ, *O palácio do desejo*

Por trás do seu púlpito na capela funerária da East Hastings Street, o velho padre proclama o último adeus a Sharon.

– Como ela era exuberante e alegre! "Cheguei!", anunciava ao entrar em qualquer recinto. Ao vê-la, como não poderíamos nos sentir felizes por estarmos vivos?

Atrás da família, os enlutados se espalham pela capela vazia. Um grupo de funcionários do Portland está presente, junto com cinco ou seis residentes e algumas pessoas que não conheço.

A jovem Sharon, pelo que me contaram, um dia foi linda como uma modelo. Sinais dessa beleza ainda persistiam quando a conheci, seis anos atrás, sinais que aos poucos foram apagados: a pele cada vez mais pálida, as faces murchas e os dentes deteriorados. Nos seus últimos anos, Sharon sentia muita dor. Ela havia perdido boa parte da pele na região dos tornozelos, graças a infecções bacterianas causadas por agulha. Reinfecções fizeram com que vários enxertos fossem rejeitados, deixando a carne continuamente exposta. Os cirurgiões irritados do St. Paul's Hospital acreditavam que novas intervenções seriam inúteis. Havia um abscesso ósseo em seu joelho esquerdo cronicamente inchado, que aumentava de vez em quando. A osteomielite nunca foi tratada por completo, porque Sharon não aguentava a internação de seis a oito semanas necessária para completar o regime de antibióticos intravenosos – nem quando pareceu que uma amputação seria a única alternativa. Incapaz de apoiar seu peso na junta inflamada do joelho, Sharon se tornou refém de uma cadeira de rodas aos 30 e poucos anos. Ela a conduzia pela calçada da Hastings com uma velocidade impressionante, usando os braços fortes e a perna direita para se impulsionar.

O padre tem o tato de não evocar a Sharon assombrada pela dor, cuja obsessão por drogas a trouxe de volta a Downtown Eastside. Em vez disso, homenageia sua essência.

– Perdoe-nos, Senhor, por não sabermos dar valor ao que importa... A vida é eterna, o amor é imortal... Cada alegria que passa deixa para trás algo lindo... – entoa ele. No começo, escuto apenas uma litania de clichês funerários e fico irritado. Mas não demora para eu me sentir reconfortado. Acaba me ocorrendo que, diante de uma morte precoce, não existem clichês. – Ela o tempo todo foi a Sharon de sempre, com aquela voz, aquele espírito... A paz da eternidade, a paz imortal...

O choro silencioso das mulheres pontua as palavras consoladoras do padre. Fechando o livro no púlpito, ele lança um olhar solene ao redor. Quando desce do altar, a música começa: Andrea Bocelli cantando uma ária italiana sentimental. Os enlutados são convocados a se despedir de Sharon, que jaz num caixão aberto diante do púlpito. Um por um nos aproximamos, baixamos a cabeça e nos afastamos para manifestar nossos pêsames à família. Beverly, com cicatrizes induzidas pela cocaína desfigurando o rosto, aproxima-se do caixão. Ela apoia Penny, que está inclinada sobre seu andador. Ambas eram amigas próximas de Sharon. Tom, cujos berros roucos, impulsionados pelo álcool, costumam ressoar pela Hastings à noite, usa suas melhores roupas. Completamente sóbrio e sério com camisa branca e gravata, ele se curva numa oração silenciosa sobre o esquife decorado com flores e se benze.

O rosto empoado de Sharon exibe uma expressão ingênua, insegura, os lábios vermelhos fechados e levemente curvados. Reflito que o visual meio confuso, infantil, talvez seja um reflexo melhor do mundo interior dela do que a personagem escandalosa que geralmente exibia em meu consultório.

O corpo de Sharon foi encontrado em sua cama numa manhã de abril. Ela estava deitada de lado, numa pose sonhadora, os traços inabalados pela dor ou pelo sofrimento. Não temos certeza sobre a causa da morte, mas overdose é o melhor palpite. Apesar da longa infecção por HIV e da baixa contagem de linfócitos, ela não estava doente, mas sabíamos que estava usando mais heroína desde que voltara da moradia assistida. Não havia sinais de drogas em seu quarto. Pelo visto, ela havia injetado a substância que causara sua morte no apartamento de um vizinho antes de voltar para casa.

A tentativa fracassada de reabilitação entristecia todos que tinham carinho por ela. Segundo relatos, ela parecia estar indo bem. "Mais quatro semanas sem injetar, Maté", relatava ela com orgulho em seus telefonemas mensais. "Você pode mandar minha receita de metadona? Não quero ir aí buscar... vou acabar usando de novo." A equipe que visitava a moradia assistida dizia que ela estava animada, parecendo saudável, feliz e otimista. Apesar da recaída com a heroína, sua morte foi um choque e, até esse momento, com seu corpo exposto na capela, difícil de aceitar. Sua vivacidade, alegria e energia incontroláveis eram uma parte importante de nossa vida. Após as palavras gentis e elogiosas do padre, Sharon deveria ter se levantado e ido embora com o restante de nós.

Ao fim da cerimônia, os enlutados se reúnem no estacionamento por um momento antes de seguir cada um seu caminho. É um dia claro e bonito, a primeira vez no ano que o sol de verão dá as caras em Vancouver. Cumprimento Gail, uma mulher indígena que, corajosamente, está chegando ao terceiro mês sem cocaína.

– Já são 87 dias – diz ela, radiante. – Nem acredito.

Esse não é um mero exercício de força de vontade. Dois anos atrás, Gail foi internada devido a uma infecção abdominal aguda e passou por uma colostomia para tratar o intestino inflamado. Os segmentos separados deveriam ter sido cirurgicamente conectados havia muito tempo, mas a cirurgia sempre era adiada porque o uso de cocaína intravenosa ameaçava a recuperação de Gail. O cirurgião se recusava a atendê-la de novo. "Já reservei a sala de operação à toa três vezes", me explicou ele. "Não vou repetir a dose." Era compreensível. Um novo especialista relutantemente concordou em fazer o procedimento, mas sob a rígida condição de que Gail de fato largasse a cocaína. Se perdesse essa última oportunidade, ela poderia passar o resto da vida descartando as fezes no recipiente plástico preso à sua barriga. Ela detestava trocar a bolsa, algo que precisava fazer várias vezes ao dia.

– E aí, doutor? – diz o sempre amável Tom, apertando de leve meu ombro. – Que prazer te ver. O senhor é um homem bom.

– Obrigado – respondo. – Você também é.

Ainda apoiada pela corpulenta amiga Beverly, a magricela Penny se aproxima arrastando os pés. Ela segura o andador com a mão direita, usando a esquerda para proteger os olhos do sol do meio-dia. Faz pouco tempo que Penny terminou um tratamento de seis meses com antibióticos intravenosos contra uma infecção na coluna que a deixou curvada e com as pernas fracas.

– Nunca achei que Sharon morreria antes de mim – diz ela. – Quando estava no hospital no verão passado, pensei mesmo que eu fosse bater as botas.

– Você chegou tão perto que até eu fiquei com medo – respondo.

Nós dois rimos.

Observo o pequeno grupo reunido no funeral de uma companheira que não chegou aos 40 anos. Reflito sobre a força do vício, tão intensa que nem todas as doenças físicas, dores e tormentos psicológicos do mundo são capazes de abalar seu domínio letal. "Nos campos de trabalho nazistas, em 1944, quando pegavam um homem fumando um cigarro, o alojamento inteiro dele morria", me contou certa vez um paciente, Ralph. "Por causa de um cigarro! Mesmo assim, os homens não perdiam a inspiração nem a vontade de viver e de apreciar o prazer que certas substâncias traziam, como bebida, cigarro ou qualquer outra coisa." Não sei se esse relato é historicamente correto, mas, como cronista da fissura que ele próprio sentia, Ralph falava a pura verdade: as pessoas colocam a vida em risco só para tornar um momento suportável. Nada abala sua compulsão – nem doenças, nem o amor, nem os relacionamentos, nem a perda de todas as posses materiais, nem a ausência de dignidade, nem o medo da morte. O vício é implacável nesse nível.

Como compreender o controle mortal da dependência química? O que faz Penny continuar injetando após o abscesso epidural que quase a deixou paraplégica? Por que Beverly não consegue parar de usar cocaína apesar do HIV, dos abscessos recorrentes que preciso drenar de seu corpo e das infecções nas juntas que quase sempre terminam em internação? O que pode ter atraído Sharon de volta a Downtown Eastside e ao seu vício suicida após seis meses de sobriedade? Como ela ignorou o medo do HIV e da hepatite, uma infeção óssea paralisante e a dor crônica e lancinante de ter os nervos expostos?

O mundo seria maravilhoso se os seres humanos aprendessem lições difíceis sempre que deparassem com as consequências negativas de seus atos. Se fosse simples assim, não haveria mais redes de fast-food, não passaríamos boa parte da vida em frente à TV e o Portland Hotel poderia se reinventar num negócio mais lucrativo: talvez um condomínio de luxo, como os que foram construídos na esquina e rapidamente tiveram todas as unidades vendidas.

A química de um cérebro viciado em drogas se altera sob a influência de uma substância ou, como veremos, antes mesmo de a substância ser usada. Porém não podemos reduzir seres humanos à neuroquímica; mesmo se pudéssemos, a fisiologia cerebral não se desenvolve à parte, alheia aos eventos e emoções da vida. Os adictos sabem disso. Ainda que fosse uma saída fácil, poucos culpam um fenômeno químico por seus hábitos autodestrutivos. Eles não aceitam uma compreensão meramente clínica que rotula o vício como doença, por mais que essa noção tenha seu valor.

Por que as drogas exercem uma atração tão fatal? Essa é uma pergunta que já fiz para muitos dos meus pacientes na Portland Clinic.

– Você está com essa perna e esse pé doendo, inchados, com úlceras, inflamados, incomodando – digo para Hal, um quarentão simpático e bem-humorado, um dos poucos pacientes sem ficha criminal. – Você precisa ir se arrastando até a emergência todos os dias para tomar antibióticos na veia. Você tem HIV. E não abre mão de injetar anfetamina. Por que acha que isso acontece?

– Sei lá – murmura Hal, as gengivas desdentadas abafando suas palavras. – Acho que ninguém sabe por que a gente coloca no corpo algo que nos faz babar em cinco minutos. A gente fica parecendo bobo, sabe? Com os pensamentos distorcidos, irracionais. Nossa fala se altera... e ainda assim queremos repetir a dose.

– Você se esqueceu de mencionar a perna cheia de pus – acrescento, tentando ajudar.

– Sim, e uma perna cheia de pus. Por quê? Não sei direito.

Em março de 2005, tive uma conversa parecida com Allan. Também quarentão, também com HIV, Allan tinha ido ao Vancouver Hospital alguns dias antes, após sentir fortes pontadas no peito. Disseram que ele provavelmente tinha sofrido um ataque de endocardite, uma infecção das válvulas cardíacas. Recusando-se a ser internado, Allan foi buscar uma segunda opinião na emergência do St. Paul's, onde lhe asseguraram que estava tudo bem. Agora ele estava no meu consultório em busca de um terceiro exame.

Durante a consulta, observo que ele não tem nenhuma doença aguda, mas está com a saúde péssima.

– O que faço, doutor? – pergunta ele, erguendo os ombros e abrindo os braços num sinal indefeso de medo.

– Vejamos – digo, revisando seu prontuário. – Seu pai e seu irmão faleceram por problemas cardíacos. Você fuma muito e tem histórico de endocardite pelo uso de drogas injetáveis. Estamos tratando sua insuficiência cardíaca, mas mesmo assim suas pernas estão inchadas porque seu coração não está bombeando o sangue como deveria. Seu HIV está controlado por medicamentos fortes, e, com a hepatite C, seu fígado está por um fio. Mas você continua injetando. E está me perguntando o que fazer. O que está errado nesta situação toda?

– Eu estava torcendo para o senhor dizer isso – responde Allan. – O senhor precisa me dizer que sou um imbecil. Só assim vou aprender.

– Tudo bem – obedeço. – Você é um imbecil.

– Valeu, doutor.

– O problema é que você não é um imbecil coisa nenhuma; você é um viciado. E como podemos entender isso?

Allan morreu quatro meses depois. Seu corpo foi encontrado já frio e azul à meia-noite, no chão do seu quarto num hotel próximo. Segundo boatos, ele estava injetando um lote ruim de metadona que roubara de uma farmácia local e depois adulterara com metanfetamina ou sabe-se lá o quê. De acordo com o legista, essa pequena experimentação independente já tinha causado a morte de pelo menos oito pessoas.

"Não tenho medo de morrer", me contou um paciente. "Às vezes, tenho mais medo de viver." Esse medo da vida é o propulsor da dependência química nos pacientes que atendo. "Ninguém mexe comigo quando estou doidão. Não existe estresse na minha vida", já ouvi no meu consultório – um sentimento compartilhado por muitos adictos. "É algo que me faz esquecer", disse Dora, usuária inveterada de cocaína. "Esqueço meus problemas. Nada parece tão ruim assim, até que acordo no dia seguinte e tudo parece pior..." No verão de 2006, Dora saiu do Portland e voltou a trabalhar nas ruas para comprar drogas. Em janeiro, ela morreu devido a vários abscessos cerebrais, na unidade de tratamento intensivo do St. Paul's Hospital.*

Alvin é um ex-caminhoneiro corpulento, de braços fortes, de 50 e poucos anos. Usa metadona para controlar o vício em heroína, mas recentemente começou a consumir cristal com mais frequência.

– No começo do dia eu me sinto péssimo, com vontade de vomitar – diz ele –, mas depois de tragar o cachimbo umas oito ou nove vezes... como eu me sinto? Como um idiota, mas, sei lá, é tipo um ritual.

– Vamos ver se eu entendi – comento. – Pelo privilégio de se sentir enjoado e idiota, você gasta mil dólares por mês. É isso que está me dizendo?

Alvin ri.

– Mas eu só vomito depois da primeira tragada do dia. Fico meio doidão por uns três a cinco minutos, e aí... me pergunto: por que fiz isso? Mas é tarde demais. Algo me impulsiona a continuar, é o vício. E não sei como me controlar. Juro por Deus, odeio essa merda, odeio essa merda de verdade.

– Mas você sente algum prazer.

– Ah, sinto, ou não estaria usando, é claro... É tipo um orgasmo, eu acho.

Além do êxtase orgástico imediato do dependente químico, as drogas têm o poder de tornar o sofrimento tolerável e a monotonia, um objetivo de vida. "Existe uma memória tão persistente e tão perfeita que, em certos dias, meu cérebro não presta atenção em nenhuma outra coisa", escreve Stephen Reid – escritor, ladrão de banco encarcerado e drogado assumido – sobre a primeira vez que usou narcóticos, aos 11 anos. "Estou profundamente fascinado com o normal: o céu claro, o pinheiro verde-azulado, a cerca de arame farpado enferrujado, as folhas amarelas e ressecadas. Estou doidão. Tenho 11 anos e estou em comunhão com o mundo. Completamente inocente, entro no coração do desconhecido."[1] Seguindo uma linha

---

* Infecções se agravam devido às bactérias injetadas nos tecidos durante o consumo de drogas e são carregadas pela corrente sanguínea para a coluna e os órgãos internos, como pulmões, fígado, coração e cérebro.

semelhante, Leonard Cohen escreveu sobre "a promessa, a beleza, a salvação dos cigarros...".

Como a estampa de um tapete, temas recorrentes surgem nas minhas conversas com dependentes químicos: a droga como anestésico emocional; como antídoto contra a sensação pavorosa de vazio; como um tônico contra a exaustão, o tédio, a solidão e o sentimento de inadequação; como um alívio do estresse e um lubrificante social. E, como na descrição de Stephen Reid, a droga pode – mesmo que apenas por um breve instante – abrir os portais da transcendência espiritual. Na pobreza e na riqueza, esses temas destroem a vida de fantasmas famintos por todo canto. Eles agem com uma força letal sobre os viciados em cocaína, heroína e cristal em Downtown Eastside. Voltaremos a eles no próximo capítulo.

Numa foto que decora o Portland Hotel, Sharon está com um maiô preto, sentada num deque banhado pelo sol, as pernas imersas na água brilhante e transparente de uma piscina de azulejos azuis. Com o semblante sereno, ela sorri para a lente do fotógrafo. Essa é a jovem cheia de alegria e possibilidades homenageada pelo padre, capturada pela câmera alguns meses antes de sua morte deleitando-se num fim de tarde, na casa do seu padrinho de um programa de 12 passos.

Nos 12 anos que passou em Downtown Eastside, Sharon não conseguiu completar todos esses passos. Ela era tão disfuncional e se tornava tão agressiva sob efeito da cocaína que era proibida de frequentar o Portland antes de ser aceita como residente.

– É assim que funciona – diz Kerstin Stuerzbecher, diretora da Portland Society, no vestíbulo da capela após o funeral de Sharon. – Das duas, uma: ou você é um problema tão grande que não consegue permissão nem para morar aqui, ou você tem tantos problemas que *só* pode morar aqui... e morrer aqui – acrescenta ela enquanto saímos para a luz do dia.

3

As chaves do Paraíso: fugindo da angústia por meio do vício

Desmerecer o vício como um "hábito ruim" ou um "comportamento autodestrutivo" é uma forma conveniente de esconder seu sentido na vida do viciado.[1]

VINCENT FELITTI, médico e pesquisador

É impossível entender o vício sem questionar qual é o alívio que o adicto encontra, ou espera encontrar, na droga ou no comportamento compulsivo.

Thomas De Quincey, escritor do começo do século XIX, era usuário de ópio. "Os sutis poderes contidos nessa forte droga", entusiasmou-se ele, "tranquilizam todas as irritações do sistema nervoso, [...] sustentam por 24 horas as energias animalescas que se esvairiam se não fosse por ela. [...] Ó, ópio justo, sutil, que tudo conquista, [...] agracias o homem apenas com dádivas; e são tuas as chaves do Paraíso." Essas palavras representam as maravilhas que todos os adictos sentem com as drogas – como veremos mais adiante, esse é o atrativo de todas as obsessões viciantes, com ou sem substâncias químicas.

Muito mais do que uma simples busca pelo prazer, o uso crônico de drogas é a tentativa de fugir de incômodos. Sob o ponto de vista clínico, viciados automedicam condições como depressão, ansiedade, estresse pós-traumático e até transtorno de déficit de atenção/hiperatividade (TDAH).

Os vícios sempre se originam no sofrimento, que pode ou não ser consciente. Eles são anestésicos emocionais. A heroína e a cocaína, ambos analgésicos poderosos, também aliviam o desconforto psicológico. Quando separados da mãe, animais pequenos podem ser acalmados de imediato com doses baixas de narcóticos, como aconteceria se estivessem sofrendo uma dor física.*[2]

Os caminhos neurais da dor são iguais em todo ser humano. Os mesmos centros cerebrais que interpretam e "sentem" dor física também são ativados durante a experiência da rejeição emocional: em exames de imagem do cérebro, essas áreas se "iluminam" em reação tanto ao desprezo quanto a estímulos físicos dolorosos.[3] Ao falar que um comportamento "doeu" ou que estão sentindo "dor" emocional, as pessoas não estão sendo abstratas nem poéticas, mas cientificamente precisas.

A vida do viciado em drogas pesadas é marcada por muito sofrimento. Não é de surpreender que ele busque alívio desesperadamente. "Em questão de instantes, vou de uma tristeza e uma vulnerabilidade avassaladoras para a invencibilidade total", explica Judy, uma viciada em heroína e cocaína de 36 anos que está tentando largar o vício de duas décadas. "Tenho muitos problemas. Uso principalmente para me livrar desses pensamentos e emoções, para abafá-los."

A pergunta nunca é "Por que o vício?", mas "Por que o sofrimento?".

A literatura científica afirma com clareza: a maioria dos dependentes químicos crônicos vem de lares abusivos.[4] Muitos dos meus pacientes em Downtown Eastside sofreram negligências e maus-tratos graves no começo da vida. Quase todas as mulheres que habitam a região sofreram violência sexual na infância, assim como muitos dos homens. Os relatos autobiográficos e as fichas dos residentes do Portland contam histórias de sofrimentos em série: estupros, surras, humilhações, rejeições, abandonos, difamações implacáveis. Na infância, eles eram obrigados a testemunhar o relacionamento violento, o estilo de vida perigoso ou o vício suicida dos pais – e com frequência precisavam cuidar deles. Ou tinham que cuidar de irmãos mais novos e defendê-los de maus-tratos enquanto eles próprios sofriam a

---

* Na linguagem popular, "narcótico" pode se referir a qualquer droga ilícita. Neste livro, assim como no jargão médico, o termo é usado apenas para opioides derivados da papoula asiática, como heroína e morfina, ou de origem sintética, como oxicodona.

violação diária do corpo e da mente. Um dos meus pacientes cresceu num quarto de hotel onde a mãe se prostituía toda noite enquanto ele dormia, ou tentava dormir, numa cama improvisada no chão.

Carl, um homem indígena de 36 anos, passou a infância sendo expulso de um abrigo domiciliar atrás do outro, foi obrigado a beber detergente como punição por falar palavrões e amarrado a uma cadeira num cômodo escuro para controlar sua hiperatividade. Quando sente raiva de si mesmo – como acontece depois de usar cocaína –, ele faz cortes no pé com uma faca para se castigar. Confessou seu "pecado" para mim com a expressão de uma criança apavorada que tivesse acabado de quebrar um objeto precioso da família e temesse o pior dos castigos.

Outro homem me contou sobre quem cuidava dele aos 3 anos, quando sua mãe saía de casa: "Ela ia ao bar para beber e conhecer homens. Sua forma de me manter seguro e comportado era me enfiar na secadora de roupas. Ela colocava uma caixa pesada em cima, para eu não conseguir fugir." A saída de ar garantia que o menino não morresse sufocado.

O que escrevo aqui não é capaz de retratar traumas tão inconcebíveis. "Nossa dificuldade ou incapacidade de entender a experiência dos outros [...] é amplificada de acordo com a distância entre essas experiências e as nossas em tempo, espaço ou qualidade", escreveu Primo Levi, sobrevivente de Auschwitz.[5] Podemos nos comover com a tragédia da fome generalizada num continente distante; afinal de contas, todos já passamos fome física, mesmo que temporariamente. Mas é necessário um esforço muito maior da imaginação emocional para ter empatia com o adicto. Nós nos compadecemos de imediato por uma criança que sofre, mas não conseguimos enxergar a criança no adulto que, com a alma fragmentada e isolada, luta pela sobrevivência a meros quarteirões de distância do local onde fazemos compras ou trabalhamos.

Levi cita o judeu Jean Améry, filósofo austríaco e membro da resistência que caiu nas mãos da Gestapo. "Qualquer um que tenha sido torturado permanece torturado. [...] Qualquer um que tenha sido vítima de tortura jamais conseguirá ter tranquilidade no mundo. [...] A fé na humanidade, já abalada pelo primeiro tapa na cara, em seguida demolida pela tortura, jamais se recupera."[6] Améry era um homem adulto quando foi traumatizado, um intelectual bem-sucedido capturado pelo inimigo durante uma guerra por libertação. Então podemos imaginar o choque, a perda da esperança e o desespero insondável da criança que é traumatizada não por inimigos odiados, mas por entes queridos.

Nem todos os vícios têm raízes em abusos e traumas, mas acredito que cada um deles seja derivado de uma experiência dolorosa. No cerne de *todos* os comportamentos do vício há sofrimento. Isso acontece com o viciado em internet, compras, trabalho ou jogos de azar. A ferida pode não ser tão profunda nem a dor tão avassaladora. Talvez ela esteja completamente escondida – mas existe. Como veremos, os efeitos do estresse ou de experiências negativas no começo da vida moldam diretamente a psicologia e a neurobiologia do vício no cérebro.

Perguntei a Richard, de 57 anos, viciado desde a adolescência, por que ele continuava usando drogas.

– Não sei, só estou tentando preencher uma lacuna – respondeu ele. – O vazio na minha vida. Tédio. Falta de propósito.

Eu entendia muito bem do que ele estava falando.

– Aqui estou eu, perto dos 60 – disse ele. – Não me casei, não tive filhos. Aparentemente sou um fracassado. A sociedade diz que você precisa se casar e ter filhos, um emprego, esse tipo de coisa. Do meu jeito, com a cocaína, posso passar o dia consertando a torradeira que parou de funcionar, sem achar que desperdicei minha vida.

Ele morreu alguns meses após nossa conversa, sucumbindo a uma mistura de doença pulmonar, câncer nos rins e overdose.

– Passei seis anos sem usar – diz Cathy, uma usuária de heroína e cocaína de 42 anos, de volta a um hotel encardido em Downtown Eastside após longa ausência. Desde que voltou, ela contraiu HIV. – Durante todo esse tempo, fiquei fissurada. O problema era meu estilo de vida. Parecia que eu estava perdendo alguma coisa. Mas agora olho ao redor e penso: "Que diabos eu estava perdendo?"

Cathy revela que, quando não se drogava, sentia falta não apenas do efeito das drogas, mas também da empolgação de consegui-las e de todos os rituais associados ao uso.

– Sem as drogas, era como se eu não tivesse propósito. Eu me sentia vazia – conclui.

Uma sensação de incompletude permeia nossa cultura. O viciado em drogas é mais dolorosamente consciente desse vazio do que a maioria das pessoas e tem meios limitados para escapar dele. O restante de nós encontra outras maneiras de suprimir o medo e se distrair. Quando não temos nada para ocupar a mente, ela pode ser tomada por lembranças ruins, ansiedades inquietantes, desconforto e o estupor mental incômodo que chamamos de tédio. Acima de tudo, os dependentes químicos querem evitar "ficar a sós" com a própria mente. Em menor grau, vícios comportamentais também são uma reação a esse pavor do vazio.

O ópio, escreveu Thomas De Quincey, é um poderoso antídoto "contra a formidável maldição do *taedium vitae*" – o tédio da vida.

Os seres humanos não desejam apenas sobreviver, mas viver. Queremos aproveitar a vida em toda a sua exuberância, com emoções livres e desimpedidas. Quando adultos, sentimos inveja de como as crianças exploram o mundo de peito aberto; quando vemos sua alegria e sua curiosidade, pensamos com saudade no fascínio impressionante que perdemos. O tédio, derivado de um desconforto interior com o próprio eu, é um dos estados mentais mais intoleráveis.

Para o adicto, a droga oferece um caminho para se sentir vivo novamente, mesmo que seja apenas por um tempo. "Fiquei profundamente fascinado com o normal", recorda-se o escritor e ladrão de banco Stephen Reid sobre a primeira vez que usou morfina. Thomas De Quincey exalta o poder do ópio de "estimular a capacidade de diversão".

Carol é uma residente de 23 anos do Stanley Hotel, da Portland Hotel Society. Seu nariz e seus lábios exibem piercings de argola. Ao redor do pescoço, ela usa um colar com uma cruz preta de metal. Seu cabelo está penteado num moicano cor-de-rosa que termina com cachos louros que cascateiam até os ombros. Jovem sagaz, de mente ágil, Carol é usuária de cristal injetável e viciada em heroína desde que fugiu de casa, aos 15 anos. O Stanley é seu primeiro domicílio estável após cinco anos nas ruas. Hoje, ela defende a causa da redução de danos e oferece apoio aos companheiros de vício. Participou de conferências internacionais e seus textos já foram citados por especialistas.

Durante uma consulta para pegar a receita de metadona, ela explica o que mais aprecia na experiência com o cristal. Sua fala é acelerada e nervosa e ela se remexe o tempo todo, efeitos do longo vício em estimulantes e provavelmente de um transtorno de hiperatividade que já tinha antes de começar a usar drogas. Como seria de esperar de uma jovem da sua geração, educada nas ruas, uma a cada duas palavras que Carol diz parece ser "tipo" ou "tal".

– Quando você, tipo, consegue uma onda boa e tal, começa a tossir e tal, é tipo uma sensação quentinha, você sente a onda de verdade, começa a respirar pesado e tal – diz ela. – É tipo um orgasmo bom, se você for uma pessoa mais sexual. Nunca pensei nas coisas por esse lado, mas meu corpo tem as mesmas sensações físicas. Só não as associo a sexo.

Ela conta que fica "toda empolgada" quando usa.

– Eu gosto de experimentar roupas, de sair à noite por West End quando tem pouca gente na rua, de andar pelos becos cantando sozinha. Reviro os sacos de lixo para ver se encontro alguma coisa legal que alguém jogou fora. Tudo parece mais interessante.

Usar drogas para despertar sentimentos entorpecidos não é um capricho adolescente. O entorpecimento em si deriva de um dano emocional que não é culpa do viciado. Trata-se do desligamento interno da vulnerabilidade.

Do latim *vulnerare* ("ferir"), a vulnerabilidade é o estado de quem está sujeito a um ataque, a um ferimento. Essa fragilidade faz parte da nossa natureza e não pode ser evitada. O melhor que o cérebro consegue fazer é desligar essa consciência quando a dor se torna tão intensa ou insuportável que ameaça nossa capacidade de funcionar direito. A repressão automática de emoções dolorosas é o principal mecanismo de defesa da criança impotente e pode fazer com que ela aguente traumas que, caso contrário, seriam catastróficos. A consequência infeliz é o entorpecimento generalizado da consciência emocional. "Todo mundo sabe que não existe precisão nem apuro na supressão", escreve o romancista americano Saul Bellow em *As aventuras de Augie March*; "se você corta uma coisa, acaba amputando o que está ao lado."[7]

Intuitivamente, todos nós sabemos que é melhor sentir do que não sentir. Além da subjetiva carga energizante, as emoções têm um valor crucial para a sobrevivência. Elas nos orientam, interpretam o mundo para nós e nos oferecem informações vitais. Elas nos dizem o que é perigoso e o que é inofensivo, o que ameaça nossa existência e o que nutrirá nosso crescimento.

Imagine como seria difícil não conseguir enxergar, ouvir ou sentir gostos, temperaturas ou dor física. O desligamento emocional é parecido com isso. As emoções são parte indispensável do nosso aparato sensorial e parte essencial de quem somos. Elas tornam a vida recompensadora, empolgante, desafiadora, linda e cheia de significado.

Quando fugimos da vulnerabilidade, perdemos a capacidade de sentir emoções. Podemos até sofrer amnésia emocional, esquecendo os momentos em que nos sentimos verdadeiramente exultantes ou tristes. Um vazio inquietante se abre e o vivenciamos como isolamento, como um enfado profundo, como incompletude.

O poder incrível da droga é oferecer ao adicto proteção contra a dor ao mesmo tempo que permite que ele interaja com o mundo de forma alegre e significativa. "Não é uma questão de entorpecer meus sentidos – não, eles se abrem, se expandem", explicou uma jovem cujas substâncias preferidas eram cocaína e maconha. "A ansiedade desaparece, a culpa incômoda também, e... pronto!" A droga devolve ao viciado à vivacidade infantil há muito suprimida.

Pessoas emocionalmente exauridas costumam perder a energia física, como bem sabe qualquer um que já tenha sofrido de depressão, e essa é uma das principais causas para o cansaço que aflige muitos adictos. Há várias outras: má alimentação; estilo de vida debilitante; doenças como aids, hepatite C e suas complicações; transtornos do sono que, muitas vezes, datam da infância – outra consequência da violência ou da negligência. "Eu não conseguia dormir nunca", diz Maureen, profissional do sexo e viciada em heroína. "Só fui descobrir que era possível dormir bem quando tinha 29 anos." Assim como Thomas De Quincey, que usava ópio para sustentar "por 24 horas as energias animalescas que se esvairiam" se não fosse pela droga, os viciados atuais recorrem ao uso de substâncias para recarregar as energias.

"Não posso largar a cocaína", me disse certa vez uma paciente grávida chamada Celia. "O HIV suga minha energia. A pedra me dá forças." Sua declaração parecia uma reformulação mórbida das palavras do salmista: *Apenas Ele é minha rocha e minha salvação; Ele é a minha defesa; não serei abalado.*

Charlotte, usuária de longa data de cocaína, heroína e maconha, que se autodenomina maníaca por anfetaminas, conta que gosta da onda, do cheiro e do gosto. "Acho que já fumo e uso drogas há tanto tempo que nem sei... Eu penso: e se eu parasse? Como seria? São elas que me dão energia."

Greg, 40 e poucos anos, viciado em várias substâncias, afirma:

– Cara, não consigo passar um dia sem pedra. Estou morrendo de vontade agora mesmo.

– Você não está morrendo de *vontade* – comento. – Está morrendo de *verdade*.

Greg acha graça.

– Não, comigo o buraco é mais embaixo. Sou irlandês e meio indígena.

– Sei. Irlandeses e indígenas não morrem.

Greg ri ainda mais.

– Todo mundo precisa partir em algum momento. Quando a sua hora chega, não tem jeito.

Esses quatro não sabem, mas, além da doença e da inércia da exaustão emocional e física, eles também estão lutando contra a fisiologia mental do vício.

A cocaína, como veremos, exerce seu efeito eufórico ao aumentar a disponibilidade da recompensa química da dopamina em circuitos cerebrais importantes, algo necessário para despertar a motivação e gerar energia física e mental. Inundados por níveis artificialmente elevados de dopamina acionados por substâncias externas, os mecanismos de secreção de dopamina inerentes ao cérebro se tornam preguiçosos. Seu funcionamento fica muito aquém da capacidade máxima, preferindo depender dos estimuladores artificiais. Apenas longos meses de abstinência permitem a regeneração do maquinário intrínseco à produção da dopamina; nesse meio-tempo, o viciado vai a extremos de exaustão física e emocional.

Aubrey, um homem alto, magro e solitário, que agora se aproxima da meia-idade, também é viciado em cocaína. Seu rosto tem rugas profundas causadas pela tristeza e seu tom habitual é resignado e arrependido. Ele se sente incompleto e incompetente sem a droga, uma autoimagem que não tem nada a ver com suas habilidades reais e tudo a ver com suas primeiras experiências na infância. Segundo ele próprio, a inadequação e a sensação de fracasso tornaram-se parte integral da sua personalidade antes mesmo de ele se envolver com as drogas.

– Depois do oitavo ano, no ensino fundamental, passei a viver à base de drogas – diz Aubrey. – Quando comecei a usar, senti que me encaixava melhor com meus colegas... É, essa parte era muito importante, me encaixar. Eu sempre era o último a ser escolhido para os times de futebol.

Aubrey explica que já passou por várias instituições.

– Sabe, fiquei um bom tempo numa cela apertada. Então era normal eu ficar sozinho. Antes disso também. Tive uma infância difícil, pulando de abrigo em abrigo, entende? Eu vivia sendo despachado.

– Com que idade você foi mandado para o primeiro abrigo? – pergunto.

– Com uns 11 anos. Meu pai morreu atropelado por um caminhão. Minha mãe não conseguia cuidar de todos os filhos, então uma instituição entrou em cena. Como eu era o mais velho, me levaram. Tenho dois irmãos. Como eles eram mais novos, ficaram em casa.

Aubrey acredita que foi escolhido para ir embora porque era "tão hiperativo na infância" que sua mãe não conseguia lidar com ele.

– Passei cinco anos lá – conta. – Quer dizer, não no mesmo lugar, não mesmo, porque sempre era transferido. Ficavam comigo por um ano, mais ou menos, e aí não podiam mais... e eu precisava me mudar.

– Como você se sentia, sendo realocado assim?

– Eu ficava chateado. Parecia que ninguém me queria. Eu era só um garoto... uma criança, e ninguém me queria. Nem na escola. As freiras me davam aula, mas nunca aprendi a ler, escrever nem nada. Elas apenas me empurravam de uma turma a outra... Eu vivia sendo colocado de castigo por motivos bobos, e aí me tiravam de sala e me colocavam com as crianças de 4, 5 anos... Era constrangedor. Muito difícil. Eu me sentia burro. Ficava sentado lá, cercado por aquelas criancinhas me encarando. A professora ensinava a escrever e as crianças acompanhavam, mas eu não. Eu guardava tudo dentro de mim. Passei um tempão sem querer falar... Eu não conseguia nem conversar com as pessoas. Gaguejava, não conseguia me expressar direito. Guardei tudo dentro de mim por muito tempo. Quando fico hiperativo, não consigo falar direito...

Depois de uma pausa para reflexão, ele continua:

– O mais estranho é que a cocaína me acalma.* A maconha também.

---

* Se um paciente relata que uma droga estimulante como cocaína ou cristal tem efeito calmante, essa é uma confirmação prática de que ele tem TDAH. Veja o Anexo II.

Fumo cinco ou seis baseados por dia. É o que me relaxa. Acaba com a pressão. No fim do dia, só me deito e fumo um. É isso que acontece, essa é minha vida. Fumo um baseado e vou dormir.

Shirley, 40 e poucos anos, viciada tanto em opioides quanto em estimulantes e abalada pelos mesmos problemas de sempre, também confessa se sentir inadequada sem as drogas, encarando a cocaína como algo essencial na sua vida.

– Eu tinha 13 anos quando usei pela primeira vez. A maioria das minhas inibições desapareceu, e também meu desconforto, meus defeitos, o jeito como eu me sentia sobre mim mesma... Essa é a melhor forma de explicar.

– O que você quer dizer com inibições? – pergunto.

– Inibição... é como aquela timidez entre um homem e uma mulher que acabaram de se conhecer e estão na dúvida se deveriam se beijar ou não. Só que sempre me senti assim. As drogas deixam tudo mais fácil... Meus movimentos ficam mais relaxados, então eu perco a timidez.

Até o jovem Sigmund Freud, figura tão imponente, ficou fascinado pela cocaína por um tempo, contando com ela para "controlar seus intermitentes humores depressivos, melhorar a sensação de bem-estar geral, relaxar em encontros sociais tensos e *simplesmente se sentir mais homem*".[*8] Freud demorou a aceitar que a cocaína podia causar dependência.

Ao melhorar a personalidade, a droga também facilita interações sociais, como atestam Aubrey e Shirley.

– Geralmente, quando me sinto para baixo – explica Aubrey –, uso cocaína e viro outra pessoa. Se eu estivesse doidão de cocaína, falaria com o senhor de uma forma completamente diferente. Não tropeço nas palavras, fico acordado, é mais fácil enxergar as pessoas, quero puxar papo com os outros. Em geral, não é muito interessante conversar comigo... É por isso que evito passar tempo com outras pessoas. Não sinto essa vontade. Fico sozinho no meu quarto.

Muitos viciados relatam melhorias semelhantes em suas habilidades sociais sob o efeito das drogas, em contraste com a solidão intolerável que sofrem quando sóbrios. "Fico com vontade de falar, me abro, consigo ser simpático", afirma um jovem viciado em cristal. "Fora isso, nunca sou assim." Não devemos subestimar o desespero de uma pessoa cronicamente

---

* A menos que diretamente explicitado, os grifos ao longo deste livro são meus.

solitária para fugir do cárcere da solidão. Aqui, não estamos falando de uma timidez comum, mas da profunda sensação psicológica de isolamento vivenciada na primeira infância por pessoas que se sentiram rejeitadas por todos, começando por seus cuidadores.

Nicole tem 50 e poucos anos. Após cinco anos como minha paciente, ela revelou que foi estuprada pelo pai repetidas vezes na adolescência. Ela também tem HIV e sofre dos resquícios de uma velha infecção no quadril que a obriga a usar bengala. "Sou mais sociável com a droga", diz ela. "Fico tagarela e confiante. Em geral sou tímida e retraída, não chamo atenção. Deixo as pessoas me fazerem de gato e sapato."

Outra dinâmica poderosa perpetua o vício apesar de todas as consequências desastrosas: o viciado não consegue enxergar outra existência possível para si mesmo. Sua visão do futuro é limitada pela imagem que tem de si mesmo como um viciado. Mesmo que reconheça o preço que paga pelo vício, ele teme perder a própria identidade se abandonar as drogas.

Carol diz que conseguiu se enxergar de uma forma completamente nova e positiva sob a influência do cristal. "Eu me sentia mais inteligente, como se uma enxurrada de informações e coisas assim simplesmente se abrissem na minha cabeça... Minha criatividade despertou." Ao ser questionada sobre os arrependimentos deixados por seu vício de oito anos em anfetaminas, ela não hesita em responder: "Não tenho nenhum, porque foi algo que me ajudou a virar a pessoa que sou hoje." Isso pode parecer bizarro, mas a perspectiva de Carol é que as drogas a ajudaram a escapar de uma família abusiva, sobreviver anos na rua e se conectar com um grupo de pessoas que havia passado por experiências semelhantes. Para muitos usuários de metanfetamina, a droga oferece vantagens para jovens em situação de rua. Por mais estranho que pareça, ela torna a vida mais suportável a curto prazo. É difícil conseguir dormir bem na rua, mas não tem problema, porque o cristal mantém você acordado e alerta. Não tem dinheiro para comida? Tudo bem, o cristal suprime o apetite. Está cansado e sem forças? O cristal lhe oferece uma carga incessante de energia.

Chris, um homem bem-apessoado e brincalhão cujos braços musculosos exibem um caleidoscópio de tatuagens, cumpriu um ano de prisão meses atrás e agora está de volta ao programa da metadona. Em Downtown

Eastside, ele é conhecido pelo estranho apelido "Corta-Dedão", conquistado, segundo boatos, ao deixar uma faca industrial pesada e afiada cair no pé de alguém. Ele continua injetando cristal com uma determinação inabalável. "É o que me traz foco", relata. Não há dúvida sobre seu diagnóstico de TDAH, mas ele se recusa a buscar tratamento, mesmo aceitando que sofre do transtorno. "Um médico esperto já me disse que estou me automedicando", brinca ele, recordando uma conversa que tivemos anos atrás.

Recentemente, Chris veio à clínica com uma fratura no rosto após se envolver numa briga de rua motivada por um papelote de heroína. Se o golpe o tivesse acertado alguns centímetros acima, ele teria perdido o olho esquerdo.

– Não quero deixar de ser viciado – diz ele quando pergunto se essa vida vale a pena. – Sei que parece loucura, mas gosto de ser quem eu sou.

– Seu rosto acabou de ser arrebentado por um cano de metal e você está me dizendo que gosta de ser quem é?

– É, mas eu gosto de quem eu sou *por inteiro*. Sou o Corta-Dedão, sou viciado e sou um cara legal.

Jake, 30 e poucos anos, viciado em opioides, é usuário crônico de cocaína e faz tratamento com metadona. Com barba loura rala, gestos efusivos e um boné preto cobrindo os olhos de um jeito descolado, ele parece uns 10 anos mais novo.

– Você está injetando cocaína demais ultimamente – comento com ele certo dia.

– É difícil fugir dela – responde Jake com seu sorriso de dentes afastados.

– Do jeito que você fala, parece que a cocaína é um animal selvagem. Mas quem a persegue é você. Que vantagens a droga traz para sua vida?

– Ela torna mais fácil viver aqui, lidar com tudo.

– Que tudo é esse?

– Minhas responsabilidades, acho que é isso. Enquanto eu uso, não me importo com responsabilidade alguma... Posso me preocupar com planos de aposentadoria e coisas assim quando eu ficar mais velho. Por enquanto, não me importo com nada além da minha dama.

– Sua dama...?

– É, penso na cocaína como minha dama, minha família. Ela é minha companheira. Não ligo de passar um ano sem ver meus parentes, porque minha companheira está comigo.

– Então a cocaína é sua vida.

– Pois é, a cocaína é minha vida... Eu me importo mais com a droga do que com meus entes queridos ou qualquer outra coisa. Nos últimos 15 anos, ela passou a ser parte de mim, da minha rotina... Não sei viver sem ela. Se eu parasse, não saberia o que fazer. Não conseguiria manter uma rotina normal. Já fui sóbrio um dia, mas hoje não consigo mais. Meu problema é que... simplesmente não sei como fazer isso.

– E vontade? Você sente vontade de ter essa vida normal?

– Na verdade, não – responde Jake, baixinho, triste.

Não acredito nele. Acho que, no fundo, seu coração abriga o desejo de uma vida completa e íntegra, mas seria doloroso demais reconhecer isso. Doloroso porque, aos olhos dele, é um sonho impossível. Jake se identifica tanto com o próprio vício que não ousa se imaginar sóbrio.

– Minha vida parece normal para mim – continua ele. – Não parece diferente da vida dos outros. Para mim, ela é comum.

Comento com Jake que isso me faz pensar na história do sapo:

– Dizem que, se você pegar um sapo e jogá-lo na água quente, ele vai pular para fora. Mas, se você pegar o mesmo sapo, colocá-lo na água em temperatura ambiente e for esquentando a água devagar, ele ficará ali até morrer, porque aos poucos, grau a grau, vai se acostumando com a temperatura. Vai achando que é normal.

Depois de lhe dar alguns minutos para reflexão, questiono:

– Se você tivesse uma vida normal e alguém lhe dissesse "Ei, vamos morar em Downtown Eastside, passar o dia inteiro tentando arrumar 300 ou 400 dólares para gastar em pedra", você diria "O quê? Que loucura! Essa vida não é para mim!". Mas você vive assim há tanto tempo que essa rotina parece normal.

Jake então me mostra as mãos e os braços, cobertos por placas acinzentadas sobre um trecho de pele vermelha, inflamada. Além de tudo, sua psoríase está piorando.

– O senhor pode me encaminhar para um dermatologista? – pede ele.

– Posso – respondo –, mas, da última vez que fiz isso, você não foi à consulta. Se faltar a essa, não vou lhe dar outro encaminhamento.

– Eu vou, doutor. Pode deixar que eu vou.

Faço as receitas para a metadona e os cremes dermatológicos de que Jake precisa. Conversamos um pouco mais e ele vai embora. Essa foi minha última consulta do dia.

Alguns minutos depois, quando estou prestes a ouvir as mensagens na minha caixa postal, alguém bate à porta. Eu abro. É Jake, que foi até o portão do Portland antes de voltar para me falar uma coisa.

– O senhor tem razão, sabia? – diz ele, sorrindo de novo.

– Sobre o quê?

– Sobre o sapo. Eu sou assim mesmo.

4

A história da minha vida
é inacreditável

– Maté, a história da minha vida é inacreditável. Mas tudo que estou falando é verdade.

– Por que você acha que é inacreditável?

Serena me lança um olhar ao mesmo tempo resignado e desafiador. Alta, cabelo comprido e preto, essa mulher indígena exibe uma expressão perpetuamente exausta no rosto magro. Apesar de ser capaz de momentos repentinos de alegria, seus olhos permanecem tristes mesmo quando ela ri. Com pouco mais de 30 anos, Serena passou quase metade da vida aqui, em Downtown Eastside, presa às drogas.

O que você poderia me contar que eu já não tenha escutado?, penso. Mas mudo de ideia depois de ouvir sua história.

Serena não costuma compartilhar nada sobre sua vida. Ela vem às consultas regulares para buscar sua receita de metadona e de vez em quando tenta me enganar para conseguir outra receita para narcóticos, alegando estar com dor de cabeça ou nas costas. Quando nego seus pedidos, ela nunca reclama. "Tudo bem", diz baixinho, dando de ombros. Certo dia, dois anos atrás, ela foi ao meu consultório e pediu para levar a metadona "para viagem" – isto é, em vez de tomá-la na frente do farmacêutico toda manhã, ela queria adiantar a dose de vários dias.

– Minha avó morreu em Kelowna – explicou ela num tom inexpressivo.
– Preciso ir ao enterro.

Muitas vezes os viciados em Downtown Eastside pedem para levar metadona para viagem por motivos ilícitos, como vender a substância ou injetá-la para conseguir um barato maior. Outros vão até a farmácia e, em vez de tomar a dose toda, deixam um pouco na boca e depois a cospem. A metadona expectorada então se torna um produto. Apesar do risco de doenças transmissíveis, os compradores não hesitam em tomar a droga misturada com a saliva de outra pessoa. Os farmacêuticos deveriam observar a ingestão completa da metadona que distribuem, mas a regra é quebrada com frequência, então sempre há "suco" sendo vendido nas ruas.

– Preciso verificar a informação antes de lhe passar a receita para viagem – respondi a Serena. – Quem é o médico da sua avó?

Ela me disse o nome num tom monocórdio. Enquanto ela permanecia sentada no meu consultório e esperava com toda a calma do mundo, liguei para o consultório do médico em Kelowna. "A Sra. B...", disse meu colega pelo viva-voz. "Ah, não, ela estava vivíssima quando a atendi hoje cedo."

– Você ouviu – falei para Serena. O rosto dela permaneceu impassível, sem o menor sinal de vergonha.

– Bem – continuou ela, dando de ombros e se levantando para ir embora –, me disseram que ela havia morrido.

Sempre me impressiono com a desfaçatez infantil dos meus pacientes viciados quando mentem para mim. Tentativas de manipulação, como a de Serena, são simplesmente parte do jogo, e ser desmascarado é tão vergonhoso quanto ser encontrado durante uma partida de esconde-esconde.

O tratamento do HIV é uma luta que eu travo com ela, já que Serena costuma se recusar a fazer hemogramas.

– Não tenho como saber qual o melhor tratamento para você – explico – sem entender como está seu sistema imunológico.

Certa vez, por pura frustração, tentei coagi-la a fazer exames de sangue ameaçando cortar sua metadona. Uma semana depois, voltei atrás.

– Não tenho direito de obrigá-la a nada – falei, me desculpando. – A metadona não tem ligação alguma com o HIV. A decisão de fazer exames cabe apenas a você. Eu só posso oferecer conselhos. Desculpe.

– Obrigada, Maté – disse Serena. – Não gosto que ninguém me controle.

Pouco depois, ela fez os exames por vontade própria. E, por enquanto, os resultados estão bons o suficiente para que ela não precise usar medicação antiviral.

A questão do controle é complicada. Nenhum grupo sente tanta impotência quanto os viciados em drogas. É verdade que quase qualquer cidadão evita questionar uma autoridade médica, por uma série de motivos culturais e psicológicos. Como figura de autoridade, o médico pode ser um gatilho para sentimentos profundamente enraizados de impotência infantil – tive essa experiência até anos depois de terminar a faculdade de Medicina, quando precisei de tratamento. Porém, no caso do dependente químico, a impotência é real, palpável, e acontece no presente. Por cometer delitos para sustentar o vício – hábito também ilegal –, o dependente é sitiado por leis, regras e regulamentos. Às vezes, quando se trata dos meus pacientes viciados, acho que acumulo, junto com meus deveres de médico, os papéis de detetive, promotor e juiz. Não estou aqui apenas para curar, mas também para fazer valer a lei.

Por terem um passado muitas vezes controverso, marcado por tribunais e prisões, os adictos de Downtown Eastside não estão acostumados a desafiar autoridades. Como dependem do médico para conseguir a receita de metadona que é sua tábua de salvação, eles não têm respaldo para enfrentá-lo. Se não gostarem do médico, sabem que será difícil encontrar outro local para receber tratamento: as clínicas no centro da cidade relutam em aceitar os clientes "problemáticos" de outras instituições. Muitos viciados falam com revolta de profissionais de saúde que, na opinião deles, impõem o conceito de "minha palavra é a lei" com arrogância e insensibilidade. Em confronto com uma autoridade, seja um enfermeiro, um médico, um policial ou um segurança do hospital, os viciados são praticamente impotentes. Ninguém jamais aceita o lado deles da história – ou, se aceita, não toma uma atitude.

O poder faz parte do meu trabalho, e corrompe. No Portland, já me peguei tendo comportamentos que jamais teria em outros contextos. Pouco tempo atrás, outra jovem indígena esteve no meu consultório, também dependente de metadona e também com HIV. Vamos chamá-la de Cindy. No fim da consulta, abri a porta e chamei Kim, a enfermeira cuja sala fica bem em frente à minha: "Tire sangue para avaliarmos os índices do HIV de Cindy, e também vamos precisar de um exame de urina." Havia vários clientes na sala de espera, e minhas palavras soaram alto e bom som para que todos pudessem ouvir. Cindy, parecendo magoada, me criticou baixinho:

– O senhor não deveria falar essas coisas tão alto.

Fiquei arrasado. No consultório familiar que tive por 20 anos antes de vir trabalhar em Downtown Eastside, eu jamais cogitaria cometer uma quebra de confidencialidade tão insensível, ferir a dignidade de alguém de forma tão descarada. Fechei a porta e pedi desculpas.

– Falei alto demais – concordei. – Fui muito indelicado.

– Foi, sim – rebateu Cindy, porém num tom mais calmo. Agradeci por ela ter sido direta comigo. – Estou cansada de todo mundo me tratar como bem entende – disse ela enquanto se levantava para sair.

Também existe outra fonte mais profunda para o enorme desequilíbrio de poder que afeta a relação entre médico e paciente em Downtown Eastside – e não é algo que acontece apenas aqui, apesar de ser praticamente universal nesta área. Entalhados no circuito cerebral em desenvolvimento da criança que sofreu violência ou negligência estão o medo e a desconfiança de pessoas poderosas, em especial cuidadores. Com o tempo, essa cautela entranhada é reforçada por experiências negativas com figuras de autoridade como professores, pais adotivos, membros do sistema judiciário ou médicos. Quando uso um tom ríspido com meus pacientes, quando me mostro indiferente ou tento coagi-los, acabo assumindo os traços das pessoas poderosas que os feriram e assustaram décadas atrás. Independentemente da minha intenção, acabo evocando dor e medo.

Por esses motivos, e por muitos outros, o instinto de Serena é proteger de mim seu mundo interior. O fato de ela me pedir ajuda hoje mostra que estabelecemos uma relação de confiança, porém é um sinal ainda maior do seu desespero.

– Você pode me dar alguma coisa para depressão? – começa ela. – Minha avó em Kelowna morreu há três meses. Estou pensando em ir com ela.

– Você quer se matar?

– Não é isso, só quero tomar uns comprimidos para...

– Isso é se matar.

– Não use essa palavra. Só vou dormir... e nunca mais acordar.

Serena parece arrasada e desolada. Desta vez, a perda da avó é real.

– Você pode me contar sobre ela? – peço.

– Ela tinha 65 anos. Foi ela quem me criou, desde que minha mãe me deu à luz e foi embora do hospital logo depois. A assistente social teve que ligar para minha avó e avisar que, se ela não assinasse a documentação, eu seria levada para um abrigo.

Durante toda a conversa, a voz de Serena é assolada pela tristeza, embargada e chorosa. Suas lágrimas param de escorrer apenas de vez em quando.

– Depois, quando minha filha tinha 1 ano, ela passou a criá-la também.

Serena tem uma filha, agora com 14 anos, nascida quando ela tinha 15. A mãe de Serena, com 40 e poucos anos e também minha paciente, tinha 16 ao abandonar sua recém-nascida. Ela divide um quarto com o namorado no mesmo hotel da Hastings em que Serena mora.

– Onde está sua filha agora?

– Com minha tia Gladys. Acho que ela está indo bem. Mas, depois que minha avó morreu, ela começou a tomar anfetamina e coisas assim... Minha avó me criou. Também criou meu irmão, Caleb, e minha irmã, Devona. Eles são meus primos, na verdade, mas fomos criados como irmãos.

– Que tipo de lar sua avó lhe deu?

– Ela me deu um lar perfeito, até eu resolver encontrar minha mãe. Foi assim que vim parar aqui, procurando por ela.

Aquilo que essa pobre mulher chama de "lar perfeito" se torna horrivelmente claro conforme ela continua a história.

– Você não conhecia sua mãe?

– Não.

– Você já tinha usado drogas?

– Só comecei depois que vim para cá atrás dela.

Exceto pelos movimentos da mão direita quando seca os olhos, Serena permanece imóvel na cadeira. A luz do sol entra no consultório pela janela às suas costas, deixando seu rosto numa escuridão misericordiosa.

– Tive minha filha com 15 anos. O pai era namorado da minha tia, coisa assim. Ele me violentava e jurou que daria uma surra na minha tia se eu contasse para alguém.

– Entendi.

– Maté, a história da minha vida é inacreditável. Mas tudo que estou falando é verdade.

– Por que você acha que é inacreditável?

No breve silêncio que se segue, penso em como subestimei Serena como uma manipuladora, alguém que só queria saber de drogas, desde o relato fictício sobre a morte de sua avó, dois anos atrás. Sou propenso àquele defeito humano – e também desumano – de definir e categorizar os outros de acordo com minha interpretação. Nossos sentimentos e ideias sobre uma pessoa se formam de acordo com nossa experiência limitada com ela e de acordo com nossos próprios julgamentos. Aos meus olhos, Serena foi reduzida a uma viciada que me deu trabalho ao buscar por mais drogas. Eu não entendi que ela era um ser humano que sofria de forma inimaginável e tentava aplacar essa dor com a única solução que conhecia.

Nem sempre sou tão insensível. Isso é algo que vem e vai, dependendo de como está minha própria vida. Sou mais propenso a julgamentos e definições reducionistas quando estou cansado ou estressado e, principalmente, quando minha integridade está abalada em algum sentido. Nesses momentos, meus pacientes viciados sentem com mais intensidade o desequilíbrio de poder entre nós.

– Eu tinha 15 anos quando vim para a Hastings – continua Serena. – Vim com 500 dólares no bolso, que eu tinha economizado para comprar comida até encontrar minha mãe. Demorei uma semana para achá-la. Ainda restavam 400 dólares. Quando ela ficou sabendo disso, enfiou uma seringa no meu braço. Os 400 dólares acabaram em quatro horas.

– Essa foi sua primeira experiência com heroína?

– Foi. – Um longo silêncio segue a resposta, interrompido apenas pelos sons guturais, chorosos, que Serena tenta abafar. – E aí ela me vendeu para um filho da puta gordo, imenso, enquanto eu dormia. – Essas palavras são pronunciadas com a raiva impotente, queixosa, de uma criança. – Ela é minha mãe. Eu a amo, mas não somos próximas. Minha avó era quem eu chamava de mãe. E agora ela se foi. Era a única que procurava saber se eu estava viva ou morta. Se eu morresse hoje, ninguém se importaria... Preciso deixá-la partir. Estou me agarrando a ela.

Pelo meu olhar, Serena percebe que não entendi.

– Não estou deixando minha avó ir embora – explica ela. – Na nossa tradição, precisamos deixar os espíritos partirem. Senão, eles ficam presos com a gente.

Comento ser compreensível que ela não consiga se desapegar, já que acreditava que a avó foi a única pessoa que lhe ofereceu amor, aceitação e apoio na vida.

– Mas e se você encontrar outra pessoa que ame e cuide de verdade de você?

– Não existe mais ninguém. Não existe.

– Tem certeza?

– Quem mais? Eu mesma? Deus?

– Não sei. Talvez os dois.

A voz de Serena falha de tristeza.

– Sabe o que eu penso sobre Deus? Quem é esse Deus que deixa as pessoas ruins para trás e leva embora as boas?

– Mas e você? E você?

– Se eu fosse forte o suficiente para isso, a deixaria partir. Sou viciada em drogas. Para mim é difícil fazer boas escolhas de vida. Tentei tantas vezes, Maté... Tentei, tentei. Larguei a droga por quatro, cinco, seis meses, um ano, mas sempre acabo voltando. Este é o único lugar que conheço em que me sinto segura.

Aqui no Canadá, "nosso lar e terra nativa", a realidade é que o Downtown Eastside, assolado por vício, doenças, violência, pobreza e exploração sexual, é o único lugar em que Serena sente o mínimo de segurança.

Ela conheceu dois lares em toda a sua vida: a casa da avó em Kelowna e os hotéis desmantelados na East Hastings.

– Kelowna não é um lugar seguro para mim – explica Serena. – Fui violentada pelo meu tio e pelo meu avô, e a droga me impede de pensar no que aconteceu. E meu avô insistia para minha avó pedir que eu voltasse, para perdoar tudo e deixar o passado para trás. "Se você quiser voltar para Kelowna e falar sobre o que aconteceu na frente da família toda, tudo bem." Falar sobre o quê? Sobre o quê?! Agora já foi. Não dá para voltar no tempo. Ele não pode esquecer e mudar o que fez comigo. Meu tio não pode mudar o que fez comigo.

O abuso sexual começou quando Serena tinha 7 anos, persistindo até ela dar à luz sua filha, aos 15. O tempo todo ela cuidava dos irmãos mais novos.

– Tive que proteger meus irmãos também. Eu os escondia no porão com quatro ou cinco potes de papinha. Eles ainda usavam fraldas. Quando eu tinha 11 anos, tentei dizer não para meu avô, mas ele falou que, se eu não obedecesse, faria a mesma coisa com Caleb. Na época, Caleb tinha só 8 anos.

– Meu Deus – escapa dos meus lábios. É uma bênção, suponho, que, após tantos anos trabalhando em Downtown Eastside, eu ainda tenha a capacidade de ficar chocado. – E sua avó não protegia vocês?

– Não tinha como. Ela bebia demais antes de parar. Começou a beber assim que acordava. Bebeu até minha filha nascer.

Anos depois, Caleb foi assassinado – espancado e afogado por três primos após uma briga de bêbados.

– Ainda não consigo acreditar que meu irmão morreu – diz Serena. – Nós éramos tão próximos na infância...

Então esse foi o lar perfeito em que Serena cresceu, sob os cuidados de uma avó que obviamente amava a neta mas que era incapaz de defendê-la dos predadores que moravam sob seu teto e de seu próprio alcoolismo. E essa mesma avó, agora falecida, era a única conexão de Serena com a possibilidade de um amor duradouro, consolador, neste mundo.

– Você já conversou com alguém sobre isso?

Em Downtown Eastside, essa é quase sempre uma pergunta retórica.

– Não. Não posso confiar em ninguém... Não dá para conversar com minha mãe. Eu e ela não temos uma relação de mãe e filha. Moramos no mesmo prédio, mas nunca nos vemos. Ela passa direto por mim. Isso me machuca muito. E olha que já tentei de tudo. Nada adianta. Tentei por tantos anos me aproximar dela... E ela só vem falar comigo quando tenho bagulho ou dinheiro no bolso. É só nessas horas que ela me diz "Filha, eu te amo".

Eu me retraio.

– É só assim, Maté. Só assim.

Não tenho dúvidas de que, se a mãe de Serena falasse sobre a própria vida, uma narrativa igualmente dolorosa surgiria. Aqui, o sofrimento é multigeracional. Quase de maneira uniforme, a maior angústia confessada por meus pacientes, sejam homens ou mulheres, não vem da violência que sofreram, mas de terem abandonado os próprios filhos. Eles nunca se perdoam por isso. Basta tocar no assunto para lágrimas amarguradas fluírem, e o uso contínuo de drogas ocorre, em grande parte, para amenizar o impacto dessas memórias. A própria Serena, falando aqui como uma criança ferida, mantém silêncio sobre a culpa que sente em relação à filha negligenciada, agora usuária de cristal. Dor produz dor. Aqueles que se sentem no direito de julgar qualquer uma dessas mulheres deveriam olhar para si mesmos.

Como sempre acontece quando minha consulta com um paciente demora mais que o normal, as pessoas na sala de espera começam a reclamar alto.

– Anda logo! – grita uma voz rouca. – A gente também quer suco!

Toda a mágoa e raiva de Serena agora explodem num berro:

– Cala a boca, porra!

Coloco a cabeça para fora da porta para acalmar a multidão ansiosa.

Concordo em prescrever um antidepressivo para Serena, explicando que o medicamento pode ou não funcionar, que pode ou não causar efeitos colaterais, que isso depende da fisiologia específica de cada um. E digo que podemos tentar outro se esse não surtir efeito. Entrego a receita para ela e tento encontrar palavras compadecidas no meu coração, palavras que possam ajudar a aliviar a angústia que Serena carrega dentro de si. E elas vêm, hesitantes no começo.

– O que aconteceu com você foi terrível, de verdade. Não existe outra palavra para descrever isso, e não há nada que eu possa dizer que chegue perto de reconhecer como é horrível, como é injusto que qualquer pessoa, que qualquer criança, tenha que passar por tantas coisas. Mas, mesmo assim, permaneço acreditando que todo mundo é capaz de melhorar. Acredito que existe uma força natural e uma perfeição inata em cada um de nós. Apesar de estarem cobertas de todo tipo de horrores e cicatrizes, elas continuam conosco.

– Bem que eu queria encontrá-las – diz Serena, numa voz tão embargada e baixa que preciso ler seus lábios para compreender.

– Elas estão dentro de você. Eu vejo isso. Não posso provar para você, mas vejo.

– Eu já tentei provar para mim mesma, mas não consigo.

– Eu sei. Você tentou e não deu certo, e voltou para cá. É muito difícil. Deveria existir muito mais apoio.

Por fim, explico a Serena que a depressão faz com que tudo pareça completamente desesperador.

– É isso que significa estar deprimido. Vamos ver o que você acha do remédio. Quero que volte daqui a duas semanas.

E é aqui que percebo minhas limitações. Reconheço ter sido incapaz de ajudar essa pessoa. Reconheço ter tido a arrogância de acreditar que eu já tinha visto e ouvido de tudo. É impossível já ter visto e ouvido de tudo, porque, apesar de todas as semelhanças sórdidas, cada história em Downtown Eastside se desdobra na existência específica de um ser humano único. Todas precisam ser escutadas e validadas. E reconheço especialmente ter ousado achar que Serena era uma pessoa menos complexa e luminosa do que ela de fato é. Quem sou eu para julgá-la por ter sido levada a acreditar que apenas as drogas a libertariam do sofrimento?

Os ensinamentos espirituais em todas as tradições nos convidam a enxergar a divindade uns nos outros. *Namastê*, a sagrada saudação sânscrita, significa: "A divindade que existe em mim saúda a divindade que existe em você." A divindade? Não conseguimos enxergar direito nem nosso lado humano. O que tenho a oferecer a essa mulher indígena cujas três décadas de vida carregam o tormento acumulado há gerações? Um comprimido de antidepressivo toda manhã, que deve ser tomado junto com a metadona, e meia hora a mais do meu tempo uma ou duas vezes por mês.

5

O avô de Angela

Com a postura ereta, rosto oval, olhos escuros e cabelo preto que cascateia até os ombros, Angela McDowell é uma princesa do povo Coast Salish vivendo como exilada em Downtown Eastside. Uma comprida cicatriz horizontal desce por sua bochecha esquerda. "Uma garota me cortou quando vim morar no Sunrise", me conta ela num tom indiferente.

Ela sempre chega atrasada nas consultas, quando aparece. É comum que aguente alguns dias de abstinência sem a metadona antes de vir buscar a receita. Ou injeta heroína na rua.

Poeta, Angela carrega na bolsa um caderno cor-de-rosa. Em cada página, com caligrafia rebuscada, há rimas ingênuas de esperança e perda, desolação e possibilidade. Algumas me parecem mais autênticas que outras. "*Um dia o vício que tanto nos atrapalha/ Será esquecido e vencido na batalha*", promete ela no fim de um poema sobre uma vida focada apenas na busca por drogas. Tenho minhas dúvidas: ela realmente acredita nisso ou escreve o que parece ser o sentimento apropriado?

Ainda assim, sei que ela já vivenciou experiências muito reais e isso lhe confere autoridade. A alegria que sentiu muito tempo atrás está presente em seu sorriso capaz de iluminar o mundo. Quando seus lábios se abrem para rir, ela revela duas fileiras de dentes brancos, perfeitos, algo incrível neste canto do mundo. Seus olhos se iluminam, a tensão no rosto desaparece, a cicatriz perde o destaque. "A cura está dentro de mim", me disse certo dia. "Já ouvi as vozes dos antepassados. Eu tinha um espírito muito poderoso quando era criança."

Angela foi criada com os irmãos pelo avô, um grande xamã de sua tribo. "Ele era o último McDowell sobrevivente na sua família. Todos os seus irmãos, primos, tios e tias haviam sido assassinados, então foi enviado para um internato ainda muito pequeno. Quando cresceu, casou-se com minha avó e teve 14 filhos – 11 meninas e 3 meninos. Ele carregava o espírito de todos os nossos ancestrais. Toda reserva indígena tem os próprios poderes, espíritos. Nós, os Coast Salish, carregamos o dom de... não sei explicar. Quase conseguimos prever a morte. Vemos espíritos. Vemos além. Vemos o outro lado." Ela balança a cabeça como se rebatesse minha incapacidade de entender. "Não enxergamos uma imagem clara. É mais como ver algo pelo canto do olho. Esse é o dom que herdei."

Um ano antes da morte do avô, quando Angela tinha 7 anos, ele começou a observar seus descendentes para descobrir qual herdaria seu dom. "Ele precisava nos preparar para sua morte e entender qual de nós era o escolhido. Durante um ano inteiro, ele levou diariamente todas as crianças da família à beira do rio, onde tomávamos banho com água de cedro."

Stephen Reid, escritor, comentarista social, viciado e ladrão de banco, me explicou que o banho espiritual com água fria e folhas de cedro é uma cerimônia sagrada para os Coast Salish. Hoje cumprindo uma longa pena no presídio William Head, na Ilha de Vancouver, ele estuda com um ancião da tribo que dá aulas na prisão e se sente extremamente honrado por poder participar do banho sagrado. Como Stephen e Angela contam, o ritual parece exaustivo e visa fazer uma limpeza espiritual.

Às cinco da manhã, mesmo no auge do inverno, o velho xamã e sua esposa guiavam as crianças até um conjunto de cedros à margem do rio. No calor ou no frio, as crianças deitavam-se na beira da água, nuas. O xamã entoava cânticos enquanto a avó colhia pequenos galhos iluminados pelo sol nascente. Então, em completo silêncio além do farfalhar das folhas e do murmúrio do rio, ela molhava os ramos na gelada água corrente. Ela banhava as crianças, passando as folhas no corpo delas.

– Eles nos lavavam, nos limpavam e nos fortaleciam para a vida adulta – diz Angela –, para que não sofrêssemos fraturas ou doenças. E também era um jeito de meu avô descobrir qual das crianças era forte o suficiente para carregar a espiritualidade. Todos os nossos ancestrais se reúnem no escolhido.

– Como ele descobriu?

– A água gelada parece arrancar nossa pele. Criança nenhuma acha isso divertido. A gente não acreditava nos motivos do nosso avô. Mas não demorou muito para eu começar a ouvir tambores, tambores indígenas. Depois de um tempo, era isso que me acalmava, era isso que eu ouvia. Enquanto meu avô rezava e minha avó me dava banho, eu ouvia tambores. O frio era muito intenso e tínhamos que ficar imóveis. Decidi que a única forma de aguentar aquilo era ignorar as sensações do meu corpo. Eu simplesmente ficava deitada ali, ouvindo os tambores, e deixava eles fazerem o que tinham que fazer. Conforme o tempo foi passando e começou a nevar, passei a ouvir um canto baixo, calmo, lindo, num idioma que eu nunca tinha escutado antes. Era música indígena. A parte mais estranha era que eu não sabia falar Coast Salish na época, mas cantava junto com a música.

Escuto Angela com um fascínio misturado a uma leve ânsia – uma sensação de conexão perdida com as gerações passadas. Nunca convivi com meus avós, mas ela está imersa na tradição e no mundo espiritual. Já ouviu as vozes de seus antepassados. Eu leio sobre o passado, mas só escuto meus pensamentos.

"De onde está vindo essa música?", perguntou o xamã a Angela um dia, quando observou a esposa passando as folhas de cedro no corpo da criança e notou que ela parecia não estar sofrendo. Ele sabia que a menina estava em outro lugar e que agora poderia ser sua guia. Os dois caminharam lentamente pela margem do rio, deixando os irmãos e a avó de Angela para trás, até ficarem sozinhos. Então se sentaram numa clareira, o xamã e sua jovem neta, e ouviram as vozes dos mortos de sua tribo. Os mortos de muitas gerações choravam, lamentavam e cantavam suas vidas numa língua antiga. Contavam suas histórias e como eles tinham trabalhado, lutado e morrido desde a chegada do homem branco, e até mesmo antes disso. Angela acolheu as histórias e os ensinamentos.

Vejo isso nela. Já testemunhei momentos em que ela oferecia palavras de compaixão e consolo para outros adictos em meu consultório. Também fiquei impressionado com a confiança tranquila com que ela subiu ao palco num evento público da Biblioteca de Vancouver.

Eu estava dando uma palestra sobre vício. Convidei Angela para ler seus poemas e, como sempre, ela chegou atrasada. Quando a apresentei, ela se levantou nos fundos do auditório e se aproximou do palco com passos confiantes. Sem pressa, encarou as 300 pessoas na plateia e, como se aquilo fosse uma prática rotineira, recitou suas palavras com uma voz clara, ressoante. Foi uma performance comovente, recompensada pelos ouvintes com uma longa e calorosa salva de palmas.

Aquela clareira na beira do rio permanece sendo o lugar de grandeza de Angela, apesar de a conexão ter sido obscurecida por abusos alguns anos depois. Ela fugiu para longe de lá e não sabe se voltará um dia. Tendo abandonado seu papel de guardiã da sagrada sabedoria tribal, ela agora vive em Downtown Eastside como dependente de cocaína e cortesã das ruas. "Chupar por um tostão/ Cobrar por diversão", diz ela num poema.

Mas seu sorriso franco e o ar aristocrático nasceram do conhecimento profundo de que aquele lugar existe, de que ela já esteve lá e ouviu aquelas vozes. Elas permanecem se comunicando em meio à sua tristeza e ainda a ajudam a se encontrar. "Espelho do meu eu interior, o que os outros enxergam em mim?", pergunta Angela num de seus versos. "É a verdade no meu coração ou a pura vaidade? Também me vejo assim?"

6

Diário da gestante

Este é o breve relato de uma gravidez – e do nascimento de uma criança dependente de ópio, gerada por uma mãe viciada. Apesar de determinada a enfrentar os próprios demônios, a mãe não conseguirá ficar com a filha. Seus recursos serão inadequados, e nem suas orações para a voz divina em seu coração nem o apoio que oferecemos no Portland serão suficientes para ajudá-la a prosseguir com sua sagrada intenção de ser mãe.

Junho de 2004

Subo correndo até o quinto andar, onde relatam que Celia está completamente descontrolada e ameaça se jogar da janela. E sei que não é exagero – já tivemos casos assim antes. Os berros atravessam as paredes e me alcançam na escada, a dois andares de distância, enquanto sigo rápido rumo ao barulho.

Encontro Celia esbravejando, andando descalça sobre cacos de vidro, o sangue escorrendo de pequenos cortes. O chão brilha com os estilhaços da televisão espatifada, dos copos e dos pratos quebrados, iluminados pelo sol do meio-dia, que lança seus raios oblíquos dentro do cômodo. A mesinha da TV jaz no corredor, aos pedaços. Comida arremessada escorre pelas paredes e por cadeiras de madeira. Roupas estão jogadas por todo canto. Na bancada da cozinha, uma pequena cafeteira gorgoleja e chia, preenchendo o ar com o aroma pungente e ácido de café queimado. Algumas seringas ensanguentadas ocupam a mesa, o único móvel ainda intacto.

Celia bate os pés no chão, berrando numa voz semi-humana: rouca, aguda e incômoda. Lágrimas escorrem dos seus olhos injetados e percorrem suas bochechas, formando gotas no queixo. Ela usa uma camisola de flanela suja. A cena é estarrecedora.

– Odeio aquele filho da puta desgraçado de merda!

Ao me ver, Celia desaba no sofá esfarrapado no canto. Afasto uma pilha de toalhas com um pé e me apoio na janela da varanda. Por enquanto, não há nada a ser dito. Enquanto espero que ela pareça pronta para conversar, leio a oração rabiscada na parede, acima da cama: "Ó, Grande Espírito, cuja voz escuto nos Ventos e cujo ar dá vida a todo o Mundo ao meu redor, escutai nosso choro, pois somos pequenos e fracos." Termina com um pedido. "Ajudai-me a fazer as pazes com meu maior Inimigo: eu mesma."

Junho de 2004, dia seguinte

Celia está em silêncio, até serena, enquanto espera pela receita de metadona. Ela parece não entender meu choque.

– Você disse que seu quarto já está arrumado?

– Sim, limpíssimo.

– Como ele pode estar limpíssimo?

– Eu e meu namorado arrumamos tudo.

– O cara que você odeia?

– Eu falei que o odiava, mas era mentira.

Com o rosto delicado, olhos límpidos, cabelo castanho e liso e ar tranquilo, Celia é uma mulher bonita de 30 anos. Era impossível reconhecê-la na fera enraivecida que eu testemunhei menos de 24 horas atrás.

– Na sua opinião, o que faz você ficar com tanta raiva? – pergunto. – Você estava chateada, mas, para chegar ao ponto de ficar tão enlouquecida, devia haver drogas no meio. Você estava sob efeito de alguma coisa?

– Bem, sim. Cocaína. É um negócio muito explosivo. Quanto menos heroína eu uso, mais coisas do passado vêm à tona. Não sei como lidar com meus sentimentos. Com a pedra, fico engatilhada, mais sensível, muito sensível, com as questões mal resolvidas na minha vida. Minha tristeza fica insuportável. Começo arrasada, vou ficando desesperada e chego ao ponto de explodir. É assustador.

– Então você continua usando heroína junto com a metadona. Por quê?

– Porque quero aquele estado de coma, quando não sinto nada.

Reflexiva, persuasiva, articulada, Celia fala devagar, de um jeito até formal, com sua voz baixa, rouca. Um espaço entre os dentes a deixa levemente fanha.

– O que você não quer sentir?

– Todas as pessoas em quem confiei me magoaram. Estou apaixonada de verdade por Rick, mas para mim é impossível acreditar que ele não vai me trair. É algo que vem da violência sexual que já sofri na vida.

Celia se lembra de ter sofrido abuso sexual pela primeira vez aos 5 anos, pelo padrasto.

– Aconteceu por oito anos. Ando sonhando com isso ultimamente. – Nos seus pesadelos, a saliva do padrasto a deixa encharcada. – Era um ritual – explica ela num tom prático, quase inexpressivo. – Quando eu era pequena, ele parava ao lado da minha cama e cuspia em mim.

Eu estremeço. Após três décadas como médico, às vezes acredito que já ouvi todo tipo de depravação que adultos são capazes de infligir contra os jovens e desprotegidos. Mas, em Downtown Eastside, novos pesadelos de infância sempre são revelados. Celia pisca, balança a cabeça ao notar meu choque e então continua:

– Meu atual namorado, Rick, serviu no Exército em Saravejo e tem transtorno de estresse pós-traumático. E de repente lá estou eu, sonhando com abusos sexuais e acordando no meio da madrugada, e ele acorda também, berrando sobre armas e morte...

– Vocês usam drogas para se livrar da dor – digo após um instante –, mas a droga só gera mais dor. Podemos controlar seu vício em opioides com metadona, mas, se você quiser parar esse ciclo, precisa estar disposta a largar a cocaína.

– Eu estou. Quero isso mais do que tudo.

Na sala de espera diante do consultório, os pacientes começam a ficar inquietos. Alguém grita. Celia abana a mão, fazendo pouco caso.

Sorrio para ela.

– Você estava quase desse jeito ontem.

– Eu estava bem pior. Fiquei completamente doida.

Os berros voltam, agora mais altos.

– Vai à merda, babaca! – berra Celia, subitamente raivosa. – Estou conversando com o doutor!

Agosto de 2004

Gosto de deixar música tocando no pequeno aparelho de som no meu consultório. Os poucos pacientes que conhecem música clássica costumam comentar que essa é uma grata surpresa, que os acalma. Hoje está tocando *Kol Nidrei*, a composição de Bruch para a prece judaica de perdão e comunhão com Deus. Celia fecha os olhos.

– Tão lindo – comenta, com um suspiro.

Quando a música termina, ela desperta do devaneio e me diz que está fazendo planos para o futuro com o namorado.

– E o seu vício? Isso não atrapalha vocês?

– Bem, sim, porque não estou presente por completo... Não dá para conviver com o melhor lado de uma pessoa quando existe um vício, não é?

– Sim – concordo. – Sei como é.

Outubro de 2004

Celia está grávida. Por estas bandas, essa sempre é uma bênção ambígua, na melhor das hipóteses. Quando uma dependente química engravida, talvez pareça lógico que a primeira reação do médico seja aconselhar um aborto. No entanto, nosso trabalho – com essa e qualquer outra população – é identificar as preferências da mulher e, quando apropriado, explicar as opções sem pressioná-la a tomar nenhuma decisão específica.

Muitas mulheres viciadas decidem dar à luz, em vez de seguir o caminho do aborto. Celia está determinada a manter a gestação e ficar com o bebê.

– Levaram embora meus dois primeiros filhos. Nunca vão levar este aqui – promete ela.

O histórico de Celia dos últimos quatro anos não é nada animador. Várias tentativas de suicídio. Internação compulsória numa clínica psiquiátrica por ter se recusado a sair pela escada de emergência durante um incêndio no Washington Hotel. Várias lesões físicas: fraturas ósseas, hematomas, olhos roxos. Abscessos tratados com drenos cirúrgicos, infecções dentárias, episódios de pneumonia que demandaram hospitalização, uma crise de herpes-zóster, infecções fúngicas recorrentes na boca, uma infecção sanguínea rara – as manifestações de um sistema imunológico sob o cerco do HIV e desafiado ao limite pelas drogas. Por muito tempo Celia não seguiu os tratamentos antivirais recomendados. Seu fígado está prejudicado pela hepatite C. O único ponto positivo é que, desde que começou a namorar Rick, ela toma os medicamentos para HIV com regularidade, e sua imunidade voltou a alcançar um nível seguro. Se ela continuar o tratamento, o bebê não será infectado.

Hoje, ela veio com Rick. Estão abraçados e trocam olhares carinhosos. É a primeira consulta do pré-natal e Celia está relembrando as gestações anteriores.

– Cuidei do meu primeiro filho por nove meses. O pai dele acabou indo embora... Ele era um bom pai... Eu estava injetando. Foi muita irresponsabilidade minha.

– Então você entende que este bebê também pode ser levado se você continuar usando?

– Ah, sim, com certeza! – diz ela, enfática – Eu jamais faria uma criança sofrer por causa do meu vício... Quer dizer, falar é fácil, mas...

Olho para Rick e Celia, sentindo o fervor com que desejam o bebê. Talvez eles encarem a criança como sua salvação, algo que lhes dará forças para manter a vida nos trilhos. Minha preocupação é que ambos estejam esperando um milagre – de um jeito pueril, talvez achem que basta desejar algo para que se torne realidade. Celia está totalmente mergulhada em seus vícios. Nem ela nem Rick estão perto de solucionar os traumas e fardos psicológicos que assolam seu relacionamento. Não acredito que a nova vida no útero de Celia fará pelos pais o que eles próprios não conseguem fazer. Conquistar a liberdade não é tão fácil assim.

Apesar das minhas dúvidas e temores, desejo com todas as forças que eles tenham sucesso. Já aconteceu de uma gravidez afastar viciados de suas compulsões, e Celia não seria a primeira a fazer isso. Carol, a jovem dependente de cristal e opioides citada no Capítulo 3, deu à luz um bebê saudável, largou o vício e se mudou para o interior do estado para morar com os avós. E houve algumas outras histórias de sucesso entre meus pacientes de outras épocas.

– Vou ajudar com o que puder – digo. – Uma vida nova é possível, não só para o bebê, mas para vocês dois. Mas saibam que terão que superar alguns obstáculos.

O primeiro tópico que menciono é o vício de Celia. Sua dependência de opioides pode ser tratada com metadona. Ao contrário do que ela espera, não apenas manteremos o medicamento, como provavelmente aumentaremos a dose conforme a gestação for avançando. Um feto que passa por abstinência de opioides no útero pode sofrer danos neurológicos, então é melhor para o bebê chegar ao mundo com essa dependência e ser desmamado aos poucos após o parto. A cocaína é uma questão diferente. Já que Celia tem ataques incontroláveis de fúria sob o efeito da droga, é inconcebível que ela consiga manter os cuidados obstétricos e a guarda da criança se não abandonar o vício. Insisto para que se interne numa clínica, longe de Downtown Eastside.

– Não posso ficar longe do Rick – responde ela.

– O importante aqui não sou eu – diz ele. – É sua recuperação, sua estabilidade.

– Há pouco tempo – lembro a Celia –, você me disse que tinha dificuldade de confiar nas pessoas. Quanto você acha que confia no Rick agora?

– Bem, dá para ver que ele está muito comprometido, mas... – Ela respira fundo e encara o parceiro. – Estou com medo, porque, sempre que confiei nos outros no passado, eu... eu me decepcionei. Então estou com medo, mas disposta a confiar.

– Já que é assim – sugiro –, estar perto do Rick...

Celia completa meu raciocínio:

– Estar perto dele não vai mudar nada.

Lá fora, o alvoroço dos pacientes que aguardam só aumenta. Prometo pesquisar opções de tratamento para Celia e lhe entrego os pedidos de hemograma e ultrassonografia. Quando me levanto para abrir a porta, Celia não sai da cadeira. Ela hesita e olha de soslaio para Rick antes de falar.

– Você precisa pegar mais leve comigo – diz para ele. – Sei que é muito difícil para você me ver doidona estando grávida...

Ela faz uma pausa e abaixa a cabeça. Peço que continue.

– Preciso de apoio, não de raiva. Às vezes o Rick é muito ríspido com as palavras... muito grosso. – Ela volta a encará-lo e se dirige a ele com determinação e firmeza. – Você reforça todas as coisas negativas que as pessoas já falaram sobre mim, me acusando... "É, eles tinham razão, você é isso, você é aquilo." E ainda acrescenta defeitos que não têm nada a ver comigo. Não sou promíscua. Não sou piranha...

Rick se remexe e olha para os pés.

– Ainda temos muito que melhorar no nosso relacionamento – diz ele –, mas temos um incentivo diferente agora.

– Você se incomoda de ver Celia usando drogas – comento.

– Muito. Mas é um incômodo meu. É minha responsabilidade.

Como alcoólatra, ele já participou de um programa de 12 passos. Ele entende as coisas rápido e, assim como Celia, é perspicaz e articulado.

– Existe uma linha tênue – continua ele – entre limites saudáveis e codependência, quando você está sendo um capacho. No calor do momento, acho difícil distinguir as duas coisas.

Por um instante me permito ser otimista. Se existe um casal capaz de fazer isso dar certo, esse casal é Celia e Rick.

Outubro de 2004, semanas depois

Celia não segue o plano de reabilitação. No meu consultório para pegar a próxima receita de metadona, ela confessa que continua fumando pedra.

– É quase certo que vão levar o bebê embora – lembro. – Se você estiver usando cocaína, não vai ser considerada apta para cuidar do seu filho.

– Vou parar. Estou me esforçando ao máximo. Chega. Vou parar.

– É a melhor coisa que você pode fazer para ficar com o bebê. A única coisa.

– Eu sei.

Novembro de 2004

Pressionando uma compressa gelada sobre um galo acima do olho direito, Celia anda da porta até a janela.

– Briguei com uma garota. Vou ficar bem. Mas, olha só, fiz a ultrassonografia. Vi uma mãozinha! Era tão pequena...

Explico que a sombra na tela da ultrassonografia não poderia ser uma mão: com sete semanas de gravidez, o corpo ainda não está formado. Mas fico emocionado com a empolgação de Celia e com a conexão óbvia que ela desenvolve com o embrião que carrega. Ela me diz que não usa cocaína há mais de uma semana.

Novembro de 2004, semanas depois

Acho que nunca vi uma tristeza tão grande quanto a que estampa o rosto de Celia hoje. Seu cabelo comprido e oleoso cobre o rosto quando ela curva a cabeça e, por trás desse véu, suas palavras saem com uma lentidão dolorosa. Sua voz é um gemido, um lamento.

– Ele me mandou à merda... Deixou bem claro que não quer mais nada comigo.

Fico surpreso, até irritado, como se Celia tivesse me prometido viver uma fantasia feliz e improvável de redenção.

– Rick disse isso ou você interpretou assim?

– Não, ele arrumou as coisas e não teve nem coragem de me dizer o que estava acontecendo, para onde foi, ou qualquer outra coisa. A gente se esbarrou na rua hoje e ele berrou um monte de merda sobre traição, o que é mentira. Nunca o traí. Mas ele foi embora. Então essa é minha realidade agora.

– Você está magoada.

– Estou arrasada. Nunca me senti tão rejeitada nesta vida de merda.

Já se sentiu, sim, penso. *Você sempre se sentiu rejeitada. E, por mais desesperada que esteja para oferecer ao seu bebê tudo que você nunca teve – uma recepção calorosa a este mundo –, no fim das contas acabará passando para ele a mesma mensagem de rejeição.*

É como se Celia lesse minha mente.

– Ainda vou manter a gravidez – diz ela. – Eu podia fazer um aborto, mas não. Este é o meu bebê, é parte de mim. Não importa se estou sozinha. Essas coisas acontecem por um motivo. Deus não me daria um fardo maior do que posso carregar. Só preciso ter fé suficiente para acreditar que tudo vai dar certo na hora certa. E tudo vai acontecer como deveria.

Celia tem um lado espiritual forte. Isso será suficiente para ajudá-la?

– Preciso começar a reabilitação. Preciso sair deste maldito lugar, hoje ainda, mesmo que seja só para um abrigo de emergência por enquanto. Do contrário, vou acabar matando alguém. Só quero sumir...

Mais uma vez, telefonamos para várias clínicas de reabilitação. À tarde, a dois quarteirões de distância do Portland, Celia pula para fora do táxi que a levaria para o abrigo que a equipe encontrou para ela. Na manhã seguinte, ela está de volta ao Portland, num ataque de fúria impulsionado pela cocaína.

Dezembro de 2004

Sem cocaína por uma semana, Celia está determinada a permanecer limpa. "Não consigo ficar presa numa clínica", diz ela, "mas, se eu continuar longe da pedra, vou ficar bem." Ela está alegre, com um olhar lúcido, otimista. A gestação se desenvolve rápido. Conforme ela ganha peso, seus traços angulosos são preenchidos e seu bem-estar parece apenas aumentar. Para os cuidados obstétricos e do HIV, a enviamos para a Oak Tree, uma clínica associada ao British Columbia Women's Hospital.

Ao vê-la desse jeito, me lembro das qualidades de Celia. Além da inteligência e da propensão a buscar o amor, ela tem um lado sensível, artístico, espiritualmente vibrante. Escreve poesia, pinta e tem uma voz linda. Funcionários do hotel já se emocionaram ao ouvi-la cantar a plenos pulmões no grupo musical do Portland e até na jacuzzi que temos para os pacientes no mesmo andar da clínica. Quem dera suas tendências vivazes fossem suficientes para mantê-la ativa e passando por cima de seus mecanismos emocionais rígidos, resignados, cheios de ansiedade.

– Poderia me dar um trocado para eu comprar uns cigarros, doutor?

– Que tal fazermos o seguinte? – proponho. – Vou comprar um maço para você ali na esquina. É mais difícil largar a nicotina do que a cocaína.

Celia parece emocionada.

– Não acredito que o senhor faria isso por mim.

– Vai ser meu presente para o bebê – respondo. – Apesar de eu nunca ter imaginado que daria uma coisa dessas para uma paciente grávida.

Quando pago pelos cigarros e os entrego a Celia, o vendedor fica me encarando.

– Que incrível – diz ela. – Nem sei como agradecer.

Saindo da loja, escuto o vendedor repetir as palavras dela num tom baixo, debochado:

– Que incrível... Nem sei como agradecer...

Eu me viro na porta e vejo a expressão em seu rosto. Ele sorri. Sabe exatamente por que um homem de meia-idade e bem-vestido compraria um maço de cigarros para uma jovem desmazelada na East Hastings.

Janeiro de 2005

Rick vem com Celia para a consulta. Os dois parecem tranquilos, confortáveis um com o outro.

– Não estou conseguindo acompanhar essa novela – brinco.

– Eu também não consigo – diz Rick, e Celia apenas murmura para si mesma, um sorriso se formando nos cantos da boca.

Ela está indo à clínica Oak Tree. O bebê está crescendo e os hemogramas indicam que o sistema imunológico está bem. Apesar de o parto estar previsto para junho, ela logo será internada para cuidados pré-natais, com quatro meses de antecedência, em Fir Square, uma unidade especial para futuras mães com dependência química. Hoje ela veio buscar a receita de metadona e, mais uma vez, pedir o contato de clínicas de reabilitação. Eu lhe entrego as duas coisas.

Os dois vão embora. Pela porta aberta, observo o casal atravessando a varanda ensolarada, trocando olhares, de mãos dadas, caminhando calmamente.

É a última vez que os verei juntos durante a gravidez.

Janeiro de 2005, semanas depois

Numa tarde no fim de janeiro, Celia se interna voluntariamente na clínica de desintoxicação, um primeiro passo rumo à sua entrada num programa de recuperação. À noite, ela se dá alta. No pesadelo em que vive, Celia está presa num lamaçal de sofrimento, impotência, castigo e solidão total. Ela repete seu mantra:

– Nunca me senti tão rejeitada nesta vida de merda. – Seu olhar, vítreo e disperso, foca um ponto à minha esquerda, na parede. – Como vou conseguir lidar com tudo sem uma montanha de pó?

Todas as respostas que eu poderia oferecer a essa pergunta e todas as respostas que Celia lutava para encontrar por conta própria não são suficientes. O final de sua gravidez pode ser resumido a episódios breves de internações e fugas, uso contínuo de drogas, busca frenética por cocaína e prisões. Uma foi por agressão, quando Celia cuspiu no balcão dos enfermeiros. É claro que recordei sua história sobre os cuspes na infância. Mas, por fim, ela deu à luz uma menina surpreendentemente saudável, que desmamou a dependência de opioides com facilidade. Em todos os outros sentidos, a bebê estava bem. Ao contrário da metadona e da heroína, a cocaína não provoca reações de abstinência fisicamente perigosas.

Rick, o pai, foi incrível. Celia deixou o hospital no dia seguinte ao parto (a fissura pela droga superou a vontade de cuidar da recém-nascida), mas o hospital permitiu que Rick permanecesse com a filha num quarto da maternidade, uma quebra de protocolo nunca vista antes. Recebendo muito apoio da equipe do hospital, ele deu mamadeira e cuidou da bebê, sem sair do lado dela por duas semanas, até poder levá-la para casa. Os enfermeiros que cuidavam da dupla ficaram impressionados com a delicadeza, o amor e a devoção que ele dedicava à filha.

Hostil e sob o efeito de drogas, Celia foi proibida de fazer visitas por um mandado judicial. Ela ficou arrasada e enfurecida. Acreditava que seu papel na vida da recém-nascida lhe havia sido usurpado de propósito.

– A neném é minha, porra! – berrou ela no meu consultório. – É a minha filhinha! Roubaram a coisa mais preciosa da minha vida!

Dezembro de 2005

Rick vem para uma consulta rápida. Pergunto sobre sua filha com Celia.

– Ela está num abrigo – responde Rick. – Ela ficou comigo por um tempo, mas a situação na minha casa ficou insustentável. Tinha muita gente se drogando lá, tendo recaídas. E eu tive uma recaída com álcool, então levaram a bebê embora. Conseguiram um mandado de segurança.

– Seus ombros tremem enquanto ele tenta controlar o choro. Então ergue o olhar. – Eu a visitei no mês passado. Estou procurando uma casa nova e pretendo começar a frequentar grupos de pais, terapia para o vício em álcool e drogas, essas coisas. Por enquanto, estou indo bem.

Janeiro de 2006

Celia vem buscar sua receita mensal de metadona. A criança, agora com 6 meses, está num abrigo temporário. Celia continua sonhando em recuperar a guarda da filha e construir uma vida com ela, mas não consegue largar a cocaína.

– Por mais que você ame sua filha – repito –, e por mais que queira amá-la, é impossível ser uma boa mãe se continuar usando drogas. Você mesma já disse que não dá para conviver com a melhor versão de ninguém quando existe um vício. A criança precisa da sua melhor versão, precisa que você esteja emocionalmente estável e presente. O senso de segurança dela depende disso. O desenvolvimento mental dela se beneficia disso. Você não pode ser mãe enquanto for controlada pelo vício. Não consegue entender?

Minha voz soa hostil e fria; sinto a tensão na garganta. Estou com raiva dessa mulher. Estou tentando fazê-la engolir uma verdade que, como viciado em trabalho (e não só nisso), tendo a ignorar na minha própria vida.

Celia apenas me fita com seu olhar triste, duro. Não estou lhe contando nenhuma novidade.

Essa história dramática não tem um final feliz – pelo menos não se quisermos começos e finais bem definidos. Porém, de maneira geral, prefiro enxergar o lado positivo da história: uma demonstração de como a vida anseia pela vida, de como o amor deseja o amor e de como a divindade que arde dentro de todos nós continua acesa, mesmo que não consiga brilhar numa chama intensa e livre.

O que acontecerá com essa criança, com esse ser de infinitas possibilidades? Levando em consideração seu começo lamentável, é possível que ela tenha uma vida de incontáveis tristezas – mas ela não precisa ser definida por esse começo. Tudo depende das condições que nosso mundo oferecerá a ela. Talvez ele ofereça um refúgio amoroso – um "abrigo da tempestade", como cantou Dylan – para que a bebê, ao contrário da mãe, não trate a si mesma como sua pior inimiga.

7

A sala de parto de Beethoven

Mal sabia eu que estava prestes a ter um debate histórico com Ralph naquela que seria nossa primeira consulta. Um homem magro, alto, de meia-idade e com faces pálidas, ele entra mancando no consultório, apoiando-se numa bengala. Boa parte de seu couro cabeludo está raspada, num corte caseiro que deixou trechos desiguais e cortes de navalha. Um moicano improvisado pintado de preto adorna o topo da cabeça. O bigodinho de Hitler sob seu nariz não é só uma questão de moda, como nossa conversa logo revela.

Meu objetivo na consulta é descobrir seu histórico médico, prescrever medicamentos e completar um formulário do governo que permitirá que Ralph receba todo mês um auxílio-alimentação. Seu tornozelo esquerdo, lesionado num acidente de trabalho, acabou desenvolvendo artrite e o vício nas drogas sabotou o tratamento médico. Os analgésicos que ele toma têm um propósito, por isso, apesar da dependência química, recomendarei o uso de morfina. De toda forma, Ralph prefere estimulantes, em especial a cocaína.

Logo descubro que Ralph tem um intelecto afiado. Também carrega uma tristeza profunda – é uma alma poética perdida, com uma ânsia desamparada, não correspondida, por conexão humana. Apesar de seu raciocínio lógico ser limitado por qualquer pensamento ou emoção que o domine no momento, ele também é de uma sagacidade ácida, autodepreciativa. Sob a influência dos estimulantes que usa, tem comportamentos extremamente agressivos e até violentos.

– Sou um depressivo esquizoafetivo, obsessivo-compulsivo, hiperativo, paranoico e delirante, com tendências bipolares sobrepostas por um transtorno de personalidade antissocial, e também sofro de estados alucinatórios engatilhados por drogas – anuncia ele ao se apresentar. – Recebi todos esses diagnósticos de psiquiatras diferentes – explica. – Já fui a vários.

Sobre a alimentação, Ralph fez o dever de casa.

– Preciso de carne, legumes e peixe, água e vitaminas. Tenho hepatite C e diabetes.

Quanto mais condições de saúde uma pessoa tiver, maior será o apoio financeiro recebido. Viciados, que são capazes de gastar mais de 100 dólares em drogas ilícitas por dia e frequentemente faltam a consultas médicas, quase nunca faltam quando é o dia de preencherem a papelada para receber os 20, 40 ou 50 dólares que ganham como auxílio-alimentação. Preencho os formulários como eles me orientam, mas com sentimentos conflitantes, porque sei como usarão o dinheiro. Deve existir uma forma mais eficiente de alimentar adequadamente essas pessoas malnutridas. Para organizar um sistema diferente, precisaríamos de compaixão, imaginação e flexibilidade – qualidades que nosso sistema social não oferece de bom grado ao usuário de drogas pesadas.

– Também preciso fazer uma dieta hipossódica – diz Ralph.

– Por quê?

– Não como sal. Não gosto de sal. Sempre compro manteiga sem sal... E o que é disfagia? – pergunta ele, olhando para a lista de condições que dão direito ao auxílio.

– Vem do grego *phageîn*, comer – explico. – Disfagia significa dificuldade de engolir.

– Ah, é, tenho dificuldade de engolir. E precisa ser tudo sem glúten...

– Não posso colocar isso tudo. Não tenho comprovação clínica de que você tem diabetes, disfagia ou qualquer problema associado a sal ou glúten.

Os resmungos rápidos e murmurados de Ralph são um desafio para os ouvidos. Não consigo entender o começo da frase seguinte, que termina com "os turistas ricos riem da gente... esses americanos judeus...".

– Americanos o quê?

– Judeus.

A mudança de assunto me surpreende.

– O que tem eles?

– Eles riem da gente. São uns malignos... destruindo o mundo todo.

– Os judeus americanos são assim? Você está falando com um judeu canadense.

– Um judeu húngaro, pelo que ouvi falar.

Os olhos leitosos de Ralph têm um brilho malicioso e sua carranca taciturna se transforma num sorrisinho.

– Um judeu canadense e húngaro – concordo.

– Um judeu húngaro – insiste Ralph. – *Arbeit macht frei*... Lembra o que isso significa? – pergunta ele entre um riso e outro.*

– Lembro. Você acha isso engraçado?

– Claro que não.

– Você sabia que meus avós foram assassinados em Auschwitz, embaixo dessa placa? Meu avô era médico...

– Ele fez os alemães morrerem de fome – diz Ralph, como se declarasse um fato indiscutível.

Essa deveria ter sido a deixa para cortar a conversa, mas estou determinado a manter o sangue-frio e o contato terapêutico com o paciente. Além disso, estou curioso para descobrir do que esse homem está falando.

– Meu avô era médico na Eslováquia. Como ele fez os alemães morrerem de fome?

A plácida pseudorracionalidade de Ralph desaparece num milésimo de segundo. Suas bochechas pálidas estremecem de raiva, sua voz se eleva e a velocidade de seu discurso aumenta a cada palavra.

– Os judeus tinham o ouro todo – continua ele –, levaram todas as pinturas a óleo... levaram todas as obras de arte... Eles eram os policiais, os juízes, os advogados... e fizeram a população da Alemanha passar fome até morrer, porra! Aquele judeu Stalin assassinou 90 milhões de alemães... invadiu nosso país... ficamos paralisados, morremos de fome. Você sabe disso tão bem quanto eu. Não sinto remorso nenhum por vocês... Não sinto tristeza nenhuma por vocês.

---

* *Arbeit macht frei* ("O trabalho liberta") era uma frase que estampava os portões dos campos de concentração nazistas, incluindo Auschwitz.

Se eu, como judeu que sobreviveu ao genocídio quando criança, consigo ouvir esses delírios com calma, é porque sei que eles não têm relação alguma comigo, com meus avós nem mesmo com a Segunda Guerra Mundial, com nazistas ou judeus. Ralph demonstra a terrível inquietação da sua alma. Os alemães sofredores e os judeus opressores são projeções de seus próprios fantasmas. A confusão errática que ele chama de História reflete o caos e o medo dentro dele.

– Eu passei fome na Alemanha quando era garoto e passei fome nesta merda de país também... Cheguei aqui em 1961. – Ralph emigrou na adolescência. – Fodam-se os canadenses. Odeio canadenses!

Está na hora de deixar questões étnicas e históricas para trás.

– Tudo bem – digo em concordância. – Vamos ver se a morfina dá certo para você.

– Quanto vou ganhar?

– O suficiente para quatro ou cinco dias. Então preciso que você volte aqui.

– Odeio ter que vir o tempo todo. Odeio consultórios. É uma perda de tempo.

– Também odeio ir ao posto de gasolina – comento –, mas vou mesmo assim, senão fico sem combustível.

Ralph cede.

– *Danke, mein Herr*... Não me leve a mal.

– Não levo – respondo.

Trocamos *auf Wiedersehens* cordiais para encerrar nosso primeiro encontro. Outros se seguiram, muitos terminando com Ralph executando a saudação nazista. Tomado pela raiva quando recuso suas exigências por uma ou outra droga, ele berra *"Heil Hitler!"* ou *"Arbeit macht frei"* ou até o sempre carinhoso *"Schmutzige Jude"* – judeu sujo. Não que eu tenha uma tolerância infinita para slogans nazistas gritados para mim em alemão. Em geral, quando começa, eu me levanto e abro a porta para indicar o fim da consulta. Ralph costuma entender a deixa, mas já houve ocasiões em que ameacei chamar a polícia se ele não saísse imediatamente do meu consultório.

. . .

Nem sempre o alemão que Ralph fala é cheio de injúrias raivosas. Ele declama parágrafos num alemão fluente ou versos da *Ilíada* no que parece ser um grego antigo plausível. Na segunda vez que nos encontramos, ele explode num falatório de recitações em alemão; a única palavra que entendo é "Zaratustra". "Nietzsche", explica ele. "Quando Zaratustra tinha 30 anos, abandonou sua casa e o lago de sua cidade natal e foi para as montanhas..."

As frases de Nietzsche lhe saem com facilidade da boca, assim como citações de outros clássicos da literatura de seu país. É impossível saber quanta verdade há em seus relatos peculiares, mas o conhecimento cultural de Ralph é impressionante – principalmente por ele parecer autodidata. Suas alegações sobre ter feito faculdade em um ou outro lugar me parecem duvidosas. Com ou sem diploma, porém, ele é uma pessoa que lê bastante.

– Adoro Dostoiévski – afirma ele certo dia.

– É meu autor favorito – comento, e decido testá-lo. – O que você leu dele?

– Ah – diz Ralph, e começa a listar vários títulos de romances e contos do escritor russo. – *Os demônios, Crime e castigo, O jogador...* que aliás adorei, por ser viciado... *Memórias do subsolo...* Nunca terminei *Os irmãos Karamázov.* Grande demais.

Em outra ocasião, ele me conta sobre uma aventura que teve quando jovem, numa visita à Alemanha.

– Levei uma garota no *Geburtszimmer* de Beethoven.

Recordo-me do alemão rudimentar que aprendi na infância: *geboren*, nascer; *Zimmer*, sala.

– A sala de parto de Beethoven?

– É, o quarto onde ele nasceu. Levei vinho, queijo, um pouco de salame e maconha. Arrombei a fechadura, entrei com a garota, toquei o piano dele e me diverti à beça.

– Uau! – exclamei, erguendo as sobrancelhas em ceticismo. – Em que cidade foi isso? – Outro teste.

– Bonn.

– Sim, Beethoven nasceu em Bonn – murmuro.

Ralph, meio maníaco de cocaína, prossegue para uma performance completamente inesperada.

– Aqui vai um poema que escrevi e que você pode gostar. Chama-se "Prelúdio".

Sua recitação compassada é feita com uma voz baixa, rouca, num ritmo tão rápido que mal noto intervalos para respirar. O poema é composto por dísticos rimados em pentâmetro. Fala sobre solidão, perda, fatalismo.

– Você escreveu isso?

– Sim. Escrevi 500 páginas de poemas. Era minha vida. Não sei onde elas foram parar. Passei cinco anos vivendo nas ruas. Deixei meus poemas num hotel onde fiquei por uma semana. Queriam que eu pagasse 100 dólares para pegar minhas coisas de volta, e eu não tinha dinheiro. Talvez tenham vendido tudo num leilão, talvez as coisas tenham ficado com um segurança, talvez tenham jogado no lixo. Sei lá. Só me lembro de algumas partes. Minhas coisas se foram. Perdi tudo.

Ralph se torna estranhamente pensativo por um instante. De repente, seu rosto se ilumina.

– Você vai reconhecer esta – diz ele, e faz uma declamação rápida, num alemão que rima.

Por nunca ter sido fluente no idioma, não entendo nada, mas dou um palpite otimista:

– Isso parece mais Goethe do que Goebbels.

– E é – confirma Ralph, triunfante. – São os últimos oito versos de *Fausto*. Sem pestanejar, ele recita em inglês:

Tudo que é transitório
É parábola apenas,
Aqui se completam
As insuficiências terrenas.

O que não se nomeia
Pelo amor vence a vida.
O eterno feminino
Céu acima convida.

Ele recita o poema sem sua habitual intensidade apressada; sua voz soa calma e suave.

Em casa naquela noite, tiro da estante *Fausto*, parte II, e abro na última página. Lá está: o louvor de Goethe à iluminação espiritual, à união abençoada entre o espírito humano e o princípio feminino, o amor divino. Goethe, assim como Dante em *A divina comédia*, representa o amor divinal como uma qualidade feminina. Acho a tradução de Goethe apresentada por Ralph, seja dele mesmo ou decorada, mais comovente que a versão que tenho em mãos.

Conforme leio os belos versos do poeta alemão em minha casa confortável num bairro luxuoso e arborizado de Vancouver, é impossível não pensar que Ralph, naquele exato momento, apoiado em sua bengala, passa a noite fazendo vigília em algum canto sujo da Hastings Street, tentando conseguir sua próxima dose de cocaína. Em seu coração, ele almeja a beleza tanto quanto eu e, tanto quanto eu, necessita de amor.

Se o entendi bem, Ralph deseja, acima de tudo, a união com o eterno feminino *caritas* – o amor divino abençoado, que salva almas. Aqui, *divino* não se refere a uma divindade sobrenatural acima de nós, mas à essência imortal que existe dentro de nós, através de nós, além de nós. A religião pode associá-la à crença num deus, porém a busca pela eternidade vai muito além de conceitos religiosos formais.

Uma consequência da privação espiritual é o vício, e não apenas de drogas. Em conferências de medicina, é cada vez mais comum vermos palestras sobre o aspecto espiritual do vício e de seu tratamento. A forma e a gravidade do vício são moldadas por muitas influências – sociais, político-econômicas, pessoais e familiares, fisiológicas e genéticas –, porém há um vazio espiritual no âmago de todos os vícios. No caso de Serena, a mulher indígena de Kelowna, o vazio foi gerado pela violência insuportável que sofreu na infância – assunto ao qual retornarei adiante. Mas, por enquanto, basta dizer que, se eu já não tivesse notado o desejo secreto de Ralph por Deus em seu recital de Goethe, o próprio Ralph o confirmaria em palavras alguns meses depois. No fundo da alma, ele anseia por se conectar intimamente com a mesma qualidade feminina que sua agressividade belicosa e desenfreada pisoteia com tanta maldade.

Pouco depois, talvez na consulta seguinte, já estamos de volta ao *Arbeit macht frei*, ao *Schmutzige Jude*, ao *Heil Hitler*.

– Enfia sua morfina no cu! – berra Ralph em sua voz árida. – Quero Ritalina, cocaína, lidocaína!

Ele poderia muito bem estar gritando "Liberdade ou morte". As drogas são a única libertação que conhece.

Infecções bacterianas no sangue são complicações frequentes do uso de drogas, especialmente nas precárias condições de higiene de muitos viciados. No ano passado, Ralph foi hospitalizado e precisou tomar antibióticos fortes por via intravenosa por dois meses para curar uma sepse que poderia ter sido fatal.

Já quase no fim do tratamento, vou visitá-lo em seu quarto numa das alas médicas do Vancouver Hospital. Lá encontro uma pessoa muito diferente do pseudonazista raivoso e hostil que frequentava meu consultório. Ele está deitado na maca meio inclinada, coberto com um lençol branco até a barriga. O peito magro e os braços estão desnudos. O cabelo grisalho agora exibe um corte uniforme, com uma leve tonsura acima das têmporas raspadas. Ele me cumprimenta com um aceno da mão esquerda.

Começamos falando de sua saúde e seus planos após a alta. Espero ajudá-lo a encontrar uma moradia longe das drogas. A princípio, Ralph se mostra hesitante, mas acaba concordando que seria uma boa ideia não voltar para Downtown Eastside.

– Fiquei feliz por você ter vindo – diz ele. – Daniel também veio. Tivemos uma conversa legal.

Na época, meu filho Daniel trabalhava no departamento de saúde mental do Portland Hotel. Músico e compositor, ele visitou Ralph no hospital e os dois gravaram quase uma hora de músicas de Bob Dylan. A gravação consistia principalmente em Daniel dedilhando o violão e cantando junto com a voz rouca e desinibida de quase barítono de Ralph. Como cantor, Ralph não tem muito domínio das melodias, mas sabe captar a dimensão emocional das letras e canções de Dylan.

– Pedi desculpas a Daniel pelo que falei, e peço desculpas a você também, por aquela idiotice de *Arbeit macht frei*.

– Estou curioso. Por que você fala essas coisas?

– É só uma questão de supremacia. Não acredito em nada disso. Nenhuma raça é superior. Ou todos os povos são superiores a Deus, ou nenhum é... Mas não faz diferença. São só besteiras que dão na telha dos outros. Cresci sofrendo com o Partido Nacional-Socialista, e você também, apesar de ter enfrentado o outro lado das coisas. Foi uma situação infeliz. Peço desculpas por tudo que falei contra você e seu filho. Quero muito sair logo daqui para tocar mais músicas com Daniel.

– Olha, o que mais me preocupa é que essas coisas deixam você isolado. Acho que em algum momento você aprendeu que a melhor maneira de sobreviver no mundo é sendo extremamente hostil.

– Deve ser isso mesmo. – Quando Ralph fica emocionalmente agitado, como agora, a pele de seu antebraço ondula como uma bolsa de bolinhas de gude. – Porque as pessoas me trataram mal e aí... aí você aprende a tratá-las mal de volta. É uma explicação... Não a única...

– Isso é muito comum – digo. – Eu também sou bastante arrogante às vezes.

– Beleza. Eu só queria... Tudo girava em torno das drogas. Eu não queria morfina... Eu queria lidocaína. Isso resolveria meus problemas... Eu não ficaria na fissura por nada, não ficaria atrás de nada. Ela teria amenizado tudo.

Ralph embarca numa explicação extremamente complicada sobre como a lidocaína, um anestésico local, é preparado para a inalação numa mistura de bicarbonato de sódio e água destilada. O produto final é inalado por um pedaço de palha de aço. Ele descreve de modo muito específico a técnica da inalação, que, segundo me explica, deve terminar com a substância sendo lentamente expelida pelo nariz. Escuto com fascínio essa palestra extraordinária sobre psicofarmacologia aplicada.

– Esse pessoal todo na Hastings Street e na Pender Street e por Downtown Eastside... Todo mundo exala pela boca. É ridículo. Isso não dá nada. Para fazer a metabolização correta, precisa passar pelas glândulas olfativas para chegar ao cérebro. O cérebro faz a metabolização e paralisa os vasos capilares que vão para os neurônios...

– O que você sente quando usa?

– A dor e a ansiedade desaparecem. A frustração some. Sinto a essência pura do Homúnculo... Sabe? O Homúnculo de *Fausto*.

No drama épico de Goethe, o Homúnculo é um pequeno ser de fogo criado em laboratório. Ele é uma figura masculina, que se une por vontade própria ao vasto Mar, o aspecto do divino feminino da alma. De acordo com tradições místicas de todas as fés e filosofias, é impossível alcançar a iluminação espiritual sem essa submissão aniquiladora do ego, "a paz de Deus, pela qual passa toda a compreensão". Ralph almeja nada menos que isso.

– O Homúnculo – continua ele – é o personagem que representa tudo que eu poderia ter sido, se eu tivesse tido a chance. Mas não foi assim que aconteceu. Então uso lidocaína, quando a encontro, e cocaína se não houver outra coisa.

Ralph deseja inalar a paz na consciência por um cachimbo de vidro. Não posso ser Homúnculo, diz ele, então preciso ser um adicto.

– Quanto tempo dura o efeito? – pergunto.

– Cinco minutos. A gente não deveria ter que pagar 40 pratas só para acabar com o sofrimento por cinco minutos. E por cinco minutos faço de tudo na Hastings Street, andando para cima e para baixo, para cima e para baixo, conversando com meus amigos, arrancando uma grana deles. "Olha só, meu camarada, você vai ter que me arrumar um dinheiro, porque, caso contrário, vou te dar uma surra com a minha bengala." – Sob o lençol, a barriga de Ralph, um pouco mais cheia após dois meses de descanso e comida de hospital, balança com sua risada enquanto ele relata sua bandidagem absurda. – Eles riem, depois me dão uns trocados. Tenho muitos amigos. E peço esmola também. Mas preciso passar horas e horas atrás de dinheiro só para aplacar a dor por cinco minutos.

– Então você se esforça por horas para conseguir cinco minutos de alívio.

– Sim, e depois saio de novo, e de novo, e de novo.

– Qual é o sofrimento que você está tentando aplacar?

– Parte físico, parte emocional. Físico com certeza. Se eu tivesse um pouco de cocaína, já estaria fora desta cama e fumando um cigarro na rua.

Entendo que Ralph encontre certo alívio passageiro no uso de substâncias e digo isso. Mas ele não reconhece o impacto negativo sobre sua vida? Aqui está ele, há dois meses no hospital, internado porque estava prestes a morrer, isso sem mencionar seus embates com a lei e várias outras desgraças.

– Todo tempo e energia que você gasta em busca desses cinco minutos... tudo isso vale a pena? Verdade seja dita, a maneira como está falando comigo agora é muito diferente de como você se porta no centro da cidade, usando drogas, triste, infeliz e agressivo. Você provoca a hostilidade das pessoas. Talvez não seja sua intenção, mas é isso que acontece. O impacto negativo é imenso. Isso tudo vale a pena por aqueles míseros cinco minutos?

Em seu atual estado de calmaria, livre de drogas, Ralph não rebate.

– Entendo o que você está dizendo e concordo com tudo. Lidei com as coisas de um jeito estúpido...

– Eu não diria estúpido – respondo. – Acho que você lidou com as coisas da maneira como aprendeu. Imagino que o mundo tenha sido difícil para você desde o começo. O que aconteceu? O que o fez viver na defensiva?

– Sei lá... Meu pai. Meu pai é uma pessoa ruim, péssima. Odeio aquele sujeito com todas as forças. – Ralph cospe as palavras. Sob o lençol, suas pernas tremem muito. – Se existe um homem que odeio neste mundo, é justamente quem veio a ser... *mein Vater*. Ah, não faz diferença. Ele está velho agora e já pagou tudo que poderia pagar pelos seus crimes. Ele pagou mil vezes.

– Acho que todo mundo paga.

– Sei disso – grunhe Ralph. – Eu paguei pelos meus crimes. Olhe só para mim. Não consigo nem andar sem aquela bengala idiota. Quero sair voando, mas estou preso ao chão por... Um dia eu te conto...

Mudamos de assunto. Ralph articula uma crítica inteligente, intuitiva e astuta sobre a existência trabalhadora do ser humano e a obsessão da sociedade por objetivos, cuja essência, na opinião dele, assemelha-se à sua busca por drogas. Detecto uma verdade desconfortável na análise dele, ainda que seja uma verdade incompleta.

Nossa despedida é amigável.

– Seria muito legal se Daniel voltasse – diz Ralph. – Ele podia trazer uma câmera filmadora. Podia fazer a introdução de algumas músicas e me acompanhar. Canto melhor do que ele, sabia? A gente podia cantar mais Dylan, ou "Homeward Bound", de Simon & Garfunkel. Eles todos são judeus. Foi nesse ponto que meu antissemitismo desapareceu por completo, porque muitas das maiores mentes poéticas são judias: Bob Dylan, Paul Simon, John Lennon. Se não fosse por essas pessoas, o mundo seria um lugar muito pior.

Com relutância, informo que John Lennon não era judeu.

Os planos para um novo lar não se concretizaram. Pouco depois de nossa conversa civilizada no Vancouver Hospital, Ralph retornou à sua vida em Downtown Eastside. Com as drogas de volta ao corpo, ele retomou a personalidade volátil e amargurada que adotava a intervalos irregulares. Pouco tempo atrás, foi ao meu consultório com mais um poema.

– Você vai gostar deste – diz ele, e começa sua recitação rápida e mecânica.

Eu me pego adorando a sinceridade sórdida dos versos de Ralph. As rimas internas que ele tem o cuidado de incluir a cada dístico reforçam a lógica incontestável e sufocante do mundo do eu lírico. Tudo se encaixa: a busca inútil por companheirismo, a frustração sexual, o isolamento, a fuga nas drogas, a tristeza, o drama, o cinismo.

– Você ainda escreve? – pergunto.

– Não. – Ele acena com a mão, resignado. – Faz tempo que não. Anos e anos. Já escrevi tudo que queria escrever. Todo pensamento, toda emoção que tive, coloquei na poesia.

Olho o relógio, ciente da multidão de pacientes do lado de fora do consultório.

– Espera – diz Ralph na mesma hora –, tenho mais um poema para você. Ele se chama... – Ele vasculha o cérebro em busca do título, coçando a coroa agora careca. Suas unhas estão pintadas com um esmalte azul-escuro arroxeado. Sob a barra de sua camisa suja, os músculos do antebraço fazem sua dança agitada, sinuosa. – Ah, sim, se chama "Solstício de inverno".

Mais uma vez, Ralph declama com sua voz rouca inimitável, rápida. Seu olhar se fixa em mim, como se ele insistisse em ser ouvido. O poema termina com uma águia caindo do céu, morta em pleno voo. Recordo-me do que Ralph disse no hospital: "Quero sair voando, mas estou preso ao chão."

Dois dias depois, ele volta, agora com pedidos absurdos que não posso atender: remédios, comida, alojamento. A raiva vem com tudo, expressada por seu veneno germânico sem qualquer filtro.

– Haverá uma arte para você mais tarde! – berra ele, furioso, saindo do consultório batendo os pés. Seus colegas de vício na sala de espera balançam a cabeça em confusão e reprovação.

– Tem dias que trabalhar aqui deve ser difícil para o senhor – diz meu paciente seguinte, já entrando na sala.

Quando vou embora naquela tarde, um dos faxineiros do Portland, paramentado com um balde cheio de água quente com sabão e uma esponja, limpa uma enorme suástica preta rabiscada na parede ao lado da saída do primeiro andar.

8

Precisa haver uma luz

Ao escrever sobre um bairro pobre assolado pelo uso de drogas, num canto ermo do reino dos fantasmas famintos, é difícil expressar a beleza que nós testemunhamos – nós, que temos o privilégio de trabalhar aqui: a coragem, a conexão humana, a luta tenaz por existência e até por dignidade. A tristeza é extraordinária no gulag das drogas, assim como a humanidade.

Primo Levi, o cronista perspicaz e infinitamente misericordioso de Auschwitz, chamou de *momentos de alívio* os instantes inesperados em que a "identidade comprimida" de uma pessoa emerge e demonstra sua singularidade, mesmo em meio aos tormentos de um inferno criado pelo próprio ser humano. Em Downtown Eastside, há muitos momentos de alívio, momentos em que a verdade de uma pessoa surge e insiste em ser reconhecida, apesar do passado sórdido ou do presente terrível.

Josh mora no Portland Hotel há cerca de dois anos. É um rapaz forte, empertigado, de olhos azuis, traços regulares, barba loura e cabelo comprido. Devido à instabilidade mental e ao uso de drogas, seu charme e sua doçura inatos costumam passar despercebidos. Sua intuição encontra a vulnerabilidade alheia com a precisão de um radar; sua inteligência torna sua língua afiadíssima. Certa manhã de sexta-feira, enquanto eu me preparava para fazer uma incisão e drenar um grande abscesso em sua perna, as palavras afrontosas de Josh acabaram sendo demais. Aquele não era um dia bom – eu estava irritado e cansado. Minha reação foi descontrolada e agressiva – dizer que perdi a cabeça seria pouco.

À tarde, envergonhado, fui cabisbaixo até o quarto de Josh para me redimir. Enquanto eu me desculpava, ele me olhava com seu jeito atento de sempre, sem piscar, mas com bondade nos olhos. Então aquele homem cuja hostilidade faz os outros se encolherem de medo na sua presença e cuja paranoia raivosa, induzida pelas drogas, é capaz de ver segundas intenções em tudo, disse: "Obrigado, mas eu é que queria pedir desculpas ao senhor. Entendo seu ponto de vista. O senhor me visitou no hospital na semana passada e foi calmo e atencioso, um médico exemplar. Deve ser difícil trabalhar aqui, com toda essa energia negativa, e parte dela vem de mim. Vejo o senhor absorvê-la e fico me perguntando como consegue conviver com isso e ainda assim fazer seu trabalho. O senhor é humano e é normal que tenha um limite."

"As pessoas aqui são muito perceptivas", diz Kim Markel, a enfermeira espevitada e de cabelo espetado do Portland, "mas ainda me surpreendo quando elas expressam carinho por nós. Você acha que elas estão viajando demais na droga e na própria mente para notar qualquer coisa. Por exemplo, quando passei por uns meses complicados na minha vida pessoal, lembro que Larry veio até mim e disse: 'Você está com algum problema. Dá para perceber.' [Larry, viciado em narcóticos e cocaína, tem um linfoma que poderia ter sido erradicado se o uso de drogas não sabotasse o tratamento. Agora, não há mais esperanças de cura.] E eu falei: 'Sabe de uma coisa, Larry? Você tem razão. Eu *tenho* um problema, mas vai ficar tudo bem.' Ele respondeu: 'Beleza... Vamos tomar uma cerveja?' Eu recusei, mas fiquei tocada. Apesar das suas questões, eles prestam atenção suficiente para entender quando estamos passando por dificuldades."

Kim é um misto de eficiência profissional com bom humor, praticidade e uma predisposição revigorante a encarar coisas novas e diferentes. Ela também é bondosa. Testemunhou meu incidente com Josh e gentilmente massageou meus ombros quando ele saiu do consultório.

Antes de se instalar no Portland, Josh estava em situação de rua havia três anos. A paranoia, os surtos violentos e a dependência química estavam tão descontrolados que não havia possibilidade de abrigá-lo em qualquer outro lugar. Sem os recursos de redução de danos administrados pela Portland Hotel Society e outras organizações, muitas das pessoas viciadas e com transtornos mentais em Downtown Eastside seriam nômades urbanas ou, na melhor das hipóteses, migrantes com cinco ou seis endereços diferentes por ano, sendo expulsas de um estabelecimento precário atrás do outro. Há centenas de pessoas em situação de rua no bairro. Conforme as Olimpíadas de Inverno de 2010 se aproximavam, a cidade previa o aumento dessa população desabrigada – algo que os políticos pareciam encarar mais como um inconveniente do que como uma crise humanitária.

"Quando Josh chegou, eu não conseguia nem entrar no quarto dele", lembra Kim. "Agora, sempre que passo por lá, ele quer me mostrar o lugar maneiro onde mora e como está limpando tudo. Sabia que semana passada ele me levou para comer pizza? Fez questão de pagar a conta. Eu dizia: 'Não, imagina, eu pago pelo almoço. Tenho mais dinheiro.' Mas ele foi inflexível. Foi a pior pizza que já comi", diz Kim, rindo. "Mas comi tudo, falando 'Humm, valeu, cara'. Ele continua se recusando a tomar os medicamentos e nunca será uma pessoa estável, mas está muito mais sociável."

Os momentos de alívio no Portland não ocorrem após conquistas grandiosas (como a cura de uma doença ou de um vício), mas quando os pacientes nos ouvem, quando abrem uma fresta na casca grossa e espinhenta que construíram para se proteger. Para que isso aconteça, eles primeiro precisam acreditar que os aceitamos como são. Essa é a essência da redução de danos, mas também de qualquer relacionamento carinhoso e restaurador. Em seu livro *Tornar-se pessoa*, o psicólogo americano Carl Rogers descreve o que chamou de *estima positiva incondicional*, uma atitude calorosa e atenciosa que "não está atrelada a condições de merecimento". Nas palavras de Rogers, esse é um carinho que "não é possessivo nem exige gratificação pessoal. Quem tem essa postura demonstra que se importa incondicionalmente – não que se importa apenas se a outra pessoa se comportar de determinada maneira".[1]

A aceitação incondicional do outro é um dos maiores desafios do ser humano. Poucas pessoas são aceitas desse modo, e o viciado menos ainda, já que não aceita nem a si mesmo. "O que funciona para mim", diz Kim Markel, "é não ter expectativas altíssimas, mas apreciar as pequenas coisas, como alguém vir à consulta quando tem o hábito de faltar... Isso é incrível. No Washington Hotel, um cliente com úlcera crônica no tornozelo me deixou examinar sua ferida esta semana, depois de eu passar seis meses insistindo. Acho isso maravilhoso. Tento não avaliar as coisas como boas ou ruins, só encará-las do ponto de vista do paciente. Quando ele diz que a clínica de desintoxicação não funcionou, pergunto por que ele não ficou mais tempo. Tento não fazer juízo de valor e entender o que a outra pessoa valoriza. É possível fazer isso mesmo quando os pacientes estão no fundo do poço. Então tento ver um pouquinho de sucesso todos os dias."

A gravidez de Celia foi muito difícil para Kim e para muitas outras mulheres da equipe. "Foi horrível acompanhar aquilo", lembra Susan Craigie, coordenadora de saúde da Portland Society. "Celia levou uma surra na rua na véspera do parto. Ela estava jogada na calçada, com os olhos roxos e o nariz sangrando, e berrava: 'A Portland não quer pagar meu táxi até o hospital!' Eu lhe ofereci carona, mas ela insistiu que eu lhe desse 10 dólares primeiro, para poder injetar. Recusei, é claro, mas fiquei de coração partido."

Nós três – eu, Susan e Kim – estamos batendo papo no meu consultório numa manhã chuvosa de novembro. É a "Quarta do Auxílio", a penúltima quarta-feira do mês, quando o governo emite os cheques de auxílio financeiro. Num bairro assolado pelas drogas, é um dia de festa. O consultório está tranquilo e continuará assim até o dinheiro acabar, na quinta ou na sexta – quando uma multidão de pacientes de ressaca e em abstinência inundará o local, reclamando e arrumando briga. "Celia e o bebê...", diz Kim, apertando os lábios numa expressão triste. "Um dos momentos mais bonitos foi o dia em que a ouvi cantando. Eu estava trabalhando no andar dela enquanto ela tomava banho. Ela começou a cantar no chuveiro. Era uma música country, que eu nem curto, mas precisei parar e ouvir. A voz da Celia carrega muita pureza. É uma voz cristalina, calma. Ela cantava a plenos pulmões e de repente tudo ficou claro para mim: aquele tom, aquela inocência, era a Celia de verdade. Ela continuou cantando sem parar por uns 15, 20 minutos. Fiquei pensando que nossos pacientes são pessoas complexas, cheias de nuances. No dia a dia, acabamos esquecendo isso."

E continua: "Aquilo também me despertou certa alegria, misturada com um pouco de tristeza. Pensei que a vida dela poderia ter sido bem diferente. Tento não pensar assim no trabalho... Tento aceitar e apoiar as pessoas como elas são, sem julgá-las ou pensar na vida que poderiam ter tido, porque todo mundo poderia ter uma realidade diferente. Não penso muito nas oportunidades que perdi, então tento não pensar assim a respeito dos outros. Só que... naquele milésimo de segundo duas imagens surgiram na minha mente: Celia nos seus piores momentos e Celia cantando para os filhos, vivendo numa fazenda com a família... Então deixei de lado as duas imagens e só fiquei escutando aquela voz linda, pairando sobre mim cheia de paz."

A quem interessar possa:
Você não me conhece, mesmo que o nome no envelope lhe soe familiar. Fui eu que tirei a vida do seu filho... em 14 de maio de 1994.

A voz de Remy está trêmula de empolgação ou, talvez, de ansiedade. Ele é um homem baixo, magro, com o semblante pálido salpicado por trechos de barba grisalha por fazer, combinando com o cabelo que se torna prematuramente branco. Ele está parado diante da janela aberta para a Hastings Street. Sobre o burburinho do trânsito que vibra dentro do consultório, ele lê as palavras num papel amassado e sujo. "Cara", diz ele, "ter escrito isto e agora estar aqui lendo... O senhor não sabe o que significa para mim. Mas não sei se vou enviar."

Foi necessária uma receita de Ritalina para ajudar Remy a tirar o peso da consciência. Seu TDAH é severo. Sem nunca ter recebido um diagnóstico, ele ficou pasmo quando lhe expliquei os padrões do transtorno: inquietação física, desorganização mental, impulsividade... coisas que o vinham atormentando a vida inteira. "O senhor me descreveu por completo", repetia ele, batendo sem parar com a palma da mão na cabeça. "Como o senhor sabe tanto sobre mim? Sou assim desde que me entendo por gente!"

Conversar com Remy é sempre um desafio. Ele puxa assuntos aleatórios, sem se recordar do que já disse ou aonde queria chegar. Ele se perde e se enrola no próprio raciocínio, distraindo-se com detalhes de outra conversa. Não sabe como interromper o fluxo de palavras. Alguns especialistas acreditam que o TDAH é uma disfunção neurofisiológica genética, mas, na minha opinião, a agitação psicológica tem uma origem mais profunda. Os padrões erráticos no discurso de Remy são tentativas de fugir de um desconforto insuportável consigo mesmo.

Agora com 35 anos, Remy é viciado desde a adolescência. Sua droga preferida é a cocaína. O vício em heroína adquirido na prisão está sendo bem administrado com a metadona, mas a cocaína é uma constante desde que foi solto. Após receber o diagnóstico de TDAH, ele concordou em largar a droga – pelo menos temporariamente, para tentarmos o tratamento com metilfenidato, mais conhecido pelo nome comercial de Ritalina.

No primeiro dia que tomou o medicamento, ele ficou chocado. "Estou calmo", relatou. "Minha cabeça não está disparando feito uma metralhadora. Estou pensando de verdade, não só remoendo. Não estou a mil por hora, desnorteado. Estou, tipo: 'Calma, preciso fazer uma coisa de cada vez. Vamos devagar.'"

Alguns dias depois, livre dos efeitos inquietantes da cocaína e com a hiperatividade do cérebro acalmada pelo metilfenidato, Remy volta ao consultório num estado de espírito reflexivo.

– Preciso conversar com o senhor sobre uma coisa.

Aguardo um bom tempo, até que ele fala:

– Eu esfaqueei um cara uma vez. Passei quatro dias acordado, com a cocaína. Comecei a beber também. Eu estava um lixo, no fundo do poço, uma tragédia.

Remy respira fundo e continua:

– Passei quase 10 anos na prisão. Dez anos. Tudo por causa das drogas. Penso nisso todos os dias. Todos os dias, cara. Todos os dias... Não falo disso com ninguém. Só deixo pra lá, como se não significasse nada. Mas significa... Tirei a vida de um cara que não merecia morrer. Só porque eu estava doidão de cocaína, de comprimidos, de bebida...

Nada na faculdade de Medicina prepara você para ouvir uma confissão como essa. Remy estava no meu consultório em busca de uma absolvição, como se ele fosse um penitente num confessionário, e eu, um padre de batina.

– Todos nós gostaríamos de voltar a algum momento na vida... e mudar tudo – digo. – Mas, para você, esse é um momento e tanto.

– Sabe – responde ele –, sempre me lembro de uma coisa que minha mãe disse. Que, para ficar limpo, eu precisava ouvir meu coração. E estou começando a fazer isso. O que eu fiz, essa coisa terrível, é tudo que tenho. Essa é a realidade, a minha realidade. E estou começando a aceitá-la agora.

– Você consegue se perdoar?

– Consigo, sim. Não sei como, mas consigo. Mas a família dele nunca vai me perdoar. Eles querem me ver morto. Só que preciso seguir com a minha vida. É claro que isso sempre vai me acompanhar, mas preciso seguir em frente, me manter positivo e me concentrar em viver. Preciso! Não sei se isso é certo ou errado, mas não posso ficar preso ao passado, me punindo. Senão estou ferrado.

– Você já tentou entrar em contato com a família?

– Não. Eles têm muito, muito preconceito contra pessoas brancas. Matei um cara indígena e eles são muito, muito preconceituosos...

Controlo minha vontade de argumentar que o luto, a raiva e até o sentimento de vingança de uma família sob essas circunstâncias não necessariamente implicam preconceito racial.

– O perdão é um conceito importante na comunidade indígena – comento.

– Pois é, mas a comunidade deles não funciona assim. Eu sei bem... Foi por isso que saí de Saskatchewan. Eles estão atrás de mim.

– Posso sugerir uma coisa?

– Tipo escrever uma carta como se fosse para eles?

– Era *exatamente* isso que eu ia falar! Viu só? Você está ouvindo seu coração.

– Faz sentido, não faz? – diz Remy, entusiasmado. – Posso tentar fazer isso, só para ver como me sinto. Vou trazer para o senhor ler. Vamos conversar sobre isso... e vou continuar tomando meus remédios. Gosto de escrever de manhã cedo. Ando pensando nisso... Assim que o senhor tocou no assunto, eu soube de cara qual seria a sugestão. Acho que isso vai me aliviar um pouco. Penso nisso todos os dias... Não curto tirar a vida dos outros. Sabe, isso aconteceu há 11 anos.

Eu já tinha visto Remy ficar hiperativo muitas vezes, mas nunca com um senso de propósito tão gritante.

Mais tarde naquela semana, Remy volta ao consultório para ler sua carta, ao mesmo tempo nervoso e triunfante. Seus olhos estão acelerados, indo do papel que segura nas mãos até meu rosto, avaliando minha reação o tempo todo. Enquanto fala, ele apoia o peso do corpo numa perna, depois na outra, inquieto.

A quem interessar possa:

Você não me conhece, mesmo que o nome no envelope lhe soe familiar. Fui eu que tirei a vida do seu filho... em 14 de maio de 1994.

Escrevo esta carta só para dizer que, desde aquela noite trágica, não passo um dia sem pensar no que fiz!

Não espero o perdão da família. Mas precisava escrever isto para dizer que eu estava errado e sinto muito pelo que aconteceu.

Faz 11 anos que isso me corrói e acredito de verdade que nunca vou parar de pensar no ato horrível que cometi ao acabar com a vida do seu filho tão cedo, aos 19 anos.

Espero que o ódio que você sinta por mim não seja tão forte quanto era em 1994! Mas, se continuar sendo, vou entender e não vou guardar nenhuma mágoa de você nem da sua família.

Estou verdadeira e completamente arrependido do que fiz. Parei de beber e me drogar como se não houvesse amanhã. Não uso mais heroína e finalmente larguei a cocaína, que é a origem de todo mal.

Enfim, escrevo para dizer que sinto muito pelo que fiz a você e à sua família e espero que um dia você consiga encontrar paz.

Remy nunca enviou a carta. Ele a deu para mim, como lembrança. Eu queria poder dizer que ele abandonou a cocaína, mas, como não abandonou, tive que interromper o tratamento com metilfenidato. Suas intenções foram por água abaixo quando, pouco depois, ele iniciou uma relação conturbada com uma mulher mentalmente instável e com uma dependência bem maior em cocaína.

Há em Remy um otimismo inabalável e um senso de humor vital. A luz das possibilidades continua brilhando nele, mesmo com incertezas. Creio que essa faísca jamais se apagará. Sua carta de confissão, apesar de não ter sido postada, amenizou o peso em sua consciência. Seu arrependimento era profundo, e seu alívio, palpável. Apesar de não estar livre da cocaína, ele diz que usa muito menos do que antes. Acredito nele. Talvez outra conversa, outro momento de contato comigo ou com qualquer outra pessoa, o ajude a fazer mais progressos.*

---

* Em outubro de 2007, enquanto eu fazia a revisão final do manuscrito deste livro, Remy estava sem usar cocaína havia dois meses e seguia bem o tratamento com metilfenidato.

· · ·

"Minha mãe me chama de o drogado mais famoso do Canadá", diz Dean Wilson num tom cínico. "Devo ser mesmo." Dean é uma figura conhecida nos eventos políticos e nas conferências internacionais sobre dependência química. Um dos fundadores da VANDU (sigla em inglês para Rede de Usuários de Drogas da Região de Vancouver), ele tem sido um defensor persistente e articulado da descriminalização e das políticas de redução de danos, uma força motriz na criação do pioneiro Centro de Injeção Supervisionada. Um comitê do Senado elogiou sua apresentação como uma das mais inspiradoras que já escutaram.

Magro e impaciente, Dean transborda uma energia que o mantém agitado o tempo todo, mesmo quando está parado. Ele fala rápido, pulando de um assunto para outro, interrompendo-se apenas para rir das próprias piadas. Tem 50 anos, mas, assim como muitas pessoas com transtorno de déficit de atenção (TDA), aparenta ser mais jovem. Ele sabe que também fui diagnosticado com TDA e gargalha quando lhe conto minha teoria de que parecemos mais jovens porque vivemos ignorando as coisas que poderiam nos envelhecer mais cedo. Dean ganhou fama após a exibição internacional do premiado documentário *Fix: The Story of an Addicted City*, da diretora Nettie Wild. Na primeira cena, Dean, usando roupa social, caminha rápido pela Hastings e conta sobre a ocasião em que recebeu um prêmio da IBM por ter sido o vendedor que mais vendeu computadores de uso pessoal no Canadá. Na cena seguinte, desnudo da cintura para cima, ele exibe o torso e os braços cobertos por tatuagens enquanto se injeta com heroína pura. "Em algum momento antes de a filmagem terminar, vou ficar careta", promete ele para a câmera.

Isso ainda não aconteceu. Dean usa heroína de forma intermitente e cocaína o tempo todo. Também faz tratamento com metadona. Às vezes ele tentava me enganar – e deve ter conseguido –, mas agora é muito direto ao reconhecer seu uso de substâncias. "Demorei um pouco para confiar no senhor", admite, "mas adoro saber que, quando estou ferrado, posso te contar que estou ferrado." (Uma admissão que, até onde eu sei, pode ser mais uma tentativa de me ludibriar.) Nos últimos meses ele esteve limpo de todas as drogas injetáveis, sentindo-se otimista e cheio de energia. "Sintonize na semana que vem para mais um episódio emocionante", brinca ele sobre sua batalha contínua.

O quarto de Dean no Sunrise Hotel é bem diferente da casa sofisticada que ele tinha na zona sul de Vancouver, quando era um pai solo criando três filhos e ganhando centenas de milhares de dólares por ano.

– Eu tinha uma empresa de computação – explica ele. – Vendia microcomputadores na época em que cada um saía por 40 mil dólares. Eu injetava minha heroína de manhã e à noite. Fiz isso por 12 anos. As crianças iam visitar a mãe em fins de semana alternados. Assim que elas entravam no ônibus, eu fechava as cortinas, trancava a porta e ficava muito doido até domingo, quando elas voltavam. Então eu retomava minha rotina careta, de terno e gravata, e passava duas semanas indo a partidas de beisebol e futebol... morrendo, morrendo de vontade de fechar aquela porta de novo e ficar doidão. Manter essa fachada foi se tornando cada vez mais difícil. Eu mentia para todo mundo, inclusive para mim mesmo. Quando desmoronei, desmoronei feio. Minha esposa [que era usuária de drogas] finalmente ficou limpa e as crianças foram morar com ela. Imediatamente voltei para a cocaína. Fazia 13 anos que eu não usava... Gastei 180 mil dólares em seis meses e, quando dei por mim, estava morando aqui, no Cobalt Hotel.*

Apesar da infância em berço de ouro com uma família adotiva rica e uma vida profissional bem-sucedida, Dean passou seis anos na prisão por crimes relacionados a drogas.

– Qual foi a pior coisa que você já fez? – pergunto.

Dean faz careta ao me contar sobre um incidente na prisão que ainda o enoja por sua crueldade e sordidez física – nada que mereça ser descrito aqui.

– O senhor é a segunda pessoa para quem já contei isso – diz ele. Sua parceira de longa data, Ann, foi a primeira. – Vi e fiz coisas horríveis na prisão. Eu não conseguia falar sobre isso, até que Ann sugeriu que eu escrevesse. Escrevi 15 páginas, sem parar. Três meses depois, ela me pediu que eu lesse tudo. Li em voz alta, finalmente colocando tudo para fora. Depois me virei para ela e disse: "Você conseguiu! Você tirou isso de mim." As coisas ficaram mais fáceis depois disso. Então coloquei fogo nas páginas.

Ele faz uma pausa, então continua:

– Enquanto eu me purgava daquelas merdas, percebi que precisava

---

* O Cobalt é outra residência no Downtown Eastside, mas não está sob administração da Portland.

trazer luz de volta à minha vida. Caso contrário, todo o horror que eu tinha visto e feito teria sido em vão. Precisava haver uma luz. Acredito que existe uma verdade... por falta de palavra melhor, vou usar verdade "espiritual".Não é Deus nem nada assim, mas o fato de que o mundo é bom, que a soma de tudo leva ao bem, e quero essa bondade em mim... É por isso que sou tão engajado no ativismo. A ideia por trás da VANDU era confiar naqueles que não são dignos de confiança, ajudar aqueles que não se ajudam. Foi assim que nos tornamos tão politizados. Enfrentamos governos, mudamos leis nesta cidade. Já levei senadores num tour pelo bairro, mostrando que o lugar não se resume a drogas... é uma comunidade. O fato de tantos líderes políticos agora apoiarem a redução de danos é uma conquista nossa.

Independentemente de a organização de Dean ser ou não a única responsável por essa mudança pequena mas importante no cenário político, a iniciativa é motivo de orgulho.

– O ex-prefeito Philip Owen certa vez disse que todos os viciados deveriam ser enviados para a base militar em Chilliwack. Dois anos depois, ele estava defendendo o Centro de Injeção Supervisionada. Nós invadimos a prefeitura com um caixão, para simbolizar todas as mortes por overdose. Os vereadores disseram: "Tirem esse pessoal daqui!" Eu falei: "Só preciso de cinco minutos." O prefeito Owen nos deu cinco minutos, e ele foi ótimo, nos escutou. Agora ele é internacionalmente conhecido por sua liderança na redução de danos e Vancouver é uma cidade que ganhou reputação. E quem éramos nós? Só um bando de drogados.

Mais uma pausa. Dean prossegue:

– O pouco de luz dentro desta comunidade não é noticiado o suficiente. – No hotel onde ele reside, moram três ou quatro idosos. Se Dean passa 24 horas sem vê-los, vai verificar se estão bem. E há quem faça isso por ele. É um sistema de apoio parecido com o das profissionais do sexo, que cuidam umas das outras em duplas, acionando o alerta quando a companheira não aparece no fim do dia. – Na época em que eu morava em West End, eu entrava no elevador e nunca olhava para ninguém, só ficava encarando o chão, o teto ou os números no painel. Eu não conhecia meus vizinhos. Agora conheço todo mundo. Por aqui, é assim que funciona.

Do seu jeito hipercinético, parecendo correr mesmo sentado, Dean continua:

– Há muito cinismo por aqui, mas, ao mesmo tempo, a maioria de nós quer se ajudar. Temos a sensação de que ninguém mais fará isso – até porque ninguém nunca fez isso por muita gente aqui –, então essa tarefa cabe a nós. É algo bem simples, basta perguntar "Como você está, como vão as coisas?". E aí você deixa a pessoa em paz. Nosso cuidado acaba equilibrando nossas brigas. Há muito acolhimento, muita cooperação.

Dean sabe que o isolamento é inerente ao vício. O isolamento psicológico leva ao vício, o que, por sua vez, sustenta o isolamento, já que a pessoa passa a colocar a droga acima de tudo – até mesmo do contato humano.

– Brigas acontecem – pondera Dean –, mas fazer parte da comunidade é importante. Podemos estar no bairro mais pobre do país, mas também estamos no último clube. "Se você não fizer parte deste clube", costumo dizer, "não vai fazer parte de mais nenhum."

Há muitos voluntários, cuidadores e grupos de apoio em Downtown Eastside. Muitos programas inovadores são iniciados com orçamento apertado, com a participação de pessoas que até recentemente usavam narcóticos ou outras drogas. Judy, citada no Capítulo 3, largou de vez a cocaína. Ela e um grupo trabalham como voluntários numa patrulha noturna, atuando como anjos da guarda das profissionais do sexo. "Ficamos de olho. Conversamos com elas, perguntamos se precisam de ajuda, distribuímos camisinhas. Mostramos que elas têm a quem recorrer caso aconteça algum problema." É incrível ver a transformação na autoimagem de Judy, o aumento na sua autoestima desde que ela começou a se dedicar às necessidades dos outros de forma verdadeira. Numa foto recente, ela irradia uma confiança e um senso de propósito que eram inimagináveis um ano atrás, quando estava tomando antibióticos intravenosos para tratar uma infecção quase paralisante na coluna e precisava usar um aparelho de metal preso ao crânio.

"Tive muitas infecções, mas essa foi muito séria", me disse ela pouco depois de terminar o tratamento. "Passar aquele tempo todo presa num halo de metal, sentindo os parafusos na minha cabeça, com certeza me abriu os olhos. Sempre que penso em usar, me lembro do que passei nos últimos cinco meses e concluo que não vale a pena."

"Quando eu me drogava, não enxergava o mundo de verdade", recorda-se ela agora. "Eu não percebia que a vida continuava ao meu redor. Eu só conhecia meu mundinho. Ele girava em torno daquilo que eu queria: a próxima dose, o próximo teco ou qualquer coisa assim. Agora faço caminhada todo dia, saio de casa e vejo as pessoas, cumprimento os turistas na rua. Não sei qual é o meu problema... É tão estranho... É uma sensação boa, mas também muito esquisita. Será que consigo manter essa animação para sempre? Não quero ser pessimista, mas é tudo tão diferente, tão anormal para mim."

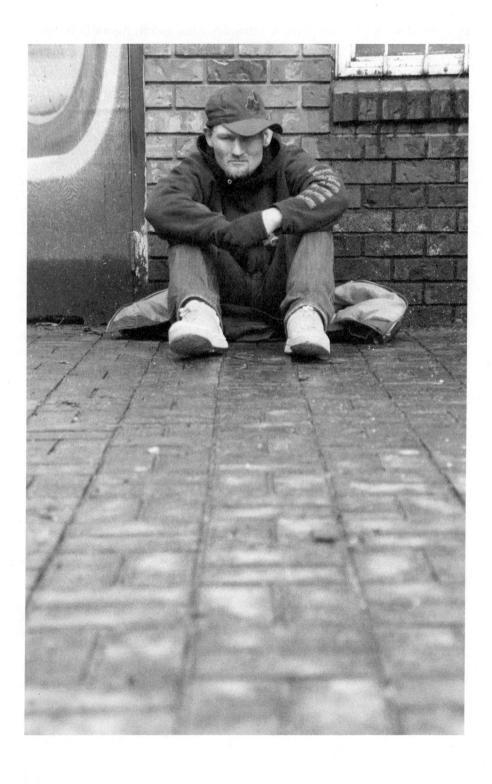

PARTE DOIS

MÉDICO, CURA-TE A TI MESMO

Todos os vícios podem ser definidos como tentativas de remediar externamente as experiências da vida. [...] Infelizmente, todo mecanismo externo que usamos para melhorar nossa experiência é uma faca de dois gumes. Não existe remédio exterior que melhore nossa situação sem torná-la pior ao mesmo tempo.

DR. THOMAS HORA, *Beyond the Dream: Awakening to Reality*
[Além do sonho: Acordando para a realidade]

9

Os semelhantes se reconhecem

É difícil se satisfazer com algo que não funciona por completo.

DR. VINCENT FELITTI

É meu dia de folga no Portland, mas o trabalho não me deixa em paz. Susan, nossa coordenadora de saúde, liga para meu celular parecendo irritada: "O Sr. Grant voltou para cá. O que devemos fazer?" Engulo um palavrão. Não estou com paciência para tratar vícios hoje. Eu deveria ficar em casa, escrevendo um livro sobre o assunto.

O "Sr. Grant" é Gary, um homem imenso, barrigudo e com barba grisalha, com HIV e diabetes – ambos fatores de risco para infecções. Nenhuma das condições o desanima de injetar cocaína em qualquer veia acessível nos pés (as dos braços estão cicatrizadas e corroídas demais para isso). Uma grande úlcera corrói seu dedão do pé direito, a base escurecida escoando o pus da carne morta. Por duas semanas insisti que Gary aceitasse ser internado, já que ainda era possível salvar o dedão com antibióticos intravenosos. "Sim, amanhã", dizia ele. Mas esse amanhã nunca chegava.

Quatro dias atrás, no fim de uma tarde de sexta, eu o procurei em seu quarto no oitavo andar. Os enfermeiros que cuidavam da ferida tinham me ligado em desespero: "Podemos interná-lo por questões de saúde mental?"

Avesso a usar a cartada final contra alguém que não estava de forma alguma psicótico – apenas viciado –, prometi ver o que poderia ser feito. Eu estava disposto a usar o papel cor-de-rosa da internação compulsória, mas apenas como último recurso.

Gary havia acabado de fechar um negócio. Assim como muitos em Downtown Eastside, ele sustentava o vício com algo que Stevie, sua amiga de longa data, chamava de "um empreendimento de marketing de iniciativa e organização próprias". Os rendimentos eram suficientes para manter a compra de suas drogas preferidas. Apenas duas semanas antes, Stevie havia falecido de câncer no fígado. Gary era muito próximo dela – "unidos pela defesa do livre-comércio", nas palavras de Stevie. Profundamente abatido pela morte da amiga, Gary tinha se jogado na cocaína desde então.

– Todo mundo está preocupado com você, Gary – falei. – É por isso que estou aqui.

– Bem, eu também estou preocupado comigo.

Foi então que Kenyon apareceu na porta, apoiado em sua bengala.

– Você tem cristal, Gary? – perguntou ele em sua voz chorosa, falando arrastado e parecendo ignorar minha presença.

– Vai se foder, idiota – respondeu Gary. – Não está vendo que o doutor está aqui?

– Beleza – respondeu Kenyon com calma, como se tentasse acalmar uma criança birrenta. – Volto depois.

E saiu a passos oscilantes, as batidas de sua bengala de madeira contra o cimento ecoando pelo corredor.

– Você pode perder seu pé – retomei. – A gangrena está se espalhando.

– Já percebi. Se o senhor me disser que preciso ir para o hospital, eu vou.

– Agradeço sua confiança na minha opinião. Eu só queria poder acreditar que você vai cumprir sua palavra. – Meu tom irritado era proposital. – Você me prometeu a mesma coisa na semana passada e a úlcera dobrou de tamanho desde então. Você vai hoje à noite?

– Ah, não numa noite de sexta. Vou amanhã de manhã.

– Gary, odeio ter que dizer isto, mas, se até amanhã às 11 você não tiver ido à emergência, vou declarar que você está mentalmente incapaz e interná-lo por colocar a própria saúde em risco. Quer saber a verdade? Não acho que você seja nem um pouco louco, mas está se comportando feito um. Então vou fazer isso.

Era o mesmo discurso que eu tinha usado com Devon alguns meses antes, quando ele se recusara a receber tratamento por um abscesso na coluna que o deixaria tetraplégico. Raramente recorro a esse tipo de ameaça, por achá-la eticamente injustificável e, em grande parte, inútil. Mas tive que internar Devon contra sua vontade e, desde então, ele já me agradeceu muitas vezes por isso.

Na manhã seguinte, Gary foi à emergência apenas para ser liberado com um antibiótico ineficaz. A equipe do hospital não me ligou na hora e não tive a chance de me comunicar com o médico de plantão. Passei o domingo providenciando a internação de Gary e o encaminhando aos especialistas. E agora, na terça-feira, ele havia fugido da ala de HIV e voltado para o Portland. Não havia mais possibilidade de salvação com antibióticos. A amputação do dedo estava marcada para quarta-feira.

Apesar de ser minha manhã de folga, horário em que me dedico a escrever, Susan liga para mim. Ela acredita que a situação de Gary é delicada demais para o médico que está me cobrindo. Concordo em passar lá e, se necessário, usar o papel cor-de-rosa. Percebo o alívio na voz de Susan. Enquanto sigo para o centro da cidade, a voz do meu próprio vício me desafia: "Loja de discos? Rapidinho?" Não, digo a mim mesmo. Por maior que seja a tentação, não teria cabimento fazer isso. Chego ao Portland e descubro que Gary, por sorte, voltou ao hospital na hora certa, pouco antes de perder seu leito. Que bom, penso. Estou cansado de obrigar as pessoas a receber tratamento. Então vou embora de Downtown Eastside, esse submundo sofrido de usuários de drogas e traficantes que passam o dia inteiro lutando, roubando e manipulando para alimentar o próprio vício.

Estou a caminho do St. Paul's Hospital. Também trabalho lá, na ala psiquiátrica. Sigo a rota habitual: saio da garagem do Portland, viro à esquerda na viela para a Abbott, entro à direita para a Pender. Dois quarteirões depois da Abbott, meu coração acelera quando me aproximo da Sikora's – sem dúvida uma das melhores lojas de música clássica do mundo.

Pensamentos sobre um CD de ópera do tenor Rolando Villazón agitam minha mente e meu corpo. Escutei algumas faixas ontem, quando fui à loja para pagar minha última fatura, mas resisti à ânsia de comprar o disco. Hoje, ele clama que eu volte e o leve para casa. Preciso dele, e preciso agora.

O desejo surge primeiro como um pensamento e logo se transforma num objeto concreto na minha mente, com peso e atração. Gera um campo gravitacional irresistível. A tensão só é aliviada quando cedo.

Uma hora depois, saio da Sikora's com o disco de Villazón e vários outros. Olá, meu nome é Gabor e sou um comprador compulsivo de música clássica.

Pausa para esclarecimento: não equiparo minha obsessão por música aos hábitos potencialmente letais dos meus pacientes do Portland. Longe disso. Meu vício é fichinha perto do deles. Também tive muito mais liberdade para tomar decisões na minha vida, e ainda tenho. Porém, se as diferenças entre meu comportamento e a autossabotagem dos meus pacientes são óbvias, as semelhanças são reveladoras – e uma lição de humildade. Com o tempo, comecei a encarar o vício não como uma entidade definida e concreta – um caso de "ou você tem, ou não tem" –, mas como um grande e sutil espectro. Suas principais características estão presentes em todos os adictos, desde o workaholic aplaudido pela sociedade até o viciado em crack pobre e criminalizado que assombra a periferia. Em algum ponto desse espectro estou eu.

Nos últimos dois meses, fui à Sikora's várias vezes por semana – sem mencionar as breves incursões à Magic Flute, na Fourth Avenue, e os pulinhos na Sam the Record Man e na HMV, em Toronto, durante uma viagem a trabalho. Também fui à Tower Records, em Nova York, antes que a loja fechasse as portas de vez. No momento, meados de fevereiro, já gastei 2 mil dólares em CDs de clássicos desde a virada do ano. Quebrei minha promessa de parar de comprar compulsivamente, feita com o máximo de arrependimento para minha esposa, Rae, após ter gastado mil dólares antes e depois do Natal. Todo santo dia fico obcecado com os discos que desejo comprar e passo horas imerso em textos sobre música clássica na internet – tempo que poderia ser dedicado à minha família ou a escrever este livro, cujo prazo de entrega rapidamente se aproxima. Só que sou seduzido sempre que um crítico diz "todo verdadeiro amante de música sinfônica/coral/piano precisa dessa coletânea".

De repente, não consigo mais imaginar minha vida sem aquele concerto sinfônico de Dvořák, sem aquela versão da Missa em Si Menor de Bach, sem aquela interpretação das Sinfonias de Paris de Haydn em instrumentos de época. Não consigo suportar mais nem um momento sem os Prelúdios de Rachmaninov, sem *Le Nozze di Figaro*, sem as *Bachianas Brasileiras* ou sem a última coleção da música de câmara de Shostakovich. É imprescindível ter mais um box de 14 CDs – o quinto que compro – de *O anel do Nibelungo*, de Wagner, e novas versões de violino ou violoncelo solo de Bach. Hoje, enquanto escrevo isto, preciso comprar *L'Arte del Violino* de Locatelli, *Garden of Spaces* de Rautavaara, as Variações Diabelli, a mais recente interpretação das Variações Goldberg em espineta de Pierre Hantaï, os concertos completos de violino de Schnittke, ou de Henze, ou de Mozart... Leio, escrevo, como e até durmo com música nos ouvidos. Não consigo passear com o cachorro sem uma sonata, uma sinfonia, uma ária tocando em meus fones. Meus pensamentos, sentimentos e debates internos sobre música clássica são o que me acorda pela manhã e embala meu sono à noite.

Beethoven compôs 32 sonatas para piano. Tenho cinco gravações completas delas – e já me desfiz de 10, algumas tendo sido recompradas e doadas mais de uma vez. Armazenadas em algum lugar do nosso sótão estão duas coleções que nunca mais escutarei. Tenho cinco versões completas dos 16 quartetos de corda de Beethoven e seis coleções das nove sinfonias. Cheguei a ter quase todos os concertos sinfônicos de Beethoven gravados e lançados em CD, incluindo três que não me agradaram e foram parar no sótão. Se neste exato momento eu pusesse para tocar todos os discos com composições de Beethoven que coleciono em minhas prateleiras – e não fizesse mais nada –, levaria semanas para escutar tudo. E estou falando apenas de Beethoven.

Muitos dos CDs nas minhas prateleiras fizeram apenas visitas breves ao meu aparelho de som, se é que os escutei. Outros nunca foram abertos, esperando feito órfãos na estante.

Rae fica desconfiada. "Você anda obcecado com essas compras?", me perguntou ela várias vezes nas últimas semanas. Olho nos olhos dessa que é minha companheira de vida há 39 anos e minto. Digo a mim mesmo que não quero deixá-la preocupada, mas não é nada disso. Tenho medo de perder seu afeto. Não quero que ela pense mal de mim. Temo sua raiva. É *isso* que tento evitar.

Já dei sinais; quase como se quisesse ser pego.

– Você parece estressado – comentou ela certa noite, no início de janeiro.

– Pois é, são todos esses CDs – respondi. Ela me fitou e fui tomado na mesma hora pela vergonha. – Quer dizer, são todos esses CVs que preciso mandar por e-mail – menti.

A culpa devia estar estampada na minha testa. Nem sei como consegui disfarçar. Por um instante cogitei confessar tudo, como sempre acabo fazendo.

Na semana seguinte, no café da manhã, ergo os olhos do jornal.

– Ah – comento com Rae –, a Ópera de Vancouver vai apresentar *Don Giovanni* em março.

– *Don Giovanni...* – reflete Rae. – Não conheço essa. É sobre o quê?

– É a história de Don Juan, o mulherengo compulsivo. Ele é um homem criativo, charmoso, cheio de energia. Um aventureiro ousado, mas moralmente covarde, que nunca encontra paz interior. Sua paixão erótica é insaciável: não importa quanto seja consumada, ele permanece inquieto e insatisfeito. E seu talento poético e seu ímpeto dominador só aumentam sua necessidade incansável de possuir. Ele está sempre em busca da próxima aquisição, até lista todas as suas conquistas amorosas num caderno. Ele encontra muitas, muitas oportunidades de salvação, mas ignora todas. Atormenta os outros e sacrifica a própria alma. Zomba do arrependimento e, no fim, é arrastado para o inferno.

Rae me encara com um olhar de surpresa – ou seria de cumplicidade?

– Que descrição eloquente – diz ela. – Você deu vida ao personagem. Dá para perceber quanto gosta da história.

É verdade, gosto – comprei quatro versões dessa obra-prima de Mozart no mês passado para se juntarem às duas que eu já tinha. Nunca escutei nenhuma do começo ao fim. E estou mentindo, escondendo isso tudo de Rae. Na verdade, sou um Don Giovanni em escala menor, menos charmoso: traio com óperas, não com mulheres.

Algumas pessoas talvez achem difícil entender como o desejo de ter seis versões de *Don Giovanni* pode ser chamado de vício. Qual é o problema de amar música, de ter paixão por uma grande arte, por uma experiência sublime? Nós, humanos, precisamos de arte e beleza em nossa vida. Na verdade, é isso que nos torna humanos. O que nos diferencia de nossos finados primos neandertais é nossa capacidade de nos expressar simbolicamente, de representar experiências em termos abstratos. Essa parte do córtex pré-frontal não se desenvolveu no cérebro neandertal. Se tivesse sobrevivido mais um milhão de anos, a espécie não poderia ter gerado um Mozart. Então, no fim das contas, não é humano desejar beleza? Ou até ansiar por ela?

E eu adoro música. É a forma mais imediata e abstrata de arte, capaz de se comunicar sem palavras ou imagens visuais. Para mim, pelo menos, é a forma mais pura de expressão artística. Com ou sem palavras, as canções falam com eloquência sobre perda e alegria, dúvida e certeza, desespero e inspiração, desejo carnal e divindade transcendente. A música me desafia, me empolga, me preenche, me emociona, amolece meu coração. Desperta dentro de mim emoções há muito adormecidas em outros aspectos da vida. Como Thomas De Quincey escreve em *Confissões de um comedor de ópio*, a música tem o poder de fazer com que as paixões da vida sejam "exaltadas, espiritualizadas, sublimadas" – mesmo que De Quincey achasse que precisava usar ópio para apreciar isso tudo.

Então, sim, sou apaixonado por música – mas também sou viciado, algo que faz parte de um conjunto ontológico completamente diferente.

Vícios, mesmo que pareçam vontades humanas normais, giram mais em torno de desejo do que de conquista. No modo viciado, a carga emocional está na busca e na *aquisição* do objeto desejado, não na posse e na alegria que ele traz. O maior prazer é encontrado na satisfação momentânea da ânsia.

O vício básico diz respeito à experiência transitória de *não* ter vício. O adicto anseia pela ausência do estado de ânsia. Por um breve momento ele é libertado do vazio, do tédio, da falta de sentido, do desejo, da compulsão, do sofrimento. Ele fica livre. Sua escravidão ao mundo exterior – à substância, ao objeto ou à atividade – consiste na impossibilidade, na cabeça dele, de encontrar dentro de si a liberdade para a ânsia ou a irritação. "Não quero nada e não temo nada", disse Zorba, o Grego. "Sou livre." Não há muitos Zorbas entre nós.

No meu modo viciado, a música ainda empolga, mas é incapaz de me libertar da necessidade de comprar e adquirir mais e mais. Seu fruto não é alegria, mas insatisfação. A cada CD me iludo dizendo que minha coleção agora está completa. Se eu puder ter só *aquele* – só mais um –, poderei descansar, satisfeito. É assim que funciona a ilusão. "'Só mais um' é o conector no círculo de sofrimento", escreve o monge budista e professor Sakyong Mipham.[1]

Meu momento mais puro de liberdade acontece depois que estaciono o carro, sigo correndo para a Sikora's, diminuo um pouco o passo antes de entrar e respiro fundo enquanto abro a porta. Nesse milésimo de segundo, a vida tem um milhão de possibilidades. "Só é possível perceber o infinito na música quando se busca essa qualidade em si mesmo", escreve o pianista e maestro Daniel Barenboim.[2] Com certeza. Mas esse não é o tipo de infinito que o viciado busca.

No fim das contas, o que eu desejo é a adrenalina, junto com as preciosas substâncias químicas recompensadoras que inundarão meu cérebro quando eu segurar o novo CD, sentindo o alívio extremamente temporário da minha compulsão. Mas assim que saio da loja a adrenalina volta a circular pelo meu corpo e minha mente se concentra na próxima compra. Qualquer um que seja viciado em qualquer tipo de busca – sexo, compras, jogos de azar – está atrás da mesma dose de substâncias químicas interiores.

Esse comportamento ocorre há décadas, desde que meus filhos eram...

Espera. "Esse comportamento ocorre"? Que jeito elegante de me afastar da situação, como se minha atitude fosse um ser independente. *Não, eu faço isso há décadas, desde que meus filhos eram pequenos.*

Passei muitos anos investindo milhares de dólares em CDs. Às vezes gastava centenas de dólares em uma ou duas horas. Meu recorde foi gastar quase 8 mil dólares em uma semana. Só escapei da ruína financeira por ser um médico dedicado (leia-se workaholic) e muito admirado pelo mundo. Como já escrevi em algum momento, para mim era fácil justificar os gastos como uma recompensa pelo trabalho duro que eu fazia: um vício oferecendo álibi para outro.*

A parte confusa é a seguinte: ambas as dependências comportamentais representavam características verdadeiras minhas, cada uma distorcida até sair de proporção. Meu vício em músicas e livros podia ser disfarçado como uma paixão por arte, e meu vício em trabalho, como um serviço à humanidade – e de fato sou apaixonado por arte e desejo servir à humanidade.

Não sou o único sujeito no mundo encantado por música clássica e estou longe de ser o único que possui várias gravações de obras-primas. Então todos esses outros entusiastas também são adictos? Não, nem todos, mas muitos são – eu os encontro nas lojas e leio seus comentários na internet. Adictos se reconhecem.

Qualquer paixão pode se tornar um vício; mas então como distinguir as

---

* Este parágrafo e vários outros neste capítulo foram adaptados de *Scattered Minds* [Mentes dispersas], livro que escrevi sobre TDAH (Vintage Canada, 2000).

duas coisas? *A pergunta principal é: quem está no comando, o indivíduo ou seu comportamento?* É possível dominar uma paixão, porém uma paixão obsessiva e incontrolável é um vício. E o vício é o comportamento que uma pessoa continua tendo com frequência, apesar de saber que está prejudicando a si mesma e/ou aos outros. A maneira como se expressa *externamente* é irrelevante. A questão é o relacionamento interior de uma pessoa com a paixão e seus comportamentos.

Se estiver na dúvida, faça a si mesmo uma simples pergunta: "Considerando os danos que estou causando a mim e aos outros, estou disposto a parar?" Caso a resposta seja não, você é um viciado. Se não consegue renunciar ao comportamento nem manter sua palavra quando tenta fazer isso, você tem um vício.

Existe, é claro, uma camada mais profunda, mais sólida, por baixo de todo tipo de vício: um estado de negação no qual, contra qualquer lógica e evidência, a pessoa se recusa a reconhecer que está fazendo mal a si mesmo ou a outra pessoa. No estado de negação, a pessoa resiste por completo a qualquer tipo de questionamento. Mas, se quiser mesmo saber a resposta, olhe ao seu redor. Depois de concretizar sua paixão, você se torna mais próximo das pessoas que ama ou mais isolado? Você se sente mais autêntico ou mais vazio?

A diferença entre paixão e vício é aquela entre uma faísca divina e uma chama que queima. O fogo sagrado pelo qual Moshe (Moisés) sentiu a presença de Deus no monte Horebe não queimou o arbusto de onde saía: *E o mensageiro de YHWH foi visto por ele na chama de um fogo em meio a um arbusto. Ele viu: aqui, o arbusto arde em chamas, e o arbusto não é consumido!*[3] A paixão é o fogo divino: ela dá vida e torna sagrado; ela oferece luz e gera inspiração. A paixão é generosa porque não é motivada pelo ego; já o vício é egoísta. A paixão dá e enriquece; o vício rouba. A paixão é uma fonte de iluminação e verdade; os comportamentos do vício nos arrastam para a escuridão. Você se torna mais vivo quando está apaixonado e encontra o triunfo mesmo que não alcance seu objetivo. Mas um vício exige um resultado específico que alimente o ego; sem esse resultado, o ego se sente vazio e desprovido. Uma paixão avassaladora e irresistível, independentemente das consequências, é um vício.

Talvez você até dedique sua vida inteira a uma paixão, mas o fará com liberdade e alegria, seguindo completamente seus valores e sua verdade. No vício, não há alegria, liberdade nem virtude. O viciado espreita, envergonhado, os cantos sombrios de sua própria existência. Vejo a vergonha no olhar dos meus pacientes viciados e, em sua vergonha, vejo um reflexo da minha.

O vício é a imagem sombria da paixão e, para um observador ingênuo, sua imitação perfeita. Ele remete à paixão em sua urgência, em sua promessa de satisfação, mas seus presentes são ilusórios. É um buraco negro. Quanto mais você oferece ao vício, mais ele exige. Ao contrário da paixão, sua alquimia não cria novos elementos, apenas degrada tudo aquilo em que toca e o transforma em algo inferior, mais barato.

Será que fico mais feliz depois de ceder às minhas compulsões autoindulgentes? Como um Scrooge furtivo, repasso e catalogo mentalmente minhas últimas compras, curvado e esfregando as mãos num gesto de alegria consumista, o coração tornando-se ainda mais frio. Após um surto de compras, não sou um homem satisfeito.

O vício é centrífugo. Suga nossa energia, criando um vácuo de inércia. Uma paixão nos energiza e enriquece nossos relacionamentos. Ela nos empodera e dá força aos outros. A paixão cria; o vício consome – primeiro o hospedeiro, depois os outros dentro de sua órbita.

O famoso musical *A pequena loja dos horrores* é uma metáfora brilhante sobre o vício. Seymour, um sujeito comum que trabalha como vendedor numa floricultura (interpretado por Rick Moranis no filme de 1986), fica com pena de uma plantinha "estranha e diferente" que está morrendo de desnutrição. Ela atrai uma nova clientela muito necessária para a loja, mas há um problema. Ninguém consegue entender do que se alimenta essa planta (batizada de Audrey II, em homenagem à amada de Seymour), até a noite em que ele acidentalmente fura um dedo e a planta engole com avidez as gotas de sangue que pingam da ferida. Saciada por um breve momento, a planta quer mais, e Seymour obedientemente oferece outra dose de seu precioso plasma. A planta então adquire voz e personalidade próprias. Implora e lisonjeia, prometendo que será escrava de Seymour. E dá uma ordem abrupta: "*Me alimente, Seymour!*" Apavorado, o homem obedece. A planta cresce e se torna cada vez mais faminta, enquanto Seymour enfraquece e fica anêmico – no sentido físico e moral. Quando parece que a fonte de Seymour vai secar (literalmente), ele tem a ideia de alimentar a planta com cadáveres humanos e encontra uma nova vocação: matar pessoas. No final, Seymour é obrigado a travar uma batalha heroica contra a sanguinária Audrey II. Empenhada em conquistar e dominar, a planta não se dá nem mais ao trabalho de fingir uma amizade.

O mesmo acontece com o vício. Começando apenas com as poucas gotas de sangue que você está disposto a doar no começo, ele logo consome o suficiente para dominar e controlar você. Então passa a atacar as pessoas ao seu redor, e é preciso lutar para derrotá-lo.

Eu me perco quando estou preso numa das minhas espirais de vício. Aos poucos minha força moral se esvai e me sinto vazio. Meus olhos exibem apenas o vácuo. Tenho medo de que até meus amigos na Sikora's, aqueles que me vendem o que desejo, enxerguem o que há por trás da minha máscara frágil. Não há nada por trás da fachada além de um organismo que pulsa por gratificação. Não sou um amante de música diante do balcão, mas um fracote desprezível. Sinto a pena que sentem de mim.

A todo lugar que vou, sinto que interpreto um personagem. Os enfermeiros no St. Paul's me perguntam como estou. "Bem", respondo. "Estou bem." O que nunca digo é: "Estou obcecado. Acabei de sair da loja de discos e mal posso esperar o fim do expediente para voltar correndo ao meu carro e escutar tal ópera ou sinfonia. Então, a menos que eu vá comprar mais coisas na loja, irei para casa e mentirei para minha esposa. E estou me sentindo muito culpado. É assim que estou." Comentários autodepreciativos, pessimistas ou negativos se infiltram em minhas conversas. Alguém na ala elogia meu trabalho e reajo a isso com uma piada: "Ah, de vez em quando consigo fingir competência." Mas não é uma piada. A pessoa me lança um olhar estranho e diz que está falando sério. É claro que está, mas, em meio à minha vergonha, não acho que mereço ser elogiado. Rebater elogios faz parte de ter um vício secreto.

Vou me tornando cada vez mais cético em relação ao mundo – sobre a política, as pessoas, as possibilidades, o futuro. Toda manhã resmungo para o jornal, insatisfeito com o que ele informa ou deixa de informar. O *The Globe and Mail*, com suas notícias, editoriais e colunas de opinião, favorece corporações, partidos e políticos neoconservadores pelo mundo. Só que o bom e velho *Globe* só está seguindo suas origens capitalistas, de sangue azul. Continua sendo o melhor jornal do Canadá e a decisão de continuar pagando a assinatura é minha. Então por que me enfureço com ele enquanto tomo café? Minha negatividade vem da minha insatisfação interior, das minhas autocríticas severas. O *Globe* não expressa aquilo em que acredito? Nem eu.

O *Globe* justifica a ganância egoísta e exime a desonestidade? Olha só quem está falando.

Quem dera se a negatividade se resumisse ao meu relacionamento conturbado com a mídia impressa. Não, eu vou me tornando cada vez mais crítico, irritado e moralista com minha filha adolescente. Quanto mais cedo aos meus impulsos, mais a julgo. Não posso ser otimista e acreditar no desenvolvimento dela quando sei que estou sabotando o meu. Como posso enxergar o melhor nela quando não consigo ver nada além do pior em mim mesmo? Nossas interações são tensas. Com 17 anos, ela já tem um vasto repertório de palavras e gestos para comunicar seu descontentamento.

Minha relação com Rae vai perdendo a vitalidade. Como meu mundo interior é dominado pela obsessão, tenho pouco a dizer, e o que digo soa falso até aos meus ouvidos. Já que estou focado em mim mesmo, a atenção que dedico a ela acaba se tornando uma obrigação. Quando entro num dos meus ciclos de vício, é quase como se eu estivesse tendo um caso extraconjugal, repleto de obsessões, mentiras e manipulações.

Acima de tudo, eu me torno ausente. É impossível estar presente por inteiro quando crio barreiras para me esconder. A intimidade e a espontaneidade são sacrificadas. Algo precisa ficar de lado, e fica – às vezes por dias, semanas e meses.

Quando meus filhos eram muito mais novos, eu os deixava esperando ou os apressava de acordo com meus objetivos. Se pudesse, eu apagaria da memória a ocasião em que deixei meu filho de 11 anos numa loja de revista em quadrinhos após uma partida de futebol, com um de seus colegas de time. "Volto em 15 minutos", falei. Demorei quase uma hora para voltar. Não dei só um pulinho na loja do outro lado da rua; também dirigi até outra, no centro da cidade, em minha busca pelo que, na hora, era o disco que eu precisava ter. Quando finalmente me viu de volta na porta da loja, o rosto do meu filho estava tomado por ansiedade e espanto.

Menti diariamente para minha esposa por semanas e meses. Eu entrava correndo em casa, escondendo minhas últimas compras na varanda, fingindo estar presente e calmo. Mas, por dentro, eu só conseguia pensar em música. Quando me pegavam no flagra, como sempre acontecia, eu fazia confissões arrependidas e promessas que logo seriam quebradas.

Eu me odiava, e o asco que sentia por mim mesmo se manifestava na maneira ríspida, controladora e crítica com que lidava com meus filhos.

Quando estamos preocupados em suprir nossas necessidades falsas, não suportamos ver as necessidades reais de outras pessoas – muito menos de nossos filhos.

Talvez o fundo do poço (mas com certeza não o fim) dos meus anos de vício tenha sido quando abandonei uma mulher em trabalho de parto para ir rapidinho até a Sikora's no trânsito do meio-dia. Eu até teria conseguido voltar ao hospital a tempo para o parto se não tivesse começado a procurar outros discos. Murmurei um pedido de desculpas quando retornei, mas não dei qualquer explicação. Todos foram muito compreensivos, até a paciente decepcionada. Afinal de contas, o Dr. Maté é um homem ocupado. Ele não pode estar em dois lugares ao mesmo tempo. Em Vancouver, eu tinha a reputação de ser um médico que se dedicava muito às pacientes grávidas e lhes oferecia todo o apoio do mundo durante o parto. Não dessa vez. Aquela bebê nasceu sem mim. (Seu nome é Carmela. Ela é uma linda universitária e dançarina de 20 anos. Contei a história toda para sua mãe, Joyce, muitos anos atrás.)

Essa não é a primeira "confissão" pública que faço. Já escrevi e falei sobre meus vícios antes. E a verdade é que, enquanto escrevo isto, nem a admissão pública sobre meu comportamento nem a compreensão total do seu impacto sobre mim e minha família me impedem de repetir o ciclo. Escrevi três livros e recebo cartas e e-mails de leitores do mundo todo, me agradecendo por tê-los ajudado a transformar a própria vida. Ainda assim, continuo adotando padrões de comportamento que me pesam a alma, afastam meus entes queridos e sugam minha vitalidade.*

Em janeiro de 2006, enquanto enfrento uma persistente obsessão por CDs, Sean entra choramingando no meu consultório.

– Fiz besteira – diz ele. – Estou vomitando e com diarreia. Usei heroína... Ai, cara...

Sean tinha passado meses numa casa de reabilitação. Eu não o via fazia muito tempo, mas ele telefonava com regularidade, relatando com orgulho seu progresso e a determinação de continuar limpo. Certa vez, deixou um

---

* Desde que escrevi este capítulo, em fevereiro de 2006, mudei consideravelmente minha relação com meus hábitos compulsivos. Falarei mais disso adiante.

recado na minha caixa postal: "Estou ligando para agradecer por toda a sua ajuda. Eu só queria dizer obrigado, cara." Agora ele está de volta a Downtown Eastside, pálido, desarrumado, fraco, sujo. Faz semanas que está em situação de rua, mas tem planos de ir para um acampamento de reabilitação cristão.

– Você não acha que deveria voltar para a metadona? – sugiro.

Sean engole a primeira dose com avidez antes de me contar os detalhes de sua recaída mais recente.

– Não sei por quê, doutor. Achei que eu usaria só uma vez, só aquela vez e pronto.

– Então você vai mesmo para a reabilitação cristã?

– Minha família está insistindo, mas não quero.

– Você explicou isso para eles?

– Não.

– O que o impede de falar a verdade?

– Não quero magoar ninguém. Eles já me ajudaram tanto, e eu só fracasso...

No mesmo instante sou tomado pela reprovação. Irritado com a carência e a fraqueza dele (isto é, com as minhas), tenho vontade de lhe dar uma lição.

– Não acredito em você – rebato. – Não acho que esteja mentindo, mas que não está sendo sincero consigo mesmo. Você não tem medo de magoar sua família: já está magoando.

– Estou, sim. Mas não quero ir para esse acampamento, sei o que acontece lá. É um lugar muito difícil, existe todo um cronograma. São muito rigorosos.

– A questão não é essa. Estou falando sobre você ser honesto com sua família a respeito do que sente e anda fazendo. Você só não quer encarar uma conversa difícil. Está com medo das críticas das outras pessoas ou das suas próprias. Você é covarde demais para ser sincero.

Sean olha para mim com um sorriso envergonhado.

– É isso mesmo, doutor.

– Bem, então pare. Seja sincero sobre o que você quer ou não quer. Sua família merece isso.

O "doutor", depois de insistir que seu paciente viciado falasse a verdade, voltaria para casa e enganaria a esposa, carregando sua pasta lotada com seu mais recente estoque de compras da Sikora's.

10

Diário dos 12 passos: 5 de abril de 2006

Hoje à noite irei ao meu primeiro encontro num programa de 12 passos. Estou nervoso. Vou me encaixar lá? O que direi? "Oi, meu nome é Gabor e sou..." Sou o quê? Um viciado... ou um intruso?

Nunca fui dependente químico. Nunca experimentei cocaína nem opioides, em parte devido ao medo de gostar demais da experiência. Fiquei bêbado exatamente duas vezes na vida, na época da faculdade. Os dois incidentes acabaram em vômito – a primeira vez no carro do tenente Jeunesse, meu comandante no acampamento de verão da Corporação de Treinamento de Oficiais Canadenses em Borden, Ontário. Ele levava a mim e a outros colegas de volta para os barracões após uma noite de farra no clube dos oficiais. "Você sujou meu carro todo ontem!", berrou o tenente para mim no dia seguinte, durante a revista militar. "Desculpe, senhor", gemi em resposta, me empertigando em posição de sentido. "Eu não estava raciocinando direito."

No AA, espero encontrar pessoas que tiveram a vida destruída pelo álcool e por outras drogas. Durante meses ou anos, tiveram a mente e o corpo torturados pela fissura. Sofreram com dores de abstinência e garganta seca, o cérebro dominado por terrores e alucinações. Como posso me comparar com essas pessoas? Vou me sentir um farsante falando sobre minhas compulsões bobas. Que direito tenho eu de sequer me considerar um viciado? Dizer a essas pessoas que tenho um vício pode ser apenas mais uma tentativa de justificar meu egoísmo e descontrole.

Tenho medo de ser reconhecido. Alguém pode ter me visto na televisão ou lido algo que escrevi. Uma coisa é estar no palco como uma figura de autoridade, discursando para uma plateia sobre estresse, TDAH, criação de filhos ou desenvolvimento infantil, e reconhecer que tive dificuldade de controlar meus impulsos ao longo dos anos. Nesse contexto sou reconhecido como alguém sincero, autêntico e até corajoso. Mas é muito diferente fazer confissões de igual para igual – para um grupo que encarou a crueldade da vida bem mais de perto. É muito mais difícil confessar para essas pessoas que sou "fraco", que sou o tempo todo vencido pelos meus comportamentos compulsivos, que sou infeliz.

É claro que na minha cabeça também paira o desejo de ser reconhecido. "Se não sou minha persona pública – médico, escritor –, quem mais eu seria?", sussurra minha mente. Sem minhas conquistas e a oportunidade de exibir meu status, minha inteligência e minha sagacidade, não sobra nada muito impressionante.

Com amargura, observo meu ego seguir nessa dança frenética. É impossível me satisfazer.

O encontro acontece no porão de uma igreja. Está surpreendentemente cheio. Atrás de um púlpito, uma mulher de meia-idade cujos traços simpáticos revelam uma timidez misturada com ansiedade, pede silêncio a uma multidão barulhenta, poliglota, que ocupa cadeiras de madeira. Analiso a plateia enquanto o som vai diminuindo aos poucos: mãos calejadas, jeans, chapéus de caubói, rostos desolados, olhares duros, dentes manchados de nicotina, vozes roucas de uísque, sensos de humor ácidos e amigáveis, uma camaradagem tranquila – uma reunião de pessoas trabalhadoras da zona leste de Vancouver. Mulheres jovens exibem mechas verdes e rosadas em seus penteados punk espevitados. Homens desarrumados de meia-idade trocam piadas sussurradas e sorrisos desdentados. A careca do idoso à minha frente reluz entre fileiras de cabelo fino e branco como o sulco brilhante de arado num campo lavrado no inferno.

Eu me sinto instantaneamente à vontade e percebo por quê: a energia hipercinética do grupo, semelhante ao TDAH, é parecida com a minha.

– Oi, meu nome é Maureen e sou alcoólatra – começa a líder.

– Oi, Maureen! – clama a plateia de todos os cantos do salão.

Mais algumas pessoas se apresentam. "Meu nome é Elaine e sou alcoólatra... George, alcoólatra..." Cada nome é recebido com exclamações de alegria. Os novatos são convidados a se apresentar; fico em silêncio.

– Sejam bem-vindos. O único requisito para participar é o desejo de parar de beber. – Primeiro preciso *começar* a beber, penso. – Estamos aqui para nos render, para nos desapegar de velhos conceitos que nos prendem.

Essa parte de se render não é comigo. Nem sei o que isso significa.

Como se respondesse ao meu comentarista interior, um homem alto e corpulento vai até o púlpito. Seu nariz é largo e o cabelo brilhante está penteado para trás num topete. Ele parece alguém que você não gostaria de encontrar num beco escuro e fala com a autoridade de uma pessoa que já olhou para dentro de si mesmo.

– Eu me chamo Peter e sou alcoólatra.

– Oi, Peter! – responde o coral.

– Vim explicar sobre rendição – começa ele. – Vim falar sobre como eu era maneiro, moderno e descolado quando cheguei ao AA. Sério, eu era maneiro mesmo, vocês nem imaginam quanto. – Todo mundo ri. – Eu conseguia na lábia tudo que queria e, quando não funcionava, usava a força. Cheguei a roubar minha própria mãe. Isso ainda dói. Quando cheguei aqui, eu só queria ficar sóbrio o suficiente para conseguir vender drogas. Depois da minha última bebedeira, seis anos atrás, acabei passando três dias no banheiro. Era do vaso para o chuveiro e do chuveiro para o vaso.

Gargalhadas ecoam pelo salão.

– Depois de três dias assim, liguei meu celular. Tinha três mensagens. A primeira era do proprietário do apartamento: "Peter, você está despejado." A segunda era da minha mãe: "Peter, você pode melhorar." A terceira era de um amigo: "Peter, eu me rendi e deu certo." A mensagem era clara, pensei. Se aquele babaca conseguia se render, eu também conseguiria. Eu ainda era metido a besta naquela época.

Gargalhadas e aplausos.

– Olhei ao redor e me perguntei como seria essa tal rendição. No meu caso, foi encher um enorme saco de lixo com toda a minha parafernália de drogas, junto com a agenda com meus "contatos de negócio". Eu não precisaria mais deles. Joguei tudo na lixeira no beco atrás de casa.

Isso prende minha atenção. Então quer dizer que a rendição não é um conceito espiritual, abstrato, místico... É algo individual e prático. Mas continuo me sentindo um intruso. A minha vida e a desse homem não podem ser equiparadas na mesma escala de sofrimento. Tenho inveja da sua serenidade, da sua humildade, da sua aura tranquila de autocontrole. (Pelo menos é o que diz a voz automática, mecânica e autocrítica na minha cabeça.)

– Agora meu objetivo diário é apenas me tornar mais próximo do Deus que eu entendo. O maior ensinamento que tive é que posso ser feliz sem impor minha vontade a você, ou a você, ou a qualquer pessoa, mesmo quando quero.

Ele respira fundo e conclui:

– Talvez você se ache incapaz de se render, mas, quando fizer isso, verá a transformação. Você reconhecerá essa mudança, porque seu coração muda. Enquanto você estuda o Grande Livro, se doa às pessoas e ajuda a comunidade, seu coração amolece. Esse é o maior presente de todos, um coração mole. Eu acharia impossível acreditar nisso antes.

Pois é, um coração mole. O meu se endurece tão facilmente... E como é quebradiço um coração duro...

A última a falar é Elaine, alcoólatra.

– Oi, Elaine!

– Nos olhos dos novatos – começa ela – vejo tristeza, fome, desespero. "Como vou reconstruir minha vida? Como vou ganhar dinheiro, manter um relacionamento?"

Meus problemas não são esses, mas ainda assim me pergunto: o que Elaine estará vendo nos meus olhos?

– Para a maioria de vocês – continua ela –, nada vai acontecer da noite para o dia. Passei muito tempo vindo a esses encontros antes de conseguir absorver alguma informação, e isso me incomodava. Duas coisas que alcoólatras odeiam são trabalho e espera. Não queremos fazer esforço algum e os resultados precisam aparecer agora mesmo.

Risadas e aplausos.

Eu sou assim. Tenho resistência ao trabalho emocional e quero resultados imediatos. "Um senso de urgência tipifica o transtorno de déficit de atenção", escrevi em *Scattered Minds*, "um desespero para ter imediatamente aquilo que você quer, seja um objeto, uma atividade ou um relacionamento." Se não for rápido, quero desistir, e é isso que acaba acontecendo em geral, a menos que eu me sinta extraordinariamente motivado.

– Eu costumava ser militante da farra – continua Elaine com sua voz de

Lauren Bacall, a franja pintada de vermelho cobrindo a testa sobre seus olhos grandes muito maquiados. – A única coisa que eu queria levar a sério era a diversão, e isso significava beber até cair. As três coisas que *não* me ajudaram foram o amor, a educação e o castigo. Por mais que as pessoas me amassem, por mais que eu estudasse, por mais que a vida me ensinasse lições duras, eu não aprendia. Só comecei a aprender quando passei a escutar.

Ela faz uma pausa.

– A primeira vez que escutei foi numa reunião do AA, em Toronto – continua. – Um homem indígena de 60 e poucos anos dizia: "Faz dois anos que estou sóbrio e seis meses atrás consegui meu primeiro emprego. Se eu soubesse como era bom trabalhar, teria largado a bebida há muito tempo. Cinco meses atrás, conquistei minha casa própria. Se eu soubesse como isso era bom, teria ficado sóbrio muito antes. Três meses atrás, comecei a namorar. Nossa, se eu soubesse quanto *isso* era incrível, talvez nunca tivesse bebido."

Risadas, gargalhadas, salva de palmas. Ela continua:

– "Agora tenho 64 anos", disse o homem, "e acabei de ser diagnosticado com câncer. Tenho seis meses de vida."

Elaine olha para a plateia enquanto assimilamos essa informação. Em silêncio, espero o fim da história.

– Achei que ele fosse falar "Vou passar seis meses enchendo a cara como nunca. Danem-se todos vocês e até nunca mais". Era isso que eu teria feito se recebesse uma sentença de morte. Mas não aquele homem. "Eu só me sinto grato", disse ele, "grato por estar sóbrio, por ter tido dois anos de sobriedade e por saber que passarei o resto da vida assim.

Ela respira fundo.

– Foi aí que entendi que a sobriedade vai além da ausência de álcool. Ela é um estado de espírito. É viver a vida em plenitude.

Será que preciso virar alcoólatra, perder tudo, pôr as tripas para fora num banheiro e adotar uma religião para encontrar a plenitude da vida, seja lá que raios isso significa? Estou ressentido. Não, estou com medo de nunca ter essa experiência. É isso que Elaine teria visto em meus olhos. Se é que não viu mesmo. Talvez eu seja o novato de quem ela estava falando.

Elaine está prestes a sair do púlpito, mas volta ao microfone por um instante.

– Não estou falando que minha vida é perfeita. Às vezes parece que as coisas desmoronam por completo, como semana passada. Mas parei de confundir as coisas que acontecem na minha vida. Este momento é bom, mesmo quando tudo está difícil. Aqui, agora, neste instante, está tudo bem.

"Esqueça sua situação por um tempo e preste atenção na sua vida", escreve o mestre espiritual Eckhart Tolle. "Sua situação existe num momento – sua vida é agora." Li o livro de Tolle várias vezes, sublinhei essa frase e, racionalmente, a compreendo. Já Elaine não apenas compreendeu, mas captou a mensagem. Uma verdade que ela descobriu por conta própria.

– A rendição é o segredo – afirma ela. – Mesmo hoje, por mais que me esforce, acabo fazendo besteira. Não tente. Só escute as orientações de Deus.

Mas que droga. Essa história de Deus de novo. Que Deus? Estou em guerra com os céus desde que me conheço por gente.

Ainda muito criança eu soube que não existia um Deus onisciente, onipotente e amoroso. No Leste Europeu, sob os regimes estalinistas, costumava haver um ditado: "Você pode ser honesto, inteligente ou membro do Partido Comunista. Na verdade, você pode ser só duas dessas três coisas, mas não as três ao mesmo tempo." Da mesma maneira, entendi que Deus podia ser onisciente e onipotente, mas não amoroso. De que outra forma explicar o assassinato dos meus avós nas câmaras de gás de Auschwitz, ou até minha quase morte quando bebê num bairro pobre de Budapeste? Ou Deus pode ser amoroso e onisciente, mas não onipotente. Um covarde, um fraco. Então que Deus era esse cujas orientações eu deveria seguir?

Passado meu momento de rebelião, reflito e me recordo das palavras de Peter: "Agora meu objetivo diário é apenas me tornar mais próximo do Deus que eu entendo." O Deus que eu entendo? Não o velho caprichoso no Céu de quem passei a vida toda sentindo raiva. Verdade. Essência. A voz interior da qual vivo fugindo. É esse o Deus a quem resisto. Se, assim como Jonas, prefiro me esconder na barriga fedida de uma baleia a encarar a verdade que conheço tão bem, não é por uma questão de inteligência, mas por me recusar a me render. Para se render, você precisa abrir mão de alguma coisa. Eu não estava disposto a fazer isso. *E disse YHWH a Moshe: "Eu vi o povo, e é um povo obstinado!"*

Depois de resolvidas algumas questões logísticas e empilharem as cadeiras, a reunião é encerrada. Fico surpreso com a rapidez com que as pessoas vão embora. Quando saio, entendo por quê – estão todas no estacionamento, tragando seus cigarros e batendo papo em duplas ou pequenos grupos. A fumaça, azulada sob a luz marrom que sai das janelas da igreja, paira no ar e se dissipa lentamente acima delas. Vejo Peter, aquele homem forte que já foi um traficante beberrão. Quero chegar mais perto, pois sinto que ele pode ter algo a me ensinar. Ele conversa com dois ou três homens, seus rostos iluminados pelo brilho do cigarro. Estou tímido demais para me aproximar.

Enquanto fico parado ali, hesitante, sinto a mão de alguém em meu ombro. Viro a cabeça e vejo uma mulher sorrindo para mim.

– Dr. Gabor Maté! Achei que fosse o senhor. Meu nome é Sophie. O senhor fez o parto do meu filho há 19 anos. Imagino que não se lembre.

– Não lembro, mas é um prazer revê-la.

Sophie me conta que tinha 21 anos quando fiz o parto do seu filho. Em vez de me sentir envergonhado por encontrar uma ex-paciente num evento do AA, fico feliz por ser cumprimentado por um rosto simpático.

– Me diga uma coisa. Estou no lugar certo? – pergunto a ela, contando rapidamente minha história.

– Está, sim. – Sophie explica que a reunião é aberta a todos. – Se o senhor tem comportamentos compulsivos, este é o lugar certo. A menos que a agenda do AA sinalize um F de "Fechado", qualquer um com um vício é bem-vindo. As reuniões com F são apenas para alcoólatras.

Decido que voltarei. Ali eu testemunhei humildade, gratidão, comprometimento, aceitação, apoio e autenticidade. Quero desesperadamente essas qualidades para mim.

"Nunca vi um ambiente tão cheio de força e solidariedade quanto as reuniões do AA", me disse uma amiga escritora. Bipolar e com um longo histórico de alcoolismo, ela frequenta os encontros há 15 anos e me incentiva a fazer o mesmo. Finalmente entendi o que ela queria dizer.

Enquanto sigo para meu carro, vejo Sophie se aproximar de um grupo de amigos.

– Adivinhem quem acabei de encontrar – escuto-a dizer.

Dou uma risada por dentro: o desejo do meu ego por ser reconhecido, bem como o medo disso, concretizando-se no último instante possível.

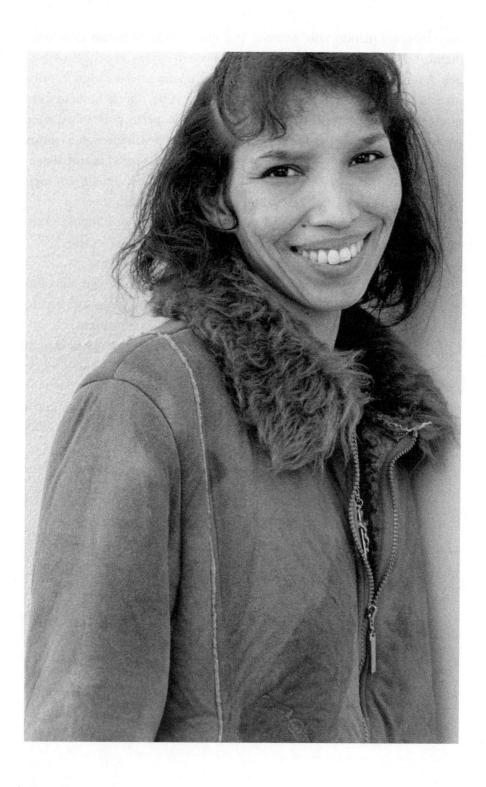

PARTE TRÊS

UM ESTADO CEREBRAL DIFERENCIADO

Estudos recentes com exames de imagem em pessoas viciadas revelaram alterações nas regiões cerebrais que modulam a motivação, a sensação de recompensa e o controle inibitório. Isso fundamenta uma nova perspectiva: de que a dependência química é uma doença do cérebro, e o comportamento anormal associado ao vício é resultado de uma disfunção do tecido cerebral, assim como a insuficiência cardíaca é uma doença do coração.

DRA. NORA VOLKOW, diretora do NIDA, instituto americano de pesquisas sobre abuso de drogas

11

O que é o vício?

Viciados e vícios fazem parte do nosso panorama cultural. Sabemos quem e o que eles são – ou acreditamos saber. Nesta parte do livro, analisaremos o assunto sob uma perspectiva científica, começando pela definição (mutável) de vício. Também precisamos esclarecer alguns equívocos comuns.

Na língua inglesa, *addiction* (ou "adição", termo que vem sendo cada vez mais usado em português) tem dois significados sobrepostos porém diferentes. Hoje, o termo costuma se referir a uma dependência disfuncional de drogas ou comportamentos, como a compulsão por sexo, comida ou jogos de azar. Surpreendentemente, esse significado foi adotado há apenas cerca de 100 anos. Por séculos antes disso, pelo menos até Shakespeare, a palavra referia-se apenas a uma atividade que alguém adorava, com a qual se comprometia ou à qual dedicava seu tempo. "Senhor, de que ciências és adicto?", questiona alguém ao cavaleiro Dom Quixote na tradução para a língua inglesa do clássico de Cervantes do século XVIII. Em *Confissões de um comedor de ópio*, do século XIX, Thomas De Quincey nunca se refere à compulsão por narcóticos como *addiction*, apesar de essa ser a definição moderna. O sentido patológico da palavra surgiu no começo do século XX.

A origem do termo vem do latim *addicere* (literalmente "falar para" ou, por extensão de sentido, "aprovar"). Daí o significado tradicional, inocente, da palavra: uma atividade ou interesse habitual, frequentemente com propósito positivo. William Gladstone, político britânico da era vitoriana, escreveu sobre "adição por atividades agrícolas", indicando uma vocação muito admirável. Os romanos, porém, tinham outro uso mais nefasto, relacionado à acepção atual: um *addictus* era um devedor entregue ao seu credor como escravo – daí o sentido moderno de "escravidão a um hábito". De Quincey antecipou esse significado ao reconhecer "a corrente da abjeta escravidão" forjada por sua dependência de narcóticos. (Em português, a palavra mais usada para descrever a dependência química ou o hábito incontrolável vem do latim *vitium*, que significa "falta, defeito". Ou seja, o vício seria um desvio de caráter. A isso se deve a preferência atual, ainda que pouco usual, pelos termos adicto e adição.)

Mas, afinal, o que é o vício? Segundo especialistas afirmaram em 2001, o vício é uma "*doença neurobiológica* crônica [...] caracterizada por comportamentos que incluem um ou mais dos seguintes critérios: uso descontrolado de drogas; compulsão; uso contínuo apesar dos malefícios; desejo intenso (fissura)".[1] Os principais fatores da dependência química são o consumo nocivo de drogas ou álcool e as recaídas. Já ouvi algumas pessoas minimizarem sua tendência ao vício dizendo, por exemplo, "Não sou alcoólatra, pois não bebo tanto assim..." ou "Só bebo de vez em quando". A questão não é a quantidade nem a frequência, mas o impacto. "O viciado continua a usar uma droga mesmo quando há fortes indícios de que essa substância lhe faz mal. [...] O vício é identificado quando os usuários demonstram um padrão de obsessão e uso compulsivo repetidas vezes ao longo do tempo, com recaídas."[2]

Por mais úteis que sejam essas definições, precisamos olhar mais amplamente para o vício. Há um processo básico que se desdobra de diferentes maneiras. O uso de substâncias como heroína, cocaína, nicotina e álcool é apenas o exemplo mais óbvio. Porém muitos vícios comportamentais, que não envolvem substâncias químicas, também podem ser nocivos à saúde física, ao equilíbrio psicológico e aos relacionamentos pessoais e sociais.

Vício é qualquer comportamento frequente, relacionado ou não a substâncias químicas, que alguém se sente compelido a repetir apesar do impacto negativo em sua vida e na vida dos outros. O vício envolve:

1. Vontade compulsiva e obsessiva de ter o comportamento
2. Falta de controle sobre esse comportamento

3. Persistência ou recaída apesar dos danos
4. Insatisfação, impaciência ou fissura quando o objeto de desejo (uma droga, uma atividade ou outra coisa) não está imediatamente disponível

Compulsão, descontrole, persistência, impaciência, recaídas e fissuras – esses são os sinais clássicos do vício. De qualquer vício. Mas nem todas as compulsões nocivas são vícios: uma pessoa obsessivo-compulsiva, por exemplo, também sofre de descontrole e mantém comportamentos ritualizados e psicologicamente debilitantes, como lavar as mãos repetidas vezes. A diferença é que ela não anseia por isso e, ao contrário do viciado, não sente qualquer prazer com a compulsão.

Como o viciado sabe que está descontrolado? Porque ele não interrompe o comportamento apesar de seus efeitos nocivos. Ele jura a si mesmo ou aos outros que vai parar, mas, apesar do sofrimento, do perigo e das promessas, permanece tendo recaídas. Há exceções, é claro. Alguns viciados nunca reconhecem o mal que seus comportamentos causam e nunca se comprometem a abandoná-los. Permanecem em negação, racionalizando o próprio vício. Outros admitem abertamente o risco que estão correndo e decidem viver e morrer "do meu jeito".

Como veremos em breve, todos os vícios – em drogas ou não – compartilham os mesmos circuitos neurais e substâncias químicas no cérebro. No nível bioquímico, o objetivo de todo vício é criar um estado fisiológico alterado no cérebro. Isso pode ser alcançado de muitas formas; o uso de drogas é apenas o caminho mais direto. Assim, um vício nunca é apenas "psicológico". Todos têm uma dimensão biológica.

E aqui faço um adendo sobre dimensões. À medida que nos aprofundamos nas pesquisas científicas, não podemos cair na armadilha de acreditar que o vício se resume à atuação de substâncias químicas ou circuitos neurais ou qualquer outro fator neurobiológico, psicológico ou social. Precisamos fazer uma análise multifacetada, uma vez que é impossível compreender o vício por completo baseando-se em apenas uma perspectiva, por mais precisa que ela seja. O vício é uma condição complexa, uma interação complicada entre um ser humano e seu mundo. Precisamos encará-lo sob muitos prismas diferentes – ou, pelo menos, ter outros prismas em mente. O vício tem raízes biológicas, químicas, neurológicas, psicológicas, clínicas, emocionais, sociais, políticas, econômicas e espirituais – e talvez outras que ainda não cogitamos. Para chegarmos perto de um panorama completo, devemos continuar girando o caleidoscópio para encontrar novos padrões.

Uma vez que o processo do vício é multifacetado demais para ser compreendido dentro de qualquer molde, a minha definição não faz qualquer menção a "doença". Encarar o vício como uma enfermidade, seja ela adquirida ou herdada, limita-o a uma questão médica. Ele tem alguns traços de doença, que são mais gritantes em usuários crônicos de drogas, como meus pacientes em Downtown Eastside, mas nem por um instante desejo sugerir que a perspectiva patológica explica totalmente o vício ou é a chave para entender de onde ele vem. O vício "vem" de muitos lugares.

Observe também que nem as definições acadêmicas nem a visão mais ampla que estamos discutindo incluem entre seus critérios os conceitos de *dependência fisiológica* ou *tolerância*. Tolerância significa que o viciado precisa usar mais e mais da mesma substância ou repetir mais e mais o mesmo comportamento para alcançar os mesmos efeitos recompensadores. Apesar de a tolerância ser um efeito comum de muitos vícios, uma pessoa não precisa tê-la desenvolvido para se tornar viciada. Já a dependência fisiológica se manifesta quando alguém para de ingerir determinada substância e, devido a mudanças no cérebro e no corpo, apresenta sintomas de abstinência. Essas mudanças temporárias, induzidas pelas drogas, formam a base da dependência fisiológica. Apesar de ser uma característica do vício, ter dependência fisiológica não necessariamente significa que a pessoa está viciada numa substância.

A síndrome de abstinência é diferente para cada classe de droga – no caso de opioides como morfina e heroína, inclui náusea, diarreia, sudorese excessiva, dores e fraqueza, assim como níveis elevados de ansiedade, agitação e humor deprimido. Mas ninguém precisa ser viciado para passar por abstinência – basta tomar um medicamento por muito tempo.[3] Como muita gente infelizmente descobre, é possível sentir sintomas muito desagradáveis de abstinência ao interromper subitamente medicações que não são viciantes: os antidepressivos paroxetina e venlafaxina são exemplos. Ter abstinência não significa ter um vício; para o vício existir, é necessário sentir um desejo intenso (ou seja, fissura) e passar por recaídas.

Na verdade, no caso dos narcóticos, seu efeito viciante, de "sensação boa", parece atuar numa parte do cérebro diferente daquela associada à dependência fisiológica. Em ratos, por exemplo, quando a morfina é infundida apenas nos circuitos de "recompensa" do cérebro, observam-se comportamentos semelhantes ao vício, mas não há dependência fisiológica nem abstinência.[4]

"Dependência" também denota um forte vínculo com substâncias ou comportamentos nocivos, o que nos ajuda a compreender melhor o vício. O viciado se torna dependente da substância ou do comportamento para se acalmar, se empolgar ou se sentir menos insatisfeito com a própria vida, ainda que temporariamente. É esse significado que usarei aqui, mesmo que esteja descrevendo *dependência fisiológica*, o fenômeno clínico mais específico. O padre Sam Portaro, escritor e ex-capelão episcopal da Universidade de Chicago, foi certeiro ao declarar numa palestra: "O coração do vício é a dependência, a dependência excessiva, a dependência doentia – doentia no sentido de perniciosa, de algo que desintegra e destrói."[5]

12

Do Vietnã ao "parque dos ratos": drogas viciam?

Na confusão de ideias equivocadas que cercam a discussão sobre o vício, uma se destaca: o conceito errôneo de que usar drogas por si só leva ao vício – em outras palavras, que a causa do vício está no poder da droga sobre o cérebro humano. Essa é uma das fábulas fundamentais que sustentam a chamada "guerra contra as drogas". Ela também ignora um processo básico no qual as substâncias químicas são apenas um de muitos elementos viciantes possíveis. A compulsão por jogos de azar, por exemplo, é amplamente considerada uma forma de vício sem que ninguém argumente que ela seja causada por baralhos.

Mas a ideia de que o vício é induzido por drogas costuma ser muito difundida. Uma celebridade, por exemplo, ao se internar numa clínica de reabilitação, pode anunciar que se tornou viciada em narcóticos depois de tê-los tomado para uma dor nas costas por recomendação médica. "Fazer dos tombos seu ganha-pão acabou cobrando um preço alto de Jerry Lewis", relatou a Associated Press em abril de 2005:

> No último domingo, no programa *This Week*, da ABC, o artista declarou ter passado 37 anos sofrendo dores constantes como resultado das estripulias de sua comédia-pastelão. Com isso, acabou se viciando em remédios. "Em 1965 me deram um comprimido de Percodan que me

ajudou a suportar a dor até o fim do dia. Em 1978, eu já tomava diariamente 13 a 15 comprimidos. Em algum momento esqueci o motivo de estar tomando aquilo. É isso que torna o vício tão destruidor. Eu já não via alternativa e até cogitei me matar", conta ele.

Também tomei Percodan (um composto com oxicodona) por alguns dias. Cerca de 30 anos atrás, após a extração de um siso, desenvolvi uma condição chamada "alveolite seca", sobre a qual eu nunca tinha ouvido falar e espero nunca mais ouvir. A dor na mandíbula era torturante. Eu me enchia de Percodan em doses maiores do que as recomendadas e com uma frequência maior do que a prescrita. Até que o terceiro cirurgião-dentista que consultei diagnosticou o problema e limpou e fechou a cavidade infeccionada. A dor foi desaparecendo e nunca mais tomei Percodan nem qualquer outro narcótico.

Fica claro que, se as drogas em si causassem vício, seria perigoso recomendar o uso de narcóticos para qualquer pessoa. Novas evidências clínicas continuam mostrando que os opioides prescritos para dores associadas ao câncer, mesmo por longos períodos de tempo, não causam dependência, exceto numa minoria de pessoas suscetíveis.[1]

Durante os anos em que trabalhei na ala de cuidados paliativos, alguns dos meus pacientes com câncer terminal recebiam doses extremamente elevadas de narcóticos – doses com que meus pacientes de Downtown Eastside só poderiam sonhar. Se a dor fosse aliviada por outros meios (por exemplo, por um bloqueio de nervos bem-sucedido para amenizar a dor de depósitos malignos na coluna), a morfina poderia ser rapidamente descontinuada. E, se tem alguém com motivos para querer se viciar em narcóticos, é um paciente com doença terminal.

Um artigo publicado em 2006 no *Canadian Journal of Medicine* revisou pesquisas internacionais que estudaram, ao todo, mais de 6 mil pessoas com dores crônicas sem origem cancerígena e que fizeram tratamento com narcóticos. Não houve risco significativo de vício, uma conclusão comum a todos os estudos que analisam a relação entre vício e uso de narcóticos para analgesia.[2] "Dúvidas ou preocupações quanto a eficiência, toxicidade, tolerância, abuso ou vício de opioides não deveriam mais ser usadas para justificar sua não prescrição", concluiu um estudo abrangente sobre pacientes com dor crônica devido a doenças reumáticas.[3]

Nunca compreenderemos o vício se procurarmos suas origens apenas no efeito de substâncias químicas, por mais poderosas que elas sejam. "O vício é um problema humano que está nas pessoas, não na droga ou na capacidade dessa droga de produzir efeitos físicos", escreve Lance Dodes, psiquiatra na Divisão de Vícios da Faculdade de Medicina de Harvard.[4] É verdade que algumas pessoas se tornam dependentes de substâncias após usá-las apenas algumas vezes, com consequências potencialmente trágicas, mas, para entender por que isso acontece, temos que saber o que as torna vulneráveis ao vício. A mera exposição a um estimulante, narcótico ou qualquer substância química que provoque alteração de humor não torna uma pessoa suscetível. Se ela se viciar, é porque já tinha propensão a isso.

A heroína é considerada uma droga extremamente viciante – e é mesmo, mas não para todos os usuários, como ilustra o exemplo a seguir. É de conhecimento público que muitos soldados americanos que lutaram na Guerra do Vietnã entre as décadas de 1960 e 1970 eram usuários regulares. Junto com a heroína, a maioria dos soldados viciados também usava barbitúricos, anfetaminas ou as duas coisas. De acordo com um estudo publicado no *Archives of General Psychiatry* em 1975, 20% dos homens alistados que voltaram da guerra se encaixavam nos critérios para o diagnóstico de vício durante sua permanência no Sudeste Asiático, enquanto menos de 1% deles eram viciados em opioides antes de serem enviados para o exterior. Os pesquisadores ficaram chocados ao descobrir que "após o Vietnã, o uso de drogas específicas e de misturas diminuiu para níveis próximos ou até menores do que eram antes da guerra". O índice de remissão (ou seja, de anulação ou redução dos sintomas) foi de 95%, "algo nunca visto entre os viciados em narcóticos em tratamento nos Estados Unidos".

"As altas taxas de consumo e dependência de narcóticos foram sem precedentes nessa época", concluíram os pesquisadores. "E a taxa de remissão também foi surpreendentemente alta após o regresso dos militares aos Estados Unidos."[5] Esses resultados sugeriam que o vício não vinha da heroína em si, mas das necessidades dos homens que usavam a droga. Do contrário, a maioria deles permaneceria viciada.

O que acontece com os opioides também vale para outras drogas usadas em excesso. A maioria das pessoas que as experimenta, mesmo que repetidas vezes, não se tornará viciada.* De acordo com uma pesquisa americana, a taxa mais elevada de dependência é do tabaco: 32% das pessoas que usaram nicotina, ainda que apenas uma vez, tornaram-se usuárias habituais a longo prazo. Para álcool, maconha e cocaína, a taxa é de aproximadamente 15% e, para heroína, 23%.[6] Juntas, pesquisas americanas e canadenses indicam que o uso ocasional de cocaína está associado a um risco de vício de menos de 10%.[7] É claro que isso não prova que a nicotina seja "mais" viciante que a cocaína, por exemplo. Não podemos afirmar isso com certeza, já que o tabaco – ao contrário da cocaína – tem permissão legal para ser comercializado e o tabagismo continua sendo um vício mais ou menos aceito pela sociedade. O que as estatísticas mostram é que as drogas não são a *única* causa do vício, por mais potentes que sejam seus efeitos sobre o organismo.

Ainda assim, a crença de que certas drogas sempre serão viciantes é corroborada por um fato: *algumas pessoas, uma minoria relativamente pequena, correm forte risco de vício se expostas a certas substâncias.* Para essa minoria, a exposição é um gatilho para o vício, e a trajetória da dependência química, após iniciada, dificilmente é interrompida.

Nos Estados Unidos, foram registradas taxas de recaída de 80% a 90% entre usuários que tentaram largar o vício em opioides. Mesmo após tratamento hospitalar, os níveis ficaram acima de 70%.[8] Esses valores chocantes dão a impressão de que os opioides em si têm o poder de viciar seres humanos. Do mesmo modo, a cocaína já foi descrita pela mídia como "a droga mais viciante do mundo", capaz de causar "vício instantâneo". Mais recentemente, a metanfetamina (cristal) ganhou a reputação de ser a droga que vicia mais rápido – uma reputação merecida, contanto que lembremos que a grande maioria de seus usuários não se torna viciada. A agência de estatísticas oficial do Canadá relatou em 2005 que 4,6% dos canadenses já tinham usado cristal em algum momento da vida, mas apenas 0,5% no ano anterior.[9] Se a droga por si só causasse vício, os dois percentuais seriam praticamente idênticos.

Algumas substâncias, como narcóticos e estimulantes, álcool, nicotina

---

* Não estou sugerindo que as drogas sejam seguras para essas pessoas. Estou apresentando um argumento científico sobre a natureza do vício.

e maconha, podem ser consideradas viciantes em determinado sentido, e é nesse sentido que uso o termo. *Essas são as drogas que causam fissura e compulsão em animais e humanos.* Porém isso é muito diferente de dizer que o vício é causado diretamente pela exposição à droga. Mais adiante discutiremos por que essas substâncias têm potencial viciante; os motivos estão profundamente enraizados na neurobiologia e na psicologia das emoções.

Como quase todos os animais de laboratório podem ser induzidos à autoadministração compulsiva de álcool, estimulantes, narcóticos e outras substâncias, há pesquisas que parecem reforçar a visão de que a mera exposição a drogas causará o vício indiscriminado. O problema com essa conclusão aparentemente razoável é que estudos com animais de laboratório não podem provar isso. A experiência de animais enjaulados não é uma representação precisa da vida de criaturas livres, incluindo seres humanos. Há muito a ser aprendido com estudos feitos com animais, mas apenas se levarmos em conta as circunstâncias reais. E, devo acrescentar, apenas se aceitarmos o sofrimento extremo imposto a essas cobaias involuntárias.

Apesar de existirem relatos sobre animais selvagens inebriados, a maioria é falsa, como o caso das histórias de elefantes que ficam "bêbados" com frutos fermentados de marula. Não existem exemplos de vício persistente no mundo natural. É claro que não podemos prever o que aconteceria se animais silvestres tivessem livre acesso a substâncias viciantes nas formas puras e potentes administradas em laboratório. O que já *foi* mostrado, no entanto, é que as condições em laboratório são uma forte influência para os animais sucumbirem ao vício. Entre os macacos, por exemplo, os machos não dominantes são os mais propensos a usar cocaína por conta própria quando estão estressados e mais isolados. Como veremos, mudanças no cérebro dão aos macacos dominantes certa proteção contra o poder viciante da cocaína.[10]

Bruce Alexander, psicólogo da Universidade Simon Fraser, na Colúmbia Britânica, argumenta o óbvio: animais de laboratório podem ser especialmente induzidos ao vício porque vivem sob circunstâncias anormais de clausura e estresse. Junto com outros pesquisadores perspicazes, o Dr. Alexander defendeu que o uso autônomo de drogas por essas criaturas pode ser uma forma de os animais "lidarem com o estresse do isolamento social e sensorial". Além disso, os animais talvez se mostrem mais propensos a usar drogas porque estão presos com os equipamentos para a autoadministração e não podem se movimentar livremente.[11] Como veremos, o isolamento emocional, a impotência e o estresse são as condições exatas que promovem a neurobiologia do vício também em seres humanos. O Dr. Alexander conduziu elegantes experimentos para mostrar que, em situações de vida razoavelmente normais, até ratos de laboratório resistem à atração viciante das drogas:

> Eu e meus colegas construímos o ambiente mais natural possível para os ratos no laboratório. O "parque dos ratos", como foi chamado, era ventilado, espaçoso, com uma metragem quase 200 vezes maior que a gaiola que costuma ser usada nesses experimentos. Também era decorado (com painéis de madeira pintados com uma tranquila paisagem de floresta da Colúmbia Britânica), confortável (com latinhas, lascas de madeira e outros atrativos espalhados pelo chão) e sociável (com 16 a 20 ratos de ambos os sexos dividindo o mesmo local).
>
> [...] Construímos um túnel curto, com diâmetro suficiente para acomodar um rato por vez, que levava até o exterior do "parque". Lá fora, os ratos tinham a oportunidade de extrair um líquido de dois recipientes. Um deles continha uma solução com morfina, e o outro, uma solução inerte.

No fim das contas, a morfina não atraiu muito os animais do parque dos ratos, mesmo quando dissolvida num líquido extremamente doce, que costuma ser irresistível para roedores, e mesmo após os ratos serem obrigados a consumir morfina por semanas, chegando a ponto de desenvolverem sintomas incômodos de abstinência. Em outras palavras, nesse ambiente "natural", os ratos ficaram longe da droga sempre que tiveram escolha – mesmo que já estivessem fisicamente dependentes do narcótico. "Nada que tentamos", relatou Bruce Alexander, "instigou forte apetite por morfina ou produziu qualquer reação parecida com o vício nos ratos que habitavam um ambiente relativamente normal." Em contrapartida, ratos enjaulados consumiam até 20 vezes mais morfina do que seus primos que viviam em relativa liberdade.

O Dr. Alexander publicou essas descobertas pela primeira vez em 1981.[12] Em 1980, já havia sido relatado que o isolamento social aumentava o uso de morfina entre os animais.[13] Desde então, outros cientistas confirmaram que certas condições ambientais aumentam as chances de o animal buscar a droga; em condições diferentes, até cobaias em laboratório resistem à atração do vício.

O estudo com veteranos do Vietnã apontou uma conclusão semelhante: sob determinadas condições de estresse, muitas pessoas podem ser propensas ao vício; porém, quando as circunstâncias melhoram, o impulso diminui. Cerca de 50% de todos os soldados americanos no Vietnã que começaram a usar heroína desenvolveram dependência. Após terminado o estresse do serviço militar numa guerra brutal e perigosa, o mesmo aconteceu com o vício na grande maioria dos casos. Aqueles que persistiram na dependência de heroína após voltar para casa tinham, em boa parte, histórico de instabilidade na infância e de outros problemas com drogas.[14]

Em conflitos militares anteriores, pode-se dizer que poucos militares americanos sucumbiram ao vício. O que a experiência no Vietnã teve de diferente? A disponibilidade imediata de heroína pura e de outras drogas é apenas parte da resposta. Essa guerra, ao contrário das anteriores, logo perdeu o propósito para quem recebia ordens de lutar e morrer na selva e nos campos distantes do Sudeste Asiático. Havia uma discrepância enorme entre o que eles haviam escutado e a realidade que testemunhavam e vivenciavam. A falta de propósito, não apenas os perigos e as privações da guerra, foi a grande fonte do estresse que serviu de gatilho para a fuga dos soldados rumo ao entorpecimento.

Em resumo, as drogas não necessariamente transformam alguém em viciado, da mesma forma que a comida não torna ninguém um comedor compulsivo. É preciso que haja uma vulnerabilidade preexistente. Também precisa existir um estresse significativo, como era o caso dos soldados no Vietnã – porém, assim como as drogas, fatores externos, por mais estressantes que sejam, não bastam. Apesar de muitos americanos terem se viciado em heroína no Vietnã, esse não foi o caso da maioria.

Então podemos dizer que três fatores precisam coexistir para que a dependência química aconteça: *um organismo vulnerável, uma droga com potencial viciante e estresse*. Diante da disponibilidade de drogas, a suscetibilidade individual determinará quem se tornará viciado ou não – por exemplo, quem serão aqueles dois soldados americanos no Vietnã numa amostra de 10.

Nos próximos capítulos, investigaremos as causas dessa suscetibilidade.

13

Um estado cerebral diferenciado

"O vício é misterioso e irracional", escreve o psiquiatra Robert DuPont, que foi o primeiro diretor do NIDA (o instituto americano de pesquisas sobre abuso de drogas) e o czar antidrogas da Casa Branca durante o governo dos presidentes Nixon e Ford.[1]

Talvez outra perspectiva seja possível. O vício é mesmo irracional e o comportamento dos viciados pode parecer indecifrável até para eles mesmos em certas ocasiões. Mas e se os escutássemos e ouvíssemos suas histórias de vida, como começamos a fazer na primeira parte deste livro? O que poderíamos aprender se analisássemos a brilhante e vasta literatura científica que examinou o vício sob praticamente todos os ângulos possíveis? Acredito que, se encararmos o fenômeno chamado vício com a mente aberta, a sensação de mistério será substituída pela contemplação da complexidade. Restará, acima de tudo, um fascínio pelos mecanismos incríveis do cérebro humano, além da compaixão por aqueles que são hipnotizados pelos próprios impulsos.

O que as pesquisas nos mostram?

Como vimos, animais de laboratório podem ser levados a se viciar em drogas e álcool. Com livre acesso e com os aparatos apropriados, muitos ratos administram cocaína intravenosa em si mesmos até chegarem ao ponto de fome, exaustão e morte. Os pesquisadores até sabem como tornar algumas cobaias de laboratório (roedores e primatas) mais vulneráveis ao vício com manipulações genéticas ou com interferências no desenvolvimento pré e pós-natal.

Os experimentos com animais (alguns perturbadores demais para serem explicados em detalhes) permitiram pesquisas detalhadas sobre a relação entre o circuito cerebral, os comportamentos e o vício. Por novos métodos de captura de imagens, conseguimos ver o cérebro humano em ação sob a influência imediata de drogas e após seu consumo a longo prazo. Técnicas que usam radiação e frequências magnéticas permitiram aos pesquisadores mensurar o fluxo sanguíneo para o cérebro e avaliar o nível de energia usado por centros neurológicos durante atividades ou estados emocionais específicos. Eletroencefalogramas (EEGs) identificaram padrões elétricos anormais de ondas cerebrais em jovens mais suscetíveis ao alcoolismo. Cientistas analisaram a química do cérebro viciado, suas conexões neurológicas e estruturas anatômicas. Eles estudaram o funcionamento molecular, as membranas celulares e a replicação do material genético. Investigaram como o estresse ativa o circuito cerebral do vício. Estudos em grande escala examinaram quais predisposições hereditárias contribuem com o vício e como experiências na primeira infância moldam as vias neurológicas associadas à dependência.

Há controvérsias, como veremos, mas existe um consenso geral de que, no nível fisiológico mais básico, o vício representa "um estado cerebral diferenciado", nas palavras do médico e pesquisador Charles O'Brien.[2] O debate fica por conta de como exatamente surge essa anomalia. As mudanças no cérebro viciado são apenas consequência do uso de drogas ou o cérebro do usuário habitual já era suscetível antes de iniciado o consumo? Existem estados mentais que tornam uma pessoa predisposta a se tornar viciada em substâncias ou comportamentos (como compulsão por sexo ou comida)? Se for o caso, esses estados mentais são induzidos principalmente por herança genética ou por experiências de vida – ou pela combinação das duas coisas? As respostas para essas perguntas têm uma importância crucial para o tratamento do vício e para a recuperação.

O cérebro viciado em drogas não funciona da mesma forma que um cérebro não viciado e é também diferente em aparência quando capturado em imagens de ressonância magnética ou tomografia computadorizada por emissão de pósitrons (PET-CT), duas técnicas sofisticadas capazes de gerar novas informações sobre a estrutura e o funcionamento do cérebro. Um estudo de ressonâncias magnéticas em 2002 analisou a massa branca de dezenas de viciados em cocaína desde a juventude até a meia-idade, em comparação com a massa branca de não usuários. A massa cinzenta do cérebro contém o corpo celular dos neurônios; suas fibras conectoras, cobertas por tecido adiposo branco, formam a massa branca. Conforme envelhecemos, desenvolvemos mais conexões ativas e, portanto, mais matéria branca. No cérebro dos viciados em cocaína, a expansão etária dessa matéria não acontece.[3] Em termos funcionais, isso significa perda da capacidade de aprendizado, ou seja, menor habilidade de fazer novas escolhas, absorver novas informações e adaptar-se a novas circunstâncias.

E não para por aí. Outros estudos mostraram que a densidade da massa cinzenta também é reduzida no córtex dos viciados em cocaína – isto é, eles têm neurônios menores ou em menor quantidade que o normal. Um volume menor de massa cinzenta também foi encontrado em viciados em heroína e alcoólatras, e essa redução no tamanho do cérebro tem correlação com os anos de uso: quanto mais prolongado é o vício, maior a perda de volume.[4] Na parte do córtex responsável por regular impulsos emocionais e tomar decisões racionais, cérebros viciados apresentam atividade reduzida. Em estudos especiais com imagens, esses centros neurológicos também exibiram uso mais discreto de energia em usuários crônicos de substâncias, indicando que os neurônios e os circuitos nesses locais trabalham menos. Em testes psicológicos, os mesmos viciados demonstraram funcionamento debilitado do córtex pré-frontal, a parte "executiva" do cérebro humano. Assim, o declínio da função fisiológica revelado por imagens condizia com uma capacidade reduzida de pensamento racional. Em estudos com animais, observaram-se redução de neurônios, atividade elétrica alterada e ramificações anormais de neurônios após o uso crônico de cocaína.[5] De modo semelhante, estruturas alteradas e ramificação de neurônios foram observadas após administração prolongada de opioides e após uso crônico de nicotina.[6] Essas mudanças são reversíveis em alguns casos, mas podem persistir por muito tempo ou até mesmo para sempre, dependendo da duração e da intensidade do uso de drogas.

Para entendermos a biologia do vício, precisamos falar sobre a dopamina, "mensageiro" neurológico que desempenha um papel central em todas as formas de vício. Um estudo de imagens com macacos Rhesus publicado em 2006 confirmou as conclusões anteriores de que o número de receptores de dopamina era reduzido em usuários crônicos de cocaína.[7] Receptores são moléculas na superfície celular onde os mensageiros químicos se encaixam e influenciam a atividade da célula. Toda membrana celular possui muitos milhares de receptores para muitos tipos de moléculas mensageiras. As células recebem informações e orientações de outras partes do cérebro, do corpo e do exterior por meio de interações entre mensageiros e receptores. Se não fosse por sua habilidade de trocar mensagens com o ambiente, as células não teriam como funcionar.

A cocaína e outras drogas estimulantes funcionam porque aumentam muito a quantidade de dopamina disponível para as células em centros neurológicos essenciais. Esse aumento repentino nos níveis de dopamina (um dos componentes cerebrais que causam uma "sensação boa") é responsável pela euforia e pela extrema empolgação vivenciadas pelo usuário de estimulantes, pelo menos no início do uso.

Como vimos, o cérebro de usuários crônicos de cocaína tem menos receptores de dopamina que o normal. Quanto menos receptores, mais o cérebro "aceita" substâncias externas que poderiam ajudar a aumentar seu suprimento de dopamina. Um estudo com primatas mostrou pela primeira vez que os macacos que passaram a usar cocaína em taxas mais elevadas – os que se tornaram usuários crônicos – já tinham um número baixo desses receptores *antes* de serem expostos à substância. Essa descoberta reveladora sugere que, entre os macacos Rhesus, que são considerados excelentes modelos de vício humano, existem aqueles que são muito mais propensos à dependência química extrema do que a maioria de seus pares.

Substâncias estimulantes como cocaína e metanfetamina (cristal) disponibilizam mais dopamina para células ativadas por esse composto químico. Como a dopamina é importante para a motivação e a energia, uma quantidade reduzida de receptores torna o viciado menos disposto a realizar atividades normais quando não está sob efeito da droga. É um círculo vicioso: mais cocaína leva a mais perda de receptores de dopamina. Quanto menos receptores, mais o viciado precisa suprir o cérebro com um composto químico artificial para compensar a falta.

Por que o uso crônico de cocaína reduz a densidade dos receptores de dopamina? É uma simples questão de economia neurológica. O cérebro está acostumado a certo nível de atividade de dopamina. Se for inundado com níveis artificialmente elevados, o órgão buscará restaurar o equilíbrio com a redução da quantidade de receptores sobre os quais a dopamina age. Esse mecanismo ajuda a explicar o fenômeno da *tolerância*, que faz o usuário precisar injetar, ingerir ou inalar doses cada vez mais altas de uma substância para conseguir o mesmo efeito de antes. Se privado da droga, ele sofre crises de abstinência em parte porque o número reduzido de receptores não é mais capaz de gerar a atividade de dopamina normal necessária. Daí a irritabilidade, o humor deprimido, o isolamento e o cansaço extremo de quem fica sem sua droga – esse é o estado de *dependência fisiológica* discutido no Capítulo 11. Podem ser necessários meses, ou até mais tempo, para que a quantidade de receptores no cérebro volte a ser o que era antes do uso.

Em nível celular, o vício é uma questão de neurotransmissores e receptores. Cada uma à sua maneira, todas as drogas aumentam temporariamente o funcionamento da dopamina no cérebro se usadas em excesso. O álcool, a maconha, os opioides heroína e morfina, e estimulantes como nicotina, cafeína, cocaína e cristal têm esse efeito. A cocaína, por exemplo, bloqueia a recaptação, ou a reentrada, da dopamina nos neurônios que a liberam.

Como todos os neurotransmissores, a dopamina trabalha no espaço entre as células, o chamado espaço sináptico, ou fenda sináptica. A sinapse ocorre quando as terminações de dois neurônios convergem sem se tocar, e é no espaço entre eles que as mensagens são quimicamente transmitidas de uma célula a outra. É por isso que o cérebro precisa de mensageiros químicos, ou neurotransmissores, para funcionar. Liberado de um neurônio, um neurotransmissor como a dopamina "flutua" pelo espaço sináptico e se prende a receptores em outro neurônio. Após carregar sua mensagem para o neurônio-alvo, a molécula então volta para a fenda sináptica e dali é levada de volta ao neurônio emissor para ser reutilizada; daí o termo recaptação. Quanto *maior* a recaptação, *menos* o neurotransmissor permanece ativo entre os neurônios.

A ação da cocaína pode ser comparada à do antidepressivo fluoxetina (Prozac). A fluoxetina faz parte de uma família de medicamentos que aumentam a disponibilidade de serotonina (neurotransmissor que regula o humor) entre os neurônios ao bloquear sua reabsorção. Esses fármacos são chamados de inibidores seletivos da recaptação da serotonina (ISRS). Pode-se dizer que a cocaína é um inibidor da recaptação de dopamina. Ela ocupa o receptor na superfície da célula normalmente usada pelo composto químico que levaria a dopamina de volta ao seu neurônio original. A cocaína é como um invasor temporário na casa de alguém. Quanto mais lugares a cocaína ocupa, mais dopamina permanece no espaço sináptico e mais euforia é sentida pelo usuário.[8]

Ao contrário da fluoxetina, a cocaína não é seletiva: ela também inibe a recaptação de outras moléculas mensageiras, incluindo a serotonina. A nicotina, por sua vez, aciona diretamente a liberação de dopamina no espaço sináptico. Já o cristal libera dopamina (como a nicotina) e bloqueia sua recaptação (como a cocaína). É por isso que o cristal causa uma euforia tão intensa: ele multiplica os níveis de dopamina muito rapidamente.

Mas nem toda substância química aumenta os níveis de dopamina de maneira direta. O álcool, por exemplo, reduz a inibição de células que liberam dopamina. Narcóticos como morfina atuam nos receptores naturais de opioides em superfícies celulares para acionar a liberação de dopamina.[9]

Atividades como comer ou fazer sexo também propiciam a presença de dopamina no espaço sináptico. O Dr. Richard Rawson, diretor-associado do Programa Integrado sobre Abuso de Substâncias da Universidade da Califórnia em Los Angeles (UCLA), relata que a compulsão por comida pode aumentar em até 50% os níveis de dopamina no cérebro em certos centros neurológicos importantes. A excitação sexual aumenta em 100%, assim como a nicotina e o álcool. Mas nada disso compete com a cocaína, que mais do que triplica os níveis de dopamina. Ainda assim, a cocaína nem chega aos pés do cristal, cujo aumento de dopamina alcança impressionantes 1.200%.[10] É fácil entender por que Carol, viciada em metanfetamina, descreveu o efeito da droga como um "orgasmo sem sexo". Após o uso frequente de cristal, a quantidade de receptores de dopamina em circuitos neurológicos cruciais se reduz, como também acontece com a cocaína.

Em resumo, o consumo de drogas transforma temporariamente o ambiente interior do cérebro: o "barato" é produzido por uma rápida mudança química. Também há consequências a longo prazo: o uso crônico de drogas remodela a estrutura química, a anatomia e o funcionamento fisiológico do cérebro. Altera inclusive a maneira como genes funcionam nos núcleos das células cerebrais. "Entre as consequências mais traiçoeiras do abuso de drogas estão a vulnerabilidade, a fissura e as recaídas após muitas semanas ou anos de abstinência", diz uma análise de estudos sobre a neurobiologia do vício publicada num periódico psiquiátrico. "A natureza persistente dessa vulnerabilidade comportamental sugere mudanças duradouras no funcionamento do cérebro."[11]

Uma vez que o cérebro determina como nos comportamos, essas mudanças biológicas levam a comportamentos alterados. É nesse sentido que o vocabulário médico se refere ao vício como uma doença crônica, e é nesse sentido que acredito ser útil encará-lo como um estado mental afetado por drogas. Essa perspectiva pode não definir o vício por completo, mas nos ajuda a entender algumas de suas características mais importantes.

No curso de qualquer doença (como as cardiovasculares ou enfermidades pulmonares induzidas pelo fumo), órgãos e tecidos são danificados e funcionam de maneira indevida. Quando o cérebro adoece, as funções que se tornam patológicas regem a vida emocional da pessoa, por meio de processos e comportamentos. É aí que está o principal dilema do vício: para haver recuperação, o cérebro (o órgão debilitado que toma decisões) precisa iniciar seu próprio processo de cura. Um cérebro alterado e disfuncional deve decidir que deseja superar a própria disfunção: voltar ao normal – ou, em alguns casos, tornar-se normal pela primeira vez. Essa é a pior parte do vício: quanto mais anormal estiver o cérebro, maiores serão os obstáculos biológicos rumo a hábitos mais saudáveis.

A literatura científica é quase unânime ao encarar a dependência química como uma condição crônica do cérebro, e isso por si só já deveria desencorajar qualquer um a culpar ou punir a vítima. Ninguém, afinal, culpa uma pessoa que sofre de artrite reumatoide por ter uma recidiva, já que a recidiva é uma das características de doenças crônicas. O próprio conceito de "escolha" se torna questionável se compreendermos que o viciado tem um livre-arbítrio reduzido, se é que tem algum.

"As evidências que apontam o vício como um estado cerebral diferenciado têm implicações importantes para o tratamento", escreve o Dr. Charles O'Brien. "Infelizmente", acrescenta ele, "a maioria dos sistemas de saúde continua a tratar o vício como um transtorno agudo, se é que oferece tratamento."

14

Da seringa, um abraço acolhedor

Todas as principais drogas consumidas atualmente de forma abusiva têm origem na natureza e são conhecidas pelo ser humano há milênios.

O ópio, a base da heroína, é um extrato da papoula asiática *Papaver somniferum*. Há 4 mil anos, sumérios e egípcios já conheciam suas propriedades terapêuticas para combater dores e diarreia, além de seu efeito sobre o estado psicológico. A cocaína é um extrato das folhas de *Erythroxylum coca*, pequena árvore que cresce na cordilheira dos Andes, na costa oeste da América do Sul. Os nativos da Amazônia mastigavam coca muito antes da chegada dos europeus, como antídoto para o cansaço e para reduzir a fome durante longas e árduas jornadas pelas montanhas. A coca também era usada em rituais devocionais: os povos originários a chamavam de "planta divina dos incas". Naquilo que provavelmente foi o primeiro "combate às drogas" ideológico no Novo Mundo, os invasores espanhóis denunciaram os efeitos da coca como uma "ilusão do demônio".

A *Cannabis sativa*, de onde vem a maconha, é originária do subcontinente indiano e recebeu esse nome do cientista sueco Carlos Lineu, em 1753. Ela também era conhecida pelos persas, árabes e chineses antigos, e o primeiro registro de seu uso farmacêutico aparece num inventário chinês de remédios escrito há mais de 3 mil anos. Os estimulantes são derivados de plantas que também eram usadas na China antiga, como no tratamento de congestão nasal e dos brônquios, por exemplo.

O álcool, produzido por uma fermentação que depende de fungos microscópicos, está tão entranhado na história humana como fonte de alegria que muitas tradições o consideram um presente dos deuses. Ao contrário de sua reputação atual, ele também já foi visto como fonte de sabedoria. O historiador grego Heródoto fala de uma tribo no Oriente Próximo cujo conselho de anciãos jamais tomava uma decisão em momentos de sobriedade a menos que ela fosse confirmada sob influência de um vinho forte. Em contrapartida, se uma ideia surgisse em momentos de embriaguez, deveria ser reavaliada quando os anciãos estivessem sóbrios.

Nenhuma dessas substâncias poderia nos afetar se não afetassem os processos naturais do cérebro e não usassem seu aparato químico inato. As drogas influenciam e alteram a maneira como nos comportamos e nos sentimos porque são parecidas com os compostos químicos cerebrais. Essa semelhança permite que ocupem receptores em nossas células e interajam com os sistemas mensageiros intrínsecos ao cérebro.

Mas por que o cérebro humano é tão receptivo a drogas viciantes? A natureza não pode ter levado milhões de anos para desenvolver um sistema extremamente complexo de circuitos neurais, neurotransmissores e receptores só para que as pessoas ficassem "doidonas" e fugissem de seus problemas ou se divertissem loucamente numa noite de sábado. Esses circuitos e sistemas, como escreve o professor Jaak Panksepp, proeminente neurocientista e pesquisador do vício na Universidade Northwestern, devem "servir a alguns objetivos essenciais além de promover o consumo vigoroso de compostos químicos altamente purificados desenvolvidos por seres humanos há pouco tempo".[1] O vício pode não ser um estado natural, mas as regiões do cérebro que ele subverte fazem parte do nosso principal maquinário de sobrevivência.

Quase caí numa armadilha agora. Ao escrever que o vício "subverte" o cérebro, dou a impressão de que o vício tem vida própria, como um vírus que invade o corpo, um predador pronto para dar o bote ou um agente estrangeiro que se infiltra num país sem que ninguém perceba nada. Na realidade, os comportamentos que chamamos de vício são provocados por um conjunto complexo de mecanismos neurológicos e emocionais que se desenvolvem *dentro* da pessoa. Esses mecanismos não têm uma existência separada nem desejos conscientes próprios, mesmo que o viciado muitas vezes pareça estar sendo controlado por uma força poderosa ou sofrendo de uma doença à qual não consegue resistir.

Então seria mais apropriado dizer: *o vício pode não ser um estado natural, mas as regiões do cérebro nas quais seus poderes surgem são essenciais para a sobrevivência humana.* Isso explica a força do vício. Aqui vai uma analogia: imagine que a parte do cérebro que controla os movimentos corporais de uma pessoa (o córtex motor) foi lesionada ou não se desenvolveu da forma correta. Essa pessoa inevitavelmente teria alguma deficiência física. Se os nervos afetados fossem capazes apenas de realizar os movimentos do dedo mindinho do pé, essa perda seria imperceptível. Se, no entanto, os nervos lesionados ou mal desenvolvidos comandassem a atividade de uma perna, a pessoa teria uma deficiência significativa. Em outras palavras, a deficiência seria proporcional ao tamanho e à importância do centro neurológico que não funciona como o esperado. O mesmo acontece com o vício.

Não existe um centro de vício no cérebro; não há circuitos designados apenas para propósitos viciantes. Os sistemas neurológicos envolvidos no vício estão entre os principais organizadores e motivadores da vida emocional e do comportamento humano, daí seu poder dominador. Três redes importantes estão envolvidas nesse processo. Falaremos sobre o *sistema opioide* no restante deste capítulo e, nos capítulos seguintes, sobre o *sistema de dopamina* (que influencia nossa disposição e motivação) e o *sistema de autocontrole* no córtex cerebral (ou seja, na massa cinzenta). As principais moléculas do sistema opioide são os "narcóticos naturais" do cérebro – as endorfinas.

Foi na década de 1970 que o sistema opioide inato foi identificado pela primeira vez no cérebro de mamíferos. As moléculas de proteína que funcionam como mensageiros químicos nesse sistema foram chamadas de endorfinas pelo pesquisador americano Eric Simon, porque são endógenas (originam-se dentro do organismo) e porque se assemelham à morfina. A morfina e seus primos opioides se encaixam nos receptores de endorfina do cérebro e, assim, o principal receptor de endorfina "representa a porta de entrada molecular para o vício em opioides".[2] Os humanos não são as únicas criaturas com esse sistema inato. Compartilhamos esse prazer com nossos parentes próximos e distantes na escala evolutiva. Até organismos unicelulares produzem endorfina.

Não é de surpreender que a endorfina faça por nós exatamente a mesma coisa que os opioides derivados de plantas: ela é poderosa para o alívio das dores, sejam físicas ou emocionais. Nas palavras do discípulo dos opioides Thomas De Quincey, ela oferece "serenidade, equilíbrio" e "elimina qualquer irritação profunda". Para uma pessoa distraída e perturbada, uma dose de endorfina, assim como uma infusão de produtos do ópio, "recompõe aquilo que foi agitado, concentra aquilo que foi distraído".[3]

Além de suas propriedades tranquilizadoras, a endorfina tem outro propósito que é essencial para a vida. Ela é uma reguladora importante do sistema nervoso autônomo – a parte que não está sob nosso controle consciente. Ela afeta diversos órgãos do corpo, incluindo cérebro, coração e intestino. Ela influencia as mudanças de humor e o ciclo circadiano, além de regular a pressão sanguínea, a frequência cardíaca, a respiração, os movimentos peristálticos e a temperatura corporal. Pode até ajudar a regular o sistema imunológico.

A endorfina é a catalisadora química das emoções mais primitivas do ser humano e de qualquer outro mamífero. Mais importante, ela permite a conexão emocional entre mãe e bebê. Quando os sistemas naturais de recepção de opioides são geneticamente "suprimidos" em laboratório, os filhotes não conseguem criar uma conexão segura com a mãe. Ficam menos nervosos ao serem separados dela, o que significa que não se comportam de um jeito que desperte na mãe o instinto de acolhimento e proteção. Não é que eles não sintam desconforto ou medo – eles sentem quando são expostos ao frio ou a sinais de perigo, como odores de ratos machos. Porém, sem os receptores de opioides, eles não conseguem manter o vínculo com a mãe, da qual dependem para sobreviver. Eles não demonstram interesse nos sinais que a mãe transmite.[4] Imagine o perigo que correriam se fossem indiferentes à mãe na selva. Por outro lado, filhotes que sentem ansiedade ao serem afastados da mãe podem ser acalmados com pequenas doses não sedativas de opioides.[5] Não por acaso, a endorfina já foi descrita como a "molécula da emoção".

O papel da endorfina nas emoções humanas foi ilustrado por um estudo de imagens conduzido com 14 mulheres saudáveis. O cérebro de cada uma delas foi analisado enquanto elas estavam num estado emocional neutro e, depois, enquanto pensavam num momento triste de suas vidas. Dez se recordaram da morte de um ente querido, três pensaram em términos de relacionamento e uma se concentrou numa briga recente com um grande amigo. Usando um contraste químico especial, o exame destacou a atividade de receptores de opioides nos centros emocionais do cérebro de cada participante. Enquanto as mulheres estavam concentradas nas lembranças tristes, esses receptores se mostraram muito menos ativos.[6]

Por outro lado, expectativas positivas ativam o sistema da endorfina. Cientistas observaram, por exemplo, que, quando as pessoas esperam alívio da dor, a atividade dos receptores de opioides aumenta. Até mesmo a administração de medicamentos inertes – substâncias que não têm atividade física direta – ativa os receptores de opioides, levando à percepção de menos dor.[7] Esse é o chamado "efeito placebo", que, longe de ser imaginário, é um evento fisiológico verdadeiro. O medicamento pode ser inerte, mas o cérebro é acalmado pelos analgésicos que ele mesmo produz, as endorfinas.

Os receptores de opioides podem ser encontrados por todo o corpo, tendo um papel específico em cada órgão. No sistema nervoso, são tranquilizadores e analgésicos, mas seu papel no sistema digestivo é diminuir as contrações musculares. Na boca, diminuem secreções. É por isso que narcóticos ingeridos para o alívio da dor causam efeitos colaterais indesejados em outros pontos do corpo, como constipação intestinal ou boca seca. Por que uma classe de compostos químicos naturais precisa ter tantas tarefas diferentes? Porque a natureza, essa dona de casa sovina, gosta de guardar tudo que já foi testado e comprovado e encontrar todos os usos possíveis para cada tipo de proteína mensageira. Ao longo da evolução, sistemas e substâncias com função relativamente limitada em organismos mais simples encontraram novas áreas de atividade nas espécies superiores, mais complexas, que surgiram.

Muitos outros compostos químicos do corpo são multitarefa – e quanto mais evoluído o organismo, mais funções uma substância específica terá. Isso vale até para os genes: num tipo de célula, determinado gene terá uma função; em outro local no corpo, terá um papel completamente diferente. Em seu livro *Affective Neuroscience* [Neurociência afetiva], o Dr. Jaak Panksepp cita um exemplo fascinante do papel da vasotocina nos répteis (a vasotocina é uma versão primitiva da oxitocina, proteína relacionada ao trabalho de parto e à amamentação nos mamíferos).

A vasotocina é uma molécula do cérebro antigo que controla impulsos sexuais nos répteis. Essa mesma molécula [...] também ajuda a trazer ao mundo répteis filhotes. Quando uma tartaruga marinha, após milhares de quilômetros de migração, chega à sua praia ancestral e começa a cavar seu ninho, um sistema antigo de conexão entra em ação. [...] Os níveis de vasotocina no sangue da mãe tartaruga começam a aumentar enquanto ela cava um buraco para comportar vários ovos, e continuam aumentando à medida que ela deposita um ovo atrás do outro. Quando o trabalho de parto termina, ela cobre os ovos, e a vasotocina circulante diminui para níveis insignificantes. Tendo cumprido suas responsabilidades maternais, ela parte para outra longa jornada pelo mar.[8]

Na classe dos mamíferos, as mães não escapam com a mesma facilidade – elas ficam para ajudar a prole indefesa. E a oxitocina, versão mais sofisticada da vasotocina, tem um papel bem mais diverso do que sua equivalente reptiliana. Não apenas ela induz o parto como também afeta os humores da mãe e promove os cuidados físicos e emocionais que ela oferece às crias. Nos mamíferos de ambos os sexos, a oxitocina também contribui para o prazer do orgasmo e, de modo geral, pode ser considerada um dos "hormônios do amor". Assim como os opioides, a oxitocina é capaz de reduzir a ansiedade em filhotes afastados da mãe.

Um detalhe importante é que a oxitocina também interage com opioides. Ela não é uma endorfina, mas aumenta a sensibilidade às endorfinas no sistema opioide do cérebro – uma forma de a natureza se certificar de que não desenvolveremos tolerância aos nossos próprios opioides (lembre que a tolerância é o processo no qual um viciado precisa de doses cada vez maiores de uma droga para sentir os mesmos efeitos de antes).

Por que é essencial prevenir a tolerância aos compostos químicos naturais que nos recompensam? Porque os opioides são necessários para o amor parental. O bem-estar da criança estaria em risco se a mãe se tornasse insensível aos efeitos dos próprios opioides. Mães protetoras recebem grandes ondas de endorfina enquanto interagem de forma amorosa com seus bebês – os "baratos" de endorfina podem ser uma das recompensas naturais da maternidade.

Levando em consideração as muitas tarefas ingratas necessárias para cuidar de bebês e crianças, a natureza teve o cuidado de tornar a criação de filhos mais prazerosa. A tolerância nos privaria desses prazeres, ameaçando inclusive a sobrevivência do bebê. "Seria desastroso", escreve o professor Panksepp, "se mães perdessem a capacidade de sentir uma intensa gratificação social ao prover cuidados aos seus filhos pequenos."[9] Ao tornar nossas células neurológicas mais sensíveis a opioides, a oxitocina permite que nos tornemos "viciados" em nossos bebês.

Os opioides, em outras palavras, são as engrenagens químicas do equipamento emocional do cérebro que é responsável por proteger e nutrir a vida infantil. *Sendo assim, o vício em opioides como morfina e heroína surge num sistema neurológico que comanda a dinâmica emocional mais poderosa da existência humana: o instinto de vínculo. O amor.*

Vínculo é a vontade de estar perto de outra pessoa, física e emocionalmente. Isso garante a sobrevivência ao gerar conexão entre mãe e bebê e entre bebê e mãe. Ao longo da vida, esse impulso nos leva a procurar relacionamentos e companheirismo, manter conexões familiares e formar comunidades. Quando a endorfina se conecta aos receptores de opioides, ativa a química do amor e da conexão, nos ajudando a ser as criaturas sociais que somos.

Pode parecer confuso que a natureza tenha dado a uma classe de compostos químicos as tarefas aparentemente muito diferentes de aliviar a dor física, amenizar a dor emocional, criar laços entre genitores e filhos, manter relacionamentos sociais e provocar sensações intensas de prazer. Na verdade, os cinco papéis são muito semelhantes.

Os opioides não "eliminam" a dor. Em vez disso, fazem com que ela seja percebida como um estímulo menos desagradável. A dor começa como um fenômeno físico, registrado no cérebro, mas podemos notá-la de forma consciente ou não a qualquer momento. Aquilo que chamamos de "sofrer de dor" é nossa experiência subjetiva desse estímulo e nossa reação emocional à experiência.

Opioides nos ajudam a tolerar a dor. Já foi sugerido, por exemplo, que níveis elevados de endorfina ajudam crianças pequenas a aguentar os muitos impactos e os pequenos hematomas que sofrem em suas aventuras impetuosas. Não é que os machucados das crianças não causem dor; eles causam. Porém, em parte por causa da endorfina, a dor não é suficiente para intimidá-las. Sem um nível elevado de endorfina, elas poderiam até preferir parar de explorar o mundo, algo tão necessário para o aprendizado e o desenvolvimento.[10] Uma criança que reclama amargamente de qualquer dorzinha e costuma ser vista como "dramática" pode ter níveis mais discretos de endorfina, provavelmente sendo menos aventureira que seus colegas.

No sentido anatômico, a dor física é registrada numa parte do cérebro, o tálamo, mas seu impacto *subjetivo* é sentido em outra parte, no córtex cingulado anterior (CCA). O cérebro recebe a mensagem de dor no tálamo, mas a "sente" no CCA. Este último "se ilumina", ou é ativado, quando reagimos ao estímulo da dor. E é no córtex – no CCA e em outros lugares – que os opioides nos ajudam a suportar a dor ao reduzir seu impacto emocional.

Um estudo recente de imagens mostrou que o CCA também "se ilumina" quando as pessoas sentem a dor da rejeição social.[11] O cérebro de voluntários adultos e saudáveis foi mapeado enquanto eles participavam de um jogo e de repente eram "excluídos" pelos outros participantes. Até mesmo essa "rejeição" boba e obviamente artificial iluminou o CCA e causou mágoa. Em outras palavras, "sentimos" dor física e emocional na mesma parte do cérebro – e isso, por sua vez, é crucial para nossa conexão com entes queridos. Sob circunstâncias normais, a dor da separação nos mantém próximos uns aos outros quando mais precisamos dessa proximidade.

Por que a natureza fez com que o sistema opioide dos mamíferos fosse responsável por nossas reações a dores físicas e emocionais? Por um ótimo motivo: o total desamparo dos filhotes mamíferos e sua dependência de cuidados adultos. A dor física é um alarme de perigo: se uma criança acorda com a barriga doendo, o CCA dela entra em ação e ela tenta chamar a atenção dos responsáveis de todas as formas possíveis. Para o pequeno mamífero, a dor emocional é um aviso igualmente essencial: alerta para o perigo de se separar daqueles de quem ele depende para sobreviver. Sentir essa dor emocional aciona comportamentos infantis – como a vocalização ultrassônica em filhotes de rato e o choro em bebês humanos – projetados para trazer os pais de volta. A presença atenciosa do adulto aciona a liberação de endorfina no cérebro do pequeno, ajudando a acalmá-lo.

Uma criança também pode sentir aflição emocional quando os pais estão fisicamente presentes mas emocionalmente distantes. Até adultos sentem essa dor quando alguém importante está presente no sentido físico, mas não no psicológico. Esse é o estado que o pesquisador e psicólogo Allan Schore chama de "separação proximal".[12] Levando em consideração que a dependência é tanto emocional quanto física, uma criança que sente uma separação emocional sob condições normais tentará se reconectar com os pais. Mais uma vez, a resposta amorosa dos tutores inundará o cérebro da criança com endorfina e aliviará seu desconforto. Se os pais não responderem, ou não responderem de forma adequada, a endorfina não será liberada e a criança precisará contar com os próprios mecanismos de enfrentamento inadequados – por exemplo, embalar a si mesma ou chupar o dedo para se acalmar e se distrair. Como veremos, crianças que não tiveram a presença atenciosa dos pais correm mais risco de buscar satisfação química em fontes externas no futuro.

Seguindo a "reciclagem" eficiente e multifacetada de substâncias químicas promovida pela natureza, a endorfina também é responsável por experiências de prazer e empolgação. Não só mães e bebês, mas também casais apaixonados, pessoas espiritualizadas e aventureiros que fazem saltos de bungee jumping – sim, bungee jumping – alcançam estados eufóricos nos quais a endorfina tem um papel fundamental. Um estudo descobriu que, após um salto de bungee jumping, os níveis de endorfina triplicam no sangue durante meia hora. Quanto maiores os níveis de endorfina, mais euforia as pessoas relatam.[13]

Enquanto os receptores de opioides no cérebro são o modelo natural para sensações de recompensa, tranquilidade e conexão, eles também são acionados por drogas narcóticas, além de também terem um papel em outros vícios. Num estudo com alcoólatras, a atividade dos receptores de opioides mostrou-se reduzida em várias regiões do cérebro, algo que foi associado ao aumento da ânsia pelo álcool.[14] A ativação das vias neurais dos opioides e a resultante elevação na atividade da endorfina também aumentam os efeitos da cocaína.[15] Assim como ocorre com o álcool, menos atividade de endorfina significa um desejo maior por cocaína. A ativação dos receptores de opioides também contribui para os prazeres do uso da maconha.[16]

Em resumo, o sistema opioide – envolvido no amor, no prazer e no alívio da dor – é fundamental para a vida e oferece uma porta de entrada para substâncias narcóticas no cérebro. Quanto menos eficiente for nosso sistema químico interno de felicidade, mais teremos vontade de buscar alegria ou alívio no consumo de drogas ou em outras compulsões que nos pareçam recompensadoras.

A essência do barato promovido por opioides foi explicada por uma profissional do sexo de 27 anos. Ela tinha HIV e já faleceu. "A primeira vez que usei heroína", me contou ela, "foi como um abraço acolhedor." Com essa frase, ela contou sua história de vida e resumiu as ânsias psicológicas e químicas de todos os viciados em drogas.

15

Cocaína, dopamina e chocolate: o sistema de incentivo do vício

Lisa está de pé no meio do meu consultório e levanta a blusa para mostrar as erupções cutâneas vermelhas que cobrem sua barriga, seu peito e suas costas. Seu corpo se movimenta como uma marionete enrijecida. No braço direito dobrado ela segura uma enorme garrafa plástica com uma bebida laranja como se fosse um bebê ou uma boneca. Com a mão esquerda, ela afasta o cabelo do rosto. Apesar de já ter 24 anos, Lisa é tão emocionalmente imatura e fisicamente infantil que sempre penso que ela deveria estar em casa brincando de boneca, e não aqui em Downtown Eastside. Hoje, seus movimentos inquietos a fazem parecer mais infantil do que nunca. Sua baixa estatura, os olhos grandes e as bochechas fofas sujas de rímel e lágrimas secas lhe dão o ar de uma adolescente pega no flagra brincando com a maquiagem da mãe. Ela está sob o efeito de cocaína.

– Estou com essa vermelhidão há três dias. O que é isso, doutor?

Peço que ela se sente para que eu possa examinar suas mãos e seus pés. Ela tira as meias encardidas. Os pontinhos vermelhos também são visíveis nas palmas e nas solas.

– Infelizmente, parece sífilis – digo. – Você vai precisar fazer um exame de sangue.

Na minha clínica particular, nunca vi um único caso de sífilis em 20 anos; aqui em Downtown Eastside, é um diagnóstico comum.

Lisa se levanta num sobressalto e a garrafa de plástico cai no chão, derramando o líquido.

– Como pode ser sífilis?! – exclama ela num misto de surpresa infantil e reclamação. – Achei que isso fosse uma doença sexual.

– E é.

– Mas dá para pegar mesmo se o cara gozar fora?

Por um instante a ingenuidade dela me deixa sem palavras.

– Quem foi seu parceiro? – pergunto. – Ele também deveria fazer o exame.

– Como é que eu vou saber, doutor? Foi num beco. Eu precisava de dinheiro para cocaína. Foi na véspera da Quarta do Auxílio e eu não conseguia mais esperar.

Muitos adictos me disseram que a cocaína é um capataz mais severo que a heroína, mais difícil de escapar. Apesar de os sintomas de abstinência não serem tão incômodos, a fissura que provoca parece mais difícil de resistir – mesmo depois que o prazer já não é o mesmo.

A cocaína aumenta a quantidade de dopamina no cérebro ao impedir que esse neurotransmissor seja levado de volta aos neurônios que o liberam (lembre que todas as drogas funcionam bloqueando receptores na superfície das células). Os efeitos da cocaína são muito passageiros, porque ela ocupa os receptores apenas por um breve período. Com isso, a fissura pela próxima onda de dopamina é redobrada. Assim como acontece com outras drogas estimulantes – cristal, nicotina e cafeína –, a cocaína afeta diretamente um sistema neurológico que, a seu próprio modo, é tão poderoso quanto o sistema opioide de vínculo-recompensa descrito no capítulo anterior. Ele tem um papel fundamental em todos os vícios, sejam químicos ou comportamentais.

Existe uma área no mesencéfalo que, ao ser acionada, provoca sentimentos intensos de euforia ou desejo. É a chamada área tegmental ventral (ATV). Quando pesquisadores inserem eletrodos na ATV de ratos de laboratório e os animais recebem acesso a uma alavanca que lhes permite estimular esse centro neurológico, eles a utilizam até ficarem exaustos. Ignoram a fome e a dor e se concentram apenas na alavanca. Os seres humanos também se colocam em perigo na tentativa de continuar ativando essa área do cérebro. Uma cobaia humana se estimulou 1.500 vezes num período de três horas, "chegando a experimentar níveis quase avassaladores de euforia e entusiasmo, tendo que ser desconectada apesar de seus protestos vigorosos".[1]

A dopamina é o principal neurotransmissor responsável pelo poder da ATV e de sua rede associada de circuitos neurológicos. Axônios da ATV acionam a liberação de dopamina num centro do cérebro que tem papel central em todos os vícios: o núcleo accumbens (NAc), localizado na parte inferior frontal do cérebro. Aumentos repentinos nos níveis de dopamina no núcleo accumbens acionam a empolgação e a euforia iniciais sentidas por usuários de drogas, e é isso que ratos e pessoas buscam quando ficam pressionando aquelas alavancas. Todas as substâncias passíveis de abuso aumentam a dopamina no NAc, e estimulantes como cocaína fazem isso da maneira mais extrema.

Como no caso do sistema opioide, a natureza não projetou a ATV, o NAc nem outras partes do sistema de dopamina do cérebro só para os adictos e usuários de drogas se sentirem mais felizes ou mais energizados e concentrados. Na verdade, os circuitos de dopamina do cérebro humano são tão importantes para a sobrevivência quanto o sistema opioide. Se os opioides ajudam a consumar nossas atividades recompensadoras ao nos oferecer prazer, a dopamina é quem inicia essas atividades. Ela também tem um papel importante no aprendizado e na adoção de novos comportamentos.

Junto com suas conexões no prosencéfalo e no córtex, a ATV forma a base neurológica de outro importante sistema cerebral envolvido no processo do vício: o sistema de incentivo e recompensa. Esse sistema reage ao reforço, e todos os reforços têm o efeito de aumentar níveis de dopamina no núcleo accumbens.

Vejamos uma situação hipotética. Você encontra um chocolate em casa e é tomado pelo desejo de comê-lo: um exemplo clássico de um comportamento com reforço positivo. Isto é, você já comeu um chocolate parecido antes e gostou da experiência. Agora, quando esse novo chocolate surge na sua frente, a dopamina é liberada no NAc, incentivando você a dar uma mordida. Ao ver você comendo o doce, sua filha de 4 anos reclama, pois era a dona do chocolate.

– A dopamina me obrigou – diz você, numa tentativa de se defender.

Sua filha, uma criança sensata, deixa de lado o ressentimento.

– Tudo bem – diz ela com gentileza –, porque um sinal associado a uma experiência prazerosa prévia aciona uma onda de dopamina no núcleo accumbens e incita o comportamento consumatório. Ver meu chocolate foi um sinal para você, e o comportamento consumatório foi comê-lo. Seu sistema de reforço é tão bobo e previsível...

– Nossa – diz você. – Foi isso mesmo, querida. Quer dividir o último pedaço do chocolate comigo?

– De jeito nenhum! – responde ela. – Seus circuitos de dopamina não são problema meu.

Sinais ambientais associados ao uso de drogas (objetos, pessoas, locais e situações) são gatilhos poderosos para o uso contínuo e as recaídas, porque acionam, por si sós, a liberação de dopamina. Pessoas que tentam largar o tabagismo, por exemplo, são aconselhadas a evitar jogar pôquer se estiverem acostumadas a fumar durante as partidas. A menos que se mudem para outro bairro ou para uma casa de reabilitação, é praticamente impossível que meus pacientes de Downtown Eastside consigam parar de usar drogas, por mais que queiram. Além de facilitar o acesso às substâncias, todo o ambiente lhes lembra o vício.

O reforço é importante em todos os vícios, relacionados ou não a drogas. No meu caso, não me ajuda o fato de o Portland Hotel estar localizado a poucos quarteirões da Sikora's, minha loja favorita, pela qual passo quase todos os dias ao ir e voltar do trabalho. Como já expliquei, minha empolgação aumenta conforme me aproximo da loja e mesmo quando não pretendo entrar sinto uma vontade intensa de estacionar e ir dar uma olhadinha. No meu núcleo accumbens, a dopamina está fluindo. O incentivo é poderoso.

Nem é preciso dizer que reforços essenciais à vida, como comida e sexo, ativam a ATV e a liberação de dopamina no NAc, já que a execução de comportamentos associados à sobrevivência é o propósito do sistema de incentivo e motivação. Da mesma forma, esse sistema é crucial na busca por comida e outras necessidades relacionadas à manutenção da vida, como parceiros sexuais e exploração do ambiente. A ATV e o NAc e suas conexões com outros circuitos neurológicos também são ativados quando exploramos novos objetos e situações e os avaliamos segundo experiências prévias. Em outras palavras, os axônios na ATV acionam a liberação de dopamina no NAc quando uma pessoa se pergunta: "Essa coisa nova vai me fazer bem ou mal? Vou gostar dela ou não?" O papel do sistema de dopamina na busca por novidade ajuda a explicar por que algumas pessoas são atraídas por comportamentos arriscados, como apostar corridas de carro. Essa é uma forma de sentir a empolgação da liberação de dopamina.

A atividade da dopamina também é responsável por um curioso fato relatado por muitos viciados em drogas: obter e preparar a substância causa uma empolgação diferente dos efeitos farmacológicos que acompanham a injeção da droga. "Quando preparo a seringa, amarro o pano e limpo meu braço, é quase como se eu já sentisse a onda", me contou certa vez Celia, a mulher grávida que conhecemos no Capítulo 6. Muitos adictos confessam que sentem tanto medo de abandonar os rituais do vício quanto de largar a droga em si.

É fascinante observar algumas das evidências que associam o sistema de dopamina a vícios. Experimentos com animais, por mais que causem indignação, podem ser impressionantes por sua engenhosidade científica e seu conhecimento técnico. A importância dos receptores de dopamina para o uso de substâncias foi ilustrada por um estudo conduzido com ratos previamente treinados para beber álcool. Eles receberam uma "infusão" de receptores de dopamina bem no núcleo accumbens. Antes da infusão, os roedores tinham menos receptores de dopamina do que o normal. Os receptores foram incorporados a um vírus inofensivo que penetrou as células do cérebro dos animais para que o nível de atividade normal de receptores fosse temporariamente alcançado. Enquanto o suprimento artificial de receptores de dopamina estava disponível, os ratos reduziram a ingestão de álcool de forma considerável – mas voltaram a beber à medida que os receptores implantados eram naturalmente perdidos.[2]

Por que isso é relevante? Primeiro, como já expliquei, o uso crônico de cocaína reduz a quantidade de receptores de dopamina e, portanto, permanece induzindo o consumo da droga apenas para compensar a perda da atividade de dopamina. Não é de admirar que Lisa tenha se contaminado com sífilis após uma relação num beco. Essa era sua forma de conseguir a substância pela qual clamavam os circuitos de incentivo em seu cérebro. (Se ela fosse viciada em nicotina, poderia ter comprado a droga de fabricantes e vendedores respeitáveis.) A disponibilidade do receptor de dopamina também é reduzida em alcoólatras, assim como em pessoas viciadas em heroína e cristal.[3]

E, o mais importante, as pesquisas agora apresentam fortes indícios de que a escassez prévia de receptores de dopamina pode ser uma das bases biológicas para os comportamentos do vício.[4] Quando o sistema de incentivo e motivação está debilitado, o vício se torna uma das consequências mais prováveis. Mas por que algumas criaturas – humanas ou não – têm relativamente menos receptores de dopamina? Por que, em outras palavras, seu sistema natural de incentivo não funciona como o esperado? Logo apresentarei evidências que mostram que essas faltas não são ocorrências aleatórias, mas têm causas previsíveis – e evitáveis.

Como vimos, é inevitável que o vício envolva os circuitos de opioides e dopamina. O sistema de dopamina é mais ativo durante a iniciação e o estabelecimento do uso da droga e de outros comportamentos do vício. Ele é fundamental para os padrões de reforço de todas as drogas passíveis de abuso – álcool, estimulantes, opioides, nicotina e maconha.[5] O desejo, a vontade e a fissura são todos sensações de incentivo, então é fácil entender por que a dopamina também é essencial para vícios não relacionados a substâncias. Por outro lado, os opioides (inatos ou externos) são mais responsáveis pelos aspectos da recompensa prazerosa do vício.[6]

Circuitos opioides e as vias neurais da dopamina são componentes importantes daquilo que é chamado de sistema límbico, ou cérebro emocional. Os circuitos do sistema límbico processam emoções como amor, alegria, prazer, sofrimento, raiva e medo. Por mais que sejam complexas, as emoções têm um propósito muito simples: iniciar e manter atividades necessárias à sobrevivência. Em resumo, elas modulam dois impulsos absolutamente essenciais à vida animal, incluindo a vida humana: vínculo e aversão. Nossa tendência é sempre manter algo que é positivo, convidativo e estimulante e repelir o que é ameaçador, incômodo ou tóxico. Essas emoções de vínculo e aversão são evocadas por estímulos físicos e psicológicos e, quando bem desenvolvido, nosso cérebro emocional é um guia infalível e confiável para a vida. Ele facilita a autoproteção e também torna possível o amor, a compaixão e interações sociais saudáveis. Quando debilitado ou confuso, como costuma acontecer nas circunstâncias complexas e estressantes que governam nossa sociedade "civilizada", o cérebro emocional só nos causa problemas. O vício é uma de suas principais disfunções.

16

Feito uma criança reprimida

Ontem, Claire ficou sentada no corredor diante do meu consultório berrando ensandecida com os outros pacientes que esperavam sua vez. Quando abri a porta para alguém entrar, ela aproveitou para direcionar sua raiva contra mim. "Você não é médico, você é a porra da máfia!" estava entre seus insultos mais amenos. Kim, enfermeira do Portland, avisou a Claire que chamaríamos a polícia se ela não fosse embora imediatamente. Chorando, ela seguiu para a porta dos fundos. A cada um ou dois passos se virava e gritava com raiva para ninguém específico, cada ofensa pontuada por uma chuva de cuspe que esguichava por entre seus dentes podres.

É assim que Claire se comporta quando cede a seu lado sombrio. Ela é uma das figuras mais desafiadoras do Portland. Funcionários novos são instruídos a jamais deixá-la entrar na recepção, por mais simpática que pareça. Numa de suas mais recentes crises borderline, ela estraçalhou uma impressora e alguns aparelhos telefônicos da recepção.

Claire também passa boa parte do tempo vagando como uma criança grande, em busca de amor. "Dr. Maté, cadê meu abraço?", grita ela, correndo atrás de mim pela rua. Não é nada pessoal; ela implora pelo mesmo afeto a Kim e a muitos outros funcionários do Portland que já a trataram com bondade. Sua necessidade de endorfina é tão insaciável quanto sua busca pela dopamina liberada pelo pó.

Hoje ela veio se consultar comigo e estamos calmamente discutindo os eventos de ontem.

– Posso tratá-la de duas maneiras – explico. – Como uma pessoa que tem um transtorno mental incapacitante e não é responsável pelo que faz... ou como alguém sem transtorno mental, que é como tento fazer no momento. Neste caso, você é responsável pelas suas atitudes. Que opção você prefere?

– Não sei o que responder – diz Claire com um sorriso triste.

– Claire, não é certo você gritar comigo e me ofender. E não havia acontecido nada. Ou, se aconteceu, foi só dentro da sua cabeça, não na vida real. Você gritou comigo e com um monte de gente que tinha tanto direito de receber atendimento quanto você.

Claire abaixa a cabeça.

– Eu entendo, mas ainda não sei o que responder.

– Foi a cocaína?

– Provavelmente. Sei lá.

Isso significa sim.

Minha voz perde um pouco da irritação.

– Acho que você não sabe o que faz quando está daquele jeito – digo. – Acho que não faz de propósito.

Claire ergue os olhos para me encarar.

– Claro que não – diz ela, baixinho.

– Mas o que você faz de propósito é usar cocaína.

– Porque sou viciada.

– Essa é uma escolha sua – respondo.

Antes mesmo de terminar a frase sei que estou repetindo um chavão. Sob certa perspectiva, tudo que fazemos é uma escolha. Porém, sob uma perspectiva científica, Claire tem mais razão do que eu. A explicação de que ela é viciada – e de que, portanto, seu uso de drogas não é resultado de um raciocínio lógico – tem respaldo em evidências científicas. Parece uma desculpa, mas, em termos neurológicos, não é.

"Estudos recentes demonstram que o uso frequente de drogas leva a alterações duradouras no cérebro que enfraquecem o controle voluntário", afirma um artigo escrito pela Dra. Nora Volkow, diretora do NIDA, e colegas. "Apesar de a experimentação inicial com drogas e o uso recreativo poderem ser volitivos, esse controle é notoriamente abalado após o vício se desenvolver."[1] Em outras palavras, o vício em drogas prejudica as partes do cérebro responsáveis pelo processo de tomada de decisões.

Já vimos que os circuitos neurológicos de motivação e recompensa são recrutados para servir aos comportamentos do vício. Neste capítulo, vamos conversar sobre evidências científicas que sugerem que o vício também afeta os *circuitos de autocontrole* – de que o viciado precisa para escolher *não* ser um viciado.

Sabemos qual área do cérebro controla ações como, por exemplo, mexer o polegar. Se essa área do córtex for danificada, o dedão deixará de se mexer. O mesmo princípio pode ser aplicado à tomada de decisões e ao controle de impulsos. Isso também é comandado por circuitos e sistemas específicos do cérebro, mas de forma bem mais complexa e interativa do que simples movimentos físicos.

Ao estudar pessoas com cérebro lesionado, descobrimos quais partes do cérebro são responsáveis pelas decisões e escolhas. Quando certas áreas sofrem danos, observam-se padrões previsíveis de decisões irracionais e descontrole. Estudos com imagens do cérebro e testes psicológicos indicam que *as mesmas áreas são debilitadas quando há vício em drogas*. E qual é o resultado disso? Como se incentivos poderosos e mecanismos de recompensa já não bastassem para induzir a fissura, os circuitos que normalmente inibiriam e controlariam esses mecanismos não conseguem completar suas tarefas. Na verdade, eles são cúmplices no processo do vício. É um golpe duplo: o policial ajuda os ladrões.

Para compreender como isso acontece, precisamos dar outra olhada na anatomia e na fisiologia do cérebro.

O cérebro humano é a entidade biológica mais complexa do universo. Tem entre 80 e 100 bilhões de neurônios, e cada um deles se ramifica de modo a formar milhares de conexões possíveis com outros neurônios. Além disso, há 1 trilhão de células de "apoio", chamadas de células da glia, que ajudam os neurônios a se desenvolver e funcionar. Se dispostos lado a lado, os nervos de um único cérebro humano formariam uma linha com centenas de milhares de quilômetros. O número total de conexões, ou sinapses, está entre trilhões incalculáveis. A atividade paralela e simultânea de inúmeros circuitos neurológicos em rede promove milhões de padrões de ativação a cada segundo de nossa vida. Não é de surpreender que o cérebro já tenha sido descrito como um "supersistema de sistemas".

Em geral, os centros neurológicos posicionados mais ao alto do cérebro são mais recentes em termos evolutivos e têm funções mais complexas. A base do cérebro, o tronco encefálico, regula funções automáticas como respiração e temperatura corporal; os circuitos emocionais ficam mais acima; no topo fica o córtex, ou a massa cinzenta. Nenhuma dessas áreas funciona sozinha – todas estão em constante comunicação com outros circuitos próximos e distantes e todas são influenciadas por mensageiros químicos de qualquer lugar no corpo e no cérebro. Conforme o ser humano amadurece, os sistemas neurológicos mais altos passam a exercer algum controle sobre os mais baixos.

"Córtex" significa casca, e o córtex cerebral de múltiplas camadas cerca o restante do cérebro como a casca de uma árvore. Com o tamanho e a espessura de um guardanapo de mesa, ele contém os corpos celulares de neurônios organizados em muitos centros essenciais, cada um com funções extremamente especializadas. O córtex visual, por exemplo, fica no lóbulo occipital, na parte de trás do cérebro. Se ele sofrer alguma lesão, como no caso de um derrame, a pessoa perderá a visão. A parte do córtex mais recentemente evoluída, que nos diferencia dos outros animais, é o córtex pré-frontal, a área de massa cinzenta na frente do cérebro.

Simplificando, pode-se dizer que o córtex frontal – especialmente suas partes pré-frontais – atua como o presidente do cérebro. É nele que avaliamos alternativas e consideramos opções. Também é nele que impulsos motivados por emoções são analisados e recebem permissão para serem postos em prática ou, se necessário, inibidos. Uma das funções mais importantes do córtex "não é produzir reações apropriadas, mas impedir as inapropriadas", sugere o neuropsicólogo Joseph Ledoux.[2] O córtex pré-frontal, escreve o psiquiatra Jeffrey Schwartz, "tem um papel central na aparentemente livre seleção de comportamentos" ao inibir muitas das respostas alternativas que surgem numa situação, permitindo que apenas uma se concretize. "Faz sentido, então, que pacientes se tornem incapazes de conter reações inapropriadas ao ambiente ao redor quando essa região é prejudicada."[3] Em outras palavras, pessoas com funções debilitadas no córtex pré-frontal têm autocontrole ineficiente e comportamentos que parecem desnecessários, infantis ou bizarros para outras pessoas.

Também é no córtex frontal que comportamentos sociais são aprendidos. Quando as partes executivas do córtex são destruídas em ratos, eles continuam vivos, mas se comportam como filhotes imaturos que não adquiriram nenhuma habilidade social. Tornam-se impulsivos, agressivos e sexualmente inapropriados. Seu comportamento fica muito semelhante ao de ratos criados em isolamento, sem acesso a atividades sociais e outras interações.[4] Macacos com lesões à direita do córtex pré-frontal perdem habilidades interativas como a interpretação de sinais emocionais e o instinto de limpar uns aos outros, necessários à socialização normal. Eles logo são excluídos pelos companheiros. Seres humanos com lesões pré-frontais também perdem muitas das capacidades sociais, e é no córtex pré-frontal que importantes sistemas se envolvem no vício.

As funções executivas do córtex pré-frontal não se limitam a uma área específica, e seu comportamento correto depende de conexões saudáveis e informações dos centros emocionais, ou límbicos, nas partes inferiores do cérebro. Por outro lado, disfunções no córtex ajudam a facilitar comportamentos viciantes. Agora falaremos sobre um segmento pré-frontal específico para entender como isso acontece.

Muitos estudos associam o vício ao córtex orbitofrontal (COF), segmento cortical localizado perto da órbita ocular.[5] Em pessoas viciadas em drogas, essa região não funciona normalmente mesmo quando não estão sob efeito da substância. A relação do COF com o vício vem de seu papel especial no comportamento humano e de sua oferta abundante de receptores de opioides e dopamina. Ele é muito afetado por drogas e reforça demais o vício. Também tem um papel essencial em vícios comportamentais. É claro que não funciona (ou deixa de funcionar) por conta própria, mas faz parte de uma grande e complexa rede multifacetada – e também não é a única área do córtex afetada pelo vício.

Apesar de suas fartas conexões com os centros límbicos (emocionais), o COF é o ápice do cérebro emocional e funciona como sua sala de controle. Sob circunstâncias normais na vida adulta, o COF é um dos nossos maiores árbitros emocionais. Ele recebe dados de todas as áreas sensoriais, o que permite processar o ambiente por meio da visão, do tato, do paladar, do olfato e da audição. Por que isso é importante? Porque é função do COF avaliar a natureza e o valor potencial de estímulos com base em informações atuais, mas também levando em conta experiências anteriores. Vestígios neurológicos de eventos prévios, formativos, estão embutidos no COF, que, por sua vez, está conectado a outras estruturas do cérebro que lidam com memórias. Então, por exemplo, um cheiro associado à lembrança de uma experiência agradável será julgado pelo COF de forma positiva. Por meio do acesso a traços de memórias, conscientes ou inconscientes, o COF "decide" o valor emocional do estímulo – por exemplo, se somos intensamente atraídos ou repelidos por uma pessoa, objeto ou atividade, ou somos neutros. Ele analisa o tempo todo o significado emocional de situações e seu significado pessoal para o indivíduo. Por meio de processos dos quais não temos consciência, o COF decide em microssegundos nossa opinião sobre uma pessoa ou uma circunstância. Como nossos gostos e aversões, preferências e repulsas influenciam muito aquilo em que nos concentramos, o COF nos ajuda a decidir a que ou a quem devemos dedicar nossa atenção a cada momento.[6]

O COF – especialmente no lado direito do cérebro – tem uma influência única sobre comportamentos sociais e emocionais, incluindo relações de vínculo (amor). Ele se preocupa intensamente com as interações com os outros e brinca o tempo todo de "bem me quer, mal me quer" (o que é fundamental para a sobrevivência). Ele até avalia "quanto" alguém nos ama ou nos despreza.

Apesar de o significado explícito de palavras faladas ser decodificado em partes especializadas do hemisfério esquerdo, o COF direito interpreta o conteúdo emocional das comunicações – a linguagem corporal da outra pessoa, o movimento dos olhos e o tom de voz. Um sinal em que o COF presta atenção é o tamanho das pupilas dos outros: em interações sociais, especialmente num rosto sorridente, pupilas dilatadas significam divertimento e alegria. Bebês são muito sensíveis a esses sinais – assim como adultos afásicos (pessoas que, geralmente por causa de um derrame, perderam a capacidade de compreender a linguagem falada). Como ficam atentas a mensagens físicas e emocionais em vez de verbais, crianças pequenas e pessoas afásicas percebem melhor do que a maioria quando alguém mente para elas.

Essas funções analíticas que ocorrem em milésimos de segundo são inconscientes.

O COF também contribui para o processo de tomada de decisões e a inibição de impulsos que nos fariam mal caso fossem concretizados – por exemplo, raiva ou violência inapropriadas. Por fim, pesquisadores do cérebro também associaram o córtex orbitofrontal à nossa capacidade de equilibrar objetivos imediatos com consequências de longo prazo.

Estudos de imagens indicam que o COF funciona de maneira anormal em pessoas que abusam de drogas, mostrando padrões falhos no fluxo sanguíneo, no uso energético e na ativação dessa área.[7] Não é de admirar, então, que testes psicológicos mostrem que dependentes químicos são propensos a "decisões disfuncionais quando precisam confrontar resultados de curto e longo prazos, especialmente sob condições que envolvam risco e incerteza".[8] Devido ao seu sistema neurológico desregulado, que inclui o COF, essas pessoas parecem programadas para aceitar vantagens a curto prazo – por exemplo, o barato da droga – mesmo diante do risco de dor a longo prazo: doenças, fim de um relacionamento, problemas com a Justiça e assim por diante.

Um achado comum em estudos com neuroimagens de dependentes químicos é a *subatividade* do COF após a desintoxicação.[9] Seguindo uma linha semelhante, testes psicológicos com viciados em cocaína mostraram um processo de tomada de decisão debilitado. Num desses estudos, aspectos fundamentais da tomada de decisão apresentaram uma queda de desempenho de 50%. Apenas pessoas com lesões físicas no córtex frontal teriam uma pontuação menor.[10]

Pode parecer paradoxal, mas o COF também é intensamente ativado durante as fissuras – não para melhorar a tomada de decisão, mas para iniciar a vontade em si. Acaba que diferentes partes do COF têm diferentes funções: uma parte participa das decisões; outra, dos aspectos automáticos e emocionais do desejo intenso.[11] Em estudos de imagem, o COF se ilumina só de um adicto pensar na droga.[12]

Um COF com funcionamento anormal também foi associado a comportamentos compulsivos em estudos com animais e humanos. Um rato com córtex orbitofrontal debilitado continua insistindo em atividades viciantes e recompensadoras mesmo após as recompensas serem removidas. Segundo os pesquisadores, "esses achados evocam os relatos de dependentes químicos que alegam não conseguir largar a droga mesmo quando ela deixa de proporcionar prazer".[13]

Se considerarmos a probabilidade de o sistema de julgamento racional e controle de impulsos de Claire estar debilitado – incluindo, principalmente, o COF –, poderemos começar a compreender seu comportamento agressivo no dia anterior e concordar com seu argumento de que ela não usa cocaína "de propósito". Com um COF avariado, ela tem pouca capacidade de inibir impulsos. Em vez disso, carrega uma raiva imensa, caótica e avassaladora no corpo e na mente. Claire foi estuprada repetidas vezes pelo pai ao longo de muitos anos, enquanto a mãe não percebia ou ignorava a situação. Com base na sua história, é provável que Claire também tenha sofrido abandono psicológico e físico praticamente desde o nascimento. Os traços emocionais desses eventos estão codificados nos padrões nervosos do COF e incluem experiências das quais ela não consegue se recordar de forma consciente.*

A cocaína desinibe a agressão. Já tendo pouco controle de impulsos, sob a influência da droga Claire pode se tornar uma metralhadora de fúria – automática, autônoma e, nesses momentos, praticamente sem força de vontade própria.

Mas e a "escolha" que eu disse que ela tinha quando conversamos no meu consultório – a escolha de ter usado cocaína no dia anterior? Vamos refletir sobre essa pergunta sob a perspectiva da atividade cerebral. Não é exagero dizer que as drogas foram a principal fonte de consolo que Claire, agora com 30 e poucos anos, encontrou na vida. Desde que começou a usá-las, na adolescência, elas lhe ofereceram alívio da dor emocional insuportável, da solidão, da ansiedade e de um profundo medo do mundo. Como resultado, seu COF foi treinado para criar uma atração emocional poderosa sobre a droga no instante em que ela pensa em usar. Pesquisas sobre o vício chamam essa dinâmica de *atribuição de relevância*: dar grande valor a uma necessidade falsa e menosprezar necessidades verdadeiras. Isso ocorre de forma inconsciente e automática.

---

* As estruturas do cérebro para recordação consciente se desenvolvem durante os primeiros anos de vida, e aspectos do sistema de memória implícita, que armazena memórias emocionais, estão presentes no nascimento (e, se estão presentes nesse momento, provavelmente já existiam antes).

Agora podemos reconstruir os eventos de ontem. Quando Claire vê o saquinho plástico com o pó branco de cocaína, a agulha e a seringa – ou até quando pensa neles –, seu cérebro reage de forma extremamente positiva. Devido à influência do COF nos centros de incentivo descritos no capítulo anterior, a dopamina começa a fluir nos circuitos do mesencéfalo de Claire. Isso faz com que a ânsia pela droga aumente. Quaisquer pensamentos relacionados a consequências negativas são deixados de lado: a parte do COF que poderia alertá-la sobre as consequências está "amordaçada e amarrada". Assim, o COF de Claire, debilitado por anos de uso de drogas e talvez até antes disso, incentiva a atividade prejudicial em vez de inibi-la. Ela se injeta.

Dez minutos depois, ela está diante do meu consultório. Alguém diz algo errado – ou pelo menos é nisso que ela acredita. Seu COF, inconscientemente configurado para se lembrar das muitas ocasiões em que ela foi atacada, ofendida e machucada, interpreta esse estímulo como uma agressão grave. É um gatilho. Em tomografias, o COF se destaca e reage a expressões irritadas, enojadas e assustadas em outras pessoas, mas não a expressões faciais neutras.[14] Literalmente, tudo que o "transgressor" precisava fazer era olhar para Claire do jeito errado.

Talvez agora você pense que acredito que dependentes químicos não têm qualquer responsabilidade por seus atos nem opções. Essa não é minha opinião, como explicarei adiante. No entanto, espero que esteja claro que, no mundo real, escolha, força de vontade e responsabilidade não são conceitos absolutos e inequívocos. As pessoas escolhem, decidem e agem em contextos específicos – e, em grande parte, esses contextos são determinados pela maneira como o cérebro delas funciona. O cérebro em si também se desenvolve no mundo real, influenciado por condições na infância que não foram, de maneira alguma, escolhas do indivíduo.

Neste capítulo, vimos que o córtex orbitofrontal, parte central do sistema neurológico que regula como processamos emoções e reagimos a elas, atua na dependência química de várias formas. Primeiro, ele supervaloriza emocionalmente a droga, tornando-a a principal preocupação do indivíduo viciado – muitas vezes, a única preocupação. Também menospreza outras necessidades, como alimentação, saúde e relacionamentos. Ao ser ativado até com pensamentos sobre a droga (ou atividade) preferida, ele contribui para a fissura. E, por fim, não cumpre a função de inibir impulsos. Ele ajuda e encoberta o inimigo.

Tudo isso explica uma conversa inesperada que tive com outro paciente, Don. Começou com algo que ele disse despreocupadamente enquanto esperava sua receita de metadona.

– Você fez o quê?

Don notou minha incredulidade e abriu o sorriso de uma criança que confessa uma travessura a um tio indulgente.

– O senhor me ouviu. Mijei na perna de um cara, na frente da farmácia. O babaca estava me enchendo o saco, então falei: "George, você está falando um monte de merda. Quer tomar banho?" E dei uma mijada na calça dele.

Fiquei balançando a cabeça, incrédulo.

– Você fez mesmo isso?

– Fiz. Mijei na perna do George.

Don tem mais de 30 anos e, além da metadona, toma medicamentos tranquilizantes para controlar seu comportamento. Eles funcionam bem até ele usar cristal. Aí, nada funciona.

– Tudo bem, você fez isso – falei. – Acha que foi certo?

Naquele dia, Don não estava sob efeito da droga e refletiu sobre minha pergunta por um momento antes de responder:

– Não, foi bem idiota, mas às vezes meu vício é tipo... é tipo... é como se eu fosse uma criança reprimida.

É isso mesmo – ele resumiu perfeitamente a neurobiologia do vício. A energia de ataque, expressada como pirraça ou agressão, rapidamente explode numa criança pequena porque os circuitos neurais que permitiriam que ela solucionasse suas frustrações de outra maneira ainda não se formaram. O circuito de controle de impulsos também não foi conectado. Don, que é usuário desde a adolescência, nunca foi uma pessoa madura. Décadas como dependente químico permitiram pouquíssimo desenvolvimento de maturidade tanto no seu comportamento quanto em seu cérebro. As experiências dele corroboram estudos que mostram redução no volume das massas branca e cinzenta de dependentes químicos, relacionando essa redução de massa no córtex ao tempo total de uso de drogas.[15]

Don passou anos sem ter um lugar para chamar de lar, sobrevivendo na selva urbana graças a sua sagacidade, seus reflexos rápidos e sua intuição. Em qualquer outro lugar, ele não saberia como agir. Ele desenvolveu um tipo de perspicácia, mas nunca a capacidade de ter autocontrole ou interações sociais normais nem qualquer coisa semelhante a equilíbrio emocional. Quando seus mecanismos mentais subdesenvolvidos são dominados pelas drogas, ele se torna – exatamente como disse – um ser humano muito imaturo, ainda preso à infância.

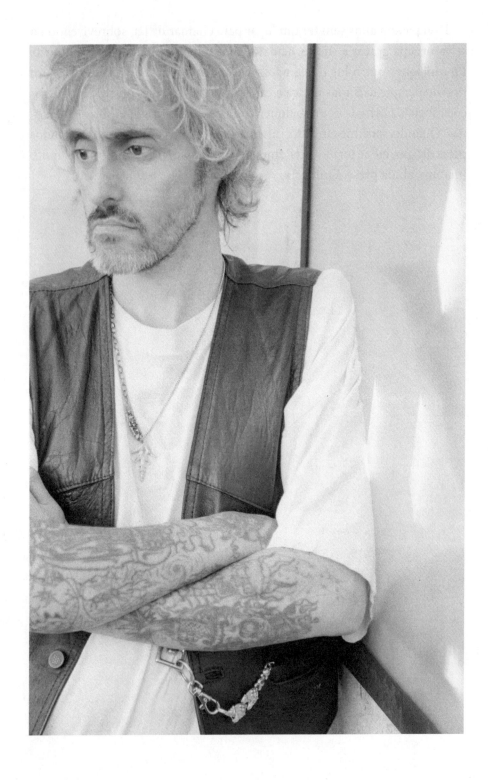

PARTE QUATRO

COMO O CÉREBRO VICIADO SE DESENVOLVE

Se nossa sociedade realmente reconhecesse a importância dos laços emocionais criados nos primeiros anos de vida, deixaria de tolerar que crianças e responsáveis vivessem em situações que impossibilitam o desenvolvimento saudável.

DR. STANLEY GREENSPAN, psiquiatra infantil e ex-diretor do programa clínico de desenvolvimento infantil do NIMH, o instituto americano de saúde mental

PARTE QUATRO

COMO O CÉREBRO VICIADO
SE DESENVOLVE

17

Cérebros que nunca tiveram chance

Meu primeiro livro, *Scattered Minds*, publicado em 2000, fala sobre o transtorno de déficit de atenção, uma condição que eu mesmo tenho. Acontece que o TDAH é um grande fator de risco para o vício em diversas substâncias (incluindo nicotina, cocaína, álcool, maconha e cristal) e em comportamentos como jogos de azar – mas não é por isso que menciono o livro. Na verdade, quero contar uma história que aconteceu pouco antes de sua publicação.

Naquela obra, apresentei evidências científicas embasadas que mostravam que o cérebro dos mamíferos se desenvolve em grande parte sob influência do ambiente, e não de acordo com uma rígida predeterminação genética – e que isso é especificamente válido para o cérebro humano. Esses achados eram recentes na época, mas nada controversos, pelo menos não nos círculos da ciência neurológica. Não eram segredos acadêmicos obscuros e, inclusive, tinham sido assunto de capa tanto da revista *Time* quanto da *Newsweek*.

Eu estava conversando ao telefone com uma jovem produtora que tinha me ligado de Toronto para debater uma possível entrevista num programa de televisão em rede nacional. Falávamos sobre o material que eu poderia apresentar no ar. Eu estava chegando em alguns dos pontos mais fascinantes da pesquisa quando ela me interrompeu:

– Espera. O senhor está me dizendo que o tamanho das pupilas de uma mãe e a aparência dela para o bebê afetam a química do cérebro da criança?

– Isso não só acontece – falei – como acontece instantaneamente! – Eu estava empolgado, certo de que a produtora compartilhava do meu fascínio pelas descobertas da neurociência. – Com o tempo, se houver um padrão de...

– Isso é ridículo – disse ela, me interrompendo pela segunda vez. – Não podemos usar isso.

E, antes que eu pudesse perguntar por que motivo ela estava rejeitando frutos de várias décadas de investigação científica, ela desligou.

É compreensível que uma produtora de TV ou qualquer pessoa leiga tenha dificuldade em aceitar novos conceitos da ciência do cérebro. Afinal, nossa cultura costuma enxergar mente e corpo como entidades separadas e aprendemos na escola que os genes determinam quase tudo em um ser humano: traços de personalidade, comportamento, hábitos alimentares e toda sorte de doenças. Muito mais chocante é o fato de que esse novo conhecimento seja praticamente desconhecido entre a comunidade médica. Apesar de haver milhares de pesquisas publicadas em periódicos científicos de renome, inúmeras teses, documentos de conferências e vários livros acadêmicos incríveis sobre o assunto, o papel do ambiente no desenvolvimento cerebral não é ensinado em muitas faculdades de Medicina.[1] Esse conhecimento não é incorporado em nosso trabalho com crianças ou adultos. Não é apenas o desenvolvimento cerebral que é ignorado na formação médica, mas também o desenvolvimento psicológico humano. "É espantoso se dar conta", comenta o neurologista António Damásio, "de que estudantes [de medicina] aprendem sobre psicopatologia sem nunca terem aprendido sobre psicologia."[2]

Essa negligência é uma perda para a prática médica e para milhões de pacientes. Uma maior consciência sobre as influências do ambiente no funcionamento do cérebro e na personalidade enriqueceria e empoderaria todas as áreas da medicina. E, se mais médicos soubessem tudo que há para aprender sobre o assunto, tenho certeza de que ocorreria uma revolução radical sobre o comportamento social em relação ao vício, algo que já deveria ter acontecido há muito tempo.

O desenvolvimento cerebral no útero e durante a infância é o fator biológico mais importante para determinar se uma pessoa será ou não predisposta à dependência química e a qualquer comportamento viciante, seja ou não relacionado a drogas. Por mais chocante que possa parecer à primeira vista, essa visão é amplamente apoiada por pesquisas recentes. O Dr. Vincent Felitti foi o principal investigador num estudo de referência com mais de 17 mil americanos de classe média para a Kaiser Permanente e os Centros de Controle de Doenças dos Estados Unidos. "Em geral, a causa básica do vício deriva das experiências durante a infância, e não das substâncias", escreveu o Dr. Felitti. "A concepção atual de vício é equivocada."[3]

Declarar que o desenvolvimento cerebral na infância é o fator de maior impacto no vício não é descartar fatores genéticos. No entanto, a ênfase colocada sobre influências genéticas na medicina do vício – e em muitas outras áreas da medicina – é prejudicial à nossa compreensão.

"O cérebro humano, essa massa de um quilo e meio de neurônios interligados que comandam nossas atividades, é uma das obras mais magníficas – e mais misteriosas – da criação. Berço da inteligência humana, interpretador de sentidos e controlador de movimentos, esse órgão incrível continua a intrigar cientistas e leigos."

Com essas palavras, o então presidente americano George H. W. Bush inaugurou os anos 1990 como "a década do cérebro". Nos Estados Unidos, houve uma inspiradora profusão de pesquisas sobre o funcionamento e o desenvolvimento cerebrais. Quando as novas descobertas foram combinadas às informações previamente disponíveis, surgiu uma nova e empolgante visão de como o cérebro se desenvolve. Velhos conceitos foram descartados e um novo paradigma se estabeleceu. Muitos detalhes ainda não foram descobertos, é claro – é um trabalho de séculos, sugere o professor Jaak Panksepp em *Affective Neuroscience* –, porém as bases são inquestionáveis. A visão de que os genes têm um papel decisivo no desenvolvimento do cérebro foi substituída por um conceito radicalmente diferente: *a expressão de potenciais genéticos depende, em grande parte, do ambiente*. Os genes comandam a organização básica, o cronograma do desenvolvimento e a estrutura anatômica do sistema nervoso central humano, mas cabe ao ambiente esculpir e afinar a química, as conexões, os circuitos, as redes e os sistemas que determinam como funcionamos.

Entre todos os mamíferos, nós, humanos, temos o cérebro menos amadurecido ao nascer. No começo da infância, outros animais recém-nascidos executam tarefas muito além da capacidade dos bebês humanos. Um cavalo, por exemplo, consegue correr no primeiro dia de vida. A maioria dos seres humanos precisa de um ano e meio, ou mais, para conseguir a força muscular, a precisão visual e as habilidades de controle neurológico necessárias à corrida (percepção, equilíbrio, orientação espacial, coordenação). Em outras palavras, o desenvolvimento do cérebro equino ao nascimento está pelo menos um ano e meio à frente do nosso – talvez até mais, em anos de cavalo.

Por que tamanha desvantagem? Podemos pensar nisso como um meio-termo imposto pela natureza. Nossos antecessores evolutivos receberam a permissão de andar eretos, deixando seus membros superiores livres para formar braços e mãos capazes de muitas atividades delicadas e complexas. Esses avanços na versatilidade e na destreza manual exigiram um considerável aumento do cérebro, especialmente nas áreas frontais. Nossos lobos frontais, que coordenam o movimento das mãos, são muito maiores que os de nossos parentes mais próximos na escala evolutiva, os chimpanzés. Esses lobos, principalmente em suas áreas pré-frontais, também são responsáveis pelas habilidades sociais, linguísticas e lógicas que permitiram que a humanidade evoluísse. À medida que nos tornávamos uma espécie bípede, a pelve humana precisou se estreitar para acomodar nosso porte empertigado. Ao fim de nove meses de gestação humana, a cabeça forma o maior diâmetro do corpo e tem mais chances de ficar presa em sua jornada pelo canal vaginal. É uma engenharia simples: se o cérebro aumentasse mais no útero, não conseguiríamos nascer.

Para garantir que os bebês saíssem do corpo das mães, o cérebro humano precisou ser relativamente pequeno e imaturo ao nascimento. Por outro lado, ele cresce intensamente fora do corpo da mãe. No período que se segue ao parto, o cérebro humano, ao contrário do de um chimpanzé, continua aumentando no mesmo ritmo que dentro do útero. Há momentos no primeiro ano de vida em que vários milhões de conexões nervosas, ou sinapses, são estabelecidos a cada segundo. Três quartos do crescimento do nosso cérebro acontecem fora do útero, boa parte na primeira infância. Aos 3 anos, o cérebro já alcançou 90% do tamanho adulto, enquanto o corpo cresceu apenas 18% da sua estatura final.[4] Essa explosão de crescimento fora do útero nos permite ter um potencial muito maior para aprendizado e adaptação do que é concedido a outros mamíferos. Se nascêssemos com o desenvolvimento cerebral rigidamente predeterminado pela hereditariedade, os lobos frontais seriam limitados em sua capacidade de nos ajudar a aprender e nos adaptar aos muitos meios e situações sociais diferentes que nós, humanos, agora encaramos.

Recompensas maiores exigem riscos maiores. Fora do ambiente relativamente seguro do útero, o cérebro em construção fica muito vulnerável a circunstâncias adversas. O vício é um dos possíveis resultados negativos – mas, como veremos ao discutirmos influências genéticas, o cérebro pode ser negativamente afetado ainda no útero, tornando-se mais vulnerável ao vício e a muitas outras condições crônicas que ameaçam a saúde.

O processo dinâmico pelo qual 90% do circuito do cérebro humano são programados após o nascimento foi chamado de "darwinismo neural", porque envolve a seleção das sinapses e dos circuitos neuronais que ajudam o cérebro a se adaptar ao seu meio específico, descartando os outros. Nos primeiros estágios de vida, o cérebro da criança tem muito mais neurônios e conexões que o necessário – bilhões em excesso. Esse emaranhado gigante e caótico precisa ser podado para que o cérebro se torne um órgão capaz de comandar ações, pensamentos, aprendizado e relacionamentos – e coordenar tudo isso segundo o que é melhor para nós. As conexões sobreviventes dependem em grande parte das informações recebidas do entorno. Conexões e circuitos usados com frequência são fortalecidos, enquanto os ociosos são eliminados: na verdade, cientistas chamam esse aspecto do darwinismo neural de *poda sináptica*. "Os neurônios e as conexões neurais competem para sobreviver e crescer", escrevem dois pesquisadores. "A experiência faz com que alguns neurônios e sinapses (e não outros) sobrevivam e cresçam."[5]

É por meio dessa poda de células e sinapses não utilizadas, da seleção de conexões úteis e da formação de novas que surgem os circuitos especializados do cérebro humano em amadurecimento. O processo é estritamente individual – tanto que nem os cérebros de gêmeos idênticos têm as mesmas ramificações, conexões e circuitos neurais. Em grande parte, os primeiros anos de uma criança definem como suas estruturas neurológicas se desenvolverão e como amadurecerão suas redes cerebrais que controlam o comportamento humano. "Experiências no desenvolvimento determinam o estado organizacional e funcional do cérebro maduro", escreve o psiquiatra infantil e pesquisador Bruce Perry.[6] Nas palavras do Dr. Robert Post, chefe da Ala de Psiquiatria Biológica do NIMH: "Em qualquer momento durante esse processo há uma grande chance de estímulos bons ou ruins interferirem e influenciarem a microestrutura do cérebro."[7] E é exatamente aí que está o problema para crianças que desenvolverão, na adolescência e depois, uma dependência crônica de drogas pesadas: um excesso daquilo que o Dr. Post chamou de estímulos ruins. Isso vale para os usuários crônicos de drogas intravenosas como os que encontro em Downtown Eastside. Em muitos outros casos, não é uma questão de "estímulos ruins", mas de um número insuficiente de "estímulos bons".

Nossa capacidade genética de desenvolvimento cerebral só consegue alcançar seu pleno potencial se as circunstâncias forem favoráveis. Para ilustrar isso, imagine um bebê que recebeu todos os cuidados possíveis, mas foi mantido num quarto escuro. Após um ano dessa privação sensorial, o cérebro da criança não poderia ser comparado ao das outras, independentemente do seu potencial inerente. Apesar de ela ter olhos perfeitamente funcionais ao nascer, as cerca de 30 unidades neurológicas que compõem sua visão não se desenvolveriam sem o estímulo de ondas de luz. Os componentes neurais da visão presentes no nascimento atrofiariam e se tornariam inúteis se a criança não visse luz por cerca de cinco anos. Por quê? Darwinismo neural. Sem os estímulos necessários durante o período crítico determinado pela natureza para o desenvolvimento do sistema visual, o cérebro da criança jamais aprenderia que a visão é necessária à sobrevivência. O resultado seria a cegueira irreversível.

O que vale para a visão também vale para os circuitos de dopamina (de incentivo e motivação) e para o circuito opioide (de vínculo e recompensa), assim como para os centros reguladores no córtex pré-frontal, como o córtex orbitofrontal – em outras palavras, para todos os grandes sistemas cerebrais envolvidos no vício, sobre os quais falamos nos últimos três capítulos. No caso desses circuitos, que processam emoções e comandam o comportamento, o *ambiente emocional* é decisivo. O aspecto dominante desse meio é, sem dúvida, o papel dos adultos cuidadores na vida da criança, especialmente na primeira infância.

As três condições ambientais absolutamente essenciais para o melhor desenvolvimento do cérebro humano são nutrição, segurança física e cuidado emocional consistente. No mundo industrializado, excetuando-se casos de extrema negligência ou pobreza, as necessidades nutricionais e de abrigo básicas para crianças costumam ser supridas. A terceira necessidade principal – cuidado emocional – é a que tem maior probabilidade de ser insatisfatória em sociedades ocidentais. Nunca é demais enfatizar: *o cuidado emocional é um requisito essencial para o desenvolvimento neurológico do cérebro saudável.* "Conexões humanas criam conexões neuronais", é a sucinta frase do psicólogo infantil Daniel J. Siegel, um dos fundadores do Centro para Cultura, Cérebro e Desenvolvimento da UCLA.[8] Como veremos, esse é especialmente o caso dos sistemas cerebrais envolvidos no vício. A criança precisa estar num *relacionamento vinculativo* com pelo menos um adulto que em geral se mostre disponível, protetor, sereno e psicologicamente presente.

O vínculo, como já aprendemos, envolve buscar e manter proximidade e contato com os outros; um relacionamento vinculativo existe quando esse estado é alcançado. É um impulso instintivo, programado no cérebro de mamíferos devido ao completo desamparo e à dependência da prole – em especial dos bebês humanos. Sem o vínculo, eles não conseguem sobreviver; sem o vínculo seguro, protegido e sem estresse, o cérebro não consegue se desenvolver da melhor maneira possível. Apesar de essa dependência se dissipar conforme amadurecemos, os relacionamentos vinculativos permanecem importantes ao longo da vida.

Daniel J. Siegel escreve, em *The Developing Mind* [A mente em desenvolvimento]:

> Para o bebê e a criança pequena, relacionamentos vinculativos são os principais fatores ambientais que moldam o desenvolvimento cerebral durante o período de maior crescimento. [...] O vínculo estabelece uma relação interpessoal que ajuda o cérebro imaturo a usar as funções maduras do cérebro dos pais para organizar os próprios processos.[9]

Para começar a entender essa questão, basta imaginar uma criança que nunca recebeu um sorriso, que nunca foi tratada com carinho e amor, que nunca recebeu um toque afetuoso, que nunca brincou com ninguém. Então podemos nos perguntar: que tipo de pessoa essa criança se tornará?

Crianças precisam de mais do que presença física e atenção dos pais. Assim como os circuitos visuais precisam de ondas de luz para se desenvolver, os centros emocionais do cérebro infantil, em especial o tão importante córtex orbitofrontal, exigem sinais emocionais saudáveis dos adultos cuidadores. As crianças reagem ao estado psicológico dos pais e isso influencia seu desenvolvimento. Elas são afetadas pela linguagem corporal dos cuidadores: a tensão nos braços que as seguram, tons de voz, expressões faciais alegres ou tristes e, sim, o tamanho das pupilas. De muitas formas, o cérebro dos pais programa o da criança, e é por isso que pais estressados costumam criar filhos cujo sistema de estresse também funciona a mil por hora, por mais que eles amem a criança e por mais que se esforcem para fazer o melhor.

A atividade elétrica do cérebro da criança é extremamente sensível à do adulto cuidador. Um estudo realizado na Universidade de Washington, em Seattle, comparou o padrão de ondas cerebrais de dois grupos de bebês de 6 meses: um grupo cuja mãe sofria de depressão pós-parto e outro grupo cuja mãe estava bem. Os eletroencefalogramas (EEGs) mostraram diferenças consistentes e proeminentes entre os grupos: os bebês com mãe deprimida exibiam padrões característicos da depressão *mesmo durante interações com a mãe que deveriam causar uma reação alegre*. Significativamente, esses efeitos foram observados apenas nas regiões frontais do cérebro, onde ficam os centros de autocontrole de emoções.[10] Que relação isso tem com o desenvolvimento do cérebro? Padrões neurais repetidos se tornam programados no cérebro e formam parte das respostas habituais de uma pessoa ao mundo. Nas palavras do grande neurocientista canadense Donald Hebb, "células que disparam juntas programam-se juntas". Crianças com pais estressados ou deprimidos apresentam grandes chances de codificar no próprio cérebro padrões emocionais negativos.

O efeito duradouro do humor parental na biologia do cérebro infantil é ilustrado em vários estudos que mostram que as concentrações de cortisol (o hormônio do estresse) são elevadas nos filhos de mãe com depressão crônica. Aos 3 anos, os níveis mais elevados de cortisol foram encontrados nas crianças cuja mãe sofreu de depressão durante o primeiro ano de vida do filho, e não mais tarde.*[11] Assim, vemos que o cérebro é influenciado pelas experiências. Boas experiências levam ao desenvolvimento saudável do cérebro, enquanto a ausência delas ou a presença de experiências ruins

---

* Essa informação deveria aumentar nosso respeito e nosso apoio social e cultural à tarefa de criar filhos. Ninguém tem depressão de propósito e, na minha opinião, a depressão numa mãe que acabou de dar à luz costuma refletir uma insuficiência de apoio ao redor.

distorce o desenvolvimento de suas estruturas essenciais. O Dr. Rhawn Joseph, do Laboratório de Pesquisas sobre o Cérebro em San José, Califórnia, oferece a seguinte explicação:

> Um ambiente de criação anormal ou empobrecido pode diminuir em mil vezes a quantidade de sinapses por axônio [o prolongamento do corpo celular que conduz impulsos elétricos para outro neurônio], retardar o crescimento e eliminar bilhões, se não trilhões, de sinapses por cérebro, além de resultar na preservação de interconexões anormais que costumam ser descartadas ao longo do desenvolvimento.[12]

Como o cérebro comanda o humor, o autocontrole emocional e o comportamento social, podemos esperar que as consequências neurológicas das experiências adversas causem prejuízos na vida pessoal e social da pessoa que passa por elas na infância, incluindo, como continua o Dr. Joseph, "uma capacidade reduzida de antecipar consequências ou inibir comportamentos irrelevantes, inapropriados, autodestrutivos".

Não foram exatamente essas as disfunções que vimos em Claire e Don no capítulo anterior? É o que vemos em todos os adictos crônicos.

Sabemos que a maioria dos dependentes químicos viveu, quando ainda bebê e criança, sob condições de severa adversidade que deixaram uma marca inegável em seu desenvolvimento. Sua predisposição ao vício foi programada desde seus primeiros anos. O cérebro deles nunca teve chance.

18

Trauma, estresse e a biologia do vício

O conceito de que o meio molda o desenvolvimento do cérebro é muito simples, mesmo que os detalhes sejam extremamente complexos. Pense numa semente de trigo. Por mais geneticamente viável que uma semente seja, fatores como luz solar, qualidade do solo e irrigação devem atuar da maneira apropriada para que ela germine e se torne uma planta adulta saudável. Duas sementes idênticas cultivadas em condições opostas gerariam plantas diferentes: uma alta, robusta e fértil; outra mirrada, murcha e improdutiva. A segunda planta não está doente, ela só não teve acesso às condições necessárias para alcançar todo o seu potencial. Se ela desenvolvesse algum tipo de doença ao longo da vida, isso poderia ser facilmente associado ao ambiente de escassez. O mesmo vale para o cérebro humano.

Os três principais sistemas cerebrais relacionados ao vício (o sistema opioide de vínculo e recompensa, o centro de incentivo e motivação da dopamina e as áreas de autocontrole no córtex pré-frontal) são todos extremamente vinculados ao ambiente. Em muitos graus, esses sistemas estão desarranjados em todas as pessoas viciadas. O mesmo se aplica, como veremos, ao quarto sistema que atua no vício: o mecanismo de reação ao estresse.

Interações felizes e harmônicas com os pais estimulam a liberação dos opioides naturais no cérebro da criança. Essa onda de endorfina promove o relacionamento vinculativo e incentiva o desenvolvimento do circuito de opioides e dopamina.[1] Por outro lado, o estresse reduz a quantidade de receptores de dopamina e opioides. O crescimento saudável desses sistemas cruciais – responsáveis por impulsos tão necessários quanto amor, conexão, alívio de dores, prazer, incentivo e motivação – depende, portanto, da qualidade do relacionamento vinculativo. Quando as circunstâncias não permitem que a criança tenha interações seguras e frequentes (ou, pior, quando a expõem a muitas situações estressantes), malformações costumam acontecer.

Os níveis de dopamina no cérebro de um bebê variam dependendo da presença ou da ausência dos pais. Em macacos de 4 meses de idade, grandes alterações nos sistemas de dopamina e outros neurotransmissores foram observadas após apenas seis dias de separação da mãe. "Em outros experimentos", escreve o Dr. Steven Dubovsky, "a perda de um vínculo importante parece levar à diminuição de um neurotransmissor crucial. Quando esses circuitos param de funcionar direito, torna-se cada vez mais difícil ativar a mente."[2]

Sabemos, por estudos com animais, que estímulos socioemocionais são necessários para o crescimento das terminações nervosas que liberam a dopamina e para o desenvolvimento dos receptores aos quais a dopamina precisa se conectar para cumprir sua função. Até ratos e camundongos adultos mantidos em isolamento por muito tempo terão uma quantidade reduzida de receptores de dopamina nos circuitos de incentivo do mesencéfalo e, mais importante, nas regiões frontais relacionadas ao vício.[3] Ratos separados da mãe no início da vida exibem problemas constantes no sistema de incentivo e motivação da dopamina no mesencéfalo. Como já sabemos, anomalias nesse sistema têm um papel fundamental no estabelecimento do vício e das fissuras. É previsível que, na vida adulta, os animais privados do contato com a mãe exibam uma propensão maior a usar cocaína.[4] E não é necessária uma privação extrema: em outro estudo, filhotes de rato que foram privados da presença da mãe por apenas uma hora por dia durante a primeira semana de vida cresceram muito mais dispostos que seus companheiros a usar cocaína por conta própria.[5] Assim, a presença de contato parental estável na infância influencia o desenvolvimento normal dos sistemas de neurotransmissores; já a ausência faz com que a criança se torne mais propensa a "precisar" de drogas viciantes no futuro para compensar as faltas no cérebro. Outro fator essencial é a *qualidade* do contato que os pais oferecem, e isso, como vimos no capítulo anterior, depende muito do humor e do nível de estresse dos cuidadores.

Todas as mães mamíferas – e muitos pais humanos também – oferecem estímulos sensoriais que geram, a longo prazo, efeitos positivos na química cerebral da prole. Esse estímulo sensorial é tão necessário para o desenvolvimento saudável da criança humana que bebês que nunca são segurados no colo simplesmente morrem. Eles padecem de estresse. O cérebro de bebês prematuros que precisam passar semanas ou meses numa incubadora cresce mais rápido se eles forem acariciados por 10 minutos ao dia. Quando descobri esses fatos na literatura científica, recordei com apreço um costume que costumava observar entre meus pacientes indígenas, na minha época de medicina familiar. Durante as primeiras consultas após o parto, as mães massageavam os bebês pelo corpo todo, gentilmente apertando-os dos pés à cabeça. Os nenéns ficavam maravilhados.

O ser humano gosta de abraço, aconchego e carícia; ratos gostam de lambida. Um estudo de 1998 descobriu que filhotes de rato que recebiam mais lambidas e outros tipos de contato carinhoso da mãe tinham, na vida adulta, um circuito cerebral mais eficiente para reduzir a ansiedade. Eles também tinham mais receptores neuronais para benzodiazepinas, que são substâncias químicas tranquilizantes naturais encontradas no cérebro.[6] Penso aqui nos meus muitos pacientes que, além do vício em cocaína e heroína, também consomem medicamentos benzodiazepínicos como o Valium desde a adolescência para acalmar seu sistema nervoso inquieto. Pagando 1 dólar por comprimido no comércio informal, eles conseguem uma onda artificial de benzodiazepina que o cérebro não consegue oferecer. Essa busca por tranquilizantes diz muito sobre sua infância e juventude.

O carinho parental também determina níveis de outros compostos químicos essenciais do cérebro – incluindo a serotonina, o mensageiro de humores que ganha força com antidepressivos como Prozac. Macacos criados longe da mãe em experimentos de laboratório apresentam níveis de serotonina mais baixos ao longo da vida. Na adolescência, esses mesmos macacos são mais agressivos e muito mais propensos a consumir álcool em excesso.[7] Efeitos semelhantes são vistos com outros neurotransmissores essenciais para a regulação do humor e do comportamento, como a norepinefrina.[8] Até pequenos desequilíbrios nessas substâncias se refletem em comportamentos anômalos, como medo e hiperatividade, e aumentam a sensibilidade do indivíduo a fatores estressantes ao longo da vida. Por sua vez, esses traços aumentam o risco de vício.

Outro possível efeito da privação do convívio maternal no começo da vida é a redução permanente na produção de oxitocina,* que, como vimos no Capítulo 14, é um dos nossos hormônios do amor.[9] Ela é essencial na formação de vínculos amorosos e até na manutenção de relacionamentos sérios. As pessoas que têm dificuldade de se relacionar intimamente correm risco de vício: elas podem usar as drogas como "lubrificantes sociais".

As experiências na primeira infância podem não apenas levar à escassez de substâncias químicas "boas" no cérebro, como também provocar uma perigosa sobrecarga de outros compostos. A privação maternal e outros tipos de adversidade durante a infância podem resultar em níveis cronicamente elevados de cortisol, o hormônio do estresse. Além de danificar o sistema de dopamina no mesencéfalo, o excesso de cortisol encolhe centros cerebrais importantes, como o hipocampo – uma estrutura vital para a memória e o processamento de emoções –, e abala o desenvolvimento normal do cérebro de muitas outras formas, com repercussões ao longo da vida.[10] Outra substância importante relativa ao estresse que passa a ser permanentemente produzida em excesso por falta de contato maternal na infância é a vasopressina, que regula a pressão arterial.[11]

A capacidade de uma criança de lidar com estresse psicológico e fisiológico é completamente dependente da relação que ela tem com os pais. Bebês não conseguem regular os próprios sistemas de estresse, e é por isso que morrem de estresse se nunca forem segurados no colo. Adquirimos essa capacidade aos poucos, conforme amadurecemos – ou não, dependendo da relação que temos com nossos cuidadores na infância. Um adulto receptivo, previsível e carinhoso tem um papel fundamental no desenvolvimento de uma neurologia saudável de reação ao estresse.[12]

Nas palavras de um pesquisador, "o contato maternal altera a neurobiologia da criança".**[13] Crianças que têm vínculos emocionais conturbados não terão no cérebro o mesmo ambiente bioquímico que seus colegas bem

---

* Como já explicado, a oxitocina não é um opioide, portanto não tem qualquer relação com o fármaco oxicodona; apenas os nomes são parecidos.

** No contexto humano, "maternal" não necessariamente se refere a uma figura feminina ou a um pai ou mãe biológico. Também pode se referir a cuidadores, de qualquer gênero.

cuidados e acolhidos. Como resultado, sua visão de mundo e suas reações a ele serão menos flexíveis, menos adaptativas e menos orientadas para a saúde e a maturidade. Elas se tornarão pessoas mais vulneráveis, tanto ao efeito de drogas que melhoram o humor quanto à dependência química. Sabemos por estudos com animais, por exemplo, que o desmame que ocorre no começo da vida pode influenciar o uso posterior de substâncias: filhotes de rato desmamados com 2 semanas de idade demonstram mais propensão ao álcool na vida adulta do que filhotes desmamados na terceira semana.[14]

Dados estatísticos sobre a infância típica de usuários crônicos de drogas são de conhecimento comum, mas, pelo visto, não comum o suficiente para causar o impacto que deveriam na compreensão médica, social e jurídica da dependência química.

Estudos com indivíduos viciados em drogas continuam encontrando porcentagens extraordinariamente altas de traumas na infância, incluindo violência física, sexual e emocional. Um grupo de pesquisadores chegou a afirmar que suas estimativas tinham "uma ordem de magnitude raramente vista na epidemiologia e na saúde pública".[15] Essa pesquisa, o renomado Estudo de Experiências Adversas na Infância (ACE, na sigla em inglês), contou com milhares de participantes e analisou a incidência de 10 categorias diferentes de circunstâncias dolorosas – entre elas violência doméstica, divórcio dos pais, abuso de drogas ou álcool na família, morte de um cuidador e agressão física ou sexual. Então foi feita a correlação entre esses dados e o abuso de substâncias entre os participantes. Para cada experiência adversa na infância, o risco para a iniciação precoce no abuso de substâncias dobrava, triplicava ou quadruplicava. Os participantes com cinco ou mais dessas experiências eram sete a dez vezes mais propensos à dependência química do que aqueles com nenhuma.

Os pesquisadores do ACE concluíram que quase dois terços do uso de drogas injetáveis podem ser atribuídos a eventos traumáticos e violentos na infância – e tenha em mente que a população que eles avaliaram era relativamente saudável e estável. No mínimo um terço dos participantes tinha ensino superior completo e a maioria havia passado pelo menos algum tempo na faculdade. Com meus pacientes, a taxa de traumas na infância se aproximaria de 100%. É claro que nem todos os adictos foram traumatizados quando crianças – apesar de a maioria dos usuários crônicos de substâncias injetáveis ter sido –, assim como nem toda criança que passa por agressões graves se torna dependente química na vida adulta.

De acordo com uma análise publicada pelo NIDA em 2002, "a taxa de vitimização entre usuárias de substâncias está entre 50% e quase 100%. [...] Populações de dependentes químicos se enquadram nos critérios diagnósticos de transtorno de estresse pós-traumático. [...] Aqueles que sofreram violências tanto físicas quanto sexuais tinham pelo menos *o dobro* de chance de usar drogas do que aqueles que sofreram apenas um tipo de abuso".[16] O consumo de álcool segue um padrão semelhante: aqueles que sofreram agressão sexual têm o triplo de chances de começar a beber na adolescência do que os jovens que não passaram por isso. Para cada circunstância emocionalmente traumática na infância há uma probabilidade duas a três vezes maior de abuso de álcool em idade precoce. "Em geral, esses estudos evidenciam que o estresse e o trauma são fatores comuns associados ao consumo de álcool na juventude como meio de regular emoções negativas ou dolorosas",[17] escrevem os pesquisadores do ACE.

É como muitos dependentes químicos dizem: eles se automedicam para acalmar a dor emocional – porém, mais que isso, o desenvolvimento do cérebro deles foi sabotado por suas experiências traumáticas. Os sistemas subvertidos pelo vício (os circuitos de dopamina e opioides, o cérebro límbico ou emocional, o sistema de estresse e as áreas de controle de impulsos do córtex) simplesmente não conseguem se desenvolver de forma normal sob essas circunstâncias.

Sabemos um pouco sobre como tipos específicos de traumas na infância afetam o desenvolvimento do cérebro. Por exemplo: acredita-se que o vérmis, que fica no cerebelo, na parte posterior do cérebro, tem um papel fundamental nos vícios porque influencia o sistema de dopamina no mesencéfalo. Imagens dessa estrutura em adultos que sofreram abuso sexual na infância revelam anomalias no fluxo sanguíneo, que, por sua vez, estão associadas a sintomas que aumentam o risco da dependência química.[18] Num estudo com EEGs de adultos que sofreram violência sexual, a grande maioria tinha ondas cerebrais anormais e mais de um terço demonstrava atividades epilépticas.[19]

Essas descobertas me lembram uma menina de 13 anos que atendi na minha clínica particular que, aparentemente do nada, começou a apresentar sintomas de epilepsia na forma de "crises de ausência". Ela se "desligava" completamente por breves períodos de tempo. Certa vez, no meio de uma partida de beisebol, ela ficou paralisada, os olhos vidrados, sem escutar os berros de suas companheiras de time para mexer o bastão. Ela teve episódios semelhantes na sala de aula, que duravam entre 10 e 20 segundos. Seu EEG teve resultados anormais e o neurologista que consultei prescreveu um anticonvulsivo. Quando perguntei a ela, na privacidade do meu consultório, se algo a estressava, ela apenas respondeu "Não".

Nove anos depois, não mais epiléptica, ela revelou para mim que as crises começaram durante um período de abusos sexuais recorrentes cometidos por um parente. Como é normal acontecer com crianças que sofrem violência sexual, ela sentia que não tinha a quem recorrer, então "fugia" de si mesma.

Fica pior. Já foi observado que o cérebro de crianças vítimas de maus-tratos é 7% ou 8% menor que o normal, com volumes abaixo da média em várias regiões – incluindo o córtex pré-frontal regulador de impulsos; o corpo caloso, o conjunto de massa branca que conecta e integra o funcionamento dos dois lados do cérebro; e várias estruturas do sistema límbico ou emocional, cujas disfunções aumentam consideravelmente a vulnerabilidade ao vício.[20] Num estudo com mulheres deprimidas que sofreram violências na infância, foi observado que o hipocampo (o centro emocional e de memórias) era 15% menor que o normal. O fator fundamental era a agressão, não a depressão, já que a mesma área não era afetada em mulheres deprimidas que não tinham sofrido abuso.[21]

Mencionei anomalias no corpo caloso, que facilita a colaboração entre os dois hemisférios do cérebro. Não apenas o corpo caloso de sobreviventes de traumas é menor, como também há evidências de problemas no seu funcionamento. O resultado pode ser uma "divisão" no processamento de emoções: as duas metades cerebrais podem não funcionar em conjunto, ainda mais quando o indivíduo está sob estresse. Uma característica do transtorno de personalidade (condição com que muitos viciados em drogas costumam ser diagnosticados) é alternar entre a idealização de outra pessoa e a intensa antipatia ou ódio. Não existe meio-termo, isto é, a aceitação simultânea das qualidades positivas e negativas do outro.

O Dr. Martin Teicher, diretor do Programa de Pesquisas sobre Biopsiquiatria de Desenvolvimento no McLean Hospital, em Maryland, sugere a possibilidade muito intrigante de que nossa visão "negativa" sobre uma pessoa esteja armazenada num hemisfério cerebral, enquanto a "positiva" fica no outro. A falta de integração entre as duas metades significaria que as visões negativa e positiva não se fundem numa imagem completa. Como resultado, em relacionamentos íntimos e em outras áreas da vida, o indivíduo afetado alterna entre percepções idealizadas e pejorativas de si mesmo, de outras pessoas e do mundo.[22] Essa teoria razoável, se comprovada, explicaria muito não apenas sobre dependência química, mas também sobre vícios comportamentais.

Devo admitir: às vezes me comporto como se eu fosse duas pessoas diferentes. Minha opinião sobre as coisas pode ser muito positiva ou extremamente cínica e pessimista, em geral de modo inflexível. Quando vejo o mundo sob a perspectiva feliz, minhas percepções negativas parecem um delírio; quando entro no modo deprimido, não consigo me lembrar de já ter sentido alegria.

É claro que os humores e as percepções de meus pacientes dependentes químicos oscilam em pêndulos muito mais extensos e erráticos que os meus. De certa forma, essas oscilações extremas devem ser induzidas pelas drogas, mas também refletem as dinâmicas cerebrais falhas que são resultado de suas histórias de infância invariavelmente terríveis. Circunstâncias extremas geram cérebros extremistas.

Essas diferenças entre um viciado comportamental como eu e os dependentes químicos crônicos do centro de Vancouver podem nos colocar em mundos diferentes quando se trata de funcionamento e status social, mas o argumento continua o mesmo; o usuário crônico de drogas injetáveis está apenas na outra extremidade do espectro. Dificuldades menos drásticas durante o desenvolvimento do cérebro na primeira infância podem ocorrer e ocorrem, geralmente resultando em formas "mais leves" de dependência química ou vício comportamental.

Traumas no começo da vida também têm consequências na maneira como o ser humano reage ao estresse durante toda a sua existência, e o estresse tem tudo a ver com vício. Vale a pena tocarmos um pouco nesse assunto.

O estresse é a reação fisiológica de um organismo ao ser confrontado com exigências excessivas sobre seus mecanismos de enfrentamento, sejam biológicos ou psicológicos. É uma tentativa de manter a estabilidade química do corpo, ou seja, a *homeostase*, diante dessas exigências excessivas. A reação de estresse fisiológico envolve descargas nervosas por todo o corpo e a liberação de uma cascata de hormônios, principalmente adrenalina e cortisol. Quase todos os órgãos são afetados, incluindo o coração e os pulmões, os músculos e, é claro, os centros emocionais do cérebro. O cortisol em si atua nos tecidos de praticamente todas as partes do corpo – do cérebro ao sistema imunológico, dos ossos ao intestino. É uma parte importante do sistema intricadíssimo de verificações e equilíbrio que permite ao corpo reagir a uma ameaça.

Em 1992, numa conferência do NIH (conglomerado americano de institutos de saúde), pesquisadores definiram o estresse como um *"estado de desarmonia ou ameaça da homeostase"*.[23] De acordo com essa definição, um fator estressante seria *"uma ameaça, real ou percebida, que tende a abalar a homeostase"*.[24] O que todos os fatores estressantes têm em comum? No fim das contas, todos representam a ausência (ou possível ausência) de algo que o organismo considera necessário à sobrevivência. A ameaça em si pode ser real ou não. O perigo de ficar sem alimento é um fator de muito estresse, assim como o risco de ficar sem amor. "Podemos dizer, sem hesitar, que os fatores de estresse mais importantes para o ser humano são emocionais", escreveu Hans Selye, médico canadense e pioneiro nesse campo de pesquisa.[25]

O estresse no começo da vida estabelece um "ponto de partida" desvantajoso para o sistema de estresse da criança: ela se torna estressada com mais facilidade ao longo da vida. O Dr. Bruce Perry é membro sênior da Academia de Traumas Infantis de Houston, nos Estados Unidos, e ex-diretor dos Programas para a Saúde Mental Infantil em Alberta, no Canadá. Ele argumenta: "Uma criança que sofreu estresse no começo da vida será mais hiperativa e reativa. Ela aciona gatilhos com mais facilidade e é mais ansiosa e nervosa. Compare uma pessoa, seja ela criança, adolescente ou adulta, com parâmetros normais de inquietação com outra cujos parâmetros sejam elevados. Dê álcool para as duas. Ambas podem sentir o mesmo efeito intoxicante, mas aquela com maior inquietação fisiológica sentirá o benefício extra do alívio do estresse. É como estar com a garganta seca e tomar água gelada: o prazer é muito amplificado pelo alívio da sede."[26]

As vias hormonais de crianças que sofreram violência sexual são cronicamente alteradas.[27] Até um fator de estresse "leve", como a depressão materna, pode abalar os mecanismos físicos de estresse de uma criança.[28] Se acrescentarmos negligência, abandono, maus-tratos ou abuso, a criança se tornará mais reativa ao longo da vida. Um estudo publicado no *The Journal of the American Medical Association* concluiu que "um histórico de abuso infantil por si só está associado ao aumento da reatividade neuroendócrina [nervosa e hormonal] ao estresse, que é amplificada ainda mais com a ocorrência de traumas adicionais na vida adulta".[29]

Um cérebro pré-programado para acionar facilmente uma reação ao estresse tem grande risco de supervalorizar substâncias, atividades e situações que ofereçam alívio imediato. Essa pessoa se preocupará menos com as consequências a longo prazo, assim como alguém com sede extrema beberá qualquer tipo de água, mesmo sabendo que pode conter toxinas. Por outro lado, situações ou atividades que poderiam trazer satisfação para uma pessoa normal são menos valorizadas, porque, na vida do indivíduo viciado, elas não foram recompensadoras – por exemplo, conexões íntimas com parentes. Esse distanciamento de experiências normais também é resultado de traumas e estresse na infância, como resumido numa recente análise psiquiátrica sobre desenvolvimento infantil:

> A negligência e os maus-tratos durante a primeira infância podem fazer com que sistemas de vínculo se desenvolvam de forma anormal e dificultar a formação de relacionamentos pessoais recompensadores, prejudicando a adesão aos valores sociais e culturais no futuro. Outros meios de estimular vias recompensadoras no cérebro (como drogas, sexo, agressão e intimidação) podem se tornar relativamente mais interessantes, já que haverá menos preocupação em violar relacionamentos íntimos. A pessoa pode ter menos capacidade de ajustar o próprio comportamento com base em experiências negativas.[30]

Pessoas viciadas em drogas pesadas, cuja vida começou sob condições de estresse intenso, têm gatilhos fáceis que disparam reações de estresse. Não apenas a reação ao estresse domina sua capacidade já debilitada de pensar racionalmente em momentos de turbulência emocional, como os hormônios do estresse se "sensibilizam" com substâncias viciantes. Quanto mais estresse, mais fissura, e vice-versa. O vício é uma reação profundamente associada ao estresse, uma tentativa de neutralizá-lo por meio da autotranquilização. É ineficaz a longo prazo, mas traz alívio imediato.

Faz sentido que o estresse seja uma causa importante da dependência química. Ele aumenta o efeito dos opioides e a consequente fissura, intensifica a eficácia da recompensa das drogas e provoca recaídas.[31] "A exposição ao estresse é a manipulação experimental mais poderosa e confiável usada para induzir a retomada do consumo de álcool e drogas", relata uma equipe de pesquisadores.[32] "Experiências estressantes", aponta outro grupo de pesquisa, "tornam o indivíduo mais suscetível ao uso de drogas e a recaídas."[33]

O estresse também diminui a atividade de receptores de dopamina nos circuitos emocionais do prosencéfalo, em especial no núcleo accumbens, onde a ânsia por drogas aumenta conforme a função da dopamina é reduzida.[34] A literatura científica identificou três fatores que universalmente causam estresse no ser humano: *incerteza*, *falta de informação* e *perda de controle*.[35] A isso podemos acrescentar *conflito com o qual o organismo não consegue lidar* e *perda de relacionamentos que poderiam oferecer apoio emocional*. Estudos com animais demonstram que o isolamento leva a mudanças nos receptores neurais e maior propensão ao uso de drogas em filhotes, além de reduzir a atividade de neurônios dependentes de dopamina em adultos.[36,37] Ao contrário de ratos criados em isolamento, aqueles que vivem em grupos sociais estáveis resistem ao uso de cocaína – assim como os inquilinos do "parque dos ratos" de Bruce Alexander, que não se renderam aos encantos da heroína.[38]

Crianças humanas não precisam crescer em isolamento físico para sofrer privações: o isolamento emocional tem o mesmo efeito, assim como o estresse enfrentado pelos pais. Como veremos adiante, o estresse em grávidas tem um impacto negativo na atividade da dopamina no cérebro do feto, impacto que pode perdurar até muito depois do nascimento.

Algumas pessoas podem achar que indivíduos viciados inventam ou exageram suas histórias tristes para despertar compaixão ou justificar o próprio comportamento. Mas minha experiência mostrou que o que acontece é o oposto. Eles geralmente me contam sua história de vida com relutância, apenas se questionados e só depois de a confiança entre nós ser estabelecida – o que pode levar meses e até anos. Muitos deles não enxergam qualquer conexão entre suas experiências na infância e seus hábitos autodestrutivos. Se falam sobre isso, falam por alto, protegendo-se do impacto emocional.

Pesquisas mostram que a grande maioria das vítimas de violência sexual e física não revela suas histórias para médicos e terapeutas por espontânea vontade.[39] Se muito, tendem a esquecer ou negar a dor. Um estudo acompanhou garotas que tinham sido atendidas na emergência de um hospital devido a abusos sexuais comprovados. Ao serem procuradas 17 anos depois, 40% delas não se recordaram ou negaram o evento, mas mantinham intacta a memória de outros incidentes da vida.[40]

Adictos que se lembram costumam culpar a si mesmos.

– Eu apanhava muito – conta Wayne, de 40 anos –, mas eu merecia. Na época, eu aprontava demais.

E ele bateria numa criança, pergunto, se ela "merecesse"? Colocaria a culpa nela por ter "aprontado"? Wayne desvia o olhar.

– Não quero falar sobre isso – responde esse homem durão, que trabalhou em plataformas de petróleo e canteiros de obra e cumpriu uma pena de 15 anos por assalto à mão armada. Ele vira o rosto e seca os olhos.

Entender o forte impacto que as circunstâncias da infância exercem sobre o desenvolvimento do cérebro pode nos tornar menos confiantes na recuperação do vício, mas há bons motivos para não perdermos as esperanças. O cérebro é um órgão resiliente: alguns circuitos importantes continuam se desenvolvendo ao longo de toda a vida, inclusive em pessoas viciadas em drogas pesadas que tiveram uma infância difícil. Essa é a boa notícia, no sentido fisiológico. Ainda mais animador é que temos algo em nós que transcende as atividades e conexões de neurônios e as ações de substâncias químicas. A mente pode existir principalmente no cérebro, mas ela vai muito além da soma total dos programas neurológicos automáticos enraizados em nosso passado. E há outra coisa em nós e sobre nós: podemos chamá-la de "espírito", uma nomenclatura mais democrática no sentido religioso. Mais adiante falaremos sobre seu poderoso papel transformador.

Por enquanto, conforme concluímos nosso tour pelas bases biológicas do vício, precisamos abordar mais diretamente um assunto que já mencionei: o papel dos genes. Ao contrário do que muitos imaginam, o vício está longe de ser predeterminado pelos nossos cromossomos. Mais boas notícias, como veremos agora.

19
Não é genético

Em 1990, jornais e noticiários televisivos por toda a América do Norte anunciaram que pesquisadores da Universidade do Texas tinham identificado o gene do alcoolismo. Essa notícia foi recebida com tremendo interesse e a grande mídia fez previsões otimistas sobre o iminente fim da dependência de álcool. A revista *Time* estava entre as mais empolgadas:

> Os benefícios dessa linha de pesquisa podem ser incríveis. Em cinco anos, é possível que cientistas já tenham aperfeiçoado um exame de sangue para detectar o gene e identificar crianças mais suscetíveis ao alcoolismo. Dentro de uma década, podemos ter um medicamento que bloqueie a ação do gene ou que controle algumas formas de alcoolismo ao alterar a absorção de dopamina. Com o tempo e com engenharia genética, especialistas podem encontrar um modo de eliminar completamente o gene suspeito dos indivíduos afetados.[1]

Os pesquisadores em questão nunca alegaram ter descoberto "o gene do alcoolismo", mas chegaram perto disso. Algumas de suas declarações públicas incentivavam essa impressão errônea. Seis anos depois, o líder do projeto, o farmacologista Kenneth Blum, publicou uma avaliação bem mais contida:

Infelizmente, relatos de que descobrimos o "gene do alcoolismo" foram equivocados, assim como a insinuação de que haveria uma associação direta entre um gene e um comportamento específico. Essas interpretações errôneas são comuns – talvez você se lembre de relatos sobre um "gene da obesidade" ou um "gene da personalidade". Nem é necessário dizer que *não existem genes específicos para o alcoolismo, a obesidade ou determinado tipo de personalidade*. [...] Na verdade, o que está em questão é compreender como certos genes e traços comportamentais estão conectados.[2]

O que o grupo do Texas *de fato* havia encontrado era uma variação do gene receptor da dopamina (DRD2) que parece ser mais comum entre alcoólatras e "confere suscetibilidade a pelo menos uma forma de alcoolismo" – ou pelo menos era nisso que acreditavam após examinar o cérebro de dezenas de cadáveres.[3] Mesmo essa hipótese mais modesta, no entanto, foi descartada após investigações posteriores. Não foi confirmada qualquer associação entre a variante do gene e o alcoolismo.[4] "A descoberta mais importante da pesquisa sobre um papel genético no alcoolismo é que não existe um gene que induza essa condição", escreve o especialista em vício Lance Dodes. "E ninguém herda diretamente o alcoolismo."[5]

Seja qual for o problema que desejamos solucionar ou prevenir – guerra, terrorismo, desigualdade econômica, crises conjugais, mudanças climáticas ou vício –, a maneira como encaramos suas origens influenciará muito nossas ações. Apresento o argumento de que o ambiente na primeira infância tem um papel importante na vulnerabilidade ao vício não para ignorar a genética, mas para contrabalançar algo que entendo como um desequilíbrio. Os genes certamente parecem influenciar, entre outras coisas, traços como temperamento e sensibilidade, que, por sua vez, têm um grande impacto na maneira como encaramos nosso meio. No mundo real, não existe o argumento de natureza *versus* cultura, apenas uma interação infinitamente complexa entre a genética e os efeitos ambientais a cada momento. Por isso, como dois psiquiatras da Faculdade de Medicina da Universidade de Pittsburgh destacaram, "o traço que define o alcoolismo não é estático". Devido a fatores de desenvolvimento e ambiente, "o risco de alcoolismo oscila ao longo do tempo".[6] Mesmo que, contra todas as evidências disponíveis, fosse demonstrado conclusivamente que o vício está 70% programado no DNA, eu ainda me interessaria mais pelos 30% restantes.

Afinal, não podemos mudar nossa estrutura genética e, no momento, as propostas de terapia genética para transformar comportamentos humanos são, na melhor das hipóteses, fantasiosas. Faz sentido nos concentrarmos naquilo com que *podemos* lidar imediatamente: como crianças são educadas; o apoio social recebido pelos pais; o modo como tratamos adolescentes que usam drogas; e como tratamos adultos viciados.

O consenso atual – entre aqueles que aceitam que a causa para o alcoolismo tem alto grau de hereditariedade – é que a predisposição para o transtorno é determinada pela genética em cerca de 50%.[7] Estimativas igualmente extravagantes são aplicadas a outros vícios. Acredita-se que o uso intenso de maconha seja 60% a 80% hereditário,[8] enquanto o risco herdado de desenvolver dependência de nicotina a longo prazo seria de surpreendentes 70%.[9] O abuso e a dependência de cocaína também são vistos como "muito influenciados por fatores genéticos".[10] Alguns pesquisadores até sugeriram que o alcoolismo e o divórcio talvez tenham a mesma propensão genética.

Percentuais tão altos são impossíveis. A lógica por trás deles se apoia em conclusões equivocadas que se baseiam menos em ciência e mais numa crença exagerada no poder dos genes de comandar nossa vida. Nas teorias genéticas sobre transtornos mentais, "crenças não científicas têm um papel de destaque", escrevem os autores de uma análise de pesquisas.[11]

Não é que os genes possam ser deixados de lado (porque não podem), mas eles não determinam nem têm como determinar comportamentos simples, que dirá complexos, como o vício. Não apenas *não* existe um gene do vício, como sua existência seria *impossível*.

Até pouco tempo atrás, acreditava-se que havia 100 mil genes no genoma humano. Até esse número seria inadequado para justificar a variabilidade e a complexidade sináptica inacreditável do cérebro humano.[12] No entanto, hoje já sabemos que há apenas cerca de 30 mil sequências genéticas em nosso DNA – até menos do que o de algumas minhocas. "Nosso DNA é simplesmente escasso demais para determinar o diagrama de funcionamento do cérebro humano", escreve o psiquiatra e pesquisador da UCLA Jeffrey Schwartz.[13]

Longe de serem ditadores autônomos de nosso destino, os genes são controlados pelo ambiente e não conseguem funcionar sem sinais ambientais. Na prática, eles são ligados e desligados pelo meio em que estamos; do contrário, a vida humana não existiria. Todas as células em todos os órgãos do nosso corpo têm exatamente o mesmo complemento de genes, mas uma célula do cérebro não é parecida nem se comporta como uma célula óssea, e uma célula do fígado não é parecida nem se comporta como uma célula muscular. É o ambiente dentro e fora do corpo que determina quais genes são ligados, ou acionados, por cada célula. "A operação das células é basicamente moldada por sua interação com o meio, não por seu código genético", escreveu o biologista celular Bruce Lipton.[14]

Uma nova área científica em expansão se concentra em como as experiências de vida influenciam o funcionamento dos genes. É a chamada *epigenética*. Como resultado de situações de vida, substâncias químicas se prendem ao DNA e direcionam atividades genéticas. As lambidas que um filhote de rato recebe da mãe nas primeiras horas de vida acionam um gene no cérebro que ajuda a proteger o animal contra o estresse mesmo na vida adulta. Nos ratos privados desse cuidado, o mesmo gene permanece latente. Os efeitos da epigenética são mais poderosos durante o desenvolvimento na primeira infância e já foi comprovado que eles são transmitidos de geração em geração, sem qualquer mudança nos genes em si.[15] Influências epigenéticas induzidas pelo meio são poderosos reguladores das influências genéticas.

O comportamento do gene se chama *expressão gênica*. Hoje já está claro que "o ambiente da primeira infância, que engloba o período pré-natal e pós-natal, tem profundo efeito na expressão gênica e em padrões de comportamento na vida adulta", afirma um artigo publicado no *The Journal of Neuroscience*.[16] Um exemplo é o consumo de álcool. Certa variação de um gene específico, encontrado em alguns macacos, reduz os efeitos sedativos do álcool e também sua influência negativa no equilíbrio e na coordenação. Em outras palavras, macacos com esse gene têm menor probabilidade de ficar semiconscientes e de cambalear por aí após uma bebedeira. Eles conseguem ingerir quantidades maiores de álcool sem efeitos colaterais e são mais propensos a beber até ficarem embriagados. No entanto, descobriu-se que essa expressão gênica não acontecia em macacos criados pela mãe – isto é, o gene não afetava o comportamento relacionado à bebida. O efeito só era encontrado em macacos que tinham passado por estresse no começo da vida ao serem privados do contato maternal e terem sido criados por companheiros de bando.[17]

A ênfase excessiva na determinação genética do vício é amplamente baseada em estudos com crianças adotadas, em especial gêmeos. Não entrarei em detalhes sobre os erros científicos e lógicos crassos em tais estudos, mas, para quem tiver interesse, falarei disso no Anexo I. O importante aqui é como o estresse durante a gravidez pode já começar a "programar" uma predisposição ao vício no ser humano em desenvolvimento. Essa informação faz com que os cuidados pré-natais sejam encarados sob um novo prisma e ajuda a explicar o fato muito conhecido de que crianças adotadas apresentam mais risco de ter vários tipos de problema que causam uma predisposição ao vício. Os pais biológicos de uma criança adotada têm uma grande influência epigenética no desenvolvimento do feto.

As conclusões de muitos estudos com animais e humanos foram bem resumidas por pesquisadores da Faculdade de Medicina da Universidade Hebraica de Jerusalém:

> Nas últimas décadas, tornou-se cada vez mais claro que o desenvolvimento e o comportamento futuro de um organismo imaturo não apenas são determinados por fatores genéticos e pelo ambiente pós-natal, mas também pelo meio materno durante a gestação.[18]

Vários estudos com animais e seres humanos concluíram que a ansiedade ou o estresse maternal durante a gravidez podem causar uma série de problemas na prole, desde cólicas infantis até distúrbios de aprendizagem,[19] além de estabelecerem padrões comportamentais e emocionais que aumentam a propensão ao vício. O estresse enfrentado pela mãe pode resultar em níveis mais elevados de cortisol no feto e, como já mencionado, o cortisol cronicamente alto é prejudicial para estruturas neurológicas importantes, ainda mais durante a fase em que o cérebro se desenvolve rápido. Um estudo britânico, por exemplo, observou que crianças cuja mãe tinha passado por situações de estresse durante a gestação tornavam-se vulneráveis a transtornos mentais e comportamentais como TDAH, ansiedade e medo. (TDAH e ansiedade são grandes fatores de risco para o vício.) "A professora

Yvette Glover, da Imperial College de Londres, descobriu que o estresse causado por brigas ou atos violentos cometidos por um parceiro é especialmente prejudicial", de acordo com uma matéria da BBC. "Especialistas culpam os níveis elevados de cortisol, o hormônio do estresse, que atravessam a placenta. A professora Glover concluiu que os altos níveis de cortisol no líquido amniótico que circunda o bebê estão associados aos danos."[20] Os resultados dos estudos corroboram evidências anteriores de como o estresse da mãe durante a gravidez afeta o cérebro do bebê, causando efeitos duradouros ou até permanentes.[21] É aí que entra o pai, porque a qualidade do relacionamento com o parceiro costuma ser a melhor proteção que uma mulher tem contra o estresse, e também sua maior fonte.

Mulheres que estavam grávidas na época dos ataques terroristas do Onze de Setembro contra o World Trade Center e que sofreram de transtorno de estresse pós-traumático (TEPT) como resultado de testemunhar o desastre transmitiram os efeitos desse estresse para seus filhos recém-nascidos. Com 1 ano, essas crianças apresentavam níveis anormais de cortisol. Podemos nos perguntar se isso não foi um efeito pós-natal do TEPT da mãe. No entanto, a maior mudança observada ocorreu nas crianças cuja mãe estava nos três últimos meses de gestação no dia 11 de setembro de 2001. Então o fato de o *estágio da gravidez* em que uma mulher se encontrava no momento da tragédia ter relação com o *grau* de anormalidade do cortisol sugere que estamos observando um efeito no útero.[22] Ocorre que na etapa final da gestação os sistemas cerebrais passam por períodos sensíveis de desenvolvimento.

Foi demonstrado que tanto animais quanto humanos que sentiram o estresse da mãe durante a gestação apresentam maior risco de ter mecanismos de controle de estresse debilitados após o nascimento – um fator de risco para o vício. O estresse maternal durante a gravidez pode, por exemplo, aumentar a sensibilidade da prole ao álcool.[23] Como já vimos, uma relativa escassez de receptores de dopamina também eleva o risco de vício. "Nós e muitas outras pessoas fizemos estudos que mostram que a quantidade e a densidade de receptores de dopamina nessas regiões receptivas são basicamente determinadas no útero", me contou o psiquiatra e pesquisador Bruce Perry durante uma conversa.

Por esses motivos, estudos sobre adoção não podem decidir questões de herança genética. Qualquer mulher que tenha precisado entregar seu bebê para adoção é, por definição, uma mulher estressada. Seu estresse não vem apenas do fato de ela saber que precisará se separar da criança, mas principalmente porque, se não estivesse estressada, jamais cogitaria abrir mão do filho: a gravidez foi indesejada, ou a mãe era pobre, sozinha ou estava num relacionamento ruim, ou era uma adolescente imatura que engravidou sem querer, ou usuária de drogas, ou foi estuprada ou enfrentou outra adversidade. Qualquer uma dessas situações é suficiente para causar um estresse imenso em alguém, então o feto em desenvolvimento passaria meses sendo exposto a níveis elevados de cortisol pela placenta. A tendência ao vício é uma das possíveis consequências.

Mesmo sem qualquer base científica, é comum a ideia de que, se uma condição é "de família", presente em sucessivas gerações, ela deve ser genética. Mas, como vimos nos meus pacientes em Downtown Eastside, o meio pré-natal e pós-natal pode se repetir de geração em geração de forma que o desenvolvimento saudável da criança seja prejudicado sem qualquer contribuição genética. Estilos de criação costumam ser herdados de forma epigenética – isto é, transmitidos biologicamente, mas não pela transmissão de DNA dos genitores.

Por que, então, presunções genéticas limitadas são amplamente aceitas e, em específico, defendidas com tanto entusiasmo pela mídia? Um fator que pode explicar isso é a pouca importância que damos à ciência do desenvolvimento. Outro fator é nossa preferência por explicações simples e rápidas, assim como nossa tendência a procurar correlações diretas em quase tudo. A vida, em sua incrível complexidade, não se encaixa em esquemas tão simples.

Existe um fato psicológico que, na minha opinião, incentiva as pessoas a se manter tão apegadas a teorias genéticas. Nós, seres humanos, não gostamos de nos responsabilizar – por nossos atos individuais, pela mágoa que causamos a nossos filhos, por nossos muitos fracassos enquanto sociedade. A genética (essa subordinada neutra, impassiva e impessoal da natureza) nos isentaria de toda a responsabilidade e de sua sombra soturna, a culpa. Se a genética comandasse nosso destino, não precisaríamos culpar a nós mesmos nem a ninguém. Explicações genéticas nos absolvem, já que não percebemos que podemos assumir responsabilidade sem carregar o fardo inútil da culpa.

O mais desanimador para aqueles que torcem pelo progresso científico e social é que o argumento genético é facilmente usado para justificar toda sorte de desigualdades e injustiças que, caso contrário, seriam difíceis de defender. Ele tem uma função extremamente conservadora: se um fenômeno como o vício é determinado apenas por hereditariedade biológica, somos poupados de refletir sobre como nosso meio social oferece apoio, ou não, a pais de crianças pequenas; sobre como comportamentos sociais, preconceitos e políticas públicas sobrecarregam, estressam e excluem certos segmentos da população e, portanto, aumentam sua propensão ao vício. O escritor Louis Menand foi eloquente sobre o assunto numa matéria para a revista *The New Yorker*:

> "É genético": eis uma explicação para a realidade que não ameaça a realidade. Por que alguém se sentiria infeliz ou teria comportamentos antissociais quando vive na nação mais livre e próspera do mundo? Não pode ser o sistema! Precisa existir algum erro na programação.[24]

Sucumbindo à ânsia humana comum de nos eximir da responsabilidade, nossa cultura abraçou o fundamentalismo genético com extrema avidez. Acabamos assim tendo menos força para lidar de forma ativa ou proativa com a tragédia do vício. Ignoramos a boa notícia de que nada é irrevogavelmente comandado por nossos genes e, portanto, ignoramos também que há muito que podemos fazer.

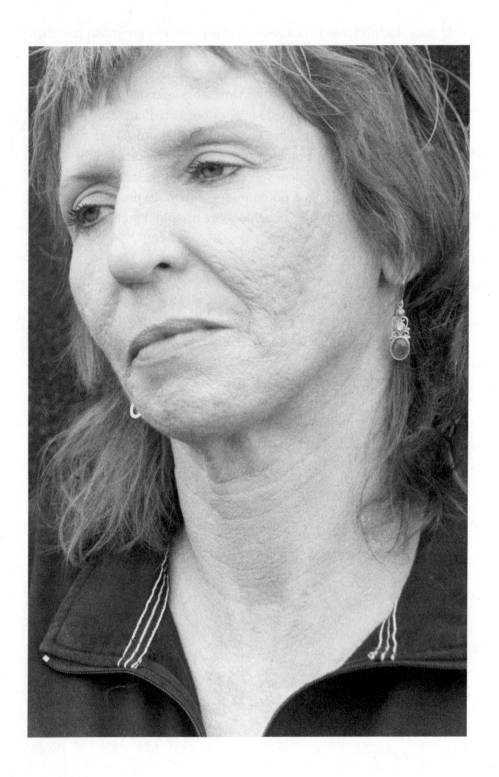

PARTE CINCO

O PROCESSO DO VÍCIO E OS TRAÇOS DE PERSONALIDADE

Qualquer um que não esteja completamente morto por dentro logo se encontrará tentado e dominado por questões insignificantes e frívolas. Os fracos de espírito, que cedem aos prazeres da carne e à sensualidade, são capazes, mas apenas com grande dificuldade, de se afastar dos prazeres terrenos. Portanto costumam exibir um humor soturno e triste enquanto tentam fugir da tentação e facilmente cedem à raiva quando alguém cruza seu caminho.

TOMÁS DE KEMPIS, místico cristão do século XV,

A imitação de Cristo

20

"Um vazio que tento evitar a todo custo"

Existem quase tantos vícios quanto existem pessoas. No *Brahmajāla Sutta*, o mestre espiritual Gautama identifica muitos prazeres como potencialmente viciantes.

> Alguns ascetas e brâmanes [...] permanecem viciados em frequentar espetáculos com danças, cantos, apresentações, recitais, percussões, címbalos e tambores, exposições de fadas; [...] lutas de elefantes, búfalos, touros, bodes; [...] manobras, paradas militares; [...] disputas e debates, sabões e cosméticos, pulseiras, faixas de cabelo, bengalas bonitas; [...] conversas fúteis sobre reis, ladrões, ministros, soldados, perigos, guerras, comidas, bebidas, roupas; [...] heróis, especulações sobre terra e mar, debates sobre ser e não ser [...].[1]

Gautama, conhecido por nós como o Buda, viveu e ensinou há 2.500 anos, na região que hoje é o Nepal e o norte da Índia. Nos dias atuais, ele poderia incluir em seu sermão: açúcar, cafeína, programas de auditório, culinária gourmet, compra de CDs, militância de esquerda ou de direita, internet, celular, futebol, jornais, tabloides, noticiários, exercícios aeróbicos, palavras cruzadas, meditação, religião, jardinagem, golfe... Na análise final, não é a atividade ou o objeto em si que define um vício, mas nossa *relação* com o foco externo de nossa atenção ou comportamento. Assim como é possível consumir bebida alcoólica sem se viciar, é possível participar de qualquer atividade sem vício. Por outro lado, por mais valiosa ou digna que seja uma atividade, é possível se relacionar com ela de forma viciada. Recordemos nossa definição de vício: *qualquer comportamento frequente, relacionado ou não a substâncias químicas, que alguém se sente compelido a repetir apesar do impacto negativo em sua vida e na vida dos outros.* As características que determinam qualquer vício são: compulsão, preocupação, descontrole, persistência, recaídas e fissura.

Apesar de os vícios poderem variar em forma e foco, o mesmo conjunto de dinâmicas está por trás de todos eles. O Dr. Aviel Goodman escreve: "Todos os transtornos de vício, independentemente do tipo de comportamento que os caracterize, têm o mesmo processo psicobiológico subjacente, que chamo de *processo viciante*."[2] É como sugere o Dr. Goodman: vícios não são uma coleção de transtornos distintos, mas as manifestações de um processo subjacente que pode ser expressado de muitas maneiras. O processo viciante – que chamarei de *processo do vício* – comanda todas as dependências e envolve as mesmas falhas neurológicas e psicológicas. As diferenças existem apenas em questão de grau.

Há muitas evidências para uma visão tão unitária. Dependências químicas costumam estar conectadas e usuários crônicos de substâncias têm muitas chances de consumir habitualmente mais de uma droga: por exemplo, a maioria dos viciados em cocaína também tem, ou já teve, um vício ativo em álcool. Por sua vez, cerca de 70% dos alcoólatras são fumantes, contra apenas 10% da população geral.[3] Acho que nunca encontrei um usuário de drogas injetáveis na Portland Clinic que também não fosse viciado em nicotina. Com frequência, a nicotina é a "droga de entrada", a primeira substância química alteradora de humor em que se viciam na adolescência. Pesquisas observaram que mais de metade dos voluntários viciados em opioides é alcoólatra, assim como a grande maioria de viciados em cocaína e anfetaminas, além de muitos viciados em maconha. Pesquisas com animais e humanos demonstraram que sistemas neurológicos, compostos químicos cerebrais e mecanismos farmacológicos comuns são subjacentes ao vício em álcool e em outras substâncias.[4]

Todos os vícios, sejam ou não relacionados a substâncias químicas, compartilham estados mentais como ânsia e vergonha e comportamentos como mentira, manipulação e recaída. No nível neurobiológico, todos eles acionam os sistemas de vínculo-recompensa e incentivo-motivação do cérebro, que, por sua vez, escapam ao controle das áreas do córtex responsáveis pelo impulso e pelo "raciocínio". Entramos em detalhes sobre esse processo nos capítulos anteriores.

Mas o que nos diz a ciência especificamente sobre os vícios comportamentais? Vejamos o caso do vício em jogos de azar. Trabalhos científicos sobre essa dependência ainda são incipientes, mas, segundo um pesquisador, "resultados preliminares sugerem o envolvimento de regiões neurológicas semelhantes àquelas ativadas em ânsias por drogas e comportamentos".[5] Apostadores compulsivos têm anomalias no sistema de dopamina, assim como em outros neurotransmissores. Por exemplo, do mesmo modo que dependentes químicos, apostadores compulsivos têm níveis reduzidos de serotonina – substância química do cérebro que ajuda a regular humores e controlar impulsos. Um estudo comparou reações fisiológicas a uma partida de blackjack em dois grupos: jogadores patológicos e jogadores casuais. As elevações de neurotransmissores importantes, especialmente da dopamina, foram muito maiores entre aqueles que eram viciados – isto é, o sistema de incentivo e motivação do cérebro estava bem mais ativado, como acontece com a dependência química.[6] E as mesmas áreas "se iluminavam" nas imagens do cérebro dos jogadores e dos indivíduos viciados em drogas. Os jogadores patológicos se comportam como dependentes químicos – ou, guardadas as devidas proporções, como eu. "Mais de 40 pessoas foram banidas de cassinos na Colúmbia Britânica nos últimos três anos após deixarem crianças sozinhas no carro enquanto iam jogar", relatou um jornal de Vancouver em julho de 2006. Algumas crianças foram inclusive encontradas em estacionamentos de cassinos às três da madrugada.[7]

É seguro afirmar que qualquer atividade, natural ou artificial, que induza uma sensação de motivação elevada e recompensa – fazer compras, dirigir, fazer sexo, comer, ver televisão, praticar esportes radicais e assim por diante – ativará os mesmos sistemas cerebrais que os vícios em drogas. Num estudo com imagens de ressonância magnética, por exemplo, jogar apostando dinheiro "iluminava" as áreas do cérebro também ativadas durante o consumo de drogas.[8] Tomografias revelaram que jogar videogame aumenta os níveis de dopamina nos circuitos de incentivo e motivação.[9] O histórico pessoal e o temperamento decidem quais atividades produzirão esse efeito para cada indivíduo, mas o processo é sempre o mesmo. Para alguém com relativa escassez de receptores de dopamina, a atividade que se tornará o objeto da busca viciante é aquela que mais liberar quantidades extras desse neurotransmissor eufórico e revigorante. Na prática, as pessoas se tornam viciadas nas substâncias químicas do próprio cérebro. Quando me pego desejando intensamente comprar um CD, por exemplo, o que quero mesmo é uma dose de dopamina.

As evidências são persuasivas no caso da compulsão alimentar, que nos mostra com mais clareza como uma atividade natural e essencial pode se tornar alvo de circuitos de incentivo e recompensa falhos, ajudados por um autocontrole debilitado. Como era de esperar, tomografias do cérebro de pessoas com compulsão alimentar apontaram a participação do sistema de dopamina. Assim como acontece com pessoas viciadas em drogas, pessoas obesas têm menos receptores de dopamina, e um estudo chegou a observar que quanto mais obesos eram os voluntários, menos receptores de dopamina eles tinham.[10] Lembre que a redução desses receptores pode ser tanto uma consequência do uso crônico de drogas quanto um fator de risco para o vício. Junk food e açúcar também são quimicamente viciantes devido ao seu efeito nos "narcóticos" intrínsecos do cérebro, as endorfinas. O açúcar, por exemplo, oferece uma dose rápida de endorfina e temporariamente aumenta os níveis de serotonina, substância química do humor.[11] Esse efeito pode ser prevenido por uma injeção de naloxona, medicamento bloqueador de opioides usado inclusive na ressuscitação em caso de overdose de heroína.[12] A naloxona também bloqueia os efeitos reconfortantes dos alimentos gordurosos.[13]

"Tem ficado claro que transtornos alimentares e drogas têm a mesma base neuroanatômica e neuroquímica", concluem dois especialistas em vício e transtornos relacionados.[14]

Não apenas a debilitação dos circuitos de incentivo-motivação e vínculo-recompensa é idêntica no cérebro de comedores compulsivos e viciados em drogas, como o mesmo acontece com as funções de controle de impulso do córtex. "Algumas evidências sugerem uma falha no processo de tomada de decisão em pacientes obesos", observou um artigo recente no *The Journal of the American Medical Association*. "Por exemplo, indivíduos muito obesos têm uma pontuação pior do que dependentes químicos no Iowa Gambling Test, jogo em que o bom desempenho depende da integridade do córtex pré-frontal direito."[15] Os mesmos autores observaram que pessoas obesas são mais propensas ao estresse, uma vez que seu sistema hormonal de reação ao estresse é falho – outra característica comum entre adictos.

Compradores compulsivos passam pelos mesmos processos mentais e emocionais quando interagem com seu vício. As partes pensantes do cérebro tiram folga. Num estudo com imagens cerebrais conduzido na Universidade de Münster, na Alemanha, cientistas encontraram "ativação reduzida em áreas do cérebro associadas à memória de trabalho e ao raciocínio e, por outro lado, aumento de ativação nas áreas envolvidas com o processamento de emoções", mesmo quando consumidores normais precisavam escolher entre duas marcas de determinado produto.[16] Acontece que, no capitalismo corporativo, as "forças do mercado" valorizadas são amplamente inconscientes – um traço do vício que agências de publicidade entendem muito bem. Um trabalho anterior observou que descargas elétricas dos circuitos neurológicos que comandam o prazer também se tornavam sobrecarregadas durante as compras, ao contrário dos circuitos de racionalidade. O neurologista Michael Deppe, líder da pesquisa, disse que "quanto mais caro o produto, mais loucos ficam os consumidores. E, no momento da compra de um produto muito caro, a parte do cérebro que lida com o pensamento racional reduz sua atividade para quase zero. [...] O estímulo dos centros emocionais mostra que fazer compras é uma forma de aliviar o estresse".[17]

Com frequência, vícios são intercambiáveis – um fato que comprova ainda mais a teoria unitária de que existe um processo comum a todo vício. Apesar de os meus traços de vício serem mais óbvios no meu hábito de comprar CDs, sou capaz de passar facilmente para outras atividades obsessivas. Na semana em que nos mudamos para nossa casa atual, 24 anos atrás, participei do parto de seis bebês, a maioria durante a noite. Aceitei como pacientes 15 mulheres com parto previsto para o mesmo mês, cerca de 10 a mais do que um médico ocupado deveria ter. Eu não conseguia dizer "não" às demandas. Durante o dia, quando não estava na maternidade, eu trabalhava no meu escritório. Dá para imaginar quão pouco tempo e energia eu conseguia dedicar à minha família. Eu mergulhava com a mesma intensidade em trabalhos políticos e outras atividades. Já tive vários vícios ao mesmo tempo. Isto é, o processo do vício estava ativo e em busca de mais e mais troféus externos para capturar. Mesmo assim, a ansiedade, o tédio e o medo do vazio que motivavam tudo raramente se esvaíam.

Os vícios comportamentais menos "respeitáveis" e mais prejudiciais se desenrolam da mesma forma. O Dr. Aviel Goodman chegou a essa conclusão com pesquisas que mostram uma sobreposição significativa entre sua área de estudo (vício em sexo) e vícios variados, como compras compulsivas, dependência química e vício em jogos de azar. Em outras palavras, muitos viciados em sexo também terão um ou mais desses vícios superficialmente diferentes.[18] Os viciados em jogos também correm um alto risco de serem seduzidos por outros hábitos destrutivos. Cerca de metade deles é alcoólatra e a grande maioria é viciada em nicotina – e quanto mais grave for a dependência da jogatina, mais forte será o vício em álcool e cigarros.[19]

Por fim, os fenômenos da tolerância e da abstinência também têm conexão com vícios comportamentais, embora não no mesmo grau que nas dependências químicas. Tolerância significa precisar cada vez mais da mesma "dose" para conseguir o mesmo efeito de antes (isto é, a mesma onda de dopamina). Em geral, começo minhas maratonas consumistas com apenas um ou dois CDs, mas a ânsia aumenta a cada compra. No fim, estou levando para casa milhares de dólares em músicas gravadas sempre que visito aquele antro de perversão, a Sikora's. Minha abstinência consiste em irritabilidade, humor melancólico, inquietação e falta de propósito, tudo isso claramente associado a componentes químicos: são efeitos da redução nos níveis de dopamina e endorfina. Outros viciados comportamentais relatam sintomas semelhantes quando interrompem abruptamente seus hábitos compulsivos. A jornada do vício conduz rápida e inevitavelmente à depressão.

"Estou tentando conter minha necessidade por extremos na vida", me contou o talentoso escritor Stephen Reid, que foi preso por roubar um banco. Precisando de extremos, o viciado pula de um comportamento a outro. Pode até existir "um milhão de histórias na Cidade Nua", como proclamava um antigo seriado policial sobre Nova York, mas existe apenas um processo para o vício.

Enquanto eu escrevia este livro, meu filho Daniel foi meu primeiro editor. Ao longo do trabalho, tivemos muitas conversas sobre vício e pedi que ele escrevesse suas reflexões. Suas palavras, reproduzidas a seguir, ilustram como o processo do vício pode ter muitas facetas sem alterar sua natureza básica. Vale tudo para apaziguar a mente.

Pai,

Eu me lembro de cair na gargalhada aos 14 anos quando você me disse que era viciado em CDs. Aquilo soou muito bobo, um verdadeiro absurdo. Também me pareceu uma desculpa; de repente, você tinha um "problema", um álibi de estimação para ser tão errático e distraído. A música clássica que estava sempre tocando nas alturas lá em casa agora era mais uma prova do seu sofrimento; o Mahler que fazia o teto do meu quarto tremer era um lembrete das suas complexidades. Eu deveria ficar com pena? Eu não conhecia, nem queria imaginar, o vazio que você tentava preencher. Minhas únicas certezas eram as que eu observava durante seus ciclos comportamentais: aquilo era mais importante para você do que sua família, do que eu. Para mim, tudo aquilo parecia muito patético e desdenhei dessa história de "vício" (porque eu achava que era mentira), ao mesmo tempo que me ressenti dela (porque sabia, no fundo, que era verdade).

Então, como você pode imaginar, nunca quis associar o termo "viciado" a mim mesmo, ainda que as evidências apontassem para isso.

Parte do meu argumento é: "Ah, não posso ser viciado. Não tenho um vício principal, como meu pai." Talvez eu tenha tido vários deles, pequenos, mas que nunca perduraram. Eles não chegaram a controlar nem estragar completamente minha vida. Imagino Woody Allen fazendo disso uma cena cômica: "Para ser sincero, querida, eu jamais me tornaria alcoólatra. Sou péssimo em manter compromissos." Eu poderia até inventar um novo termo: "viciTDAdo", alguém incapaz de se concentrar em um único hábito ruim por muito tempo.

Posso mencionar coisas aparentemente inocentes, como o blog que tive em Nova York na época da pós-graduação e a série de workshops sobre desenvolvimento pessoal de que participei anos atrás. Esses são apenas dois exemplos recentes. Em cada caso, meu envolvimento começou como algo muito positivo e empolgante antes de se transformar numa força contraproducente que me esgotava.

A ideia inicial do blog era canalizar meu entusiasmo por estar morando numa cidade nova.

Durante aqueles primeiros meses nervosos da pós-graduação, eu escrevia no blog durante três ou quatro horas por dia – ou por noite –, em vez de usar esse tempo para frequentar eventos sociais, malhar, dormir ou até fazer trabalhos da faculdade – ou seja, para viver. Eu me sentia compelido por alguma musa estranha a me dedicar o máximo possível ao blog, incluindo mais e mais detalhes pessoais. Era como uma incrível armadilha digna dos livros do Dr. Seuss: eu me oferecia como matéria--prima para o BlogMatic 3000 e dele saía um artefato vívido, inteligente, lindo, muito mais interessante do que minha vida real. Lembro que até você e mamãe, bem como muitos dos meus amigos, passaram um tempo interessados nele, até que ultrapassei o limite entre a autoexpressão e a auto-obsessão – e então você me mostrou o que estava acontecendo. Eu estava surfando uma onda revigorante de atenção e fiquei atordoado quando ela se quebrou.

A fase do desenvolvimento pessoal seguiu a mesma linha e era até mais positiva no começo. Aqueles cursos transformaram minha vida de um jeito maravilhoso, até que se tornaram minha vida em si, o que não poderia dar certo. Cheguei a fazer certas coisas nocivas só para ter o que falar nos workshops e, com isso, me sentia cada vez mais uma fraude. Enquanto isso, eu tentava convencer as pessoas de que aquilo era positivo para todo mundo, de que agora eu era uma pessoa melhor. Eu sabia que meus amigos e familiares estavam me achando esquisito, mas eu não sabia como agir diferente.

Quando estou viciado (pronto, falei), existe muito drama envolvido. Começa com a onda arrebatadora da lua de mel e termina num baque final, quando percebo que aquilo "me faz mal", "saiu do controle" e prometo me afastar com um misto heroico de arrependimento, vergonha e aparente determinação. Isso aconteceu com o blog, com a minha jornada de "autotransformação" e com vários outros pequenos episódios. Com certeza faz parte do apelo doentio do vício: emoção não falta, isso é certo.

Por mais estranho que pareça, o vício não acaba até eu conseguir enxergar o vazio (no sentido budista) do comportamento: ele não é bom, não é ruim e com certeza não é empolgante, mas apenas uma "coisa" externa que uso irracionalmente para amenizar os incômodos da vida. Digo "irracionalmente" porque nenhum vício na história do mundo já aliviou mais sofrimento do que causou.

Então acaba que não sou tão diferente assim de você, pai. Também carrego um vazio interior – nada exótico, apenas uma fonte muito humana de desespero, medo e ansiedade – e tento alimentá-lo com qualquer coisa que me ofereça uma sensação instantânea de identidade, propósito ou valor. (Um vazio que tento evitar a qualquer custo.) Para isso, posso não recorrer a drogas, jogos de azar ou, Deus me livre, Beethoven, só que meus artifícios podem me fazer tão mal quanto o seu lhe faz. Se aprendi uma coisa, é que preciso assumir meu medo do vazio. O medo não é pessoal – pelo contrário, é muito universal –, mas tenho o meu e ele vai continuar aqui. Quando aceito isso, não caio no erro de confundi-lo com quem sou ou, pior ainda, de gastar energia demais tentando me livrar dele. Em vez disso, eu o encaro com atenção, paciência e bom humor.

Com amor,
Daniel

21

Tempo demais com coisas externas: a personalidade propensa ao vício

"Há algo interessante em chegar ao fundo do poço", me diz Stephen Reid, com ironia. "É a sensação de que dali não se passa." Uma pequena mesa quadrada de madeira me separa dele. As cadeiras de metal com almofadas de plástico são do tipo padrão usado em refeitórios. Nada neste espaço é diferente de qualquer outro refeitório público, exceto pelo guarda que monitora os prisioneiros e visitantes do alto de seu cubículo.

Estou no presídio William Head, na Ilha de Vancouver, para entrevistar Stephen, assaltante de bancos, drogado confesso e escritor. Há mais algumas pessoas no refeitório, algumas tomando café sozinhas, outras com visitantes. Na mesa ao lado, um detento massageia os ombros de uma mulher que veio vê-lo, enquanto o casal de indígenas perto da parede de vidro com vista para o mar se olha nos olhos em completo silêncio. Lá fora, vejo os arbustos amarelos de giesta-brava que habitam a colina que desce íngreme até a costa. Atrás deles brilha a cerca alta de metal com arame farpado no topo.

Em 1999, Stephen cometeu aquilo que depois descreveria como "o pior assalto de banco da minha vida" e foi condenado a 18 anos de prisão. Grisalho, com bochechas rechonchudas e bigode grosso, ele não parece um criminoso que cometeu a violência que agora menciona com vergonha. Tinha engordado muito nos últimos anos. Hoje, está bem desanimado devido a um problema na sua petição de liberdade condicional. "Quando tenho decepções assim, começo a comer compulsivamente", explica. A meu ver, ele parece deprimido.

Estamos conversando sobre nossas experiências pessoais e sobre o vazio oculto que nossos vícios muito diferentes sempre prometem preencher – mas jamais conseguem. Pode parecer surpreendente, mas reconheço em mim mesmo todos os pensamentos e emoções revelados por esse drogado assumido que roubou um banco sob efeito de cocaína.

Seu comentário sobre chegar ao fundo do poço ocorre quando lhe pergunto sobre um trecho de "Junkie" [Drogado], crônica autobiográfica que ele escreveu para a antologia *Addicted: Notes from the Belly of the Beast* [Viciado: Observações direto da barriga da fera]:

Depois de perder o chão tantas vezes, parece ser apenas neste pequeno e familiar trecho de concreto – que percorro em sete passos numa direção e mais sete na outra – que meus pés conseguem pisar com certa firmeza.[1]

A crença popular diz que a pessoa viciada precisa "chegar ao fundo do poço" antes de encontrar a motivação para largar o vício. Isso pode ser verdade em alguns casos, mas é mentira como regra geral, porque o momento mais deprimente é algo muito pessoal para cada um. Para Stephen, é o piso de concreto da prisão. Para mim, é o impacto dos meus comportamentos compulsivos sobre minha família e a sensação de isolamento e vergonha que cresce dentro de mim sempre que cedo a uma maratona secreta de compras. É difícil imaginar como qualquer um definiria "fundo do poço" nos casos dos meus pacientes no Portland Hotel que perderam todos os seus bens materiais, cônjuge, filhos, autoestima, saúde e a possibilidade de ter uma expectativa de vida remotamente normal. Se liberdade significa não ter mais nada a perder, os fantasmas famintos que habitam o bairro mais pobre de Vancouver são mesmo muito livres.

Como já deixei claro, as diferenças entre a minha vida e a dos meus pacientes em Downtown Eastside são gritantes. Menos evidentes são as muitas semelhanças entre os meus padrões e os deles: nas atitudes e nas motivações que impulsionam o vício – no caso deles e de Stephen Reid, as drogas; no meu, CDs, atenção pública, a gratidão dos pacientes, a imersão no trabalho que me faz esquecer tudo, a necessidade constante de obrigações ou distrações bobas. Eu tinha tanta disposição para vender minha alma quanto eles, porém cobro mais caro. Eles se contentam com um quarto infestado por insetos na Hastings, enquanto meu vício em trabalho me rendeu uma casa maravilhosa. O objeto do vício deles entra por suas veias e é excretado por seus rins, ou penetra seus pulmões e desaparece no ar, enquanto minhas prateleiras estão lotadas de CDs, muitos nunca escutados, e de livros, muitos nunca lidos. O vício deles os leva para a prisão; a minha ânsia obsessiva por reconhecimento e por trabalho incansável me rendeu admiradores e um belo salário.

Nos quesitos moralidade, dever e responsabilidade, se eles abandonaram seus filhos, também já abandonei os meus – quando estive ausente e valorizei mais minhas falsas necessidades do que as necessidades reais deles. Se meus pacientes já mentiram e manipularam, eu também. Se eles ficaram obcecados com a próxima "dose", eu também. Se eles costumam fazer promessas e resoluções que terminam em recaída, já fiz o mesmo. Se Stephen Reid voltou a se drogar e precisou ficar fisicamente longe dos filhos enquanto eles cresciam, eu me separei emocionalmente da minha família repetidas vezes. Se viciados em drogas sacrificam o amor em nome da satisfação imediata, também sou culpado de fazer isso.

Há quem diga que, pelo menos em relação ao trabalho, aquilo que chamo de vício beneficia outras pessoas. Mesmo que isso fosse verdade, ainda não explicaria nem justificaria o vício. As contribuições que fiz em muitas áreas que são do meu interesse poderiam ter sido alcançadas sem o ardor viciante que com frequência me motivava. Não existe vício bom. Tudo que uma pessoa pode fazer é feito melhor sem a poluição do apego viciante. Para cada vício – por mais inocente ou até louvável que pareça de fora –, alguém paga um preço.

Em seu âmago, nenhum ser humano é vazio ou insuficiente, porém muitos vivem como se fossem e pensam em si mesmos dessa maneira. Tentar acabar com a *sensação* de insuficiência e vazio (que é o estado básico de qualquer adicto) é como tentar encher um cânion com pás de terra. A energia dedicada a uma tarefa tão infinita e fútil é roubada do crescimento psicológico e espiritual da pessoa, de atividades que de fato satisfaçam a alma e daqueles que amamos.

Stephen Reid escreveu sobre a "escuridão", esse "ódio secreto de si mesmo que se acumula no coração de todo drogado".[2] A vergonha surge porque ceder ao processo do vício, mesmo do vício em algo relativamente inofensivo, apenas aprofunda o vazio que deveria ser ocupado pela conexão com o mundo e por uma visão saudável de si. A pessoa sente vergonha por estar se traindo. A pura insaciabilidade dessa sensação de vazio ficou clara para mim quando fui convidado para dar uma palestra na IdeaCity, conferência anual sobre ideias, avanços científicos e cultura em Toronto. Por anos fitei a lista de palestrantes com amargura. Eu tinha inveja e queria ser convidado – uma vontade que surgia da minha necessidade de ser querido e reconhecido. Por fim, me chamaram para participar. Meu ego ficou satisfeito – ou era o que eu pensava. Quando cheguei a Toronto, assim que comecei a assistir à programação e ter o prazer de conhecer tantas pessoas esclarecidas e fascinantes, a voz possessiva e sempre faminta do meu ego começou a provocar: *Alguns desses palestrantes já participaram duas ou até três vezes. Você vai ser convidado de novo? Você DEVERIA ser convidado de novo...* Tive que rir. O ego nunca tem o suficiente – ele nem entende esse conceito.

Quando conto aos meus pacientes do Portland sobre meus comportamentos compulsivos e como me sinto (a ânsia, a urgência insuportável, as recaídas, a vergonha), todos balançam a cabeça e riem em reconhecimento. Stephen Reid também sabe do que estou falando.

– Desperdicei tempo demais com coisas externas – diz ele –, seguindo outras pessoas... É doloroso abandonar essas coisas externas e olhar para dentro de mim. – Sua voz vacila e, em seguida, ele acrescenta: – Parece que às vezes você só consegue estar presente na sua vida quando é criança ou quando usa heroína.

Uma crença desanimadora e derrotista que muitos de nós compartilhamos: uma criança é capaz de aproveitar completamente o momento presente, mas um adulto só consegue essa façanha com ajuda artificial.

O comentário de Stephen sobre seu foco incansável em coisas externas tem ligação com a chamada personalidade do viciado – ou, para ser mais exato, com a personalidade propensa ao vício. Isso existe? A resposta não é um simples "sim" ou "não". Nenhuma coleção de traços de personalidade pode, por si só, causar vício, embora alguns traços levem a uma propensão maior a sucumbir a esse processo.

Pessoas suscetíveis ao processo do vício sentem uma necessidade constante de preencher a mente ou o corpo com fontes externas de conforto, seja físico ou emocional. Essa necessidade reflete uma falta de *autocontrole* – uma incapacidade de manter um ambiente emocional interior razoavelmente estável. Ninguém nasce com pleno autocontrole; como já vimos, o bebê conta com os pais para regular seus estados físico e psicológico. Como o autocontrole é fruto do desenvolvimento, só o alcançamos se as condições forem adequadas. Algumas pessoas nunca o alcançam; mesmo na vida adulta, ainda precisam contar com apoio externo para amenizar o desconforto e aliviar a ansiedade. Simplesmente não conseguem se sentir bem por conta própria, sem esse apoio, seja ele encontrado em substâncias, em comida, na necessidade excessiva de atenção, aprovação ou amor. Ou elas tentam tornar a vida mais emocionante participando de atividades que causem euforia ou representem certo risco. Uma pessoa com autocontrole inadequado se torna dependente de "coisas externas" para melhorar seu humor ou até se acalmar, caso falte uma válvula de escape para seu excesso de energia interior. No meu caso, compro CDs de forma compulsiva quando me sinto desanimado, inquieto ou entediado – mas também quando me sinto eufórico e não sei como me comportar.

O controle de impulsos é um aspecto do autocontrole. Impulsos surgem dos centros inferiores do cérebro e devem ser permitidos ou inibidos pelo córtex cerebral. Um traço importante da personalidade propensa ao vício é a dificuldade de lidar com sentimentos, ânsias e desejos repentinos. O que também caracteriza a personalidade propensa ao vício é a ausência de *diferenciação*.[3] Diferenciação é definida como "a capacidade de estar em contato emocional com outros, mas permanecer autônomo no próprio funcionamento emocional". É a capacidade de permanecer sendo si mesmo enquanto interage com os outros. A pessoa mal diferenciada é facilmente dominada pelas emoções, "absorve a ansiedade dos outros e gera ansiedade considerável dentro de si mesma".[4]

A falta de diferenciação e o autocontrole debilitado refletem a falta de maturidade emocional.

A maturidade psicológica acontece quando conseguimos separar nosso senso de identidade da nossa experiência interior – algo impossível para qualquer criança pequena. A criança precisa aprender que não é igual ao sentimento dominante dentro dela em determinado momento. Ela pode sentir algo sem que seu comportamento seja automaticamente comandado pelo sentimento. Ela pode estar consciente de outros sentimentos, pensamentos, valores e compromissos conflitantes que possam bater de frente com a sensação atual. Ela pode escolher. No adicto, essa experiência de "sentimentos conflitantes" costuma não existir. Os processos emocionais regem a perspectiva do viciado: aquilo que ele sente no momento tende a definir sua visão de mundo e controlar suas ações.

O mesmo se aplica ao reino dos relacionamentos: para amadurecer, a criança deve se tornar única e diferente de outras. Ela precisa ter as próprias opiniões e não ser dominada pelos pensamentos, perspectivas ou estados emocionais dos outros. Quanto mais diferenciada se torna, mais ela consegue se relacionar com outras pessoas sem perder a identidade. A pessoa individualizada e bem diferenciada é capaz de aceitar abertamente e sem resistência as próprias emoções, que não são adaptadas para suprir as expectativas de ninguém. Ela não reprime as próprias emoções nem age impulsivamente em nome do que sente.

O psiquiatra Michael Kerr, diretor do Centro de Família da Universidade Georgetown, em Washington D.C., distingue dois tipos de diferenciação: *funcional* e *básica*, coisas completamente diferentes sob a perspectiva da saúde e do estresse. A diferenciação funcional refere-se à capacidade de agir *com base em fatores externos*. Por outro lado, quanto menos diferenciação básica tem uma pessoa, mais ela recorre a relacionamentos para manter seu equilíbrio emocional. Quando relacionamentos não são uma fonte de apoio suficiente para essas pessoas, elas podem recorrer ao vício como bengala emocional. Alguns dos meus pacientes do Portland eram razoavelmente funcionais até, por exemplo, terminarem um casamento; depois disso, entregaram-se rapidamente ao uso de substâncias. Mesmo em Downtown Eastside, o humor deles chega ao fundo do poço ou vai às alturas de acordo com a situação do relacionamento amoroso do momento. Eles se magoam com facilidade e logo pensam que estão sendo rejeitados – e a intensidade com que consomem drogas depende do que acontece com o parceiro. Se uma relação termina, imediatamente mergulham em outra. É normal que não consigam iniciar o processo de recuperação do vício porque o parceiro não está disposto a fazer o mesmo; eles acham que o relacionamento é mais importante do que a própria saúde. Essa falta de diferenciação também mantém as pessoas em relações destrutivas, que podem assumir uma natureza viciante.

Eu mesmo tendo a buscar fontes externas de consolo, como o trabalho e compras compulsivas, quando meu casamento passa por dificuldades – mesmo que essas dificuldades tenham sido causadas pelo meu autocontrole debilitado e pela minha ausência de diferenciação básica.

Estas são, portanto, as características que costumam sustentar o processo do vício: baixo autocontrole; ausência de diferenciação básica; ausência de um senso de identidade saudável; sensação de vazio; e baixo controle de impulsos. O desenvolvimento desses traços não é um mistério – ou, para ser mais exato, não existe mistério quanto às circunstâncias sob as quais autocontrole, autoestima, diferenciação e controle de impulsos se desenvolvem de maneira inadequada. Qualquer jardineiro sabe que, se uma planta não cresce, é porque não existem condições para isso. O mesmo vale para o desenvolvimento infantil. Uma pessoa propensa ao vício tem uma personalidade que não amadureceu. Se quisermos encontrar a cura para o vício, é crucial promovermos a maturidade em nós mesmos e em outros cuja infância conturbada tenha impedido o crescimento emocional saudável.

22

Péssimos substitutos para o amor: vícios comportamentais e suas origens

Dependentes químicos têm um estoque limitado de substâncias para escolher: eles têm menos rotas de escape do que aquelas disponíveis para os dependentes comportamentais. Como disse um colega médico de Downtown Eastside: "Eles só têm uma caixa de ferramentas mais vazia do que o restante de nós." Por outro lado, as possibilidades de um vício comportamental são quase infinitas. Mas então como "escolher" nesse caso? Por que workshops e blog, no caso do meu filho, e por que sexo e apostas para outra pessoa? Por que meus circuitos de dopamina entram em ação quando compro CDs ou trabalho compulsivamente? Fiz essa pergunta ao Dr. Aviel Goodman, o especialista em vícios sexuais que mencionei em capítulos anteriores. "Tem muito a ver com qual experiência nos traz alívio do sofrimento que nos aflige", disse ele. "Para muita gente, algo como CDs não estaria no topo da lista, mas imagino que a música tenha algum significado profundo para você, que seja uma experiência emocional forte."

E por que isso aconteceria? "Primeiro, você pode ter uma sensibilidade genética à música", sugeriu o Dr. Goodman, "e pode ter sido afetado pelo tipo de música que seus pais escutavam. Mas pode ter havido influências anteriores – por exemplo, se na infância você costumava ser deixado num cômodo em que não havia ninguém para pegá-lo no colo, mas conseguia ouvir sons, então seu sistema auditivo se tornou um importante condutor de conexão emocional com o mundo."

Esse psiquiatra de Minnesota, que não sabia nada sobre minha vida, chegou perto de descrever o que sei sobre minhas experiências na primeira infância.

Nasci em Budapeste, em 1944, com pais judeus, dois meses antes de os nazistas ocuparem a Hungria. Enfrentamos as conhecidas calamidades que a guerra e o genocídio causaram aos judeus da Europa. Meu pai passou os primeiros 15 meses da minha vida longe, num campo de trabalho forçado; durante boa parte desse tempo, meus pais não sabiam se o outro estava vivo. Eu tinha 5 meses quando meus avós foram mortos em Auschwitz. Muitos anos depois, pouco antes de morrer, aos 82 anos, em Vancouver, minha mãe me disse que ficou tão deprimida após o assassinato dos pais que havia dias em que só saía da cama para cuidar de mim. Eu passava longos períodos sozinho no berço. Contei parte dessa história em *Scattered Minds*:

Dois dias após os alemães marcharem por Budapeste, minha mãe ligou para o pediatra. "O senhor pode vir dar uma olhada no Gabi?", pediu ela. "Ele praticamente não para de chorar desde ontem de manhã."

"Claro que irei", respondeu o médico, "mas acho melhor avisar à senhora que todos os bebês judeus estão chorando."

O que crianças judias sabiam sobre nazistas, Segunda Guerra Mundial, racismo, genocídio? O que elas sabiam, ou melhor, absorviam, era a ansiedade dos pais. [...] Elas inalavam o medo, ingeriam a tristeza. Ainda assim, elas não eram amadas? Tanto quanto qualquer criança no mundo.

Quando, devido aos demônios gerados pela própria infância ou por fatores de estresse externos, os pais não conseguem regular – isto é, manter dentro de parâmetros toleráveis – o ambiente emocional do bebê, o cérebro da criança precisa se adaptar: dispersando-se, desligando-se emocionalmente e aprendendo formas de acalmar a si mesmo – se embalando, chupando o dedão, comendo, dormindo ou buscando o tempo todo fontes externas de conforto. Esse é o vazio sempre inquieto, sempre persistente, que está no âmago do vício.

Nas condições inacreditavelmente insalubres do gueto judaico de Budapeste no fim da guerra, fiquei tão doente que minha mãe teve medo de que eu morresse de alguma doença ou desnutrição. No meu 12º mês de vida, ela me contrabandeou para parentes que viviam escondidos fora daquele gueto lotado. Quando saiu à rua para me entregar ao bondoso e completamente desconhecido gentio que me levaria embora, ela não sabia se sobreviveria até o dia seguinte, que dirá se me reencontraria. Meus parentes eram pessoas boas que cuidaram de mim da melhor forma possível, mas só posso imaginar que, para um bebê de 1 ano, eles eram completos estranhos. A reação natural da criança pequena a uma perda emocional avassaladora é se fechar na defensiva. Por toda a vida tive resistência a receber amor – não a *ser* amado nem a saber racionalmente que sou amado, mas a aceitar o amor de forma aberta e vulnerável num nível visceral, emocional. As pessoas que não conseguem encontrar ou receber amor precisam encontrar substitutos – e é aí que entram os vícios.

A música me traz a sensação de autossuficiência e acalento. Não preciso de ninguém nem de nada. Eu me banho nela como se fosse um líquido amniótico; ela me cerca e me protege. Também é algo estável, sempre disponível, que consigo controlar – isto é, posso recorrer a ela sempre que eu quiser. Também posso escolher músicas que reflitam meu humor ou, se preferir, que ajudem a melhorá-lo. Quanto às idas à Sikora's, a busca por música proporciona uma empolgação e uma tensão que posso resolver imediatamente, além de uma recompensa que posso receber na mesma hora – ao contrário de outras tensões na minha vida e outras recompensas desejadas. A música é uma fonte externa de beleza e significado que posso reivindicar como minha sem ter que analisar como, na minha vida, me privo de vivenciar diretamente essas qualidades. O vício, nesse sentido, é o caminho preguiçoso para o sublime.

As fontes do meu vício em trabalho são claras para mim. Não importa quanto uma mãe ame seu filho – e a minha me amava com todo o seu coração –, uma criança com uma mãe deprimida sente constante privação e profunda angústia. Um bebê de 11 meses deve sentir uma quebra cataclísmica na ordem das coisas quando é entregue a desconhecidos e sua mãe desaparece repentinamente da sua vida. Esse tipo de experiência também pode deixar uma forte impressão na psique e criar alterações na fisiologia do cérebro que podem durar a vida inteira – mas não necessariamente, como veremos.

Minha autoestima, inexistente quando se tratava de quem eu *sou*, veio do trabalho. E foi na prática da medicina que encontrei o veículo perfeito para provar que sou útil e indispensável. Por muito tempo achei impossível recusar trabalho – a droga de ser requisitado era poderosa demais e, de toda forma, eu precisava me sentir constantemente ocupado para afastar a ansiedade, a depressão ou o tédio que sempre espreitavam minha psique. Como qualquer viciado, usei meus vícios para ajudar a regular meus humores, minha experiência interior. Nos fins de semana, quando o bipe parava de tocar, eu me sentia vazio e impaciente – em abstinência.

A mesma dinâmica ocorre com transtornos alimentares. Como foi que uma atividade essencial para a sobrevivência se tornou tão distorcida, minando a saúde de uma pessoa, às vezes chegando a ser letal? Apesar de a atual epidemia de obesidade muitas vezes ser atribuída ao consumo de junk food e ao sedentarismo, essas são apenas as manifestações culturais de um mal psicológico e social mais profundo.

No desenvolvimento humano, a ingestão de comida tem um significado que vai muito além do óbvio papel nutricional. Após o nascimento, o mamilo da mãe substitui o cordão umbilical como fonte de nutrientes para o bebê e também é um ponto de contato físico contínuo entre os dois. Essa proximidade física também supre necessidades de vínculo emocional que são tão básicas para a criança como a necessidade de alimento.

Quando bebês ficam ansiosos ou nervosos, lhes é oferecido um mamilo ou uma chupeta – em outras palavras, eles recebem algo reconfortante para colocar na boca. É assim que a mente passa a associar suporte emocional a alimentação. Por outro lado, a privação emocional, tanto quanto a fome, aciona um desejo por estímulo oral ou pelo ato de comer. Crianças que continuam chupando o dedo após a primeira infância estão tentando se acalmar; é sempre um sinal de angústia emocional. Exceto em raros casos de doenças físicas, quanto mais obesa for uma pessoa, mais emocionalmente faminta ela deve ter sido em algum período crucial de sua vida.

No começo da minha carreira como médico de família, eu achava que meus pacientes só precisavam de informações básicas. Então bastava explicar para as pessoas acima do peso que o excesso de gordura corporal sobrecarregaria o coração, entupiria artérias e aumentaria a pressão arterial, demonstrando meu conhecimento com desenhos a lápis feitos no bloco de receitas, e elas iriam embora do consultório sentindo-se agradecidas e transformadas, prontas para um novo estilo de vida mais saudável. Logo descobri que elas saíam do consultório pedindo para ser encaminhadas a outro médico com menos zelo pedagógico e maior compreensão do comportamento humano. Descobri que repreender as pessoas por seus hábitos, mesmo quando eram autodestrutivos, não adiantava nada quando eu não podia ou não estava disposto a ajudá-las a enfrentar a dinâmica emocional que motivava esses comportamentos.

Pessoas que comem demais não apenas sofreram perdas emocionais no passado, como também estão fisicamente desprovidas ou muito estressadas no presente. Uma mulher pode terminar um relacionamento insatisfatório, perder peso e ganhar confiança, apenas para voltar à estaca zero após reatar com o parceiro. A energia emocional gasta sem uma recompensa aparente é compensada pelas calorias ingeridas. Da mesma forma, muitas pessoas que param de fumar começam a comer em excesso, porque sua ânsia pela tranquilização oral não é mais facilitada pelo cigarro, e a perda do seu aliviador de estresse, a nicotina, as priva de dopamina.

Se as crianças de hoje correm mais risco de obesidade do que as de gerações anteriores, não é apenas pelo sedentarismo causado pela TV e pelos computadores. É basicamente porque, num longo período de paz, nunca houve uma geração tão estressada e faminta por relacionamentos com adultos carinhosos. As telas substituíram o contato real mais constante que pais costumavam oferecer quando trabalhavam perto de casa ou na fazenda. Essas fontes de entretenimento também substituíram a sensação de comunidade que antes era suprida por famílias grandes ou pelo clã, pela tribo, pelo vilarejo. Crianças com um forte senso de identidade forjado pelo relacionamento saudável com adultos não precisam se acalmar com comida ou entretenimento.

A epidemia de obesidade demonstra um vazio psicológico e espiritual no cerne da sociedade de consumo. Nós nos sentimos impotentes e isolados, então nos tornamos passivos. Temos uma vida atormentada, então ansiamos por uma fuga. Na prática budista, as pessoas aprendem a mastigar devagar, tendo consciência de cada migalha, de cada sabor. Comer se torna um exercício de consciência. Na nossa cultura, é o oposto. A comida é o calmante universal e muitos se sentem motivados a comer até encontrar a paz psicológica.

As raízes do vício em sexo também remontam a experiências na infância. O Dr. Aviel Goodman, especialista no assunto, explica que a maioria das mulheres viciadas em sexo sofreu violência sexual na infância, assim como até 40% dos homens.[1] "Seres humanos são muito adaptáveis", comenta o Dr. Goodman. Ser abraçado e aconchegado é tão importante para nós que associamos amor a qualquer coisa que nos ofereça carinho e contato físico. Se uma pessoa só se sente desejada no sentido sexual, ela pode usar o sexo para reafirmar que é digna de amor e desejada na vida adulta. Viciados em sexo que não sofreram agressões na infância podem ter deparado com formas mais sutis de sexualização projetadas pelos pais, ou podem ter se sentido tão desprezados ou indesejáveis que agora buscam o contato sexual como fonte rápida de conforto.

A chamada ninfomaníaca, a mulher viciada em sexo, não é viciada no sexo propriamente dito, mas nas recompensas de dopamina e endorfina resultantes da sensação de ser desejada e desejável. Sua promiscuidade não é uma perversão, mas o efeito de uma adaptação infantil às circunstâncias. Como acontece com todas as dependências, o vício em sexo é um substituto para estímulos que a pessoa não recebeu. As recompensas de dopamina e endorfina que o amor deveria oferecer são obtidas por meio do ato sexual – porém, como acontece com todos os vícios, apenas temporariamente. A ânsia por contato físico é paradoxalmente acompanhada por um pavor de intimidade real, devido à instabilidade dolorosa dos relacionamentos no começo da vida. É por isso que uma relação com alguém viciado em sexo não dura. "Num relacionamento sério, você precisa encarar a si mesmo", diz Monique Giard, psicóloga que trata viciados sexuais em Vancouver. "É muito assustador e até muito doloroso encarar seus medos mais profundos." Ao pular de parceiro em parceiro, o viciado em sexo evita o risco de intimidade. Assim como eu em minha busca constante por CDs, o viciado está sempre atrás da onda de dopamina causada pela novidade.

A compulsão sexual errática, como todo vício, ajuda o indivíduo viciado a não sentir emoções desagradáveis. "É preciso muita disciplina e coragem para encarar um pensamento negativo e uma emoção negativa", comenta Giard. "Trocar uma emoção negativa por outra que seja positiva é o cerne do comportamento viciante."[2]

Vícios são incapazes de substituir permanentemente as necessidades da vida. Por mais gratificantes que sejam, eles não nos preenchem. O cérebro nunca sente que recebeu o bastante, que pode relaxar e seguir com outras questões essenciais. É como se, após uma refeição completa, ainda estivéssemos com fome e precisássemos procurar comida imediatamente. Numa pessoa com comportamentos viciantes, o córtex orbitofrontal e seus sistemas neurológicos associados foram enganados desde a infância, dando mais valor a desejos falsos do que às necessidades reais (esse é o processo que identificamos como "atribuição de relevância"). Daí vem o desespero do viciado comportamental, a urgência de ter esse desejo saciado imediatamente, como se fosse um requisito essencial.

Quando se trata de vício, a letra dos Rolling Stones é subvertida: às vezes você consegue o que quer; no entanto, por mais que tente, jamais consegue aquilo de que precisa.

Enquanto escuta a história da minha infância durante nossa conversa no presídio William Head, Stephen Reid balança a cabeça e parece ainda mais desanimado do que antes.

– Você teve um começo trágico – diz ele –, mas agora está livre. Você tem uma carreira. Não passei por nada parecido e aqui estou eu, na prisão de novo, onde passei boa parte da vida por causa dos meus defeitos e fraquezas de caráter, por causa do meu fracasso moral.

Tenho uma perspectiva diferente da dele, sem o julgamento crítico que Stephen faz de si mesmo. Tirando os graves problemas que enfrentei antes de completar 2 anos, cresci num lar estável, instruído, de classe média, com um pai e uma mãe que, apesar de seus defeitos, cuidaram com amor e carinho dos filhos e um do outro ao longo do tempo. Stephen, por outro lado, foi criado por uma mãe imatura, extremamente estressada e intimidada, pelo menos na primeira infância: quando ele nasceu, sua mãe era uma menina de 15 anos, casada com um alcoólatra violento. Sua infância inteira foi marcada por pobreza, vergonha, medo e insegurança emocional.

– Se qualquer coisa incomodasse meu pai – conta Stephen –, ele respondia com pura fúria.

Stephen tinha 11 anos quando o médico da cidade o levou para o interior e injetou morfina nele antes de iniciar um relacionamento de exploração sexual regado a drogas que persistiu por muitos meses. Assim que a morfina bateu, o pré-adolescente Stephen ficou fascinado; seu cérebro estava sendo inundado por opioides que os próprios circuitos eram incapazes de produzir.

– Como foi a sensação? – pergunto.

– Era como um cobertor quentinho e úmido – responde ele –, um lugar seguro. A segurança que existia antes do sofrimento e do perigo, antes da enormidade de nascer, antes de ser jogado e arrastado para dentro deste mundo aos chutes e berros.

A profissional do sexo que, como relatei, me contou que sua primeira dose de heroína foi como um abraço acolhedor fantasiava com um estado de alegria infantil. O "cobertor quentinho e úmido" de Stephen vai além, chegando ao útero – talvez a última vez que ele se sentiu seguro.

Tive uma epifania semelhante, ainda que em menor escala, quando, aos 40 e poucos anos, me prescreveram um antidepressivo que aumentava a serotonina. Fui tomado por uma sensação de bem-estar que nunca imaginei ser possível. Era como se as células do meu cérebro fossem banhadas pela primeira vez por um nível normal de substâncias químicas. "Então é assim que seres humanos deveriam se sentir", comentei com minha cunhada. Você não sabe quão deprimido está até saber como é a sensação de *não* estar deprimido. Tanto para mim quanto para Stephen, levando em consideração os estresses do começo da vida que influenciaram a fisiologia do nosso cérebro, esse novo estado químico era uma revelação.

Como, então, explicar os vícios de pessoas que, como meu filho Daniel, cresceram em circunstâncias relativamente confortáveis, com pais que, em vez de serem abusivos ou negligentes, fizeram o melhor possível? Para responder a essa pergunta, precisamos voltar à questão da infância e do tipo único de *sintonia* necessário ao desenvolvimento adequado do cérebro.

Antes disso, no entanto, quero abordar um assunto polêmico: qualquer um que associe a primeira infância ao vício costuma ser acusado de "colocar a culpa nos pais". É natural que as pessoas fiquem indignadas e se coloquem na defensiva quando se sentem acusadas de não amar os filhos nem de criá-los da melhor maneira possível. Essa indignação também é reflexo de certas teorias da psicanálise e formas simplistas de psicologia popular que estavam em voga nos anos 1950 e se estenderam até pelo menos a década de 1980, que incentivavam colocar a culpa nos pais e até os descreviam com certa hostilidade, especialmente a mãe.

A questão, na verdade, quase nunca é a falta de esforço dos pais, não importa de quem estejamos falando: dos pais de Stephen Reid, dos meus ou de mim mesmo e da minha esposa na criação dos nossos filhos. Como já comentei, entre pais e mães viciados, o maior arrependimento e vergonha é seu fracasso em cuidar dos filhos, uma tristeza que geralmente lhes enche os olhos de lágrimas. O fato é que, por melhores que sejam as condições de criação (como no caso dos meus filhos), os pais são restringidos por suas próprias questões e limitações. Na maioria dos casos, essas questões e limitações surgiram na infância *dos pais* – e dos pais deles, ao longo de gerações, o que já foi observado em estudos humanos e em experimentos com animais. No caso destes últimos, foi comprovado que as práticas parentais de cuidado podem ser *biologicamente* herdadas, não por genes, mas por mecanismos moleculares. Em outras palavras, os cuidados que uma criança recebe podem "programar" os circuitos do cérebro dela de formas que influenciarão e até determinarão como ela cuidará dos próprios filhos. A base neurológica dessa transmissão provavelmente envolve o sistema do "hormônio do amor", a oxitocina, que é fundamental para a relação de vínculo entre mãe e bebê.[3] Quando compreendemos esses fatos, fica óbvio que ninguém tem culpa de nada. Como já comentei, culpar os outros é completamente inútil. E, como escreve o poeta sufi Hafiz, a culpa só perpetua o "jogo da tristeza".

Quando publiquei *Scattered Minds*, meu livro sobre o transtorno de déficit de atenção, fui acusado, de um jeito quase bizarro, de colocar a culpa nos pais. Ao explicar meu TDA – importante fator de risco para vícios –, contei a história da minha infância. "Eu e minha mãe tivemos poucas chances de ter experiências normais entre mãe e bebê", escrevi. "Esse contato era quase impossível, levando-se em conta as circunstâncias terríveis, seu estado entorpecido e o fato de que ela precisava concentrar toda a sua energia na sobrevivência básica." E continuei: "A sintonia pode ser gravemente afetada mesmo que a mãe sinta profundo amor pelo filho."

A primeira crítica de *Scattered Minds* foi publicada pelo jornal *Toronto Star*. "Maté culpa a mãe", dizia.

A culpa, assim como a beleza, está nos olhos de quem vê.

O desenvolvimento do cérebro pode ser afetado negativamente não só por "estímulos ruins", como disse o Dr. Robert Post, mas também pela insuficiência de "estímulos bons" – por "nada acontecer quando os acontecimentos poderiam ser positivos", na descrição maravilhosa do grande psiquiatra infantil britânico D. W. Winnicott. Pais estressados têm dificuldade de oferecer aos filhos uma qualidade específica necessária para o desenvolvimento dos circuitos de autocontrole do cérebro: a qualidade da *sintonia*. Sintonia é, literalmente, estar "em harmonia" com os estados emocionais de outra pessoa. Não é uma questão de amor parental, mas da capacidade dos pais de estar emocionalmente presentes de forma que a criança se sinta compreendida, aceita e representada. A sintonia é a linguagem verdadeira do amor, o condutor pelo qual um bebê consegue entender que *é* amado.

A sintonia é um processo sutil. Ela é profundamente instintiva e facilmente subvertida quando o adulto está estressado, deprimido ou distraído. Os pais podem ter um vínculo completo com a criança – podem "amá-la" de verdade – sem estar sintonizados. Por exemplo, os filhos de pais deprimidos sentem estresse fisiológico não por falta de amor, mas por falta de sintonia com os pais – e a sintonia tem ainda mais chances de não existir se os pais também não a tiveram na infância. Crianças em núcleos familiares com pouca sintonia podem se sentir amadas ou perceber que o amor existe, mas não se sentem vistas ou valorizadas por quem são num nível mais profundo e essencial. Daniel, sempre sensível ao fato de que faltava algo mesmo sem saber exatamente o que era, certa vez me descreveu como se sentia na infância:

> Cresci num lar onde o amor nunca era questionado; na verdade, era muitas vezes reafirmado. Então eu sabia que me amavam, mas as demonstrações de amor eram sempre mutáveis, confusas e imprevisíveis. Isso me deixava num estado constante de alerta, sempre ansiando por uma demonstração mais simples, mais direta. Eu sentia que precisava me desdobrar para capturar um pouco desse amor e guardá-lo para mim.

A lembrança do meu filho não me surpreende. Meu vício em trabalho e em outros comportamentos fazia com que minha presença na vida das crianças fosse inconsistente, e o estresse no meu casamento geralmente significava que eu e minha esposa vivíamos preocupados. Faz sentido Daniel achar que precisava se esforçar para receber atenção, que o amor que recebia era condicional e que seu estado emocional não era valorizado, compartilhado nem representado por seus pais na maior parte do tempo.

Relacionamentos com pouca sintonia oferecem um modelo inadequado para o desenvolvimento dos sistemas de autocontrole neurológico e psicológico da criança. Nas palavras do psiquiatra infantil Daniel Siegel:

> Desde a primeira infância, parece que nossa capacidade de regular estados emocionais depende da experiência de sentir que uma pessoa importante em nossa vida tem uma mentalidade semelhante à nossa.[4]

Autocontrole não diz respeito a "bom comportamento", mas à capacidade de um indivíduo de manter suas emoções razoavelmente estáveis. Uma pessoa com bom autocontrole não passa por extremos emocionais súbitos diante dos desafios, dificuldades, decepções e insatisfações da vida. Ela não depende da reação de outras pessoas, de atividades externas nem de substâncias químicas para se sentir bem. A pessoa com pouco autocontrole tem mais chances de buscar consolo emocional fora de si mesma, e é por isso que a falta de sintonia na infância aumenta o risco de vício. Foi isso que Stephen Reid quis dizer com: "Desperdicei tempo demais com coisas externas, seguindo outras pessoas."

A importância de interações estáveis, serenas, entre pais e filhos foi demonstrada num experimento com primatas que envolveu três grupos de mães e filhotes. Os pesquisadores montaram três condições sob as quais as mães precisavam buscar alimento: uma situação com dificuldade alta, porém previsível; uma com dificuldade baixa e também previsível; e a terceira com dificuldade variável e imprevisível: ora fácil, ora difícil. Eles observaram a relação entre mãe e filhote durante o período de análise, os traços de "personalidade" que evoluíram conforme os filhotes iam crescendo e o estado químico dos sistemas de estresse dos jovens macacos ao longo da vida.

Não foram as condições muito difíceis que estressaram as mães e interferiram na criação dos filhotes, mas as condições variáveis, com sua imprevisibilidade. Essas mães exibiram "comportamento maternal inconsistente e errático, às vezes indiferente". Os filhotes, ao contrário daqueles dos dois outros grupos, tornaram-se adultos ansiosos, menos sociáveis e extremamente reativos – traços que aumentam o risco de vício. Biologicamente, este último grupo de macacos passou a vida toda com níveis elevados de um importante hormônio estressor em seu líquido cefalorraquidiano, indicando uma anomalia no sistema de estresse.[5] Isso também aumenta a propensão ao vício, já que tanto animais quanto humanos usam substâncias ou adotam comportamentos para se tranquilizar.[6] Obviamente, isso não quer dizer que as mães dos outros dois grupos tenham sido "melhores", e sim que o estresse afligiu as mães que buscavam alimento em situações instáveis enquanto cuidavam dos filhos – a incerteza é um gatilho para o estresse fisiológico e emocional.

A ausência de uma figura parental emocionalmente sintonizada e disponível é uma grande fonte de estresse para a criança. Essa falta pode ocorrer quando os pais estão presentes no sentido físico mas distraídos no emocional – situação que é chamada de *separação proximal*. A separação proximal acontece quando o contato sintonizado entre pais e filhos é interrompido devido ao estresse que acomete os adultos. Os níveis de estresse fisiológico sentidos pela criança durante a separação proximal são muito parecidos com os níveis sentidos durante uma separação física.[7] O desenvolvimento dos sistemas de neurotransmissores e autocontrole do cérebro e, em específico, dos sistemas de controle de estresse é abalado, e, uma vez que essas disfunções fisiológicas se estabelecem, o risco de vício aumenta. Tendências ao vício podem ser observadas em crianças pequenas. Na ausência da mãe biológica, macacos filhotes apegam-se a uma "mãe adotiva" artificial, feita de arame, e crianças humanas com pouca sintonia com os pais podem se tornar facilmente viciadas em TV ou em comportamentos de autotranquilização, como comer compulsivamente.

O vazio não está no amor ou no comprometimento dos pais, mas na percepção da criança de ser vista e compreendida no nível emocional. Na nossa sociedade extraordinariamente fragmentada e estressada, em que pais com frequência enfrentam a tarefa de criar filhos sem o apoio que o clã, a tribo, o vilarejo, a família e a comunidade costumavam oferecer, interações dessintonizadas entre pais e filhos tornam-se cada vez mais comuns.

Ao contrário das inúmeras pesquisas que associam o vício a experiências adversas na infância – maus-tratos, abusos, negligência e traumas –, pouquíssimo foi publicado sobre o papel da sintonia com os pais fora da literatura especializada. Na minha concepção, há dois motivos óbvios para isso. Primeiro, estudar o efeito de acontecimentos ruins é bem simples. Pesquisar a sintonia é muito mais complicado, já que poucas pessoas conseguem se recordar da primeira infância e poucos observadores são capazes de captar *o que não aconteceu mas deveria ter acontecido*. Em segundo lugar, só agora estamos começando a desenvolver uma maior consciência sobre a violência subjacente ao vício, até mesmo sobre a violência mais explícita. Então estudos sobre questões mais sutis de sintonia acabam ficando para trás.

Além disso, enquanto tentam compreender por que seus filhos se tornaram viciados, muitos pais têm dificuldade para se recordar de problemas de sintonia. Como pais e mães, cometemos o erro natural de acreditar que o amor intenso que sentimos por nossos filhos necessariamente significa que eles receberam esse amor de forma pura. Some-se a isso o fato de que pais que não experimentaram essa sintonia na infância podem não perceber a própria dificuldade de sintonizar-se com os filhos, da mesma maneira que pessoas estressadas desde pequenas podem não perceber a frequência com que se estressam. Um casal que entrevistei tem dois filhos adultos que lutam contra a dependência química. "A infância dos nossos meninos representa os anos mais felizes da nossa vida", insistiu a mãe. "Não tínhamos nenhum estresse naquela época", acrescentou o pai, "e sempre tivemos um bom casamento." Após uma hora de conversa, eles revelaram que o homem – um pai dedicado e provedor responsável – manteve o hábito de fumar maconha durante todos aqueles anos, algo que perdurou até a adolescência dos filhos. Ele não enxergava seu hábito como um vício nem como algo que o distanciava emocionalmente. A mãe, que vinha de uma família muito religiosa e conservadora, reprovava o hábito diário do marido e acabou suprimindo uma raiva que só expressou durante nossa conversa. Ela achava, assim como muitos em nossa cultura, que, se reprimisse suas emoções negativas, as crianças não sofreriam seus efeitos.

Sabemos que a hostilidade explícita entre os pais pode prejudicar a criança, mas a raiva reprimida e a infelicidade têm o mesmo efeito. Como regra, tudo que não encaramos na vida é passado para nossos filhos. Nossas questões emocionais não resolvidas se tornam deles. Um terapeuta me disse: "As crianças nadam no subconsciente dos pais como peixes nadam no mar." Essa mãe e esse pai eram completamente comprometidos com a família, e ainda são, mas, sob aquelas circunstâncias, nem todo o amor parental do mundo seria capaz de oferecer aos filhos um ambiente sintonizado, tranquilo e acolhedor.

Assim, seria simplista afirmar que todos os vícios em drogas pesadas são causados por abuso ou negligência e que todos os vícios comportamentais estão enraizados no estresse na primeira infância e em questões de sintonia. Apesar de serem conclusões verdadeiras em geral, é difícil rotular casos individuais. Muitos viciados comportamentais sofreram agressões na infância ou intensa negligência. Por exemplo, existe uma forte associação entre a negligência parental e o desenvolvimento futuro de obesidade.[8] Mais uma vez, a negligência não precisa ser intencional nem excessiva: o estresse e a depressão parental durante os primeiros anos de vida da criança terão o mesmo efeito, devido à falta de sintonia que isso acarreta. No Estudo de Experiências Adversas na Infância (ACE), foi observado que o abuso infantil também era um fator de risco para obesidade na vida adulta e que, entre os grupos estudados, quanto maior o peso, maior a porcentagem de adultos que relatavam terem sofrido abuso.[9] Por outro lado, as pessoas podem desenvolver vícios em drogas pesadas sem terem sido violentadas nem negligenciadas – como ocorreu com a família que acabamos de mencionar. Também estão em risco as crianças que são influenciadas negativamente pelos amigos na fase vulnerável da adolescência. Nesses casos, no entanto, costuma haver um transtorno na relação entre pais e filhos antes de a influência dos amigos ter efeito.[10]

Muitos fenômenos da vida pública podem ser compreendidos se analisados sob o prisma do vício. Como exemplo, podemos analisar o fracasso moral e legal de Conrad Black, o magnata dos meios de comunicação nascido no Canadá e condenado num tribunal de Chicago por fraude e obstrução da Justiça. Se as notícias e os relatos biográficos forem remotamente confiáveis, o comportamento de Black se assemelha ao dos meus pacientes ávidos por drogas, porém numa escala muito maior. Seus atos apresentam todas as características do vício. A infância dele, emocionalmente empobrecida e agravada pelo abuso, mais do que explica essas ânsias.[11]

Conrad Black é formalmente conhecido por seu título de nobreza britânica, Lorde Black de Crossharbour – uma honraria pela qual ele ansiava e buscava. Sua grande ambição era circular entre a elite de políticos e empresários conservadores nos dois lados do Atlântico, cortejando a amizade de figuras como Margaret Thatcher e Henry Kissinger. Após chegar espetacularmente ao topo do mundo social e dos negócios, ele se tornou um criminoso condenado. Segundo uma diligência interna numa das empresas que ele dirigiu, sua gestão era marcada pela "cleptocracia corporativa". Ele já foi descrito como inescrupuloso, vaidoso e arrogante, com um apetite insaciável por dinheiro. De acordo com todos os seus biógrafos, sua busca por poder, status, riqueza e respeitabilidade entre a alta classe era implacável. Ele também foi abençoado, ou amaldiçoado, com um intelecto afiado e uma língua mais afiada ainda, sempre pronto para atacar qualquer um que atrapalhasse seus planos. A revista britânica *The New Statesman* elogiou uma das biografias de Black como "o excelente retrato de um monstro, ainda que de um monstro autoconsciente ou até irônico".

Todo ser humano tem o potencial de se comportar de forma monstruosa ou virtuosa. A questão fundamental é como uma criança com grande potencial se torna um adulto capaz de enorme sucesso seguido de um fracasso retumbante. "Conrad tinha muito a seu favor", escreveu certa vez o colunista Rex Murphy para o jornal *The Globe and Mail*, referindo-se às grandes habilidades naturais e vantagens sociais de Black. "A parte impressionante é por que um homem tão rico – nos dois sentidos da palavra – escolheria acabar desse jeito", pautando suas ambições "por aquela palavrinha fútil, *mais*: mais dinheiro, mais mansões, mais amigos famosos." Acredito que o vício explica bem a vida espantosa de Conrad Black.

O viciado nunca fica satisfeito. Sua condição espiritual e emocional é de empobrecimento, por mais que ele conquiste, compre ou tenha. No modo fantasma faminto, nunca conseguimos nos saciar. Escrúpulos desaparecem diante da "necessidade" implacável do vício. Lealdade, integridade e honra perdem o significado.

A esposa de Black, Barbara Amiel, foi sua parceira nessa insaciabilidade. Antes viciada em codeína, ao lado do marido rico Barbara apegou-se ao luxo e ao consumismo desenfreado. Segundo relatos, seus armários abrigavam uma coleção de sapatos de grife que valia várias centenas de milhares de dólares, junto com "caixas fechadas de meias-calças, ordenadas por cor e marca". "Tenho uma extravagância sem limites", afirmou Barbara à revista *Vogue* em 2002 – talvez uma confissão zombeteira, mas fiel à realidade.

A infância de Black foi a prova de fogo perfeita para a mentalidade de um viciado. De acordo com seus biógrafos, o jovem Conrad nunca foi próximo da mãe. Em sua autobiografia, o reconhecimento mais carinhoso que o eloquente Black conseguiu escrever foi que ela era uma pessoa "alegre e, em geral, virtuosa", tão "afável" quanto o pai dele tendia a ser "distante". Era o pai recluso, quase sempre ausente, depressivo e beberrão que Conrad idealizava. Aquela criança que adorava ler, que era desajeitada, sensível e inteligente, não se encaixava no extrovertido e descolado clã Black, e seus pais se consideravam incapazes de compreender ou ter muita proximidade com o filho precoce. "Temos um filho estranho – não sabemos o que fazer com ele", diziam aos amigos da família.[12]

O jovem Black sofreu agressões, não em casa, mas na Upper Canada College, escola de Toronto para rapazes da alta classe. Black descreveu uma surra que levou de um professor com uma bengala pesada como "um ataque brutal e selvagem" que o deixou sangrando. Na infância e ao longo da vida, Black comparou várias vezes aquela escola a um campo de concentração nazista. Ele se referia a alguns dos seus professores como *Gauleiters* – líderes nazistas que se inspiravam em Hitler – e aos seus companheiros de classe como *Sonderkommandos* – prisioneiros que ajudavam os guardas da SS. Ele não tinha a quem recorrer. Os pais eram tão emocionalmente distantes que, nas palavras dele, "nunca entenderam de verdade por que eu vivia nervoso na época da escola".

Segundo um amigo de infância, o Black pré-adolescente exibia comportamentos que levariam a maioria dos pais a buscar intervenção profissional: "Quando ficava nervoso, ele arremessava facas e chutava paredes até fazer um buraco." Aos 25 anos, Conrad sofria crises de ansiedade intensa, hiperventilação, insônia e claustrofobia. Todos os ingredientes para o vício estavam presentes quando ele se tornou adulto: ausência de sintonia com os pais, aflições psicológicas, descontrole de impulsos e sofrimento emocional.

Sob circunstâncias sociais e econômicas diferentes, Conrad poderia ter buscado consolo no álcool ou em drogas pesadas. No entanto, nascido num mundo de privilégios e dotado de carisma, era natural que o poder, a riqueza, o status e o "respeito" – não importava como os conquistasse – se tornassem os objetos de suas buscas compulsivas.

Adictos reagem com raiva quando alguém tenta privá-los da droga, uma fúria que é alimentada por uma frustração intensa. Já testemunhei essa raiva nos viciados em opioides e em mim mesmo, quando, por exemplo, minha esposa tentou impedir que eu comprasse mais discos. Como as drogas preferidas de Black eram poder e status – social, econômico, político e intelectual –, dá para entender o veneno que ele direciona contra pessoas que frustram seus planos. Sócios que criticavam as operações de Black eram, nas palavras dele, "terroristas do controle corporativo". Os promotores que conduziram o processo judicial contra ele em Chicago eram "nazistas". Quando o historiador Ramsay Cook fez uma crítica desfavorável ao primeiro livro de Conrad, ele chamou o renomado acadêmico de "babaca tendencioso e arrogante", com "a ética profissional de uma barata". Depois que o bispo católico de Calgary manifestou apoio à greve de funcionários do jornal *Calgary Herald*, propriedade de Black, o magnata da mídia o criticou como "um bispinho cretino e pretensioso" e "ótimo candidato ao exorcismo".

O diminutivo "inho" pode transmitir exatamente a opinião que Conrad tem de si mesmo no âmago de sua psique – nossas críticas sempre nos mostram quem acreditamos ser. A autoestima de uma pessoa poderosa pode parecer elevada, mas não passa de uma carapaça vazia se for baseada em fatores externos, na capacidade de impressionar ou intimidar os outros. É aquilo que o psicólogo Gordon Neufeld chama de *autoestima contingente* ou condicional: ela depende das circunstâncias. Quanto maior for o vazio interior, mais urgente será a ânsia por ser notado e ser "importante" e mais compulsiva será a busca por status. Em contrapartida, a *autoestima verdadeira* não precisa de nada de fora. Ela não diz: "Sou merecedor porque fiz isso ou aquilo." Ela diz: "Sou merecedor independentemente de ter feito isso ou aquilo. Não preciso estar com a razão nem ter poder, riquezas ou conquistas."

A autoestima não é o que o indivíduo pensa conscientemente sobre si mesmo; é a qualidade de autorrespeito manifestada em sua vida emocional e em seus comportamentos. Uma autoimagem superficialmente positiva nem sempre é autoestima verdadeira. Em muitos casos, elas não são nem compatíveis. Uma pessoa com uma visão grandiosa e inflada de si mesma não tem autoestima verdadeira. Para compensar uma sensação profunda de inutilidade, pessoas assim desenvolvem ânsia por poder e uma visão exagerada de si mesmas que pode se tornar um foco de vício, como parece ter sido o caso do homem que precisava se tornar "Lorde" Black. Sua arrogância e pomposidade, ridicularizadas por alguns e ressentidas por muitos, servem para compensar sua falta de autoestima e, principalmente, de satisfação espiritual. Sobre um de seus personagens, o romancista austríaco Robert Musil escreveu que "a ideologia de um grande homem que ele tanto almejava era apenas um substituto emergencial para algo que estava faltando".[13] Uma busca por grandiosidade interior que conheço muito bem.

"O poder é como uma droga", escreveu Primo Levi.

A busca por ambos é desconhecida por qualquer um que não os tenha experimentado, mas após a iniciação [...] surgem a dependência e a necessidade por doses ainda maiores, assim como a negação da realidade e o retorno aos sonhos infantis de onipotência. [...] A síndrome produzida pelo poder prolongado e indiscutível é claramente visível: uma visão distorcida do mundo, arrogância dogmática, necessidade de adulação, apego convulsivo aos controles de comando e desdém pela lei.[14]

As palavras de Levi não se aplicam a Lorde Black e talvez a muitos outros em nossa cultura?

Com frequência escuto algum paciente reclamar que seus supostos amigos se interessam apenas por seu dinheiro ou pelas drogas que ele oferece. Um rapaz indígena que passou 12 anos preso por assalto à mão armada revelou ter gastado em apenas 18 meses os 240 mil dólares que herdou e acumulou durante seu tempo na prisão, graças aos royalties do petróleo.

– Com essa quantidade toda de dinheiro, você deve ter abastecido o mundo inteiro com drogas – comentei.

– Pois é – respondeu ele com ironia. – Eu tinha um montão de amigos. Agora, ninguém me empresta nem um centavo se eu precisar.

As amizades entre os super-ricos talvez tenham a mesma base material. Conrad Black também lamentou ter sido abandonado pelas pessoas cuja amizade ele havia cultivado com festas e jantares sofisticados. Queixou-se de ter sido "menosprezado e excluído por pessoas que tinham usufruído de sua hospitalidade em Londres, Nova York e Palm Beach".

Com certeza não é coincidência o fato de que Conrad mais de uma vez tenha se comparado a Rei Lear, o monarca shakespeariano que encontra um fim trágico por ter confundido poder e bajulação com amor.

O vício é sempre um péssimo substituto para o amor.

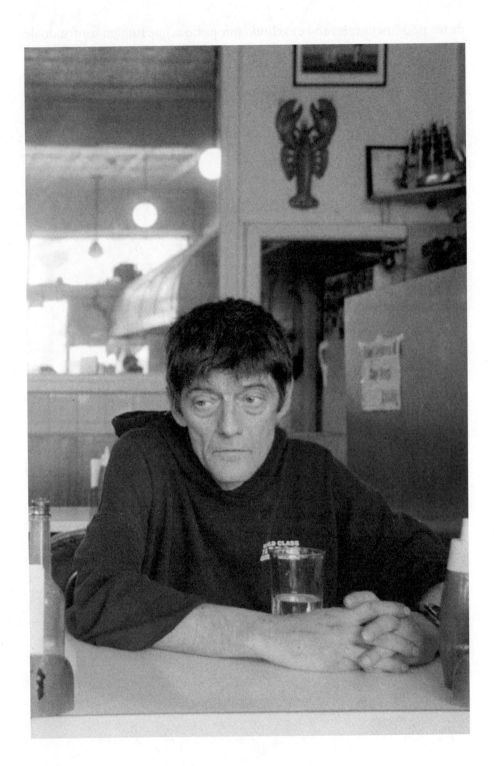

PARTE SEIS

UMA REALIDADE ALÉM DA GUERRA CONTRA AS DROGAS

O que estamos fazendo não deu certo, nunca dará, e precisamos mudar completamente de estratégia. Pequenos ajustes não farão diferença.

DR. ALEX WODAK, diretor do Serviço de Álcool e
Drogas do St. Vincent's Hospital em Sydney, Austrália

23

Povos deslocados e as raízes sociais do vício

Acredito que perseguir o "sonho americano" não apenas é fútil como autodestrutivo, porque qualquer coisa ou pessoa envolvida acaba sendo destruída. E não poderia ser diferente, já que o processo valoriza tudo, exceto as coisas mais importantes: integridade, ética, verdade, alma e coração. Por quê? O motivo é simples: porque a vida de verdade tem a ver com ceder, não com conseguir.

HUBERT SELBY JR., Prefácio de *Réquiem para um sonho*

Estou no hospital com Ralph, o poeta pseudonazista que almeja a comunhão com o divino. Contesto a crença que ele tem na emancipação pelas drogas.

– Você fala sobre liberdade – provoco. – Mas quão livre é a pessoa que passa o dia inteiro atrás de uma droga que oferece poucos minutos de satisfação? Cadê a liberdade nisso?

Ralph dá de ombros e diz algo que constrangeria muitos de nós, cidadãos respeitáveis.

– O que mais vou fazer? O que mais *você* faz? Você acorda de manhã, come o bacon e os ovos que alguém fritou...

– Iogurte e banana – interrompo. – Eu mesmo preparo.

Ralph balança a cabeça, impaciente.

– Beleza... iogurte e banana. Aí você vai para o consultório, atende meia dúzia de pacientes... e seu dinheiro vai todo para o banco e você contabiliza seu tesouro. No fim do dia, o que você fez? Você coletou a soma daquilo que acredita ser liberdade. Você tentou encontrar liberdade na sensação de segurança. Você juntou 100 moedas de ouro e acha que esse ouro é suficiente para manter sua casa bacana. Ou talvez você ache melhor economizar mais seis semanas para multiplicar o que já tem no banco.

Ele faz uma pausa.

– Mas o que você está buscando? – continua. – O que passou o dia inteiro tentando encontrar? A mesma migalha de liberdade ou satisfação que eu busco, só que em lugares diferentes. Que motivo leva alguém a correr atrás de dinheiro se não a vontade de se sentir bem ou livre por um tempo? Essas pessoas são mais livres do que eu?

Ralph respira fundo e conclui:

– Todo mundo está em busca de bem-estar, de uma felicidade maior. Mas prefiro viver na rua a passar pelo que muita gente passa para conquistar uma suposta liberdade.

– Há muita verdade nisso – concordo. – Eu mesmo acabo me distraindo com um monte de bobagens que me dão satisfação temporária, se muito. Às vezes até me sinto pior depois de ceder às distrações. Mas acredito que exista uma liberdade maior, que nenhuma droga ou sensação de segurança e sucesso é capaz de oferecer.

Ralph me fita como um bondoso e sábio tio fitaria uma criança ingênua.

– E como seria essa liberdade completa? – pergunta.

Hesito, sem saber como responder de forma autêntica. Por fim, digo:

– Seria estar livre *das buscas*. Não precisar dedicar a vida inteira a saciar desejos ou preencher o vazio. Nunca senti liberdade total, mas acredito que seja possível.

Ralph permanece inflexível:

– Se as coisas pudessem ser diferentes, elas seriam. Vamos colocar de outra forma: por que algumas pessoas, sem mérito algum, conseguem tudo que supostamente traz felicidade enquanto outras são desprovidas disso?

Concordo que o mundo é injusto de muitas formas.

– Então como você ou qualquer outra pessoa pode me falar que o meu jeito é errado e o dos outros é o certo? – prossegue ele. – É tudo uma questão de poder, não é?

Muitos outros dependentes químicos, ainda que de forma menos eloquente, já expressaram essa mesma visão de mundo de Ralph. Mas essa racionalização do vício claramente ignora algo essencial. A crença derrotista de que todas as buscas surgem de um âmago egoísta em toda a humanidade vai contra os motivos mais profundos que também fazem as pessoas agirem para o bem: amor, criatividade, espiritualidade, vontade de aprender, de ter autonomia e de contribuir.

Embora seja fácil encontrar as falhas no argumento de Ralph, talvez seja mais interessante refletir sobre as *realidades* que ele, como dependente químico, pode estar articulando e o que podemos enxergar no espelho sombrio que ele nos oferece. Apesar de fingirmos o contrário, muitos de nós neste mundo materialista nos comportamos como se o cinismo de Ralph refletisse a verdade: é cada um por si; o mundo não oferece nada além de satisfações breves e ilusórias. Porém, de seu lugar desfavorável às margens da sociedade, o dependente químico enxerga quem somos – ou, mais exatamente, quem *escolhemos ser*. Ele vê que somos semelhantes em nossas buscas materiais frenéticas e em nossas fantasias, e que o superamos em nossa hipocrisia.

Se a visão de Ralph é cínica, não é mais cínica do que a visão da sociedade que enxerga dependentes químicos como pessoas falhas e condenáveis que deveriam ser isoladas e excluídas. Nós nos achamos melhor do que de fato somos.

E, para ser sincero, me pergunto até que ponto minha insistência sobre aquela liberdade maior não é apenas o sentimentalismo de um viciado privilegiado e pseudoesclarecido – uma forma de racionalizar meus próprios vícios: *Sei que sou viciado, mas estou tentando me libertar, então sou diferente de você.* Se eu conhecesse mesmo esse tipo de liberdade, precisaria lutar por ela? Não bastaria manifestá-la na minha vida e no meu comportamento?

No fundo, não sou tão diferente assim dos meus pacientes – e há momentos em que não suporto admitir que o que me separa deles é uma linha muito tênue, um acaso do destino, foi o que escrevi no primeiro capítulo. Há momentos em que fico enojado com a aparência desgrenhada dos meus pacientes, com seus dentes amarelados e podres, com o brilho de fome insaciável em seu olhar, com suas exigências, reclamações e carências. É nesses momentos que eu deveria examinar a irresponsabilidade na minha própria vida, meu descuido comigo mesmo – no meu caso, não tanto físico, mas espiritual – e meu hábito de colocar necessidades falsas acima das reais.

Quando julgo demais outra pessoa, é porque sinto ou vejo refletido nela algum aspecto de mim mesmo que não quero reconhecer. Não estou falando da minha *crítica* ao comportamento de outra pessoa em termos objetivos, mas do tom superior do *julgamento* pessoal que domina minha opinião. Se, por exemplo, eu me ressentir de uma pessoa "controladora", talvez isso aconteça devido à minha própria incapacidade de me conter. Ou talvez eu me irrite com alguém que tenha o mesmo traço que eu – algo que me incomoda, mas que não quero admitir: por exemplo, uma tendência a querer controlar os outros. Como já mencionei, há manhãs em que leio o jornal e repreendo colunistas políticos da ala conservadora. Minha opinião permanece mais ou menos constante: a visão deles é extremamente reducionista e baseada na negação da realidade. O que varia de um dia para o outro é o peso emocional que carrega minha opinião. Há dias em que os critico com intensa hostilidade; em outros, encaro suas perspectivas como uma forma possível de enxergar as coisas.

Por fora, as diferenças são óbvias: eles apoiam guerras às quais me oponho e justificam políticas das quais discordo. Posso dizer a mim mesmo que somos diferentes. No entanto, julgamentos morais nunca são óbvios; eles sempre refletem semelhanças ocultas entre juiz e condenado. O julgamento que faço dos outros é um ótimo indicador de como me sinto sobre mim mesmo. É minha ignorância proposital que condena o outro por se iludir; é meu egoísmo que critica o outro por fazer algo que só beneficia a ele mesmo; é minha falta de autenticidade que julga o outro como falso. Isso vale, creio eu, para todos os julgamentos morais que as pessoas lançam umas contra as outras e para todos os julgamentos coletivos que uma sociedade decreta implacavelmente sobre seus membros. E vale também para a hostilidade que dirigimos aos viciados, especialmente aos dependentes de drogas pesadas.

"O que caracteriza um vício?", pergunta o mestre espiritual Eckhart Tolle. "É simples: você deixa de sentir que tem o poder de parar. É algo que parece mais forte do que você. E também provoca a sensação de prazer, um prazer que inevitavelmente se transforma em sofrimento."[1]

O vício domina grande parte da nossa cultura. Carregamos o fardo de comportamentos compulsivos que fazem mal a nós mesmos e aos outros, comportamentos cuja toxicidade não conseguimos reconhecer ou conter. Muitas pessoas são viciadas em acumular riquezas; outras buscam compulsivamente o poder. Homens e mulheres se tornam viciados em compras, status ou relações fetichizadas, sem mencionar os vícios óbvios e muito difundidos, como jogos de azar, sexo, junk food e culto à "eterna juventude". O seguinte trecho de uma matéria da *The Guardian Weekly*, de 2006, fala por si só:

> Hoje, americanos gastam alarmantes 15 bilhões de dólares por ano em cirurgias plásticas, presos num frenesi de embelezamento que poderia ser alvo de cenhos franzidos se alguém ainda conseguisse mexer o rosto cheio de Botox. O valor é o dobro do Produto Interno Bruto do Malaui e mais que o dobro da contribuição feita pelos Estados Unidos a programas de prevenção e controle da aids na última década. A demanda explodiu e produziu uma nova geração de pessoas obcecadas, "viciadas em beleza".[2]

Beauty Junkies [Viciados em beleza] é o título de um livro de Alex Kuczynski, jornalista do *The New York Times*, ela mesma "uma viciada em cirurgias plásticas em recuperação". E, com nossas proezas tecnológicas, conseguimos criar novos vícios. Alguns psicólogos agora descrevem uma nova patologia clínica: o transtorno do vício em sexo virtual.

Médicos e psicólogos podem não ser tão eficazes no tratamento de vícios, mas são especialistas em criar novos nomes e categorias. Um estudo conduzido pela Faculdade de Medicina da Universidade Stanford concluiu que 5,5% dos homens e 6% das mulheres parecem ser viciados em compras. O líder da pesquisa, o Dr. Lorrin Koran, sugeriu que a compulsão por compras seja reconhecida como uma doença única listada sob sua própria classificação no *Manual diagnóstico e estatístico de transtornos mentais*, o catálogo psiquiátrico oficial. Os portadores desse "novo" transtorno são afligidos por "um impulso irresistível, intrusivo e insensato" de comprar objetos de que não precisam. Não desmereço o mal causado pelo vício em compras – nem posso fazer isso – e acho que o Dr. Koran descreve com precisão as potenciais consequências das compras impulsivas: "graves problemas psicológicos, financeiros e familiares, incluindo depressão, dívidas excessivas e o término de relações".[3] Mas claramente não se trata de uma entidade diferente – é apenas outra manifestação das tendências de vício que permeiam nossa cultura e do processo do vício que varia apenas os alvos, não as características básicas.

Em seu discurso do Estado da União de 2006, o então presidente americano George W. Bush identificou outro item de vício. "Aqui temos um problema sério", disse ele. "Os Estados Unidos estão viciados em petróleo." Vindo de um homem que manteve laços estreitíssimos com a indústria do petróleo durante toda a sua carreira financeira e política, essa admissão poderia ter sido transformadora. Mas, infelizmente, Bush enquadrou o problema apenas em termos geopolíticos: os Estados Unidos se encontravam dependentes de recursos estrangeiros, recursos esses que "os inimigos da liberdade" negariam aos seus cidadãos. Assim, o país precisava desenvolver as próprias fontes de energia. Então o problema não era o vício em si, era o fato de a fonte da substância em questão estar ameaçada. Uma lógica típica do viciado, é claro.

Não importa qual seja o parâmetro (gastos com saúde, índice de mortalidade, efeito no mercado financeiro), os vícios "respeitáveis", ao redor dos quais culturas, indústrias e profissões completas foram criadas, saem muito na frente da dependência química.

Já definimos o vício como qualquer comportamento com recaídas que satisfaça uma ânsia imediata e persista apesar das consequências negativas a longo prazo. E são óbvios os efeitos nocivos a longo prazo do vício que nossa sociedade tem, se não em petróleo, então nos luxos e facilidades que ele torna possíveis. Esses efeitos variam de destruição ambiental, mudanças climáticas e impactos na saúde humana até as muitas guerras geradas pela necessidade desse recurso ou pelo apego à riqueza. Pense em como o preço cobrado por esse vício socialmente aceito é muito mais elevado do que o da dependência química que faz Ralph e seus semelhantes serem declarados párias.

E o petróleo é apenas um exemplo entre muitos: é só pensar nos vícios em produtos, comida gordurosa, cereais açucarados, revistas e programas de TV dedicados a fofocas de celebridades – coisas que destroem a alma, o corpo ou a natureza, exemplos daquilo que o escritor americano Kevin Baker chama de "indústrias que emergiram da jogatina e do hedonismo". A capital da jogatina e do hedonismo, Las Vegas, recebeu quase 40 milhões de visitantes em 2006 e sua população residente aumentou em 18% desde 2000. O restaurante independente com maior lucro nos Estados Unidos é o Tao Las Vegas. Ele oferece mulheres seminuas, caça-níqueis, TVs de plasma diante da piscina, tudo entre uma "proliferação de Budas, música pulsante e decoração sensual".[4] Duvido que os donos ou clientes tenham noção do absurdo que é usar o Tao, o antigo e sábio caminho chinês para o desapego e a rendição, ou usar imagens do Buda, o mestre da consciência serena, para vender comida e bebida enquanto se estimula o vício em jogos de azar.

Nem precisamos mencionar a dependência de nicotina e álcool, substâncias cujo uso é legalmente permitido: em termos de escala, suas consequências negativas superam muito os danos infligidos pelas drogas ilícitas. E o que o marketing e as propagandas dessas substâncias frequentemente letais fazem senão refletir o vício? Exatamente como traficantes que também são viciados, as empresas de tabaco se comportam como se também fossem motivadas pelo vício – no caso delas, vício em lucro.

Em agosto de 2006, a juíza americana Gladys Kessler concluiu que grandes indústrias de tabaco tinham enganado o público sobre os efeitos que seu produto causava na saúde:

> Os réus anunciaram e venderam seu produto letal com afinco, com farsas, com um foco implacável no próprio sucesso financeiro, sem se preocupar com a tragédia humana ou os custos sociais que esse sucesso causaria.[5]

O tratamento de doenças relacionadas ao fumo gerou gastos na casa de muitas centenas de bilhões de dólares. De acordo com o *The New York Times*, atualmente existem 44 milhões de adultos fumantes nos Estados Unidos e, a cada cinco, quatro são viciados em tabaco. "O tabaco mata 440 mil fumantes todos os anos nos Estados Unidos, e o fumo passivo inalado por pessoas próximas vitimiza mais 50 mil."[6]

Como podemos comparar os leves delitos dos meus pacientes – pequenos traficantes jogados contra a parede e revistados por policiais nos becos de Downtown Eastside – com os de seus equivalentes respeitáveis em salas de reunião corporativas? Em maio de 2007, a Purdue Pharma, uma gigantesca fabricante de medicamentos, declarou-se culpada das acusações de ter "ludibriado médicos e pacientes" ao alegar que seu produto, o OxyContin, era menos viciante que outros medicamentos opioides. "Essa alegação", disse o *The New York Times*, "tornou-se o eixo de uma campanha de marketing agressiva que ajudou a empresa a vender mais de 1 bilhão de dólares em OxyContin por ano. [...] Mas tanto usuários de drogas experientes quanto novatos, incluindo adolescentes, logo descobriram que mastigar um comprimido de OxyContin – ou triturá-lo e inalar o pó, ou injetá-lo com uma seringa – produzia um barato tão poderoso quanto o da heroína."[7]

Vemos que os vícios em substâncias são apenas uma forma específica de apego implacável a comportamentos nocivos. Mas condenamos o viciado por se recusar teimosamente a largar algo que faz mal a ele e aos outros. Por que será que menosprezamos, excluímos e punimos o dependente químico quando nossa própria sociedade demonstra a mesma teimosia e faz as mesmas racionalizações?

Fazer essa pergunta já é respondê-la. Menosprezamos, excluímos e punimos o viciado porque não queremos enxergar até que ponto nos parecemos com ele. Em seu espelho sombrio, nossos próprios traços são inconfundíveis. Trememos na base diante do reconhecimento. "Esse espelho não é para nós", dizemos ao viciado. "Você é diferente, você não pertence ao nosso lado." A crítica de Ralph, mesmo com suas falhas, chega perto demais do alvo. Assim como o viciado crônico sai em busca de drogas, boa parte da nossa vida econômica e cultural é organizada para satisfazer nossa ânsia de fuga mental e emocional. Lewis Lapham, editor de longa data da *Harper's Magazine*, é certeiro ao zombar de "mercados que prometem aliviar instantaneamente a dor do pensamento, da solidão, das dúvidas, das experiências, da inveja e da velhice".[8]

De acordo com um estudo do Statistics Canada, 31% dos profissionais com idades entre 19 e 64 anos se consideram workaholics: dão importância exagerada ao trabalho e se descrevem como "dedicados em excesso e talvez oprimidos". "Eles têm dificuldade para dormir, são mais suscetíveis a estresse e problemas de saúde e sentem que não passam tempo suficiente com a família", relata o *The Globe and Mail*. O trabalho não necessariamente lhes traz mais satisfação, sugeriu Vishwanath Baba, professor de gestão e recursos humanos na Universidade McMaster. "Essas pessoas recorrem ao trabalho para ocupar seu tempo e sua energia"[9] – para compensar o que lhes falta na vida, o mesmo motivo pelo qual o dependente químico usa substâncias.

No âmago de todo vício existe um vazio baseado em puro medo. O viciado teme e abomina o momento presente; ele se volta freneticamente para a próxima vez, quando seu cérebro, infundido por sua droga de escolha, terá a experiência momentânea de se livrar do fardo do passado e do medo do futuro – os dois elementos que tornam o presente insuportável. Muitos de nós nos assemelhamos ao dependente químico em nossos esforços inúteis de preencher o buraco negro espiritual, o vazio no centro, onde perdemos contato com nossa alma, nosso espírito, nossas fontes de significado e valor que não dependem de nada nem são passageiras. Nossa cultura consumista, louca por compras, ação e imagem, só serve para aprofundar o buraco e nos deixar mais vazios do que nunca.

O turbilhão constante e sem sentido que domina a mente de tantos de nós é, por si só, uma forma de vício – e serve ao mesmo propósito. "Uma das principais tarefas da mente é combater ou eliminar o sofrimento emocional, que é um dos motivos para sua atividade incessante, mas tudo que ela consegue é encobri-lo temporariamente. Na verdade, quanto mais a mente luta para se livrar da dor, maior a dor se torna", escreve Eckhart Tolle.[10] Mesmo a exposição constante a barulhos, e-mails, celulares, televisão, redes sociais, música, videogames e tagarelices é incapaz de abafar as vozes assustadas em nosso interior.

Se fechamos os olhos para o dependente químico, não é apenas para que não nos enxerguemos nele. Também fazemos isso para não encarar nossa própria responsabilidade.

Como já vimos, as drogas injetáveis costumam ser uma válvula de escape para pessoas que sofreram agressões e negligências na primeira infância. Em outras palavras, ninguém nasce viciado. O vício resulta de uma situação sobre a qual a pessoa não teve qualquer influência. A vida dela expressa a história de um sistema familiar multigeracional, e sua família existe como parte da cultura e da sociedade mais amplas. Na sociedade, assim como na natureza, toda unidade microcósmica reflete parte do todo. No caso do vício em drogas, os pecados de sociedades inteiras são atribuídos de forma desigual a populações de minorias.

Sabemos, por exemplo, que homens negros representam uma quantidade desproporcional de detentos condenados por crimes relacionados a drogas nas penitenciárias dos Estados Unidos. Em 2002, 45% da população carcerária americana era negra, e, de acordo com o Departamento de Justiça, homens negros têm mais de 30% de chance de serem presos pelo menos uma vez na vida.[11] Em prisões federais, estima-se que 57% dos detentos tenham sido condenados por crimes relacionados a drogas, crimes que aumentaram em 37% a população carcerária entre 1996 e 2002.[12] O destino da juventude negra tem muito a nos dizer sobre a sociedade em que suas histórias se desdobram. De forma semelhante, existe uma proporção extraordinariamente alta de indígenas canadenses entre meus pacientes no Portland – e na população de usuários de drogas e nas prisões do Canadá.

O Dr. Robert DuPont, antigo czar antidrogas dos Estados Unidos, interpreta esses fatos como consequência do que ele chama de "vulnerabilidade trágica" de culturas tradicionais. Ele descreve a atual suscetibilidade ao vício entre populações indígenas como "um dos paradoxos tristes da experiência do mundo com o abuso de álcool e substâncias".

Ver indígenas sofrendo com o uso de álcool e outras drogas, e até de cigarros, ou ver o sofrimento semelhante entre aborígines australianos, é encarar a dolorosa realidade de que culturas tradicionais não estão preparadas para aguentar a exposição a drogas modernas e aos valores tolerantes que regem os comportamentos relacionados ao vício.[13]

Existe, talvez, um motivo muito mais específico e plausível para o uso de drogas entre minorias do que os "valores tolerantes" sobre o uso de drogas. Na verdade, levando em consideração o alto encarceramento de minorias, é difícil até entender o que seriam esses "valores tolerantes".

Como ilustram as histórias de Serena, Celia e Angela na primeira parte deste livro, muitas mulheres que se tornam usuárias de drogas injetáveis sofreram agressões intensas na infância (a grande maioria, segundo pesquisas). Duas dessas mulheres são indígenas. Ao longo de várias gerações recentes, meninas indígenas no Canadá têm corrido mais risco de sofrer violência sexual dentro de casa do que as não indígenas. Isso não quer dizer nada sobre a natureza "inata" dos povos indígenas canadenses. Entre eles, a violência sexual contra crianças pequenas é praticamente inexistente em territórios naturais, como era antes da colonização europeia. As pavorosas estatísticas atuais dizem tudo sobre a relação das sociedades indígenas com a cultura dominante.

O precursor do vício é a *deslocação*, de acordo com Bruce Alexander, professor de psicologia na Universidade Simon Fraser. Com "deslocação", ele quer dizer perda de interação psicológica, social e econômica com a família e a cultura; sensação de exclusão, isolamento e impotência. "Apenas pessoas crônica e extremamente deslocadas estão vulneráveis ao vício", escreve ele.

É forte a correlação histórica entre deslocação social e vício. Apesar de o consumo de álcool e a embriaguez durante ocasiões festivas terem sido hábitos difundidos na Europa durante a Idade Média, e apesar de algumas pessoas terem se tornado "ébrias" ou "beberronas", o alcoolismo em massa não era um problema. No entanto, ele foi se espalhando gradualmente com o advento do livre-comércio após 1500, tornando-se uma epidemia de grandes proporções quando o livre-comércio passou a ser dominante, após 1800.[14]

O Dr. DuPont concorda que, em sociedades pré-modernas, apesar de o uso de substâncias intoxicantes ter sido permitido, "esse uso era infrequente e controlado pela família e pela comunidade. [...] As comunidades estáveis nos tempos pré-modernos representam a Era do Ouro para o uso de álcool e drogas".[15]

Com o crescimento de sociedades industriais veio a deslocação: o fim de relações tradicionais, de grandes famílias, clãs, tribos e vilarejos. Vastas mudanças econômicas e sociais acabaram com os laços que antes conectavam pessoas com seus entes mais próximos e suas comunidades. Isso tirou as pessoas de seus lares e destruiu os sistemas de valores que mantinham o senso de pertencimento no universo moral e espiritual. O mesmo processo acontece em todo o mundo, como resultado da globalização. A China é um ótimo exemplo. A industrialização aceleradíssima do país fez com que ele emergisse como uma superpotência econômica, mas a deslocação social associada a isso provavelmente será desastrosa. Aldeias e cidades inteiras foram esvaziadas para abrir espaço para megaprojetos como a Hidrelétrica das Três Gargantas. As pressões da urbanização distanciam milhões de pessoas da sua conexão com a terra, com as tradições e com suas comunidades. Os resultados sociais e psicológicos da deslocação em massa não são apenas previsíveis; já são óbvios. A China precisou implementar um programa imenso de troca de seringas numa tentativa de prevenir a propagação do HIV e de doenças infecciosas entre sua população viciada que cresce rapidamente. De acordo com o Ministério da Saúde em Pequim, quase metade dos estimados 650 mil chineses que vivem com HIV/aids é formada por usuários de drogas que contraíram a doença ao compartilhar agulhas.[16] Não resta dúvida de que os males do colapso social – exclusão, violência e vício – logo se tornarão um grande e urgente foco de atenção e recursos entre autoridades, acadêmicos e profissionais de saúde na China. Na pressa para emular as conquistas das nações ocidentais, muitos países se esquecem de aprender com as disfunções e doenças causadas pelo nosso modelo social.

Entre todos os grupos afetados pelas forças da deslocação, nenhum foi mais prejudicado do que as populações de minorias, como os aborígines australianos e os ameríndios mencionados pelo Dr. DuPont, e os descendentes de pessoas negras traficadas para a América. Esses escravizados foram separados não apenas de seu local de origem, de sua cultura e comunidade, mas com frequência também da própria família. Muito tempo depois da abolição da escravatura, a opressão racial e o preconceito, junto com a privação econômica, continuam a causar pressões intoleráveis na vida familiar de muitas pessoas negras – e a conexão com o vício é óbvia. Igualmente óbvio é o apelo do mercado de drogas para jovens negros desempregados e sem educação formal, excluídos das promessas econômicas.

O histórico de desapropriação, deslocação, exploração e abuso explícito dos povos originários canadenses também é bastante conhecido. O tabaco e outras substâncias potencialmente viciantes já estavam disponíveis para os indígenas da América do Norte antes das invasões europeias, assim como o álcool no território que hoje é o México e o sudoeste dos Estados Unidos – sem mencionar atividades potencialmente viciantes relacionadas a sexo, comida e jogos de azar. Ainda assim, como argumenta o Dr. Alexander, não há registros antropológicos de "qualquer coisa que pudesse ser razoavelmente chamada de vício. [...] Apesar de o álcool ser encontrado com facilidade, era usado de forma natural, geralmente cerimonial, sem ser alvo de compulsões".

Com a migração em massa de europeus para a América do Norte e a transformação econômica do continente, também veio a perda da liberdade de locomoção dos povos originários, o saque e a destruição implacáveis de suas terras natais, a perda de seus meios tradicionais de sustento, a supressão de seus costumes espirituais, além de discriminação persistente e intensa pobreza. Num passado recente, crianças indígenas foram arrancadas de seus lares, afastadas da família e, para todos os efeitos, encarceradas em instituições "civilizatórias" nas quais seu destino era repressão cultural e emocional, maus-tratos físicos e, com uma frequência alarmante, violência sexual. Seria animador poder dizer que nossa sociedade reconheceu sua enorme dívida histórica, moral e econômica com seus cidadãos indígenas. Apesar de isso ter acontecido esporadicamente, o padrão geral continua ser a desapropriação econômica, a negação de direitos históricos e o controle paternalista. O Canadá, com sua "missão" autodesignada de melhorar a saúde, a educação e o bem-estar do povo afegão, não chegou nem perto de oferecer esses mesmos cuidados básicos aos seus povos originários. As privações sociais e as condições de vida e saúde de muitos indígenas canadenses são abismais até para padrões de países em desenvolvimento. Sob essas circunstâncias, entre pessoas atormentadas, deslocadas e, no sentido mais básico, *impotentes*, a dor e o sofrimento são transmitidos de uma geração traumatizada para a próxima. Não é por acaso que tanto Serena quanto a mãe morem no mesmo hotel de Downtown Eastside; também não são a única dupla de mãe e filha indígenas entre minhas pacientes. De todos os grupos na América do Norte, seja nos Estados Unidos ou no Canadá, nenhum é mais psicológica ou socialmente oprimido que as mulheres indígenas.[17]

Especialmente desde que comecei a trabalhar em Downtown Eastside, me pego pensando que, se a sociedade canadense um dia pedisse desculpas aos povos originários por sua desapropriação e seu sofrimento – como fizemos com os nipo-canadenses pelos abusos sofridos durante a Segunda Guerra Mundial –, nosso arrependimento precisaria ser vasto e nossas ofertas de compensação, muitíssimo generosas. Talvez seja por isso que nunca tenhamos assumido essa responsabilidade.

A deslocação continua sendo um fenômeno cada vez mais acelerado na vida moderna, uma vez que a cultura e os relacionamentos humanos não conseguem acompanhar o ritmo das mudanças econômicas e sociais. A ruptura da vida familiar e a erosão de comunidades estáveis afligem muitos segmentos da sociedade. Até a família nuclear sofre forte pressão, com altas taxas de divórcio e lares com mãe ou pai solo ou, em muitos casos, dois responsáveis que precisam trabalhar fora. Hoje, por esses motivos culturais e econômicos endêmicos, muitas crianças que não sofrem agressões e que vêm de lares amorosos perdem o apego emocional primário pelos adultos que as criam, o que tem resultados desastrosos para seu desenvolvimento. À medida que se desconectam cada vez mais do adulto, as crianças passam a contar mais e mais umas com as outras – uma subversão cultural em grande escala.

Segundo a ordem natural em todas as culturas de mamíferos (animais ou humanos), os jovens ficam debaixo da asa do adulto até alcançarem a maturidade. Seres imaturos não deveriam criar uns aos outros, pois não são aptos para isso. Eles nunca deveriam ser a fonte principal de carinho, exemplo, orientação e aprendizado para indivíduos tão imaturos quanto eles. Entre a juventude da América do Norte, as consequências previsíveis e comuns daquilo que o psicólogo Gordon Neufeld chamou de *orientação pelos pares* são aumento de imaturidade, isolamento, violência e sexualização precoce.

Outra consequência é o alastramento de comportamentos compulsivos entre os jovens. Pesquisas com humanos e animais demonstraram repetidas vezes que o contato intenso com pares e a perda de conexão com adultos levam ao aumento da propensão ao vício. Macacos criados pela comunidade, por exemplo, têm probabilidade muito maior de consumir álcool do que aqueles criados pela mãe.[18] A "afiliação aos pares", de acordo com um artigo publicado no periódico *Drug and Alcohol Dependence*, "é possivelmente o fator social mais forte para prever o início e a intensificação precoce do uso de substâncias por adolescentes".[19]

É comum achar que os jovens começam a usar drogas por má influência das amizades. Esse é um dos fatores, mas um motivo mais profundo é que, sob circunstâncias normais, adolescentes que contam com os amigos para receber aceitação emocional são mais propensos a serem magoados pela imaturidade e pela insensibilidade de suas relações uns com os outros. São mais estressados do que as crianças que têm boas conexões com adultos carinhosos.

Os jovens não são cruéis por natureza, mas são imaturos. Eles provocam, zombam e rejeitam. Aqueles que perderam a atenção dos adultos e a encontram nos amigos acabam se fechando emocionalmente por pura proteção. Como vimos com as crianças que sofrem agressões em casa, o desligamento emocional – aquilo que eu e o Dr. Gordon Neufeld chamamos de "fuga perigosa dos sentimentos" em nosso livro *Pais ocupados, filhos distantes* – aumenta muito a motivação para usar drogas.

Em resumo, o processo do vício ocorre em pessoas que sofreram deslocação social e cujo lugar no contexto humano foi abalado: pessoas que sofreram agressões ou foram emocionalmente negligenciadas; crianças que cresceram com vínculos inadequados; adolescentes que foram criados por colegas imaturos; membros de subculturas historicamente exploradas.

Para conhecer a verdadeira natureza de uma sociedade, não basta apontar suas conquistas, como líderes gostam de fazer. Também precisamos analisar suas falhas. O que vemos, então, quando olhamos para o bairro marginalizado de Downtown Eastside em Vancouver e locais semelhantes em outros centros urbanos? Vemos o submundo sujo de nossa cultura econômica e social, o oposto da imagem que gostaríamos de valorizar como uma sociedade humanitária, próspera e igualitária. Vemos nosso fracasso em honrar a vida em família e em comunidade ou em proteger nossas crianças. Vemos nossa recusa em recompensar os povos originários. Vemos nossa hostilidade contra aqueles que já sofreram mais do que a maioria de nós seria capaz de imaginar. Em vez de fitarmos o espelho sombrio erguido diante de nós, fechamos os olhos para a imagem desagradável que vemos refletida nele.

A Torá diz que Arão, irmão de Moisés, foi ordenado a capturar dois bodes e levá-los diante de Deus. Para cada um, deveria lançar uma sorte: um ficaria com o pecado das pessoas, "*para fazer a expiação e ser enviado a Azazel no descampado*". Esse era o bode expiatório – que, expulso, deveria escapar para o deserto.

Hoje, nosso bode expiatório é o dependente químico. Analisada com sinceridade, boa parte da nossa cultura visa nos direcionar para longe de nós mesmos, para atividades externas, distraindo a mente do tédio e das angústias. O viciado crônico abre mão desse fingimento. Sua vida gira em torno da fuga. O restante de nós consegue, com níveis variados de sucesso, manter a farsa, mas para isso precisamos manter o viciado às margens da sociedade.

"Não julguem, para que não sejam julgados", disse Jesus:

Pois da mesma forma que julgarem serão julgados; e a medida que usarem também será usada para medi-los. Por que repara no cisco que está no olho do seu irmão e não se dá conta da viga que está em seu próprio olho? Como pode dizer ao seu irmão: "Deixe-me tirar o cisco do seu olho", quando há uma viga no seu? Hipócrita, tire primeiro a viga do seu olho, e então verá claramente para tirar o cisco do olho do seu irmão.

Nos próximos capítulos, vamos refletir sobre como seria nosso comportamento em relação ao vício se seguíssemos as palavras de Jesus. Veremos que a compaixão dele se integra perfeitamente ao que a ciência nos ensina sobre o vício.

24

Conheça seu inimigo

O detetive-sargento Paul Gillespie, ex-chefe da unidade de crimes sexuais de Toronto, resgatava crianças de criminosos que produziam e distribuíam pornografia na internet. Como o *The Globe and Mail* relatou à época de sua aposentadoria, seis anos no cargo não foi suficiente para que ele se acostumasse aos horrores que testemunhava:

Paul Gillespie nunca ficou indiferente aos sons de choro e dor nos vídeos explícitos de crianças sendo estupradas e molestadas que via com frequência na internet. "Escutar a trilha sonora desses filmes é mais do que horrível", disse o policial canadense, conhecido por seu combate à pornografia infantil. [...] Mas são as imagens silenciosas de crianças desoladas que pesam mais em seu coração. "Elas não gritam, só aceitam", disse ele sobre os menores capturados nesses vídeos. "Elas têm um olhar morto. Dá para ver que seu espírito foi destruído. A vida delas é assim."[1]

Olhares mortos e espíritos destruídos: com poucas palavras, esse homem compadecido resumiu o destino da criança violentada. Ainda assim, há uma ironia amarga nas palavras dele. A vida das crianças violentadas não termina quando elas são resgatadas – *se* forem resgatadas, já que a maioria nunca é. Muitas se tornam adolescentes sem jamais recuperar o próprio espírito, chegando à vida adulta com um olhar ainda morto. Seu destino permanece sendo uma preocupação para a polícia e os tribunais; porém, a essa altura, elas não exibem mais uma doçura de partir o coração, não têm mais uma aparência vulnerável. Ficam à espreita nas margens da sociedade como homens endurecidos com o semblante desolado; como ladrões e bandidos; como prostitutas maquiadas que vendem sexo no banco de trás de um carro por drogas ou algumas moedas; como traficantes de esquina ou pequenos empresários que distribuem cocaína em quartos de algum hotel barato. São os usuários crônicos de drogas injetáveis, e muitos vagam até o oeste do Canadá, para o clima ameno e a meca das drogas que é o Downtown Eastside de Vancouver. É aqui, e em cidades por toda a América do Norte, que os colegas do esquadrão de drogas do detetive-sargento Gillespie ficam de olho nessas pessoas, revistando-as em becos escuros para confiscar sua droga e prendê-las uma vez atrás da outra.

É difícil lidar com algumas dessas ex-crianças. Desarrumadas e sujas, espertas e manipuladoras, elas despertam repugnância. Com medo e ao mesmo tempo insolentes, elas evocam hostilidade. A polícia costuma tratá-las de forma agressiva. Os policiais não são necessariamente predispostos à violência, mas é inevitável que as interações se tornem menos humanizadas sempre que um grupo inteiro de pessoas é deslegitimado enquanto outro recebe uma quase total autoridade física sobre o primeiro. Já tive um gostinho disso, tendo sido parado por policiais nas minhas rondas pela Hastings Street – uma vez por atravessar fora da faixa de pedestres, outra por andar de bicicleta na calçada. Seu tom ríspido se torna imediatamente mais educado quando percebem que não sou residente de Downtown Eastside. Muitas vezes penso que me sentiria completamente impotente se não tivesse um endereço respeitável na minha carteira de motorista; se morasse numa região marginalizada, onde uma força fardada e armada fosse o poder onipresente; se dependesse de substâncias que a polícia precisasse confiscar ou de atividades que os obrigasse a me prender; se não pudesse contar com amigos e parentes para me defender caso me metesse em encrenca.

Também testemunhei policiais tratando meus clientes com calma e bondade, mas sei que essa não é a face que costumam virar para o viciado.

Os dependentes químicos de Downtown Eastside têm muita consciência de sua falta de poder em qualquer conflito com autoridades, sejam elas legais ou médicas. "Quem acreditaria em mim? Não passo de um drogado" – esse é o refrão que escuto o tempo todo, sempre que um paciente reclama de ter levado uma surra na cadeia ou numa rua escura, ou de ter sido dispensado com grosseria por enfermeiros e médicos na emergência do hospital. Essas experiências, para o adicto, são apenas mais elos na corrente da completa impotência que o acompanha desde a infância.

Dependentes químicos vivem sendo levados a tribunais por crimes que cometem para sustentar o próprio vício. Poucos juízes têm consciência de que a dependência aflige essas pessoas por ser uma reação defensiva contra aquilo que sofreram antes de terem um olhar mortiço: heroína para o sofrimento, cocaína para animar o espírito entorpecido. Alguns magistrados os tratam com compaixão, insistem para que se recuperem e lhes oferecem as poucas e limitadas opções de redenção que nossos sistemas social e judiciário permitem. Outros parecem encará-los como os vilões e calhordas da sociedade. Mas, em algum momento, tanto o juiz compadecido quanto o carrasco acabam mandando o criminoso viciado para a prisão. Encarcerados em instituições onde reinam o medo e a violência, muitos reviverão exatamente os mesmos sofrimentos que os afligem desde o começo da vida: desamparo e isolamento. Apesar de a prisão poder oferecer uma pausa muito necessária em seu uso compulsivo de drogas, muitos detentos sofrem recaídas ao serem soltos e, por necessidade, retomam os atos ilegais para sustentar o vício.

Em qualquer guerra precisa haver inimigos. Na guerra contra as drogas, os inimigos costumam ser crianças como as que o detetive-sargento Gillespie não conseguia resgatar ou resgatava tarde demais. Elas não são os generais, é claro, nem os estrategistas ou os exploradores. Elas são soldados rasos, que vivem nas trincheiras – aqueles que, como em todas as guerras, sofrem e morrem. Ou se tornam aquilo que militares chamam de danos colaterais.

A guerra contra as drogas, da janela do Portland Hotel com vista para a Hastings, se manifesta na grávida Celia ajoelhada na calçada com os pulsos algemados às costas, o olhar fixo no chão. Não houve nenhum detetive-sargento Gillespie para protegê-la dos estupros que ela sofreu do padrasto na infância nem do ritual noturno de cuspes, então ela precisou se tornar o inimigo na guerra.

Outro adversário dessa luta é Shawn, de 38 anos, que periodicamente desaparece das consultas do tratamento com metadona. Quando ele falta a uma consulta, sei que voltou para a prisão. Ele é um traficante de rua e pratica pequenos furtos, então seus crimes nunca justificam sentenças longas. Uma vez, ele passou quase um ano sumido, mas sua ausência costuma durar apenas semanas ou meses. A cocaína é seu único vício além dos narcóticos e, assim como muitos outros, ele começou a usar a substância de forma inadvertida para automedicar seu TDAH não diagnosticado. Suas memórias da época da escola são típicas desse transtorno. "Eu ficava entediado e inquieto, olhando o relógio até conseguir sair da sala de aula. Aquilo parecia uma cela de prisão. Eu nunca conseguia me concentrar."

Numa tentativa de ajudá-lo a ter uma vida mais estável, o assistente social de Shawn o encaminhou para meu consultório com uma ficha de condições médicas detalhadas que, se aprovada, o tiraria das ruas. É desnecessário contar a história de vida de Shawn – você já deve ter uma ideia, a esta altura –, mas é revelador ver como o inimigo descreve a si mesmo. Com a permissão dele, reproduzo aqui, como foram escritas, as palavras com que Shawn preencheu o começo da sua ficha:

> Na Minha opinião Minha vida como eu sei ser a verdade. Tudo começou quando eu tinha uns 11-12 anos e encontrei o grupo errado de pessoas para me associar. Por causa disso passei a vida na cadeia por aprox. 18 anos de 37. por tudo que vi e fiz o que vi era um grande problema e uma influência ruim na minha vida e por exemplo aos 18 anos vi uns assassinatos acontecerem a uns 6-7 metros assim como pessoas cometendo sucídio. Além disso já morei nas piores ruas de Vancouver. No bairro das drogas e usando drogas injetáveis heroína cocaina. Vivo aqui nas ruas e em quartos de hotel há 15 anos menos o tempo na cadeia. Tenho hepatite C por causa das seringas. Além disso perdi minha capacidade de lidar com o dinheiro por causa do vício.
>
> Cresci com o vício em álcool dele que Feria Fisicamente minha mãe e nós crianças.
>
> Como sou fisicamente viciado em Metadona tenho muitas limitações nas minhas formas de ganhar dinheiro extra, já que tudo isso aconteceu perdi muita autoestima e fico meio paranoico com meus colegas. para isso tomo remédio.
>
> Essa é uma opnião Breve de por que preciso do Auxílio para deficiência.
> Obrigado pela Atenção.

Esse homem com intenso TDAH e transtornos de aprendizado, estresse pós-traumático e um vício em drogas profundamente arraigado, sem formação profissional, sem qualquer histórico de relações humanas bem--sucedidas – esse é um dos culpados a que a polícia dedica seu tempo, sua habilidade e sua energia para investigar e prender. Essas são as pessoas que os promotores querem punir ao coletar evidências de delitos; que são auxiliadas por defensores públicos socialmente conscientes e mal remunerados; que escutam sermões de juízes cultos e são mandadas para a prisão repetidas vezes. Assim é a guerra contra as drogas.

Outro vilão, agora morto, era o refugiado vietnamita Raymond, que faleceu devido à aids, após anos recusando tratamento enquanto a doença corroía seu sistema imunológico e sua saúde. Nunca descobri muito sobre a vida dele, mas há outros viciados em sua família e, pelo que consegui entender, muita dor e desconexão. Raymond era engenheiro antes de sucumbir completamente ao vício. Em Downtown Eastside, ele sobrevivia vendendo cocaína. Lisa, a viciada em crack infantilizada que conhecemos no Capítulo 15, era sua cliente. Ela também é um dos inimigos e, como tal, merece ser um pouco mais ouvida. Podemos ter um vislumbre de seu mundo e sua mente num bilhete que ela escreveu com garranchos para o moribundo Raymond. Mais uma vez reproduzo o texto da forma como foi escrito:

Sr. Raymond R:
Desculpa, por ter sido um pé no saco. Mas sou só uma viciada! que não consegue se controlar para não bater na sua porta e pedir ajuda. Se eu fico fazendo isso o tempo todo é porque mantenho minha palavra de te pagar e você sabe disso né!

Agradeço muito o que você fais por mim é por isso que respeito você e pago certinho por tudo que me dá, as vezes você diz que devo menos e conto a verdade dizendo que devo mais.

Raymond: Você sabe, eu não robo nem minto ainda mais para você que me deu a chance de provar que não me aproveito nem machuco você de forma nenhuma. Já fiquei chatiada com você. Apesar de você ter achado que robei seu dinheiro, fiquei muito triste que podia até ter morrido só porque eu era pobre e viciada em drogas você me acuzou tudo bem todo mundo erra, mas por que você está dizendo que não te pago quando eu pago.

Você sabe da última vez me acuzou porque acredita naquelas garota, espero que agora você esteja me acuzando sozinho sem que ninguém te diga o que fazer, porque você é intelegente esperto para tomar as próprias decizões.

O pedido semianalfabeto de Lisa para que seu traficante seja mais compreensivo pode refletir uma questão maior. Acredito que, se todos nós, como indivíduos e como sociedade, fôssemos inteligentes o suficiente para tomar nossas próprias decisões, não puniríamos o viciado nem travaríamos uma guerra em que seres humanos como Celia, Lisa, Shawn e Raymond são tratados como o inimigo. Nós buscaríamos a paz.

Como Lisa diz, todo mundo erra. A guerra contra as drogas é um desses erros, como veremos a seguir.

25

Uma guerra fracassada

Após o início de uma guerra, quando o fervor patriótico já diminuiu um pouco, reflexões mais lúcidas costumam surgir. Enquanto a primeira edição deste livro ia para a gráfica, em 2008, não havia qualquer previsão para o fim da extraordinária violência no Iraque e a lista de baixas americanas só aumentava. Nos Estados Unidos, a guerra contra o Iraque era cada vez mais impopular. Um número reduzido de pessoas apoiava seus supostos objetivos ou a estratégia e as táticas aplicadas. Da mesma forma, aquilo que o governo canadense chamava de sua "missão" no Afeganistão sofria duras críticas enquanto cada vez mais militares e civis morriam naquela terra distante.

Os questionamentos feitos sobre ambos os conflitos eram pertinentes para qualquer guerra e igualmente relevantes para a guerra contra as drogas: os objetivos propostos são válidos e possíveis? Os meios usados têm chance de alcançar as metas desejadas? Quais são os custos humanos e econômicos? Ao contrário das intervenções relativamente recentes no Iraque e no Afeganistão, a guerra contra as drogas se arrasta há muitas décadas. Apesar de a expressão ter sido usada pela primeira vez por Richard Nixon em 1971, suas políticas são aplicadas com cada vez mais intensidade desde os primeiros anos do século XX. Se fôssemos aplicar medidas objetivas, rapidamente abandonaríamos tanto a retórica quanto as práticas dessa guerra.

Se nossos julgamentos se baseassem na ética e nos valores humanitários, entenderíamos a guerra como uma aberração. "A característica mais evidente das guerras é a violência", escreve Bruce Alexander em seu livro *Peaceful Measures: Canada's Way Out of the "War on Drugs"* [Medidas pacíficas: O caminho para o Canadá sair da "guerra contra as drogas"]:

A mentalidade da guerra divide o mundo em aliados nobres e inimigos desprezíveis e torna justificáveis quaisquer medidas necessárias para a vitória, incluindo violência contra inocentes. [...] Em essência, a mentalidade da guerra suspende a compaixão e a inteligência humana.[1]

A falta de compaixão e inteligência que caracteriza a guerra contra as drogas é evidente quando olhamos para seu impacto em meus pacientes em Downtown Eastside, para o vasto número de mortos por todo o mundo, para seus efeitos destrutivos sobre o meio ambiente em países em desenvolvimento ou para seus enormes custos econômicos e sociais.

Para os canadenses, é útil e até necessário pensar bem sobre a experiência dos Estados Unidos na guerra contra as drogas. Apesar das diferenças sociopolíticas, os dois países têm amplas semelhanças culturais. O governo americano promove agressivamente para o mundo sua visão sobre a dependência química e faz uma pressão imensa sobre outros países para concordarem com suas opiniões. Mesmo que nós, no Canadá, tenhamos resistido a adotar todas as práticas americanas, a influência dos Estados Unidos foi exercida contra a instauração de medidas menos restritivas aqui. Como veremos no Capítulo 28, a interferência americana faz com que seja muito difícil para outros países, inclusive o Canadá, estabelecer políticas esclarecidas para os usuários de drogas.

Não faz parte do escopo deste livro rebater em detalhes os princípios que guiam a guerra contra as drogas encabeçada pelos Estados Unidos nem documentar suas depredações globais. Essas informações têm sido amplamente divulgadas por autoridades que já se envolveram nessa guerra. Uma dessas autoridades é Norm Stamper, ex-chefe de polícia de Seattle, que se tornou defensor da descriminalização das drogas ao se aposentar. Samper diz:

Pense nas baixas *reais* dessa guerra: dezenas de milhares de americanos na prisão, muitos por 20 anos, alguns pela vida toda; famílias destruídas;

traficantes de drogas e inocentes mortos por tiros no meio da rua. [...] Os Estados Unidos, por meio da sua guerra contra as drogas, instigou instabilidade política, corrupção policial e desastres ambientais e de saúde por todo o mundo.* Na verdade, a "guerra contra as drogas" internacional patrocinada pelos Estados Unidos é uma guerra contra os pobres, muitos deles agricultores de subsistência encurralados num perigoso beco sem saída.[2]

Se o objetivo da guerra contra as drogas for desestimular ou prevenir o uso de drogas, ela fracassou. Entre os jovens da América do Norte, o uso de drogas alcançou níveis sem precedentes, assim como a tolerância do organismo a essas substâncias. De acordo com os dados citados por Norm Stamper, 77 milhões de americanos já usaram drogas ilícitas. O Departamento de Justiça dos Estados Unidos relata que o número de prisioneiros para cada 100 mil residentes triplicou, saindo de 139 em 1980 para 476 em 2002, a grande maioria condenada por crimes relacionados a drogas. Entre 1980 e 1999, a quantidade anual de americanos presos por esses crimes quase triplicou, indo de 580.900 para 1.532.200. "Haja inimigos", comenta o ex-chefe de polícia.

Se o propósito da guerra é proteger as pessoas e a sociedade ou melhorar sua qualidade de vida, ela fracassa desastrosamente. Como mostram as estatísticas e as histórias pessoais dos viciados de Downtown Eastside, os custos humanos são terríveis. "Um resultado especialmente cruel e que terá um impacto triste na vida americana por muitas gerações é o grande aumento no número de mulheres presas por violações relacionadas a drogas", disse o juiz distrital americano John T. Curtin.

Entre 1980 e 1996, houve um aumento de 400% na população carcerária feminina. Muitas das mulheres presas por delitos associados a drogas eram mulas ou ajudantes. Ouso dizer que nenhuma era a principal organizadora. Muitas são mães de crianças pequenas que ficarão sem cuidados maternais e provavelmente sem cuidado parental algum. [...] A engrenagem da punição severa dessas mães assombrará o futuro da nação por muitos anos.[3]

---

* Vide, por exemplo, o uso de pesticidas em grandes extensões de terra para destruir plantações de maconha, coca ou ópio.

Se o objetivo da guerra for acabar ou até reprimir o tráfico internacional de drogas, ela também fracassou nesse sentido. Se for suprimir o cultivo das plantas das quais a maioria das substâncias passíveis de abuso é extraída, mais uma vez o fracasso foi completo. A verdade, de novo, é uma das inevitáveis baixas da guerra. Alegações oficiais de vitória são tão desmerecedoras de crédito quanto anúncios semelhantes sobre o conflito no Iraque. Como um correspondente do *The New York Times* relatou do Afeganistão:

> Algumas semanas antes de eu chegar a Helmand, John Walters, diretor do Departamento de Políticas Nacionais para o Controle de Drogas da Casa Branca, declarou a jornalistas que as autoridades afegãs estavam tendo sucesso na redução do cultivo da papoula. Ainda assim, apesar de centenas de milhões de dólares terem sido alocados pelo Congresso para cessar a prática, um relatório das Nações Unidas, de setembro, estima que a safra deste ano superará todos os recordes – 6.100 toneladas métricas, em comparação com 4.100 no ano passado.[4]

Nem mesmo em seu quintal latino-americano Washington teve sucesso. A Colômbia continua sendo a maior produtora de cocaína no mundo, fornecendo 90% dessa droga para o mercado americano, "apesar de ter recebido ao longo da década mais de 5 bilhões de dólares dos Estados Unidos para combater o narcotráfico e as guerrilhas, tornando-se o país do Hemisfério Sul que mais recebeu auxílio financeiro americano", de acordo com uma matéria do *The New York Times*.[5]

Sob condições de privação extrema, as pessoas continuam cultivando plantações que prometem alívio econômico e continuarão vendendo os produtos dessas safras. Os maiores beneficiários não são as pessoas comuns no Afeganistão nem na Colômbia, nem o traficante de esquina num bairro pobre americano ou no Downtown Eastside de Vancouver. A ilegalidade das substâncias que alteram a mente enriquece cartéis de drogas, sindicatos do crime e seus apoiadores corruptos entre políticos, juízes, advogados e policiais por todo o mundo. Se alguém decidisse criar um sistema judiciário projetado para maximizar e sustentar a riqueza dos criminosos do mercado de drogas internacional e seus comparsas, seria difícil imaginar qualquer coisa que pudesse melhorar o cenário atual – exceto, talvez, acrescentar o tabaco à lista de substâncias que devem ser contrabandeadas.

Assim, traficantes e seus aliados poderiam lucrar ainda mais – apesar de ser inimaginável que seus companheiros legalmente respeitáveis, os governos famintos por impostos e os executivos engravatados das empresas de tabaco deixem isso acontecer.

De acordo com o Dr. George Povey, professor de saúde pública e epidemiologia na Universidade da Colúmbia Britânica, drogas ilícitas causaram a morte de 805 canadenses em 1995, enquanto o álcool vitimou 6.507 e o tabaco, 34.728. "Então que tal uma guerra contra o tabaco?", pergunta ele.[6]

Um amplo estudo conduzido a pedido do governo britânico em 2005 ilustra os vultosos benefícios que a atual legislação sobre drogas concede a grandes traficantes, além da impotência ridícula dos esforços dos policiais em relação ao comércio de entorpecentes. "As margens de lucro para grandes traficantes de heroína na Grã-Bretanha são tão altas que superam empresas de produtos de luxo como Louis Vuitton e Gucci", relatou o *The Guardian*. "Os traficantes têm lucros tão elevados que taxas de retenção de 60% a 80% são necessárias para ter verdadeiro impacto no fluxo de drogas no país, mas o máximo que já se conseguiu foram 20%." O governo britânico permitiu que apenas metade das descobertas do estudo fossem publicadas, fazendo com que um porta-voz da oposição argumentasse, com razão, que "o que esse relatório mostra – e o governo é paranoico demais para admiti-lo – é que a 'guerra contra as drogas' é um desastre. Precisamos de um debate guiado por evidências, mas, se os dados forem ocultados, ter essa conversa será impossível".[7]

Na América do Norte, a situação segue a mesma linha. "Um dos grandes motivos pelos quais nossa sociedade está mergulhada nas drogas ilícitas é o fato de que sua produção e venda gera lucros inacreditáveis", escreve o ex-juiz James P. Gray, que já presidiu a Suprema Corte da Califórnia.[8] O mesmo vale para o Canadá. O Dr. Povey argumentava, no início dos anos 2000, que "os bilhões de dólares canadenses que gastamos no controle das drogas todos os anos têm um efeito pífio no suprimento, mas inflam demais o valor do mercado. Um quilo de heroína que custa 3 mil dólares no Paquistão é vendido por 150 mil nas nossas ruas, o que explica por que um usuário crônico precisa de 50 mil em trocados todo ano para manter seu vício".

O fardo econômico imposto pela guerra contra as drogas é difícil de estimar, porém a maioria das autoridades concorda que, nos Estados Unidos, fica na casa das dezenas de bilhões de dólares anuais. Gary Becker, professor de economia e sociologia na Universidade de Chicago, calcula no mínimo 100 bilhões de dólares por ano:

> Essas estimativas não incluem custos intangíveis importantes, como os efeitos destrutivos em muitos bairros de periferia, o emprego de forças militares americanas para lutar contra barões da droga e fazendeiros na Colômbia e em outras nações nem a corrupção que as drogas deflagram em muitos governos.[9]

É incompreensível que essas despesas em prol de uma política falida sejam justificadas num país cuja taxa de pobreza só aumenta e onde os índices crescentes de mortalidade infantil em algumas áreas é comparável aos de países em desenvolvimento. Apesar de a guerra não ter sido travada com a mesma ferocidade no Canadá, se nossos gastos fossem calculados, ainda seriam notórios numa época em que a saúde, a educação e a assistência social estão se deteriorando graças ao corte de custos públicos.

Uma consequência involuntária mas trágica da campanha internacional contra os narcóticos é que, em boa parte do mundo em desenvolvimento, opioides não estão disponíveis para o alívio da dor física. Inúmeras pessoas, da infância à velhice, vivem e morrem com dor. De acordo com a Organização Mundial da Saúde (OMS), a cada ano, quase 5 milhões de pacientes com câncer em estágio avançado recebem analgesia inadequada, quando recebem, assim como 1 milhão e 400 mil pacientes com aids em estado terminal. A OMS não tem estatísticas sobre a dor causada por outras doenças e lesões. O problema? Um medo exagerado do vício. "O alívio da dor não recebeu tanta atenção quanto a guerra contra as drogas", disse para o *The New York Times*[10] David E. Joranson, então diretor do Grupo de Estudo de Políticas para Dor na Faculdade de Medicina da Universidade de Winsconsin.

Por fim, se o propósito da guerra é acabar com o uso de substâncias por viciados como os habitantes de Downtown Eastside, a ideia de que ela terá sucesso é risível.

Drogas não transformam o adicto em criminoso; é a lei que faz isso. Quando o álcool era proibido, as pessoas que bebiam infringiam a lei. Se cigarros fossem ilegais, haveria um mercado de contrabando imenso de produtos com tabaco. Gangues seriam formadas, impérios de empresas criminosas surgiriam e fumantes gastariam boa parte de sua renda em substâncias que contivessem nicotina. Acrescente a isso os malefícios para a saúde e os custos médicos e econômicos do vício em nicotina, as centenas de milhares de mortes que ela causa e as muitas tragédias familiares que ela cria – e então podemos contabilizar os custos exorbitantes de travar uma guerra contra as drogas em outro front. O resultado seria um esforço extremamente caro e inútil. "Nós somos e sempre seremos malsucedidos em nossas tentativas de vencer a lei de oferta e demanda", escreve James P. Gray em seu livro *Why Our Drug Laws Have Failed* [Por que nossas leis contra as drogas fracassaram]. "Isso faz tanto sentido quanto tentar acabar com a lei da gravidade."[11] Como o juiz Gray documenta em sua persuasiva crítica, a maioria dos males sociais associados ao uso de drogas não vem dos efeitos das substâncias em si, mas das proibições legais contra seu uso.

Ao contrário dos vários bilhões desperdiçados nessa guerra inútil, os prejuízos econômicos da criminalização são incalculáveis, como podemos observar pelas atividades diárias dos meus próprios pacientes. Vários gastaram heranças generosas em pouquíssimo tempo – 70 mil dólares em algumas semanas no caso de uma mulher, uma viciada inveterada em cocaína e heroína que ficou terminalmente doente aos 50 e poucos anos. Esses golpes de "sorte" são raros; o crime, a mendicância e a prostituição são as fontes mais comuns de dinheiro para as drogas. A venda de substâncias pode ser uma operação de pequeno ou grande porte, mas, em Downtown Eastside, poucos são os fornecedores que lucram: a maioria faz isso apenas para sustentar o próprio vício. "Dois anos atrás, comecei a vender", me contou um homem. "Eu conseguia 19 mil dólares por mês. Foi tudo embora... não sobrou um centavo, só os 10 mil que dei para a mãe do meu filhinho. Continuei por 10 meses, faturei 190 mil... e terminei com 10 mil."

"Gastar é muito fácil", continuou ele. "Em geral, vícios de 100 ou 300 dólares por dia costumam ser de cocaína, porque a heroína é muito barata. Dá para conseguir um quarto de grama de heroína da boa por 30 dólares sem ficar doente.* Mas, com a cocaína, 300, 500, 700 dólares por dia vão fácil. Agora, quando se trata de vender produtos roubados, você tem sorte

---

* "Doente", aqui, significa passar por abstinência.

se fica com 10% do valor. Já vi uma bicicleta de 2 mil dólares sair por uma pedra de crack que valia 25. Então, se alguém está conseguindo 300 dólares por dia, deve estar roubando 3 mil. É, você tem sorte se fica com 10%."

Na privacidade do meu consultório, muitas pessoas relatam com sinceridade surpreendente como conseguem o dinheiro para bancar a dependência química. McDermitt, um homem de 40 anos, esquálido, com olhos fundos e um sorrisinho irônico sempre estampado no rosto, até parece se vangloriar quando me conta suas práticas de pirata.

– Como é? – pergunto com incredulidade. – Quanto você disse?

– Foi o que estimaram no meu julgamento. Roubei 2 milhões e 700 mil dólares em dois anos e meio.

– Impossível.

– Bem, foi a estimativa que fizeram...

McDermitt pratica seus furtos no porto de Vancouver, onde navios cargueiros atracam. Ele e um amigo montaram um sistema para subtrair produtos dos navios sem serem vistos pela segurança. Entre outras coisas, eles furtam cigarros e entram nos contêineres que carregam "roupas caras vindas da Ásia: camisas de seda, vestidos chiques".

Outros esquemas engenhosos de que McDermitt participou envolviam furtar alumínio de canteiros de obra e usar um sifão para puxar gasolina de caminhões grandes. Pergunto onde ele vende essas coisas. Ele dá de ombros.

– Eu fazia negócios com o Larry, mas ele foi assassinado... Ele sempre dizia: "Porra, McDermitt, pelo menos corta esse negócio ao meio." Eu pegava muito alumínio, chamava uma van e colocava mais de 100 quilos de alumínio lá dentro. Em geral, consigo 210 dólares. Tirando os 30 da van, dá umas 180 pratas.

Para muitos adictos, o crime se torna uma parte necessária da vida – automática, irrefletida, natural. Certa manhã, fui até o quarto de um paciente para recuperar uma jaqueta de couro que ele havia furtado meia hora antes, durante uma consulta médica. Esse meu colega me ligou, nervoso, assim que o homem saiu do consultório dele. "Só me virei de costas por um instante", disse ele. O paciente pediu desculpas, mas não se mostrou muito arrependido. "Não consegui me controlar", explicou ele. "A jaqueta estava ali, largada na cadeira. O que mais eu poderia fazer?"

"O que mais eu poderia fazer?" também foi a defesa de outro paciente, Mike, que embolsou um aparelho eletrônico pequeno quando o deixei sozinho no consultório por não mais do que 20 segundos. Aconteceu no início da minha carreira no Portland, enquanto fui à sala ao lado pegar um bloco de receitas. Ingenuamente acreditei que aquele homem, que certa vez me dera uma bela escultura entalhada em madeira para expressar sua gratidão, era digno de confiança. Talvez *ele* fosse, mas seu vício não era. Cinco minutos depois de ele ir embora, notei o espaço vazio na minha mesa onde eu deixava a agenda eletrônica. Fechei o consultório, garanti aos pacientes na sala de espera que eu voltaria num instante e saí correndo pelo quarteirão até o hotel de Mike. Precisei bater forte algumas vezes antes de ele abrir a porta.

– Quero de volta – falei.

– O quê? – retrucou ele.

– Escute, Mike, você tem duas opções: pode devolver minha agenda eletrônica agora ou vou chamar a polícia.

Mike desabou na cama com um olhar derrotado no rosto.

– Tudo bem, amanhã de manhã.

– Não, agora.

– Não está comigo – disse Mike.

– Então vá buscar.

Descemos a escada do Sunrise Hotel juntos e entramos na loja de penhores da esquina.

– Preciso do aparelho de volta – anunciou Mike ao dono. – É desse cara aqui.

O penhorista fingiu estar chocado.

– Como assim?! – gritou ele. Sua linguagem corporal sugeria que aquela era a primeira vez que alguém na East Hastings, tomada pelas drogas e pelo crime, tentava vender produtos roubados no estabelecimento dele. – Por que você não me disse que não era seu? – questionou num tom crítico.

Enquanto o dono da loja pegava meu aparelho numa pilha de eletrônicos, Mike ficou dando uma olhada na vitrine, sem parecer nem um pouco desconfortável.

– Estava lá na sua mesa – explicou ele no caminho de volta. – O que mais eu poderia fazer?

Só no Downtown Eastside de Vancouver há milhares de pessoas viciadas em drogas pesadas que vivem na pobreza. Sabendo que muitas delas precisam roubar, furtar, aplicar golpes e mendigar centenas de dólares por dia para sustentar seus hábitos, podemos começar a analisar o peso econômico que assola a sociedade em prol de um princípio arbitrário: o de que as pessoas podem se envenenar com álcool ou se matar com toxinas derivadas do cigarro, mas aquelas cujas drogas preferidas são narcóticos ou estimulantes devem ser consideradas criminosas.

Sem se deixar abater pelo abjeto fracasso da sua guerra contra as drogas, o poder público dos Estados Unidos achou de bom tom se opor à descriminalização e a programas de redução de danos em qualquer lugar do mundo. Em abril de 2006, o Senado mexicano aprovou um projeto de lei para descriminalizar a posse de pequenas quantidades de maconha, cocaína, heroína e outras drogas para uso pessoal.[12] O presidente Vicente Fox sinalizou que estava disposto a transformar o projeto em lei. "Não podemos fechar os olhos para essa realidade", disse o senador Jorge Zermeño, do mesmo partido conservador de Fox. "Não podemos continuar enchendo nossas prisões com pessoas que têm vícios." Foi necessário menos de 24 horas de "conselhos" dos Estados Unidos para fazer o governo mexicano mudar de ideia. A medida foi enviada para "maiores análises", o que significou seu túmulo legislativo.

Alguns líderes políticos em Ottawa são receptivos à mentalidade linha-dura de Washington. Em dezembro de 2006, sob a manchete "Canadá segue os Estados Unidos em políticas contra as drogas", o *Vancouver Sun* relatou que os ministros conservadores e seus assessores consultavam autoridades do governo americano a respeito de uma nova estratégia nacional antidrogas, de acordo com documentos obtidos pelo jornal. Neil Boyd, criminologista da Universidade Simon Fraser, comentou que "o governo Harper favorece a abordagem em estilo americano ao problema das drogas, o que significa prender mais gente". Em vez de reconhecer o vício como uma questão de saúde pública, disse o Dr. Boyd, essa visão o encara como "um problema de lei criminal contra a moralidade. Isso vai na contramão do que está acontecendo na Europa, e não existem boas evidências de que seja uma postura útil".[13] Um comentário contido e sutil de um acadêmico que mede as palavras.

No estado americano de Washington, a King County Bar Association reconheceu os males causados pelas políticas antidrogas. Em 2001, essa organização sem fins lucrativos defendeu abertamente que a guerra contra as drogas tem "falhas fundamentais e acarreta diversos prejuízos à sociedade". Seu resumo dos efeitos desastrosos da guerra reflete a visão de praticamente todos aqueles, na América do Norte e no mundo, que estudaram a questão sem antolhos ideológicos:

- Fracasso em reduzir o uso problemático de drogas, especialmente entre crianças.
- Aumento drástico na quantidade de crimes associados às drogas, ao vício e à manutenção de empreendimentos criminosos violentos que ocuparam o mercado paralelo e muito lucrativo das drogas.
- Custos públicos exorbitantes devido ao aumento dos crimes e do abuso de substâncias.
- Degradação da saúde pública, disseminação de doenças, falta de tratamento adequado do vício e restrições indevidas ao controle da dor.
- Redução dos direitos civis pela sumária desapropriação de posses, invasões de propriedade e violações do devido processo legal.
- Efeitos desproporcionalmente adversos do cumprimento das leis antidrogas contra pessoas pobres e não brancas.
- Sobrecarga e ineficiência do sistema judiciário, assim como perda de respeito pela lei.[14]

A guerra contra as drogas fracassa, e está fadada ao fracasso contínuo, porque não é direcionada contra as causas reais da dependência química e do mercado clandestino internacional de drogas, mas apenas contra alguns produtores, traficantes e usuários. No sentido mais básico, a guerra não dará certo porque nenhum dos seus métodos nem a metáfora da guerra em si são apropriados para lidar com o complexo problema social – que pede por compaixão, autoquestionamento e compreensão científica.

A questão pertinente não é por que a guerra contra as drogas está sendo perdida, mas por que ela continua a ser travada diante de todas as evidências contra sua eficácia.

26

Liberdade de escolha e a escolha de ser livre

Na guerra contra as drogas, uma das principais crenças é que a pessoa viciada é livre para decidir *não ser* viciada e que medidas sociais e jurídicas rígidas vão dissuadi-la de insistir no hábito. Não é simples assim. Ao contrário das mensagens simplistas de Nancy Reagan em outdoors, as pessoas não podem "simplesmente dizer não" diante de impulsos viciantes.

A liberdade de escolha opera em dois domínios diferentes: o mundo social, com suas interações, oportunidades e relacionamentos; e o reino interior da psique. No âmbito social, moldado por nossa cultura materialista, é inútil fingir que todos temos a mesma liberdade. Basta perguntar ao usuário de drogas pesadas, extremamente ciente de sua posição na última camada da hierarquia.

Steve, um adicto de 40 anos, passou 18 anos da vida adulta na prisão. Sentado no meu consultório, ele encara a janela, a parede ou o teto – qualquer coisa além de mim. Ele está com raiva e também com medo da própria raiva. A amargura exala de seu coração, primeiro por ser obrigado a tomar metadona todo dia sob a supervisão de um farmacêutico, depois por achar que muitos aspectos de sua existência estão sob o controle de alguma autoridade – médico, farmacêutico, funcionário do hotel, assistente social. Sua frustração não é recente: uma sensação de injustiça permeia a narrativa de toda a sua vida. "A liberdade vem acompanhada de um cifrão", diz ele. "O pobre coitado que recebe auxílio do governo para não dormir na rua acaba sendo feito de bobo. Ele não tem liberdade. Estão sempre mandando em mim. É como estar de volta à prisão. A única diferença é que arrumo mulher de vez em quando."

Apesar do derrotismo, há certa verdade na percepção de Steve. A liberdade é socialmente associada a nosso sucesso e condicionada por status, poder, etnia, classe e gênero.

No mundo interior da psique, por outro lado, liberdade significa algo muito diferente. É a capacidade de escolher nosso bem-estar físico e espiritual a longo prazo, e não nossas ânsias imediatistas. Sem essa capacidade, qualquer conversa sobre "livre-arbítrio" ou "escolha" perde o sentido.

Vimos que Thomas De Quincey chamava seu vício em ópio de "corrente da abjeta escravidão". As correntes do vício são interiores e invisíveis. Elas prendem a mente primeiro, depois o corpo. Vimos que o processo do vício comanda circuitos poderosos no cérebro, reforçando comportamentos disfuncionais. Também vimos que, no cérebro viciado, as partes racionais do córtex, que controlam impulsos, são pouco desenvolvidas mesmo antes de o vício dominá-las, sendo ainda mais deterioradas pelo uso de drogas. Portanto o dilema da liberdade no âmbito do vício pode ser colocado da seguinte maneira: uma pessoa geralmente movida por forças inconscientes e mecanismos automáticos do cérebro não tem muita capacidade de exercer qualquer liberdade de escolha significativa.

Muitos estudos foram dedicados à questão da liberdade de escolha no caso do transtorno obsessivo-compulsivo (TOC), condição que tem importantes traços em comum com o vício. Podemos aprender muito sobre liberdade mental com essas pesquisas. O Dr. Jeffrey Schwartz, professor de psiquiatria na Faculdade de Medicina da UCLA, dedicou décadas ao estudo do TOC e descreveu seus achados em dois livros fascinantes.[1] No TOC, certos circuitos do cérebro não funcionam normalmente. Várias partes parecem "agarradas" umas às outras – como se um carro começasse a andar sozinho assim que o motor fosse ligado. No TOC, as engrenagens neurológicas que manteriam o motor do pensamento separado das rodas da ação estão emperradas. Pensamentos ou crenças completamente irracionais acionam comportamentos repetitivos que são inúteis ou até nocivos. A pessoa obsessivo-compulsiva tem ciência de que seu impulso de, por exemplo, lavar as mãos pela centésima vez não é racional, mas não consegue se controlar. Por causa de sua marcha neurologicamente disfuncional, a ideia de ter que se higienizar mais uma vez faz com que a pessoa lave a mão no automático. O Dr. Schwartz e seus colegas na UCLA demonstraram com imagens do cérebro os mecanismos desse "emperramento cerebral", como ele chamou.

O TOC talvez seja um exemplo extremo de como o cérebro pode ditar comportamentos mesmo contra nossa vontade, mas as pessoas com esse transtorno são diferentes das outras apenas em grau. Muito do que fazemos vem da programação automática que escapa à percepção consciente e pode até ser contrária às nossas intenções, como argumenta o Dr. Schwartz:

> O lado passivo da vida mental, gerado apenas e completamente por mecanismos do cérebro, domina o tom e o teor da nossa rotina e até da nossa experiência a cada segundo. No cotidiano, o cérebro de fato funciona como uma máquina.[2]

Decisões que talvez acreditemos serem tomadas livremente podem vir de impulsos emocionais inconscientes ou crenças subliminares. Elas podem ser ditadas por mecanismos do cérebro programados na primeira infância e determinadas por eventos dos quais não nos recordamos. Quanto mais fortes forem os mecanismos cerebrais automáticos de uma pessoa e quanto mais fracas forem as partes do cérebro que podem impor controle consciente, menos liberdade verdadeira ela conseguirá exercer na vida. No TOC e em muitas outras condições, por mais inteligente e bem-intencionado que seja o indivíduo, o mau funcionamento do circuito cerebral pode prejudicar julgamentos e intenções racionais. Quase qualquer ser humano, ao ser sobrecarregado por estresse ou emoções intensas, agirá ou reagirá de acordo com os mecanismos programados nas profundezas do cérebro, não nos segmentos conscientes e voluntários do córtex. Quando agimos por impulso ou reagimos a um gatilho, não somos livres.

Entrevistei o Dr. Schwartz por telefone no fim de uma noite de sexta-feira: dois médicos notívagos, workaholics, falando de trabalho – um caso clássico de "semelhantes se reconhecem". "Quando estudamos a fundo o funcionamento do cérebro e a relação dele com a experiência consciente", disse o Dr. Schwartz, "os dados não sustentam a crença comum de que podemos mudar nosso estado mental por vontade própria. A liberdade é uma coisa sutil. Ela exige esforço; exige atenção e foco para não nos comportarmos como robôs. Apesar de termos liberdade, só a exercitamos quando nos tornamos conscientes não apenas do *conteúdo* da mente, mas também da mente em si como um *processo*."

Quando não é governada pela percepção consciente, a mente tende a funcionar no piloto automático. Ela é pouco mais "livre" do que um computador que executa tarefas pré-programadas quando um botão é apertado. A distinção entre o mecanismo automático e o livre-arbítrio consciente pode ser ilustrada pela diferença entre socar uma parede num surto de raiva e dizer conscientemente para si mesmo: "Estou com tanta raiva que quero socar essa parede agora" – ou, de forma mais consciente ainda, *"Minha mente está me dizendo* que eu deveria socar a parede". Sem um estado mental como esses dois últimos (que ofereceram a opção de não socar a parede), não há escolha nem liberdade – apenas uma mão machucada e uma mente arrependida. "Escolher implica ter consciência", explica Eckhart Tolle, "um alto grau de consciência. Sem ela, não temos escolha."[3]

Então podemos afirmar que, no mundo da psique, a liberdade é um conceito relativo: *o poder de escolha existe apenas quando nossos mecanismos mentais automáticos estão sujeitos aos sistemas cerebrais capazes de manter a percepção consciente.* Uma pessoa tem mais ou menos liberdade segundo a situação, a interação, o momento em que se encontra. Qualquer um cujos mecanismos cerebrais automáticos funcionem em ritmo acelerado terá menos capacidade de tomar decisões por conta própria, ainda mais se as regiões cerebrais que facilitam a escolha consciente estiverem debilitadas ou pouco desenvolvidas.

Já vimos que o vício em si é um espectro, e é em um de seus extremos que vive o usuário de drogas injetáveis incapaz de sair dessa situação. A maioria das pessoas se encontra em algum ponto dessa escala, entre a total dependência de hábitos destrutivos e a absoluta consciência do autocontrole. Exatamente da mesma forma, a liberdade de escolha pode ser representada como um espectro. A realidade é que pouquíssimas pessoas vivem no extremo positivo, verdadeiramente conscientes e livres.

No mundo mental da psique, assim como no mundo material, algumas pessoas têm mais liberdade que outras. Seria absurdo afirmar, por exemplo, que em questões práticas da vida, como escolher o que comer ou onde morar, uma pessoa em situação de rua tem o mesmo grau de liberdade que um magnata de Wall Street. Por outro lado, no reino da liberdade emocional e da tomada consciente de decisões, um ermitão pobre pode ser muito mais livre que um milionário viciado em poder – este, ainda tentando compensar mágoas inconscientes da infância, é motivado por uma necessidade insaciável de ser temido ou admirado. O indivíduo viciado em drogas pesadas encontra o pior dos dois mundos: na base da pirâmide socioeconômica, ele é o que menos tem liberdade psicológica. O restante de nós se equilibra precariamente, em altitudes variadas, um pouco acima dele.

Em muitos aspectos, o adicto tem tão pouca liberdade quanto uma pessoa com TOC. Quando surge o impulso por usar uma substância, o cérebro emperra. Meus pacientes sempre me dizem que simplesmente não conseguem resistir às drogas, como crack ou speedball (mistura injetável de heroína e cocaína), quando estão disponíveis ou lhes são oferecidas. Eles também não conseguem se segurar quando se sentem estressados, nervosos, solitários, inquietos, entediados ou eufóricos. Até mesmo eu, sem qualquer histórico de dependência química, tenho uma dificuldade imensa de resistir à pressão mental que sinto quando a vontade de comprar CDs começa a rondar minha cabeça. Por mais que eu prometa me controlar, no fim das contas parece mais fácil ceder, desistir da batalha, aliviar a tensão mental ao correr para a Sikora's e entregar meu dinheiro para os implacáveis traficantes de música que ficam à espreita entre pilhas de discos. Apesar de eu saber muito bem que tenho opção, muitas vezes *sinto* que sou impotente. E se eu – um profissional de classe média na meia-idade, com uma família amorosa e uma vida que (em geral) amo – me sinto impotente, quanta liberdade têm meus pacientes do Portland Hotel?

Repito: a liberdade é relativa. Acredito que tenho muito mais liberdade do que dependentes químicos crônicos.

Tanto a pessoa com TOC quanto a viciada sentem uma tensão avassaladora até sucumbirem ao impulso compulsivo. Quando finalmente fazem isso, são tomadas por uma sensação intensa, embora momentânea, de alívio. Com essa ausência de liberdade mental, o adicto poderia muito bem ser obsessivo-compulsivo – com uma diferença essencial. *Ao contrário do adicto, a pessoa com TOC não sente prazer ao pensar na sua atividade compulsiva.* Muito diferente da fissura da droga, a ânsia do TOC é desagradável e inquietante.

À primeira vista, pode parecer que o adicto é mais culpado, já que "gosta" do próprio comportamento. Na realidade, porém, o prazer temporário da pessoa viciada faz com que seja mais difícil largar o hábito, enquanto o obsessivo-compulsivo adoraria fazer isso, se soubesse como. Quando se trata de reabilitação, esse "prazer" coloca o adicto em desvantagem – mesmo que não passe de um alívio momentâneo da agonia mental ou do vazio espiritual.

É claro que muitas pessoas viciadas que tiveram uma primeira infância terrível e um longo histórico de comportamentos autodestrutivos se recuperaram e se reinventaram como cidadãos conscientes e engajados. Sua transformação prova que a liberdade é possível e que ninguém é um caso perdido. Porém, na prática, não podemos exigir que todas tomem essa decisão.

É útil refletir sobre a combinação de autoconhecimento, força, apoio, sorte e pura misericórdia que permite que algumas pessoas fujam das garras letais do vício crônico. O que não é útil é comparar uma pessoa com outra. O sucesso de uma não nos dá o direito de julgar o fracasso de outra. Apesar de todas as nossas semelhanças, desde a concepção somos moldados como seres únicos, com experiências de vida diferentes. Não há dois cérebros humanos iguais, nem mesmo entre irmãos gêmeos idênticos. A dor de uma pessoa não pode ser comparada à de outra, tampouco sua capacidade de suportar o sofrimento. Além dos fatores visíveis, há muitos outros sutis e invisíveis que podem influenciar positivamente nossa força psíquica e nosso poder de escolha: uma palavra gentil ouvida há muito tempo, circunstâncias fortuitas, um novo relacionamento, uma epifania, um amor do passado, a fé. Pessoas que superam vícios graves merecem ser parabenizadas e têm muito a ensinar, porém seu exemplo não pode ser usado para condenar outras que não conseguiram seguir seus passos.

É ainda mais sem sentido julgar pessoas viciadas por critérios arbitrários vindos da experiência de pessoas com uma vida relativamente normal. "Se é irracional e hipócrita achar que um menor de idade precisa ter o mesmo nível de autocontrole de um adulto maduro, é igualmente injusto achar que um adulto traumatizado e neurologicamente debilitado deve se comportar da mesma forma que alguém que não passou por nada disso", diz o pesquisador neurológico Martin Teicher.[4]

Quanta liberdade de escolha qualquer ser humano tem de fato? Existe apenas uma resposta: *não há como saber*. Podemos ter nossas crenças particulares, espirituais ou não, sobre esse aspecto da natureza humana – sobre como as coisas são e como deveriam ser. Essas crenças podem nos encorajar a ajudar os outros ou podem se tornar dogmas nocivos. De toda forma, no fim das contas, todos precisamos ser humildes e admitir certo grau de incerteza. Não há como espiar dentro de um cérebro para medir sua capacidade de consciência e escolha racional nem estimar como o relativo equilíbrio da mente funcionará quando a pessoa estiver estressada. Fardos emocionais não são comparáveis e não há como saber quais experiências ocultas fizeram bem a uma pessoa e mal a outra. Por isso é tão fácil afirmar que basta a qualquer um "dizer não" e julgar aqueles que não conseguem fazer isso como moralmente inferiores.

A liberdade de escolha, compreendida sob a perspectiva do desenvolvimento cerebral, não é um atributo universal ou imutável, mas uma probabilidade estatística. Em outras palavras, dado certo conjunto de experiências de vida, um ser humano terá mais ou menos chances de ter liberdade no reino da psique. Uma criança criada com carinho é muito mais propensa a desenvolver liberdade emocional do que outra que foi agredida e negligenciada. "O cérebro nos obriga a refletir nossa história pessoal", escrevem dois psiquiatras americanos. "Em termos simples, as crianças espelham o mundo em que são criadas."[5] Como vimos, as experiências que viciados crônicos tiveram ainda no útero e durante a primeira infância provavelmente comprometem sua liberdade. É mais difícil (embora não impossível) que crianças com experiências adversas alcancem um nível mínimo de liberdade psíquica em relação aos próprios impulsos e mecanismos automáticos.

Quando damos valor à capacidade de transformação humana, a questão real se torna como ajudar a pessoa viciada a escolher a liberdade apesar de sua história de vida traumática – como, em outras palavras, promover o desenvolvimento neurológico saudável mais tarde na vida, quando as condições para isso são escassas desde a primeira infância. Primeiro, vamos ver como a experiência da escolha ocorre no cérebro, em especial no cérebro viciado.

No Capítulo 16, expliquei que o papel do córtex, a parte executiva do cérebro, é mais inibir do que iniciar. Impulsos para agir são gerados em sistemas inferiores do cérebro, e a função do córtex é censurar alguns e permitir outros. Como declarou o proeminente pesquisador Richard L. Gregory, professor de neuropsicologia na Universidade de Bristol, não é uma questão de livre-arbítrio, mas de "livre-objeção".

Entre o impulso e a ação, quanto tempo transcorre? Cerca de meio segundo, de acordo com estudos do funcionamento cerebral. Por boa parte desse tempo não estamos cientes do comportamento proposto pelo cérebro. Em outras palavras, existe uma lacuna entre o surgimento do impulso como sinal físico no cérebro e nossa percepção dele como uma ânsia consciente. Num córtex funcional, o intervalo entre a *percepção* do impulso e a *ativação* dos músculos que consumarão o impulso é de apenas um décimo a um quinto de segundo.[6] Incrivelmente, é apenas nesse brevíssimo intervalo que o córtex consegue suprimir comportamentos que julga inapropriados. É nesse intervalo que, por exemplo, refreamos gestos de raiva ou palavras ríspidas. Nessa minúscula janela de tempo, enxergamos a nós mesmos prestes a executar algum ato e, se necessário, nos reprimimos.

Muita gente inicia um comportamento nocivo ou de autossabotagem sem se dar conta. É assim que o cérebro emperra: a embreagem falha e não há como interromper o motor da "ação". Isso pode ocorrer em qualquer ser humano que esteja sob tensões físicas, como cansaço ou fome, ou passando por momentos de estresse emocional. No cérebro viciado, o problema piora porque os circuitos neurológicos estão sempre debilitados, mesmo em circunstâncias normais. Isso pode ser explicado pelo que acontece no milésimo de segundo *antes* de o impulso surgir na consciência. Nessa fração de momento – um pouco mais longa que o instante minúsculo dedicado à escolha consciente –, o cérebro conduz a chamada "análise pré-atentiva", ou seja, a avaliação inconsciente dos objetivos que os circuitos do cérebro julgam ser essenciais ou irrelevantes, valiosos ou inúteis, desejáveis ou indesejáveis. O córtex é preparado para selecionar as ações que alcançarão os objetivos determinados por esse processo pré-atentivo.

E o que o cérebro de uma pessoa viciada valoriza? Lembre-se de que o cérebro é, em grande parte, produto de influências do começo da vida: quando a criança não tem suas necessidades emocionais atendidas, os sistemas de vínculo-recompensa e incentivo-motivação se direcionam para hábitos disfuncionais, favorecendo o vício. Nas palavras do revolucionário pesquisador Jaak Panksepp, "dependências químicas não aconteceriam se não fossem relacionadas a algum tipo de processo natural de recompensa". Hábitos (e os circuitos neurológicos que os mantêm) formam-se ao redor de substâncias e comportamentos que prometem satisfação instantânea, mesmo que temporária.

"Essas estruturas de hábitos são incrivelmente robustas e, depois de formadas no sistema nervoso, guiam o comportamento sem livre-arbítrio", me disse o Dr. Panksepp numa entrevista. "Viciados se tornam viciados porque desenvolvem esses hábitos totalmente focados em recompensas não tradicionais, na forma de drogas. Eles se tornam fissurados e não conseguem escapar desse aprisionamento psicológico."

O viciado toma suas decisões com um cérebro que dá valor excessivo à substância viciante ou ao comportamento compulsivo e desvaloriza alternativas saudáveis. Assim surgem os impulsos que favorecem o processo do vício. O córtex, cujo trabalho é censurar atos inapropriados, fica abalado. E então o cérebro emperra: lá se vão os milissegundos que ofereceriam a possibilidade de "simplesmente dizer não".

"Meu processo de tomada de decisão é... Bem, não é nem um processo de verdade", confessou um paciente a um dos meus colegas, um médico especializado em vício em Downtown Eastside. "Simplesmente decido usar. Não há muita coisa para fazer por aqui. Não dá para... não dá para avaliar os prós e os contras. É tudo avassalador demais, sabe? Só dá para *agir*, sem pensar em mais nada."[7]

Enquanto escrevo este capítulo, em 29 de outubro de 2006, recebo uma chamada do Vancouver Hospital. Um dos meus pacientes, que chamarei de Terence, recebeu uma alta involuntária. "Ele quebrou o contrato", me informa seu enfermeiro, em tom pesaroso. Terence é um viciado em heroína e cocaína de 32 anos, com várias questões médicas, incluindo HIV. Eu o conheço há alguns meses. Ao falar com ele, é possível notar que cada pedido é uma manipulação, cada palavra esconde uma intenção e cada interação serve a algum propósito velado. Duvido que ele esteja ciente da imagem que passa para os outros; parafraseando Nietzsche, ele foge da realidade porque foi ferido por ela. A manipulação e a desonestidade foram suas defesas automáticas desde a infância. Sem elas, talvez ele pense que perderá tudo.

Internado na semana passada para tratar uma doença infecciosa, ele foi preso dois dias depois num mercado próximo, por furto. A polícia o levou de volta ao hospital, onde ele assinou um acordo de que não sairia das instalações e não cometeria delito algum. Hoje ele furtou o casaco, a carteira e as chaves de um enfermeiro e sumiu por várias horas. O casaco foi recuperado; o dinheiro e as chaves desapareceram. O hospital não viu alternativa além de dar alta para ele, apesar de a infecção não ter sido erradicada.

Os padrões de comportamento de Terence não mudam, independentemente de suas consequências desastrosas: ao longo dos anos, ele afastou todos os cuidadores que tentaram ajudá-lo, sabotou seu tratamento médico e sua saúde várias vezes e garantiu que nenhum estabelecimento em Vancouver além do Portland Hotel sequer considerasse aceitá-lo como residente. Se pudéssemos dar uma olhada no cérebro de Terence no momento em que ele estava prestes a surrupiar o casaco do enfermeiro, duvido que veríamos muita atividade nos segmentos que controlam impulsos e geram vontade própria consciente; é mais provável que os circuitos de dopamina de incentivo e excitação estivessem predominando. O que causou a expulsão de Terence do hospital não foi a decisão consciente de roubar, mas a incapacidade de *não* fazer isso, dada a oportunidade. Não existe uma "livre-objeção" poderosa operando em seu cérebro. Mais tarde ele se arrependerá, mas repetirá exatamente o mesmo comportamento na oportunidade seguinte. Quanta liberdade ele de fato tem?

A supervalorização do objeto ou do comportamento viciante existe em todos os vícios, assim como o fenômeno do emperramento cerebral. Na dependência química, isso é intensificado, como vimos, pelo efeito das drogas no cérebro. Drogas danificam as regiões cerebrais – já previamente debilitadas – que exercitam a vontade própria consciente. Segundo a Dra. Nora Volkow, diretora do NIDA: "Esse comportamento anormal costuma ser interpretado como 'decisões' ruins tomadas de forma voluntária pelo viciado. *No entanto, novos estudos mostram que o uso contínuo de drogas causa mudanças duradouras no cérebro que minam o controle voluntário.*"[8]

Os homens e as mulheres com quem trabalho já enfrentaram todas as consequências negativas possíveis. Perderam empregos, lares, cônjuges, filhos e dentes; foram presos e espancados, violentados e estuprados; sofreram de infecções por HIV, hepatite, infecções nas válvulas do coração e na coluna vertebral; tiveram múltiplos abscessos, pneumonias e feridas de todo tipo. Viram amigos próximos morrerem jovens por overdose ou doenças. Estão longe de ser ingênuos sobre a seriedade da questão e não precisam ser convencidos de que têm um problema. Mesmo assim, a menos que algo mude sua perspectiva sobre a vida, eles não abandonam a compulsão pelas drogas. Nós, como sociedade, não podemos lidar com suas aflições com leis impraticáveis, sermões moralistas e práticas clínicas que não aplicam todo o escopo de opções possíveis.

Como, então, criar as circunstâncias propícias para que a liberdade possa criar raízes e florescer? É sobre esse assunto que falaremos a seguir.

27

Uma política social esclarecida

Partirei do princípio de que queremos resgatar os dependentes químicos – e de que esse resgate não precisa envolver a completa abstinência, algo geralmente impossível para os usuários mais crônicos. Acredito, no entanto, que nossa taxa de sucesso seria muito mais elevada se, como sociedade, mudássemos nossa postura intolerante em relação ao vício e suas vítimas. Mesmo nos casos sem abstinência completa, a redenção significaria reintegrar o usuário numa comunidade mais ampla e restaurar sua autoestima.

Nas próximas páginas, apresentarei o tipo de política que, na minha opinião, deriva de uma postura racional e humana em relação aos usuários de drogas. Não espero que as ideias sejam abraçadas pela sociedade num futuro próximo; uma abordagem esclarecida talvez não passe, por enquanto, de um sonho. Numa cultura que projeta suas características mais sombrias no viciado e transforma dependentes químicos em bodes expiatórios por seus erros, a compreensão e o conhecimento são quase completamente ausentes do discurso público sobre enfrentamento das drogas. O moralismo passa por cima da compaixão, e o preconceito substitui o questionamento. As evidências acumuladas por décadas de pesquisas científicas sobre a psicologia do vício (e sobre o desenvolvimento do cérebro, a educação infantil e as origens sociais das compulsões) raramente fazem parte da discussão sobre como lidar com o problema. Enquanto a primeira edição deste livro ia para a gráfica, em 2008, o *The Globe and Mail* relatava que a ofensiva do Canadá contra as drogas estava prestes a ganhar força. De acordo com o *Globe*, "o governo federal conservador se prepara para anunciar uma estratégia que pune os usuários de drogas ilícitas", com penas mais rígidas para os usuários de substâncias ilegais. As incontáveis evidências que mostram como essa estratégia linha-dura é inútil estavam sendo ignoradas mais uma vez.[1]

Essa escassez de raciocínio científico que permeia debates públicos sobre o vício reflete-se nos âmbitos acadêmico e médico. Nesta era de sub-subespecialização, cada disciplina parece trabalhar isolada do conhecimento reunido por pesquisadores de áreas correlatas. Precisamos de muito mais integração do conhecimento que circula entre profissionais e chega ao público leigo.

Por que a prática da medicina parece ser tão nebulosa à luz de novas descobertas? "Pensei muito sobre isso", disse o Dr. Bruce Perry quando o entrevistei, "porque estive envolvido em várias campanhas de educação pública. Observei que os grupos que têm mais interesse pessoal em velhas crenças são os últimos a absorver novos conteúdos. Os médicos, portanto, foram a categoria profissional mais resistente a absorver e integrar crenças emergentes sobre o desenvolvimento do cérebro e a importância da primeira infância."

Não acredito que os "interesses pessoais" de profissionais de medicina sejam, neste caso, propositalmente egoístas ou motivados por questões materiais; apenas demonstram a vontade humana de acreditar que nossa forma de pensar é correta, que os princípios e métodos que praticamos são sólidos e que abordagens fora da nossa zona de conforto emocional ou intelectual não merecem ser investigadas. Instituições como órgãos profissionais, faculdades de medicina e associações científicas tendem a ser profundamente conservadoras, mesmo que estejam de alguma forma na vanguarda de explorações ousadas. Elas desconfiam de novos paradigmas e resistem a se afastar dos limites de uma ideologia-ciência muitíssimo limitada, que separa a mente do corpo e seres humanos de sua história de vida.

De forma semelhante, a maioria dos líderes políticos e legisladores parece alheia à abundância de fatos e experiências que refutam a teoria e as práticas da guerra contra as drogas, ou lhes falta a disposição para tomar atitudes que acompanhem as evidências. Na pior das hipóteses, alguns podem seguir tão cegamente uma ideologia carregada de moralismo e julgamento que acabam agindo em desacordo com os princípios cristãos que professam. Daí a necessidade de imaginarmos uma realidade na qual escolhêssemos seguir a ciência e os preceitos ensinados por nossas tradições éticas e espirituais.

"A sociedade e as instituições têm crenças sobre a dependência química que impossibilitam uma intervenção de qualidade", afirma o Dr. Perry. "Quanto mais desumanizamos e desprezamos os usuários de substâncias, mais impossível se torna implementar uma política útil."

Em outras palavras, precisamos pensar fora da caixa. O sistema que temos não funciona – nem para o viciado, nem para a sociedade – e precisa ser transformado.

Não estou dizendo que minha proposta seja impecável em todos os detalhes, mas, para essa discussão, os detalhes não vêm ao caso. O que importa é a relação que a sociedade estabelece com seus cidadãos viciados em drogas; a questão básica é se reconhecemos ou não essas pessoas como merecedoras de compaixão e respeito. "Atos só significam alguma coisa dentro de um relacionamento", disse o mestre espiritual Jiddu Krishnamurti, "e, sem a compreensão do relacionamento, qualquer tipo de ação gerará conflito. A compreensão do relacionamento é infinitamente mais importante do que a busca por qualquer plano de ação."[2] A parte que mais importa não são os detalhes específicos de uma política social, mas a relação entre aqueles que influenciam as políticas e aqueles que são afetados por elas.

As pessoas podem muito bem discordar das sugestões que faço neste capítulo, mas não podemos nos dar ao luxo de ignorar os ensinamentos de Krishnamurti sobre a precedência do relacionamento sobre a ação.

Primeiro, precisamos nos enxergar no espelho e abrir mão de qualquer noção de superioridade ou julgamento moral em relação àqueles que se entregam ao vício. Julgar os outros nos cega não apenas para as necessidades deles, mas também para as nossas. Retomando as palavras de Jesus: *"Tire primeiro a viga do seu olho, e então verá claramente para tirar o cisco do olho do seu irmão."* Não podemos ajudar e julgar as pessoas ao mesmo tempo. Todos os viciados, exceto os completamente sociopatas, são muito autocríticos e duros consigo mesmos. São hipersensíveis à crítica alheia e reagem a isso se isolando ou entrando em negação.

Em segundo lugar, qualquer abordagem racional ao problema do vício precisa levar em conta a psicologia interativa e a fisiologia cerebral. "O estudo das emoções anda de mãos dadas com a neurociência", me disse o

Dr. Jaak Panksepp. "Não reconhecer que o cérebro gera reações psicológicas limita muito o alcance da neurociência. Essa é a batalha que travamos agora. Muitos neurocientistas acreditam que os estados mentais são irrelevantes para o funcionamento do cérebro. É uma batalha como a de Galileu, e não será vencida com facilidade, porque há gerações e gerações de acadêmicos, mesmo no campo da psicologia, que defendem a concepção de Skinner de que a mentalidade é irrelevante no controle do comportamento."*

O Dr. Panksepp tem razão. O pensamento behaviorista limitado permeia políticas públicas e sociais, a prática médica, os conselhos de "especialistas" em educação infantil e o discurso acadêmico. Continuamos tentando mudar o comportamento das pessoas sem uma compreensão abrangente de como e por que esses comportamentos surgem. "Causas interiores não são domínio da psicologia", escreve Roy Wise, especialista em psicologia do vício e proeminente pesquisador no NIDA.[3] Essa declaração causa espanto, vinda de um psicólogo. Na realidade, não pode existir uma compreensão do ser humano, que dirá do ser humano viciado, sem uma análise das "causas interiores", por mais difícil que seja identificar essas causas em muitos momentos. Comportamentos, especialmente os compulsivos, costumam ser representações ativas de estados emocionais e tipos especiais de funcionamento do cérebro.

Como vimos, os estados emocionais dominantes e os padrões cerebrais são moldados pelo ambiente da primeira infância e influenciados pelos meios sociais e emocionais ao longo da vida. Para ajudar um viciado, não basta querer mudá-lo; é preciso mudar seu ambiente – a única coisa que *de fato* podemos mudar. A transformação deve vir de dentro, e o melhor que podemos fazer é incentivar esse processo. Por sorte, há muitas maneiras de fazer isso.

No capítulo anterior, apresentei evidências de que os hábitos viciantes costumam estar arraigados demais no cérebro do dependente químico; não basta ter força de vontade para superá-los. Como Jaak Panksepp explicou: "Essas estruturas de hábitos são incrivelmente robustas e, depois de formadas no sistema nervoso, guiam o comportamento sem livre-arbítrio." Minha

---

* B. F. Skinner é considerado o fundador de uma corrente behaviorista muito influente na psicologia, que analisa a conduta e os relacionamentos humanos com base apenas nos comportamentos dos indivíduos, excluindo fatores "invisíveis", como as emoções.

conversa com o professor Panksepp não terminou por aí. Discutimos que tipo de apoio os dependentes químicos precisam receber para superar os impulsos deflagrados por suas experiências dolorosas. "Eles só conseguirão escapar do vício se sua dor for aliviada, se suas emoções recuperarem um equilíbrio saudável de modo que eles cogitem a hipótese da cura", disse o Dr. Panksepp, ecoando o que tanto as pesquisas quanto a experiência humana confirmam. "O livre-arbítrio vem apenas do pensamento, não de emoções. *Ele surge da capacidade de pensar sobre as emoções.* Quando funcionamos no modo vício, temos sentimentos, mas não refletimos sobre eles, pois são intensos demais, habituais demais. Então o tratamento do vício requer um porto seguro, um ambiente em que o adicto não queira o tempo todo aplacar o próprio sofrimento. Isso exige uma rede de apoio social muito complexa."

A criação desse porto seguro é o cerne de uma política humanitária para lidar com o vício. O trabalho na Portland Hotel Society é uma tentativa isolada, falha, mas digna, de oferecer um alívio para a angústia e a ansiedade que o Dr. Panksepp menciona. Apesar de a PHS ter começado com uma doação de 23 mil dólares em 1991 e hoje contar com um orçamento anual que supera 11 milhões – destinados principalmente a alojamentos –, os serviços que a instituição oferece não são nada em comparação com as necessidades da comunidade a quem ela serve em Downtown Eastside.

As pessoas se tornam escravas do vício não apenas por terem um passado doloroso e um presente angustiante, mas também por não terem um futuro promissor. Elas não vislumbram uma possibilidade real de sobriedade, de uma vida regida por valores e não por necessidades imediatas e pelo desespero psíquico. São incapazes de desenvolver autocompaixão enquanto são vistas como párias, caçadas como inimigas e tratadas como lixo humano.

Como vimos, um grande fator do vício que precisa ser levado em consideração pelas políticas públicas é o estresse. Se quisermos que as pessoas se transformem e se recuperem, devemos parar de impor mais estresse a uma existência já cheia de fardos. Lembre que incerteza, isolamento, perda de controle e conflito são gatilhos importantes para o estresse, e o estresse é o fator mais previsível na manutenção do vício e nas recaídas. E são essas as condições que a demonização do vício e a guerra contra as drogas impõem (propositalmente!) sobre os usuários crônicos de substâncias.

Segundo uma publicação do *The Journal of the American Medical Association*, que já citei anteriormente, um histórico de abuso infantil aumenta a reatividade ao estresse fisiológico ao longo da vida, uma reatividade que "é amplificada ainda mais com a ocorrência de traumas adicionais na vida adulta".[4] O viciado é retraumatizado inúmeras vezes pelo isolamento, pelo assédio moral, pela pobreza extrema, pela disseminação de doenças, pela busca frenética da próxima dose, pela violência do submundo do tráfico e pelas punições severas infligidas pela lei – e tudo isso são consequências inevitáveis da guerra contra as drogas.

Estudos com primatas e outros animais também mostraram que o desprestígio social e a submissão aumentam o risco de uso de drogas, causando efeitos negativos nos receptores de dopamina. Em contrapartida, após serem alojados com animais mais submissos, os macacos dominantes apresentavam um *aumento* de mais de 20% nos receptores de dopamina e tinham uma tendência reduzida ao uso de cocaína.[5] Os achados da pesquisa sobre estresse sugerem que a questão não é ter controle sobre os outros, mas ter a liberdade de controlar a própria vida. Ainda assim, as políticas públicas sujeitam o indivíduo viciado ao seu domínio e o privam de controle, mesmo que isso não seja proposital.

Ao relegarmos o adicto à base da pirâmide social e moral e ao nos recusarmos a enxergá-lo como uma *pessoa*, criamos as circunstâncias exatas que provavelmente o manterão preso na dependência patológica das drogas. Não existe um porto seguro, apenas um desespero oceânico.

"A guerra contra as drogas é uma esquizofrenia cultural", afirma Jaak Panksepp. Eu concordo. A guerra contra as drogas expressa uma mentalidade fragmentada: queremos combater e erradicar o vício (embora nossas políticas sociais sejam mais adequadas para promovê-lo) e condenamos os viciados por comportamentos que não ousamos reconhecer em nós mesmos. Em vez de incentivá-lo a ser alguém que ele não é, precisamos admitir que aumentamos muito o sofrimento dele e talvez até o nosso. Se quisermos ajudar as pessoas em seu processo de transformação, primeiro precisamos transformar a maneira como nos relacionamos com elas.

O fato de a abordagem atual ser um beco sem saída já foi reconhecido no Canadá, nos Estados Unidos e internacionalmente por muitas pessoas cujo ponto de partida político e ideológico não chegava nem perto de defender a descriminalização das drogas. No dia 17 de novembro de 2006, enquanto eu escrevia este capítulo, o *The Globe and Mail* anunciava que a Comissão para o Progresso da Colúmbia Britânica, painel formado por empresários e acadêmicos recrutados pelo governo para oferecer conselhos sobre questões econômicas e sociais, sugeriu que as drogas deveriam ser descriminalizadas ou que a guerra contra as drogas deveria ser intensificada de forma a eliminar por completo seu comércio na região. Uma coisa ou outra. A situação atual "é claramente inaceitável se quisermos mesmo reduzir as taxas de criminalidade e de vítimas", afirmou a comissão.[6]

O painel alertou, nas palavras da matéria do *Globe*, que "ações severas contra o mercado das drogas significariam mais policiais, punições mais rígidas para crimes relacionados a drogas e mais prisões para acomodar a demanda crescente de detenções". Na prática, as recomendações eram uma defesa pouco camuflada da descriminalização. A outra suposta "opção", a eliminação do tráfico e do uso de drogas, não era de fato uma opção – apenas uma fantasia que até as medidas mais cruéis fracassaram em transformar em realidade em qualquer lugar do mundo. A menos que estejamos dispostos a ver nossa sociedade se transformar num violento estado policial, nenhuma política coerciva chegará perto sequer de limitar o uso de drogas, que dirá eliminá-lo.

Quando entendermos que a ofensiva contra os viciados gera mais insegurança para todos, quando entendermos que nenhuma transformação saudável é possível numa situação de estresse crônico e implacável, passaremos a cogitar abordagens não moralistas, baseadas em valores humanos e na ciência.

A base indispensável de uma abordagem desse tipo seria a descriminalização de todo vício em substâncias e a disponibilização dessas drogas para dependentes sob condições controladas. É importante observar que *descriminalização não significa legalização*. A legalização faria com que a produção e a venda de drogas fossem atividades comerciais legais e aceitáveis. A descriminalização significa deixar de punir penalmente a posse de drogas para uso pessoal. Isso possibilitaria a distribuição supervisionada por médicos quando necessário. O medo de que o acesso mais fácil a drogas incentive o vício não tem fundamento: as drogas, como vimos, não são a causa do vício. Apesar de a *Cannabis* ser abertamente disponibilizada nos Países Baixos, por exemplo, o uso *per capita* de maconha no país é duas vezes menor que nos Estados Unidos. E ninguém está defendendo a ampla disponibilização de drogas pesadas.

A descriminalização também não significa que viciados poderão entrar em qualquer farmácia e conseguir uma receita de cocaína. As drogas de que eles dependem seriam oferecidas por uma autoridade pública e sob supervisão médica, na forma pura, não adulterada por traficantes inescrupulosos. Adictos também deveriam ter acesso às informações, às instalações e aos instrumentos necessários para usar drogas da forma mais segura possível. Os benefícios para a saúde seriam evidentes: um risco muito reduzido de infecções e transmissão de doenças, muito menos risco de overdose e, mais importante, acesso regular e confortável a cuidados médicos.

Sem precisar gastar valores exorbitantes em drogas, cujo preparo em si é barato, os viciados não seriam obrigados a praticar crimes, a recorrer à violência e à prostituição, a sofrer pobreza extrema para sustentar seus hábitos. Eles não precisariam escolher entre comer ou usar drogas, nem revirar latas de lixo em busca de comida ou pegar guimbas de cigarro em poças na calçada. Não precisariam mais sofrer desnutrição.

Admito que sou ambivalente sobre a descriminalização de certas drogas, especialmente de cristal, e entendo por que algumas pessoas têm resistência até em discutir essa possibilidade. Mas, se parece bizarro sugerir que uma droga tão potencialmente tóxica para o cérebro possa ser administrada de forma legal em viciados, lembre que os produtos hoje disponíveis nas ruas estão cheios de impurezas, misturados com substâncias químicas nocivas que pioram os malefícios do estimulante. Ao proporcionar ao viciado em cristal os cuidados do sistema de saúde, estaríamos alimentando a possibilidade da desintoxicação e da abstinência graduais sob condições relativamente seguras – *relativamente*, porque não existe um jeito seguro de usar cristal. Acima de tudo, essa abordagem permitiria encaminhar o viciado para a reabilitação. Seria uma oportunidade de criar uma relação de tratamento com usuários que hoje são relegados às vielas e sarjetas. Além disso, se muitos usuários não precisassem mais recorrer a traficantes e laboratórios clandestinos, a economia informal do cristal deixaria de ser tão lucrativa e atraente. Não é a situação ideal, mas já seria uma grande melhoria.

E a questão é que a maioria dos jovens que se tornam viciados em cristal está se automedicando para outras condições. A mais comum é o TDAH, mas também depressão, transtorno do estresse pós-traumático ou os efeitos da deslocação emocional e social. Como discutimos no Capítulo 3, alguns jovens em situação de rua que usam cristal o encaram como um mecanismo de sobrevivência. Se fossem oferecidos cuidados de saúde e apoio psicológico e social, acredito que não demoraria muito para que a atração da metanfetamina diminuísse e a grande maioria dos viciados em estimulantes fosse desmamada dessa substância tão nociva.

Muita gente tem medo de que a descriminalização e a distribuição controlada de drogas encorajem seu uso entre pessoas que só não se viciaram ainda devido às proibições vigentes. Assim como outros dogmas da guerra contra as drogas, esse receio não tem respaldo em qualquer evidência. Os dados, na verdade, sugerem o contrário. Por exemplo, no Reino Unido, por muitas décadas a heroína foi distribuída a viciados sob supervisão legal. O mesmo tipo de programa também foi oferecido parcialmente em outros países, e em lugar algum essa medida produziu novos viciados. Isso não surpreende, levando em consideração que o vício é uma resposta a experiências de vida, não apenas a uma droga. Pessoas que não sofrem a mesma dor emocional lancinante que motiva os usuários crônicos raramente se tornam dependentes de substâncias químicas, mesmo se elas forem amplamente disponibilizadas – e, mais uma vez, o acesso público a substâncias passíveis de vício não é o que está sendo proposto. A descriminalização das drogas para uso pessoal não implica a aceitação do tráfico.

Criminalização e prevenção não são coisas idênticas – se muito, a primeira debilita a segunda. Por mais paradoxal que pareça, as leis atuais contra a posse de drogas as tornam mais acessíveis a potenciais usuários do que a descriminalização faria. A guerra contra as drogas por si só cria a razão de ser da indústria do tráfico internacional, cuja maior parte da riqueza é baseada em satisfazer a ânsia de viciados já estabelecidos. Sem os lucros exorbitantes gerados pela venda para usuários compulsivos desesperados pela sua dose, o mercado ilegal encolheria para um fragmento do seu tamanho atual. Além disso, muitos fornecedores de drogas ilícitas são usuários que desejam ganhar dinheiro para sustentar o próprio hábito. Com a descriminalização da posse para uso pessoal e a distribuição de drogas supervisionada por médicos, o interesse em vender para novos "clientes", incluindo jovens, desapareceria em grande escala. A vigilância policial do comércio então poderia ser concentrada nos traficantes maiores que restassem – se é que haveria algum.

Pessoas viciadas não devem ser forçadas a fazer tratamento, já que a coerção gera mais problemas do que soluções a longo prazo. Para aquelas que optam pelo tratamento, é preciso que exista um sistema de recuperação gerido com verbas públicas que ofereça alojamentos limpos, alimentação nutritiva e acesso ao ar livre e à natureza. Uma equipe profissional bem treinada precisa oferecer cuidados médicos, terapia, treinamento de habilidades e apoio emocional. Nosso atual "sistema" é completamente inadequado, uma mistura de clínicas de reabilitação terceirizadas e um ou outro spa chique voltado para clientes ricos. Por mais comprometida que seja a equipe desses locais e por mais úteis que sejam seus serviços, eles são uma gota no oceano de vastas necessidades. Na ausência de um sistema de reabilitação coordenado, os esforços de clínicas individuais são limitados e isolados, e carecem de acompanhamento.

Pode-se dizer que o custo desse sistema de reabilitação seria exorbitante. Sem dúvida os gastos financeiros seriam consideráveis, porém com certeza menores do que os fundos que hoje são esbanjados na guerra contra as drogas – sem mencionar o que se pouparia com a interrupção de atividades criminosas e com o desafogamento do sistema de saúde.

Esperar que uma pessoa viciada largue a droga é como pedir que uma pessoa saudável abra mão de suas habilidades sociais, de sua rede de apoio, de sua estabilidade emocional e de seu conforto físico e psicológico. Essas são as coisas que as drogas, de um jeito ilusório e passageiro, oferecem ao viciado. Pessoas como Serena, Celia e os outros cujos relatos apareceram neste livro encaram a droga como sua tábua de salvação. Assim, por mais que se queira que o viciado "simplesmente diga não", primeiro precisamos lhe oferecer algo a que ele possa dizer "sim". Devemos lhe oferecer um porto seguro. Devemos demonstrar que carinho, aceitação, amor e interação humana são realidades neste mundo, ao contrário do que ele, o viciado, aprendeu ao longo de toda a vida. É impossível criar esse ambiente acolhedor a menos que as pessoas consigam se sentir seguras sabendo que sua dependência química será saciada enquanto precisarem.

Ao que parece, mudar de ideia está entre as maiores dificuldades dos seres humanos. Muita gente é viciada em ter razão, mesmo que os fatos não estejam a seu favor. Por exemplo, insistimos em pintar o adicto como uma figura desagradável e suspeita, dada a atividades criminosas – uma imagem tão icônica hoje quanto o demônio já foi um dia. O que não conseguimos enxergar é como contribuímos para que ele se torne um criminoso.

Não há nada que torne os usuários de drogas mais intrinsecamente criminosos que tabagistas ou alcoólatras. As drogas que eles injetam ou inalam não induzem, por si sós, atividades criminosas, exceto, talvez, quando alimentam a agressão acumulada e removem as inibições mentais que impedem a violência – algo que o álcool também faz. Drogas estimulantes podem ter esse efeito em alguns usuários, mas narcóticos como a heroína costumam ter um efeito mais sedativo. É a abstinência de opioides que faz o usuário ficar fisicamente doente, aflito e mais propenso à violência – em geral pelo desespero de conseguir a próxima dose.

A criminalidade associada ao vício é diretamente proporcional à necessidade de conseguir dinheiro para comprar drogas, cujo preço acaba sendo inflado pela ilegalidade. A pessoa viciada furta e rouba porque essa é a única forma de pagar o traficante. A história da humanidade já deixou claro muitas vezes que as pessoas transgridem leis e resistem à coerção quando estão lutando por necessidades básicas – ou por aquilo que julgam ser uma necessidade básica. Sam Sullivan, ex-prefeito de Vancouver e tetraplégico, disse numa palestra sobre dependência química que, se cadeiras de rodas fossem ilegais, ele faria de tudo para conseguir uma, não importando quantas leis tivesse que infringir. Foi uma comparação contundente: o viciado crônico sente-se igualmente incapacitado sem suas substâncias. Como vimos, muitos dependentes que vendem drogas fazem isso apenas para sustentar o próprio vício. Não é uma atividade lucrativa.

O mesmo vale para a prostituição. Enquanto eu escrevia este livro, os detalhes perturbadores da acusação de assassinatos em massa contra o criador de porcos Robert Pickton eram apresentados num tribunal da Colúmbia Britânica. Pickton foi um dos assassinos mais sádicos da história da América do Norte e suspeita-se que tenha vitimado dezenas de mulheres ao longo dos anos, a maioria prostitutas viciadas em drogas. Acredito que, enquanto sociedade, somos cúmplices involuntários dessas mortes, porque nossa criminalização do uso de drogas levou essas mulheres para a prostituição e para o submundo. Se uma política baseada em evidências científicas fosse aplicada neste país e no mundo, essas dezenas de mulheres – e muitas outras – poderiam estar vivas.

A sociedade ganharia muito com a descriminalização. Num nível prático e imediato, nos sentiríamos mais seguros em casa e na rua e muito menos preocupados com assaltos e roubos de carro, por exemplo. Em cidades como Vancouver, esses crimes costumam ser cometidos por usuários que precisam do dinheiro para comprar drogas. Ao exorcizar esse mal que nós mesmos criamos, nos livraríamos automaticamente de muito medo desnecessário.

Muitos adictos poderiam ter empregos produtivos se não precisassem passar o tempo todo nas ruas em busca de drogas. É curioso saber que, antes de a guerra contra as drogas ganhar força, no começo do século XX, um proeminente cidadão como o Dr. William Stewart Halsted, pioneiro da prática cirúrgica moderna, foi viciado em ópio por mais de 40 anos. Durante essas décadas, ele fez um trabalho incrível e inovador na Universidade Johns Hopkins, da qual foi um dos quatro médicos-fundadores. Ele foi o primeiro, por exemplo, a insistir que membros de sua equipe cirúrgica usassem luvas de borracha – um grande avanço para a erradicação de infecções pós-operatórias. No entanto, ao longo de sua carreira, nunca passou um único dia com menos de 180 miligramas de morfina. "Com isso", disse seu colega, o renomado médico canadense Sir William Osler, "ele conseguia fazer bem seu trabalho e manter um excelente vigor." Como observa a Common Sense for Drug Policy, organização sem fins lucrativos dedicada a reformular a política contra as drogas:

> A história de Halsted é reveladora não apenas por mostrar que a manutenção apropriada de doses pode ser produtiva para viciados em morfina. Ela também ilustra o incrível poder dessa droga. Estamos falando de um homem com recursos quase ilimitados – morais, físicos, financeiros, médicos –, que tentou todas as possibilidades e continuou viciado até a morte. Se fosse hoje, mandaríamos um homem como ele para a prisão. Em vez disso, ele se tornou o pai da cirurgia moderna.[7]

A maioria dos viciados crônicos seria incapaz de ser tão funcional, dadas as adversidades sociais e psicológicas de suas histórias de vida. Mas, sem dúvida, se suas necessidades químicas fossem atendidas, eles teriam muito mais oportunidades para concretizar seu potencial na sociedade. No mínimo, seriam um fardo menor. A descriminalização do uso de drogas permitiria integrar viciados na comunidade mais ampla, passo essencial para uma reabilitação em grande escala.

No Capítulo 1 apresentei Stan, um homem indígena, viciado, em situação de rua, que tinha acabado de sair da prisão. Stan não deveria passar as madrugadas frias sob uma marquise. Se não precisasse vender drogas para sustentar o vício, ele não teria passado 18 meses na prisão; em vez disso, poderia ter ido para uma clínica de reabilitação ou um abrigo decente. Ele deveria estar recebendo treinamento especializado devido ao seu transtorno de aprendizagem e fazendo terapia para conseguir superar a atitude defensiva e a impulsividade que lhe causam tantos problemas. Esse apoio o prepararia para se reinserir na sociedade.

Para tentar entender meus pacientes de povos originários, conversei com o psiquiatra Lewis Mehl-Madrona, autor de *Coyote Medicine: Lessons from Native American Healing* [Medicina coiote: Lições da cura indígena] e professor associado de medicina familiar e psiquiatria na Universidade de Saskatchewan. "As pessoas são atraídas para essas comunidades que se formam ao redor de uma droga, seja ela o álcool, a cocaína ou qualquer outra coisa", disse Mehl-Madrona. "Todo mundo quer fazer parte de um grupo. A menos que a pessoa tenha outra comunidade mais acolhedora, que lhe ofereça um senso de propósito, o suposto tratamento sempre fracassará. No caso dos indígenas, o que parece funcionar é integrá-los a uma comunidade alternativa, moderna, mas que honre valores tradicionais. Contanto que consigam manter sua posição na comunidade, eles não usarão drogas."

Os comentários de Mehl-Madrona não se aplicam apenas aos povos originários, mas a todos os viciados marginalizados que, como Stan, assombram as ruas e vielas nos arredores do Portland Hotel. Eles precisam ser convidados para comunidades que lhes ofereçam aceitação, pertencimento e valor. Pelo menos por um período de transição, essas comunidades precisam ser fundadas e mantidas com o apoio do poder público, até que os ex-usuários consigam gradativamente se reinserir na sociedade. Aqueles que não conseguirem não devem ser excluídos do debate social. Quando compreendemos a origem do vício dessas pessoas, desejamos amenizar seu sofrimento, mesmo que elas continuem se drogando.

"Precisamos parar de vilanizar a dependência química", me disse Bruce Perry numa entrevista. "Se criarmos ambientes seguros, previsíveis e relativamente prósperos, todos os outros fatores envolvidos no abuso e na dependência de substâncias serão muito mais fáceis de dissolver. O desafio é descobrir como criar esses ambientes. Sei que parece piegas, mas precisamos oferecer muito amor, muita aceitação e muita paciência às pessoas que passam por esse tipo de problema. Se fizermos isso, elas terão uma chance muito maior de se recuperar."

Precisamos reconhecer profundamente a completa inutilidade do que estamos fazendo agora. Precisamos perceber que nosso sistema atual prejudica a todos (usuários e não usuários), impondo fardos intoleráveis à sociedade. Mais do mesmo só resulta em mais do mesmo.

Um estudo de 2007 conduzido por médicos e pesquisadores do BC-CfE (centro de pesquisas sobre HIV e aids na Colúmbia Britânica) declarou que "o governo federal continua investindo pesado em políticas e práticas que foram repetidamente refutadas pela literatura científica como ineficientes ou nocivas". De acordo com uma matéria de capa do *The Globe and Mail*, o estudo calculou que "a manutenção da ordem pública consome de longe a maior parte (73%) do orçamento anual de 245 milhões de dólares para o combate às drogas, sem qualquer impacto comprovado na redução do consumo de drogas ilícitas. Ao mesmo tempo, 14% são gastos em tratamentos, 7% em pesquisas e 3% na prevenção do vício e em redução de danos".[8]

"Sou pago para tratar doenças", disse um dos autores, o Dr. Thomas Kerr, "e não gosto do que tenho visto. O Canadá simplesmente não tem uma estratégia antidrogas baseada em evidências científicas. Há ideologia e politicagem de mais, e ciência e princípios de menos."

Na mesma manhã em que esse estudo foi apresentado, atendi Serena, a mulher indígena de Kelowna cuja história contei no Capítulo 4. Ela chegou atrasada, ofegante, com febre alta e tosse insistente. A pneumonia tinha começado muitos dias antes, após ela acordar e descobrir que as janelas do seu quarto tinham sido quebradas pela tempestade de vento durante a noite e que a água em sua pia estava congelada.

Numa matéria publicada na edição on-line do *Globe*, resumi a história de Serena e expliquei que ela vendia drogas apenas para sustentar o vício em cocaína. "Nutrição adequada, abrigo, oferta controlada das substâncias em que são viciados, terapia e tratamento compassivo – é disso que a maioria dos viciados precisa se quisermos ajudá-los a abandonar hábitos nocivos", escrevi.

Aquilo incitou um debate animado no site do jornal. Muitos participantes pareciam interessados em basear políticas sociais não em reações emocionais subjetivas, mas em fatos e em princípios compassivos. "Esse é um debate excelente, que mostra a complexidade da questão e a ausência de soluções perfeitas", escreveu um deles.

Poucos defensores da política de redução de danos recomendariam a distribuição livre e comercial de drogas como heroína, cocaína e anfetaminas estimulantes. Mas hoje temos inúmeros e indiscutíveis estudos comprovando que a disponibilização de formas mais seguras dessas drogas aos dependentes crônicos gera enormes benefícios tanto para o usuário quanto para a sociedade. Os Países Baixos, a Suíça e regiões da Alemanha mudaram suas políticas e observaram uma queda vertiginosa na criminalidade associada às drogas. A idade dos usuários crônicos tem aumentado nesses países, indicando que menos jovens têm se viciado. A verdadeira imoralidade aqui é a surpreendente falta de recursos alocados para iniciativas de tratamento, cuidado e redução de danos que têm eficácia comprovada. A NTORS, pesquisa do Reino Unido sobre reabilitação de dependentes químicos, mostrou que, para cada libra investida em tratamento e cuidado, três voltam na forma de economias com atendimento médico e policiamento. Se essa taxa de lucro estivesse disponível no mercado financeiro, todos nós correríamos para aproveitá-la.

A descriminalização do uso de drogas e a distribuição controlada de substâncias causariam novos problemas? Sem dúvida. Inúmeras questões práticas precisariam ser solucionadas, algumas muito complicadas, e haveria riscos. Não existem soluções fáceis e seguras quando se trata da dependência química. Mas, para cada dificuldade nova, haveria novas vantagens com um peso muito maior na balança. Nenhum risco previsível chegaria perto de causar os mesmos danos absurdos que as políticas atuais causam.

28

Redução de danos: um pequeno passo necessário

Sejam lá quais forem os argumentos em seu favor, uma política racional, integrada e baseada em evidências científicas para lidar com as drogas não surgirá num futuro próximo. Sem esse horizonte promissor, nos resta a questão (também importante) de como limitar o mal sofrido pelo viciado. Neste capítulo, falaremos sobre o tema muito debatido e extremamente incompreendido da redução de danos.

Quase oito anos atrás, num dos meus primeiros dias como médico do Portland, fui levado até o último andar do antigo hotel para consultar um residente descrito como um "paciente difícil". Eu e a enfermeira entramos no quarto e vimos Claude, um homem de Quebec de 30 e muitos anos, ajoelhado no chão, fitando um espelho apoiado sobre a cama. Com a cara fechada, a cabeça inclinada para o lado e o cabelo prematuramente grisalho caindo sobre as têmporas, Claude puxava a pele e os músculos do pescoço com a mão esquerda enquanto tentava se injetar com o líquido leitoso dentro da seringa que segurava com a direita. Fiquei observando enquanto ele se furava uma ou duas vezes, sem encontrar uma veia. "*Tabernac*", veio o conhecido palavrão quebequense.

"Se você continuar com isso, vai acabar com um abscesso no cérebro", falei, ficando nervoso com aquele espetáculo desajeitado. "Vamos ver se conseguimos encontrar um lugar mais seguro para injetar." Apertando o braço esquerdo de Claude com um torniquete de borracha retirado da bolsa da enfermeira, pedi que ele abrisse e fechasse a mão algumas vezes. Quando uma veia se inflou abaixo da dobra do cotovelo, eu o instruí a inserir a seringa. A enfermeira removeu a tira de borracha e nosso paciente se injetou com a mistura que tinha preparado. Deixamos que ele ficasse com o torniquete de presente.

Eu nunca tinha imaginado que minha carreira médica me levaria a ajudar um homem viciado a se injetar com uma substância psicoativa ilegal num hotel sujo de Downtown Eastside. Mesmo enquanto subia até o quarto, eu não esperava por nada parecido; minha intenção era conversar sobre o tratamento dele para o HIV. Sob aquelas circunstâncias, no entanto, era o melhor que eu podia fazer. Sem ajuda, Claude teria persistido em suas tentativas de se injetar por uma veia do pescoço, um procedimento muito arriscado. Eu não tinha qualquer esperança realista de dissuadi-lo de se injetar, muito menos de "curar" seu arraigado vício. O objetivo imediato era reduzir o perigo potencial e, além disso, estabelecer uma relação com Claude para que ele sentisse disposição e confiança para receber apoio e aconselhamento médico.

Foi assim que, de uma hora para outra, mergulhei de cabeça na redução de danos.

Claude morreu há mais de dois anos, por complicações do HIV. Ele era um dos residentes mais antigos do Portland, alguém cuja personalidade e senso de humor extremamente originais o destacavam entre as fileiras de

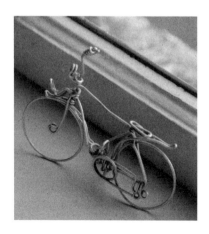

falecidos. No fim das contas, ele não era um "paciente difícil" – apenas alguém que gostava de fazer as coisas do seu jeito e tendia a desconfiar de autoridades. Era também um artista talentoso. Uma pequena bicicleta belamente formada com um fio de arame, lembrança de sua destreza e habilidade criativa, fica no peitoril da janela da minha cozinha até hoje, um presente de Claude. Durante seus últimos quatro anos, apesar de o tratamento médico ter sido comprometido pelo vício, conseguimos prolongar muito sua vida, prevenir sintomas e, no fim, amenizar sua agonia física e emocional.

O que é redução de danos?

Redução de danos costuma ser vista como uma inimiga do objetivo final de "curar" o vício – isto é, de ajudar indivíduos viciados a transcender seus hábitos e se tornar saudáveis. Seria uma forma de "mimar" essas pessoas, permitindo que continuem com seu comportamento autodestrutivo. Seria também o oposto da abstinência, que muitos encaram como o único objetivo legítimo do tratamento do vício. Essa distinção é forçada. A questão na prática médica sempre é encontrar a melhor maneira de ajudar um paciente. Se a cura for possível e provável sem causar maiores malefícios, então ela será o objetivo. Do contrário (e, nas condições médicas mais crônicas, a cura não é o resultado esperado), o papel do médico é ajudar a amenizar os sintomas e reduzir os danos causados pelo processo da doença. Na artrite reumatoide, por exemplo, a ideia é prevenir a inflamação das articulações e a destruição dos ossos e, acima de tudo, reduzir a dor. Em cânceres incuráveis, queremos controlar os sintomas e prolongar a vida com relativa qualidade. Em outras palavras, redução de danos significa tornar a rotina dos seres humanos afligidos mais suportável, mais digna. Esse também é o papel da redução de danos no contexto do vício.

Apesar de a dependência química pesada ser muito mais do que uma doença, o modelo da redução de danos é essencial para seu tratamento. Levando-se em consideração nossa falta de abordagem sistemática, baseada em evidências científicas, em relação às drogas, sonhar com a cura é inútil em muitos casos. Enquanto a sociedade permanecer excluindo o viciado e o sistema judiciário fizer de tudo para piorar o problema das drogas, os sistemas de saúde e de auxílio social só poderão almejar a mitigação de algumas consequências. É triste dizer que, no nosso contexto, redução de danos significa não apenas reduzir o mal causado pela doença do vício, mas também o mal causado pelo ataque social contra os viciados.

Veremos brevemente algumas medidas de redução de danos. Primeiro, no entanto, quero abordar dois argumentos contrários muito comuns: que ela desperdiça recursos com pessoas que causaram a própria infelicidade e que ela justifica e facilita o vício.

Se partíssemos do pressuposto de que uma pessoa precisa arcar com as consequências dos próprios atos, imediatamente desmontaríamos boa parte do nosso sistema de saúde. Muitas doenças e condições derivam de hábitos autoimpostos que poderiam ser evitados. De acordo com um estudo conduzido pela Secretaria de Saúde da Colúmbia Britânica, o governo da província gasta 1,8 bilhão de dólares no tratamento de doenças causadas por estilos de vida nocivos.* A média *per capita* de custos com saúde para pessoas sem fatores de risco é "1.003 dólares, contra 2.086 para aquelas com três fatores de risco, incluindo tabagismo, sobrepeso/obesidade e sedentarismo".[1] Todos esses fatores, podemos dizer, representam "escolhas" e há pacientes que mesmo após um infarto, por exemplo, continuam causando esses riscos a si mesmos. Isso também vale para pessoas com bronquite crônica que continuam fumando, esquiadores que desbravam montanhas e pistas íngremes apesar de já terem sofrido várias fraturas e pessoas que permanecem em relacionamentos estressantes apesar de sofrerem com depressão e ansiedade. Nenhum cardiologista, pneumologista, cirurgião ortopédico ou psiquiatra se recusaria a atender esses pacientes sob a alegação de que o problema foi "causado por eles mesmos".

Quando se trata de dependentes químicos, algumas pessoas acreditam que deveríamos seguir critérios diferentes. Numa tarde de agosto de 2006, liguei para um programa de rádio da CBC para falar sobre o Insite, o controverso centro de injeção supervisada de Vancouver para usuários de drogas. Pouco antes de o moderador falar comigo, ele entrevistou um oficial da Real Polícia Montada do Canadá. Dezenas de pessoas que sofreram overdose no Insite foram ressuscitadas com sucesso, argumentou o apresentador. Vidas – que poderiam ter sido perdidas em outras situações – foram salvas. Isso não necessariamente é algo positivo, disse o

---

* Se a província totalizar 10% da população canadense, o valor nacional equivaleria a 20 bilhões de dólares por ano; nos Estados Unidos, superaria 200 bilhões anuais.

porta-voz da polícia. "Sabemos muito bem que as consequências negativas são o único grande impedimento para o uso de drogas. Se você salva a vida de um usuário, passa a mensagem de que é seguro se drogar." Esse oficial, em nome da agência nacional de policiamento do Canadá, parecia disposto a deixar pessoas morrerem na esperança de ensinar uma lição. Ele parecia não saber, ou não se importar, que os dependentes químicos de Vancouver recebiam em média 147 dessas "lições" por ano na década de 1990, na forma de mortes por overdose, sem que isso causasse qualquer efeito dissuasivo.[2]

Queria poder dizer que essa perspectiva tão sombria é limitada à mente de alguns policiais, mas não é bem assim. Por volta da mesma época, o *The Globe and Mail* publicou uma matéria sobre o Insite que citava positivamente Anthony Daniels, um psiquiatra britânico aposentado. "Imagino que o argumento seja que um centro de injeção supervisionada diminuiria a quantidade de mortes", declarou ele para o colunista Gary Mason. "Mas não entendo por que deveríamos reduzir a quantidade de mortes. Não é nossa responsabilidade fazer isso. Essa responsabilidade cabe apenas aos viciados. Se eles querem se injetar com heroína, essa é uma péssima decisão. Se as pessoas morrem por causa disso, não me sinto culpado, porque a culpa não é minha."[3]

Teria sido interessante saber se o psiquiatra e seu fiel escrivão no *Globe* estariam dispostos a estender esse princípio a outros grupos, como fumantes com câncer de pulmão ou enfisema, empresários workaholics que trabalham até ter um ataque cardíaco, mulheres agredidas que permanecem fiéis ao parceiro abusivo ou pessoas feridas em acidentes de carro mesmo sabendo muito bem dos riscos de dirigir. De acordo com essa mesma lógica, nenhum fumante deveria ser ressuscitado após um infarto e ninguém que bebe álcool deveria receber transfusões de sangue após um sangramento intestinal. Qualquer indivíduo preocupado com a possibilidade de um infarto ou derrame deveria andar por aí com um crachá que o identificasse como não fumante, abstêmio, praticante regular de exercícios físicos e não consumidor de gordura trans. Sem essas credenciais, ele perderia o direito de ser socorrido por uma ambulância.

Apesar de todos nós sermos responsáveis por nossa vida, nenhum princípio humano ou médico dita que devemos nos recusar a ajudar pessoas cujas próprias decisões tenham lhes causado problemas – a menos que acreditemos que uma tentativa de ajudá-las causaria um mal ainda maior. Talvez esse fosse o caso se a redução de danos comprovadamente incentivasse o abuso de substâncias. Porém, como vimos, os usuários crônicos de drogas não precisam de "permissão" e há poucas consequências horríveis às quais eles já não tenham sido expostos. Não existem evidências, em nenhum lugar do mundo, de que medidas de redução de danos tenham incentivado o uso de drogas. Negar ajuda a pessoas viciadas multiplica seus problemas sem aproximá-las em nada da recuperação.

A redução de danos também não impede a abstinência. Os dois objetivos só seriam incompatíveis se pudéssemos determinar o destino de alguém a despeito de suas escolhas. Não podemos. Exceto por coerção extrema, não há nada que possamos fazer para induzir alguém a largar o vício, exceto – como vimos no capítulo anterior – oferecer o porto seguro onde a reflexão e o respeito próprio possam, talvez, criar raízes. Quem se sente pronto para escolher a abstinência deveria receber todo o apoio possível – muito mais do que oferecemos hoje. Mas e aqueles que não escolhem esse caminho?

A impossibilidade de mudar outra pessoa não se restringe ao vício. Por mais que tentemos motivar alguém a ser ou fazer algo diferente, nossas tentativas tropeçam numa característica humana básica: a vontade de autonomia. O ser humano "pode querer algo contra seus próprios interesses, e às vezes até *deve* querê-lo", escreveu Fiódor Dostoiévski em *Memórias do subsolo*. "O homem quer apenas a escolha *independente*, custe o que custar, não importa aonde o leve." A questão não é se o viciado viveria melhor sem o vício – é claro que viveria –, mas se o abandonaremos caso ele seja incapaz disso. Estamos dispostos a cuidar de pessoas que sofrem em consequência dos próprios hábitos, sabendo que esses hábitos foram impulsionados por infortúnios no começo da vida, sobre os quais elas não tiveram culpa alguma?

A abordagem da redução de danos reconhece que muitas pessoas estão mergulhadas demais na dependência química para encontrar qualquer "cura" realista sob suas circunstâncias. Há, por enquanto, sofrimento demais na vida delas e poucos recursos internos e externos. Redução de danos não significa desistir da abstinência – pelo contrário, podemos incentivar essa possibilidade fazendo com que as pessoas se sintam cuidadas, aceitas e, consequentemente, mais confiantes. Ao mesmo tempo, não encaramos a abstinência como o Santo Graal nem consideramos indignos os adictos cujas decisões nos desagradem.

Além de um conjunto de políticas e medidas, a redução de danos também é uma postura e uma forma de ser. Vale a pena lembrarmos as palavras de Bruce Perry: "Precisamos oferecer muito amor, muita aceitação e muita paciência às pessoas que passam por esse tipo de problema. Se fizermos isso, elas terão uma chance muito maior de se recuperar."

Práticas de redução de danos dependem de recursos e de uma demanda específica. Uma dessas práticas é a prescrição de metadona. Hoje em dia, prescrevo esse medicamento regularmente para mais de 100 pacientes. Trata-se de um narcótico sintético que ocupa os receptores de opioides nas células cerebrais, bloqueando o acesso a moléculas de heroína no mesmo local de conexão. Ao ser ingerida de forma oral, não causa "barato" em usuários crônicos de narcóticos, mas previne a fissura por heroína, além de evitar sintomas de abstinência como nervosismo, dor, diarreia e náusea.* Como tem ação prolongada, uma dose diária é suficiente para a maioria das pessoas.

Estima-se que existam entre 60 e 90 mil usuários crônicos de opioides ilícitos no Canadá, mas apenas um quarto recebe tratamento.[4] Administramos a metadona não para curar viciados em narcóticos, mas para transferir essa dependência a um narcótico legalizado e seguro (se ingerido de forma adequada), de modo que os usuários não precisem se prostituir, roubar ou mendigar para evitar a abstinência. A pessoa escolhe a metadona quando se cansa da busca diária e implacável por narcóticos ilícitos e das consequências de ter que viver fugindo da lei. Nenhum dos meus pacientes que fazem uso da metadona aceitaria a abstinência como alternativa ao uso de heroína, e a fissura por heroína permanece irresistível para alguns deles mesmo com a metadona.

Por outro lado, não existe uma droga semelhante à metadona para ajudar com o vício em cocaína. Houve alguns testes promissores com metilfenidato (Ritalina) e outros preparos estimulantes, e tive relativo sucesso

---

* Para não viciados, a metadona é um analgésico mais potente que a morfina, mas viciados em metadona costumam desenvolver tolerância aos seus efeitos contra a dor.

prescrevendo esses medicamentos para aplacar a dependência de cocaína e cristal em alguns pacientes – em certos casos, o sucesso foi enorme. Eu gostaria de ver estimulantes de ação prolongada sendo mais estudados, apesar de seu potencial viciante. Seria melhor, se possível, ter dependentes consumindo um estimulante oral em doses controladas do que fumando ou injetando cocaína ou cristal.

A troca de agulhas é outra tática da redução de danos: usuários entregam seringas e agulhas sujas e recebem novas. A disseminação do HIV e da hepatite C ocorre por fluidos corporais, especialmente pelo sangue ou durante o ato sexual. Agulhas limpas e não compartilhadas limitam a transmissão de doenças, assim como o uso de preservativos. Agulhas limpas também ajudam a prevenir infecções de pele, abscessos e a disseminação de bactérias pela corrente sanguínea. Até essa medida simples é criticada por aqueles que acreditam que a redução de danos de algum modo "aprova" ou incentiva o vício.

Nem todas as pessoas viciadas aceitam a metadona como alternativa (da mesma forma que, para aqueles que preferem morfina, a metadona e a heroína não serviriam). Nesses casos, podemos deixá-la se virar sozinha na selva do submundo ou podemos oferecer heroína ou morfina sem adulterações por impurezas desconhecidas, para que ela mesma a injete num ambiente limpo, com seringas esterilizadas. Não estamos aprovando nem incentivando o vício: a dependência existe e continuará destruindo a vida das pessoas independentemente das nossas crenças pessoais. Tudo que podemos fazer é escolher entre a compaixão e a indiferença. Ao controlar a administração da heroína, tentamos minimizar os males para o viciado, com a vantagem social de diminuir a criminalidade, a miséria e os gastos médicos.

O NAOMI (sigla em inglês para Iniciativa de Medicação com Opioides na América do Norte) é um estudo sobre administração controlada de heroína conduzido em várias cidades canadenses, incluindo Vancouver, onde o projeto funciona numa loja de esquina a um quarteirão do Portland Hotel. Um porta-voz do gabinete de John Walters, então diretor do Departamento de Políticas Nacionais para o Controle de Drogas da Casa Branca, o chamou de "experimento médico desumano".[5]

Há outra forma de encarar as coisas: o estudo NAOMI busca avaliar um método para diminuir a desumanidade com que a sociedade trata dependentes químicos. O principal objetivo do estudo poderia ser convencer céticos, já que, da perspectiva médica e social, evidências não são tão necessárias assim: temos décadas de experiência na Europa para nos inspirar. No Reino Unido, programas de manutenção de opioides estiveram ativos entre as décadas de 1920 e 1970, mas foram descontinuados após profunda oposição dos Estados Unidos. Desde então, apesar da guerra contra as drogas – ou talvez por causa dela –, a quantidade de britânicos viciados em opioides disparou exponencialmente.[6]

Uma exceção no Reino Unido tem sido o Serviço de Dependência Química na área de Merseyside. Todos os viciados registrados no programa recebem tratamento, incluindo desintoxicação com internação. Apenas cerca de 10% escolhem estratégias que levam à abstinência; o restante recebe narcóticos em múltiplas formas, dos injetáveis aos inaláveis. Entre os resultados estão a menor taxa de usuários positivados para HIV em todas as regiões inglesas (menos de um quarto da média nacional), além da redução nas taxas de criminalidade. "Em 1991, a polícia de Merseyside foi a única instituição no Reino Unido a registrar uma queda na quantidade de crimes."[7]

Na década de 1990, a Suíça, diante de uma das maiores taxas de infecção por HIV na Europa, conduziu um estudo sobre os efeitos tanto da manutenção de heroína quanto do tratamento com metadona e suplementação de heroína. Os achados foram os seguintes:[8]

- Melhorias consideráveis na força de trabalho (as taxas de contratação para empregos permanentes mais que dobraram).
- Rápida melhoria da situação habitacional dos pacientes (em específico, não havia ninguém em situação de rua).
- Nenhuma overdose fatal causada por substâncias controladas.
- Nenhum caso considerável de desordem pública.
- Vantagens econômicas significativas em termos de economia com pacientes por dia, levando a reduções gritantes em custos legais e de saúde.
- Grande diminuição na criminalidade de todos os tipos, de furtos a tráfico de drogas (uma redução, em geral, de 68%).

Os suíços alcançaram esses resultados "por meio da prescrição cuidadosa de heroína para mais de mil viciados crônicos no país – *buscando os indivíduos mais complexos, com dependência química de longa data e repetidos fracassos com tratamentos tradicionais baseados em abstinência.* Os estudos suíços mostraram, sem sombra de dúvida, que a prescrição de heroína produz reduções substanciais tanto no uso de drogas ilícitas quanto na atividade criminosa desse grupo mais problemático. Além disso, ofereceram evidências claras de reintegração social, isto é, melhores moradias, mais empregos dignos, menos convívio com usuários e mais contato com parentes e amigos antes afastados", escreveram o Dr. Dan Small, antropólogo da Universidade da Colúmbia Britânica, e o Dr. Ernest Drucker, epidemiologista da Faculdade Albert Einstein de Medicina, em Nova York.[9]

A maior falha do projeto NAOMI é limitar o tempo de participação. Jenny, uma residente do Portland Hotel e profissional do sexo de 29 anos, veio ao meu consultório algumas semanas atrás, pedindo para retomar o tratamento com metadona. Por um ano ela recebeu heroína no centro do NAOMI. Sua saúde havia melhorado e não foi preciso fazer qualquer tratamento para doenças infecciosas naquele período. Agora ela apresentava uma perna direita vermelha e inchada, além de um abscesso na virilha, onde havia se injetado com heroína de rua. O problema? O tempo da sua participação no NAOMI havia acabado. Devido principalmente à oposição dos Estados Unidos, a manutenção de heroína não é disponibilizada no Canadá fora desse projeto de pesquisa. "Eu apostaria todo o dinheiro do mundo que os Estados Unidos pressionaram demais o Canadá para acabar com o estudo", disse o Dr. Alex Wodak, proeminente médico australiano especializado em vício, quando o NAOMI estava apenas começando.[10] Wodak, diretor do Serviço de Álcool e Drogas do St. Vincent's Hospital em Sydney, entende do assunto. A oposição dos Estados Unidos ajudou a acabar com um estudo de heroína na Austrália em 1997.

Nós, em Vancouver, também não fomos poupados dos conselhos da Casa Branca sobre o Insite, o centro de injeção supervisionada administrado pela Portland Hotel Society junto com autoridades locais de saúde pública. John Walters, o czar antidrogas da Casa Branca, chamou o projeto de suicídio lento patrocinado pelo Estado (na verdade, supostamente disse "suicídio estatal lento e assistido", mas podemos presumir que foi isso que ele quis dizer).

Ao entrar na sala de injeção do Insite na Hastings Street, você depara com cerca de 12 cubículos, cada um com pia, agulhas limpas, um espelho grande, iluminação, toalhas e álcool para limpar a pele. À primeira vista, é como se você estivesse entrando no camarim de um pequeno teatro. Um enfermeiro está sempre presente, observando os dependentes químicos que ocupam os cubículos e prendendo torniquetes limpos em seus braços antes de eles perfurarem a própria veia com a seringa e a agulha. Ao lado, há um "lounge de descanso", onde é servido café, e a equipe e os terapeutas conversam com eles. Também há uma sala de tratamento e todos os equipamentos e fármacos necessários para ressuscitar usuários que sofrem overdose. Esses equipamentos não permaneceram intocados: num período de 18 meses, houve quase 500 overdoses no Insite, mas nenhuma morte. Calcula-se que exista uma taxa de mortalidade de 5% sem intervenção; nesse caso, 25 vidas teriam sido perdidas – para a provável insatisfação da polícia e do psiquiatra britânico Dr. Daniels, que, podemos imaginar, também iriam preferir ver viciados se injetando com água de poça, como era o caso de muitos antes do Insite.

Mais de 5 mil usuários estão registrados no Insite, com acesso diário de mais de 600. Nenhum dos medos gerados antes do início das operações do centro, em 2003, se concretizou: o local não incentivou o uso de drogas nem aumentou a criminalidade; não atraiu mais traficantes para a região e não tornou as ruas mais perigosas. Mais de 20 estudos publicados no *Canadian Medical Association Journal*, no *British Medical Journal*, no *Lancet*, no *New England Journal of Medicine* e em outros periódicos revisados por pares documentaram seus benefícios. O programa:

- Atraiu usuários de alto risco – aqueles com maior vulnerabilidade a infecções por HIV e overdose, uso público de drogas e descarte perigoso de seringas.
- Reduziu o número de pessoas que injetam em público e a quantidade de lixo relacionado a injeções em Downtown Eastside.
- Mitigou o impacto negativo no comércio local.
- Diminuiu as taxas gerais de compartilhamento de agulhas na comunidade.

- Não aumentou as taxas de recaída entre usuários em recuperação nem foi uma influência negativa para aqueles que tentam abandonar o hábito.
- Aumentou o número de inscrições em programas de desintoxicação e tratamento de vício.
- Não atraiu usuários de drogas de outras áreas para a vizinhança.

Como resumido pelo *Canadian Medical Association Journal*, "o centro de injeção supervisionada de Vancouver foi associado a uma série de vantagens para a comunidade e para a saúde pública, sem evidências de efeitos adversos".[11] O atual prefeito da cidade e seus três antecessores mais recentes, incluindo o atual premiê da Colúmbia Britânica – nem um pouco liberal quando se trata de políticas sociais –, apoiam a continuação do Insite. Apesar do ceticismo inicial, o mesmo vale para os comerciantes locais e o departamento de polícia de Vancouver. O inspetor Scott Thompson, chefe de serviços para a juventude e coordenador de políticas para drogas no departamento de polícia da cidade, criticou publicamente a Real Polícia Montada do Canadá por sua oposição ao Insite – resistência que persistiu apesar de estudos internos defenderem o projeto. "Somos nós que estamos na rua, e apoiamos os objetivos da saúde pública de reduzir overdoses fatais e diminuir o risco de HIV e aids entre os usuários", disse ele.[12] "As evidências a favor do Insite são tão indiscutíveis", comentou o *Vancouver Sun* num editorial, "que chefes de polícia na Grã-Bretanha apoiaram a proposta de abrir centros de injeção supervisionada no país."[13]

Em setembro de 2007, os serviços oferecidos pelo Insite foram ampliados pela inauguração de um centro de desintoxicação no mesmo prédio, chamado Onsite. Ali, homens e mulheres recebem apoio ao longo do processo de abstinência sem terem permissão de usar drogas, e alojamentos são oferecidos temporariamente para aqueles que desejam sair de habitações em que o abuso de substâncias é desenfreado. O andar da desintoxicação tem 12 quartos, cada um com seu próprio banheiro, oferecendo privacidade sem precedentes, algo nunca visto em centros locais. "É muito doloroso passar pela abstinência, e você não quer estar perto dos outros enquanto vomita sem parar", explicou para um jornalista viciado em heroína em recuperação.[14] Sou um dos dois médicos que atualmente atendem no local.

Em setembro de 2006, a autorização federal de três anos para o centro de injeção supervisionada chegou ao fim. Durante uma campanha bem-sucedida na eleição anterior, o partido conservador mostrou sua aversão a qualquer programa antidrogas que não fosse baseado em abstinência. O governo do primeiro-ministro Stephen Harper foi inundado por pedidos de políticos, policiais e autoridades de saúde, associações de moradores, defensores de dependentes químicos e muitos indivíduos para permitir que o Insite continuasse. Como um médico cujos pacientes se beneficiam do projeto, também escrevi uma carta a Harper. "O centro é uma instituição que tenta, de forma modesta mas essencial, reduzir os danos da dependência química", expliquei.

É difícil trabalhar com essa população. Por terem tido uma primeira infância quase sempre trágica, essas pessoas não sabem muito bem como cuidar de si mesmas e não buscam ajuda imediata de profissionais da saúde. O centro é uma conexão – para alguns, a única conexão – entre a vida nas ruas e o sistema público de saúde e, para muitos, é uma das primeiras instituições que lhes oferecem apoio e um tratamento humanitário. Para uma população física e emocionalmente ferida, isso é muito importante [...] O centro está longe de ser uma resposta definitiva para o complexo problema do vício, mas é um pequeno passo inovador e necessário, um projeto do qual o Canadá pode se orgulhar e que no futuro será copiado em muitos lugares do mundo.

O governo esperou alguns dias antes do prazo final para anunciar que renovaria a autorização para o Insite por um período limitado de um ano e meio, deixando o futuro a longo prazo no limbo. Também cortou as verbas de pesquisa federal para o centro. "Por que o governo alegaria precisar de mais tempo para analisar o sucesso do centro e ao mesmo tempo cortaria o financiamento necessário para essa avaliação?", questionou o Dr. Mark Weinberg, diretor do Centro de Aids da Universidade McGill, em Montreal.[15] Na coletiva de imprensa, o ministro da Saúde na época disse que havia evidências insuficientes de que o programa reduziria o uso de drogas e combateria o vício.[16]

Um programa de redução de danos não "combate o vício" – seja lá o que isso signifique. Ele só reduz o sofrimento e previne mortes e doenças.

A controvérsia mostrou que a redução de danos pode não estar sendo encarada como uma questão médica ou social; não se pensa sobre o que é melhor para o dependente químico ou para a sociedade. No fundo, o problema é ideológico. Frases inflamadas com expressões como "experimento médico desumano" e "suicídio lento patrocinado pelo Estado" são ditas, ao que me parece, na linguagem das pessoas que valorizam mais a própria opinião do que os fatos.

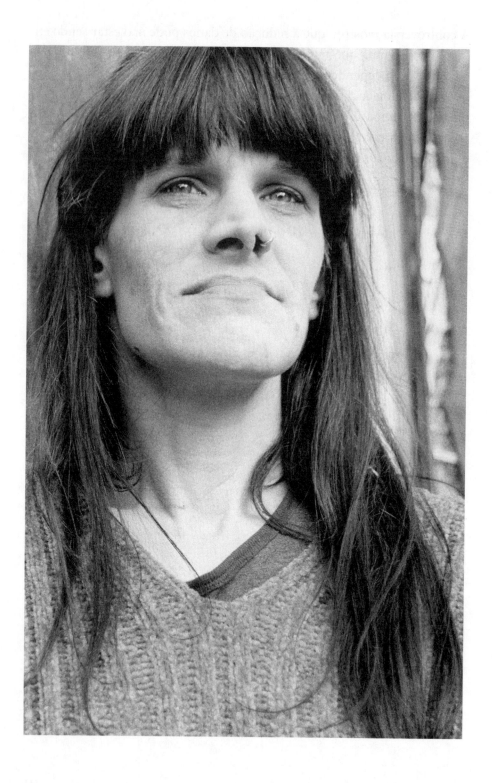

PARTE SETE

A ECOLOGIA DA CURA

O problema não é que a verdade seja dura, mas que a libertação da ignorância é tão dolorosa quanto nascer. Corra atrás da verdade até você ficar sem ar. Aceite a dor envolvida em se reinventar do zero. Essas ideias demorarão uma vida inteira para serem compreendidas, uma vida dura entremeada por momentos de bebedeira.

NAGUIB MAHFOUZ, *O palácio do desejo*

29

O poder da curiosidade compassiva

Estes capítulos finais têm a intenção de aumentar a compreensão do leitor sobre a mente viciada e oferecer apoio à cura. Não são um guia para o tratamento da dependência química. Sob a influência de substâncias alteradoras do cérebro, os usuários não conseguem cuidar de si mesmos com bondade nem fazer o esforço mental necessário para curar a própria mente viciada. As informações e os conselhos oferecidos aqui podem complementar, mas não substituir, qualquer tipo de programa de tratamento ou grupo de autoajuda para adictos.

Eu tinha a esperança de encerrar este livro com algum comentário triunfante. Queria, nesta sessão sobre a autocura do vício, descrever como superei minhas tendências compulsivas. Infelizmente, essa história, apesar de possivelmente encorajadora, seria ficção.

Durante boa parte do tempo que passei escrevendo *este livro*, continuei tendo recaídas: comprando sem parar, mentindo, me sentindo envergonhado e vazio. Apesar das resoluções feitas com toda a seriedade, nunca retornei ao grupo de 12 passos nem segui qualquer outro programa de forma regular. Eu era como Dean, "o drogado mais famoso do Canadá", que jurou no começo do documentário *Fix* que largaria o vício até o fim das filmagens.

Ele não fez isso, nem eu; pelo menos, no meu caso, não até recentemente – recentemente demais para cantar vitória e gritar "Missão cumprida!". "Missão aceita" seria mais exato.

Nós ensinamos aquilo que mais precisamos aprender – e, às vezes, damos aquilo que mais precisamos ganhar. Seria impossível estudar o vício sem me observar com atenção, e posso dizer com sinceridade que aprendi muito com esse exercício. Por mais que eu tente, descobri que é possível que eu nunca derrote completamente minhas tendências ao vício. E também descobri que está tudo bem. Triunfo e derrota: essas continuam sendo metáforas de uma guerra. Se, como as pesquisas mostram, os vícios surgem de nosso âmago emocional, seria necessário travar uma guerra contra nós mesmos para derrotá-los. E uma guerra contra parte de quem somos – mesmo que seja uma parte disfuncional – só poderia gerar conflito interior e mais angústia.

No último inverno, eu e a enfermeira Kim atendemos uma mulher de 31 anos viciada em heroína e cocaína que chamarei de Clarissa. Clarissa teve três filhos que foram levados pelos serviços de proteção à criança e agora está grávida de novo. Ela admite que está sob os efeitos de cocaína – e nem poderia disfarçar, considerando seus movimentos agitados, a fala pausada e a reatividade emocional. "Mas sou assim até sem pedra", afirma ela – e é mesmo, mais ou menos, devido ao seu grave TDAH.

– Eu me odeio – diz ela. – Faz semanas que sei que estou grávida e não parei de usar. Só faço merda e fico sentindo pena de mim mesma, sem pensar no bebê... – Kim e eu escutamos sem interromper enquanto Clarissa passa das autoacusações para reclamações sobre a equipe e então para exigências por suplementos alimentares e um novo apartamento de dois quartos. No meio do discurso, ela para de falar, puxa o ar com força, enterra o rosto nas mãos e choraminga: – Estou com medo. Estou com tanto medo...

Clarissa se senta no sofá perto da janela, os olhos marejados indo da enfermeira para mim e de mim para a rua lá fora. Seus seios meio expostos, aumentados pelos hormônios da gestação, estremecem no sutiã push-up que ela usa para atrair clientes em potencial. Algumas perguntas bastam para fazer a jovem nervosa contar sua história de vida – uma história familiar demais, quase estereotipada, que deságua em Downtown Eastside. Como sempre, a narrativa é tão tóxica que basta ouvi-la para se sentir arrasado.

Clarissa foi sexualmente violentada pelo pai quando tinha entre 1 e 4 anos, e depois disso por uma série de homens até chegar à adolescência. Quando tinha 5 anos, sua mãe morreu de overdose.

– Minha mãe continuou se drogando mesmo quando eu estava na barriga dela – diz Clarissa –, e agora estou fazendo a mesma coisa com meu bebê.

Eu e Kim a escutamos, oferecemos todos os conselhos possíveis e tomamos as medidas necessárias. A primeira é marcar uma ultrassonografia. Clarissa deseja interromper a gravidez caso não tenha passado da 12ª semana ou largar as drogas e se mudar para um abrigo para gestantes se já tiver passado da fase do aborto. Apoiamos sua intenção de abandonar a cocaína, mas avisamos que fazer o feto passar pela abstinência de narcóticos não é o ideal: seria melhor substituir a heroína por uma dose baixa de metadona durante a gravidez. Escrevo algumas observações para o assistente social que lida com o auxílio financeiro de Clarissa antes de Kim levá-la para a SheWay, a clínica de cuidados pré-natais de Downtown Eastside.

– Só um conselho – digo –, se você achar que consegue me escutar.

Clarissa, saindo do consultório, se vira para mim.

– Consigo, sim – diz ela.

– Aquilo que você disse sobre se odiar e sentir pena de si mesma... E se você substituísse essas críticas por uma curiosidade verdadeira sobre o que motiva seus comportamentos? Será que você usa drogas porque tem medo de não conseguir suportar o sofrimento sem elas? Você tem todos os motivos para se sentir mal depois de tudo pelo que passou. Não é uma questão de "fazer merda". Você simplesmente não encontrou outra forma de lidar com as coisas. Se o seu bebê tivesse as mesmas experiências e acabasse usando drogas, você faria acusações tão ríspidas contra ele?

– Não – diz Clarissa. – Eu o amaria... e lhe daria uma lição.

– Esqueça as lições – digo. – Ele só precisa de amor. E você também.

Chorando, Clarissa pergunta se pode voltar outro dia para conversar comigo.

– Claro – respondo –, mas volte quando não estiver sob efeito de drogas. Não dá para absorver nada desse jeito.

– Era exatamente isso que meus terapeutas sempre me diziam quando eu era adolescente – protesta Clarissa –, para não voltar enquanto eu estivesse doidona.

Olho para ela por alguns instantes silenciosos e cedo:

– Tudo bem, volte quando precisar voltar.

Clarissa é toda sorrisos.

– Era isso que eu queria ouvir – diz ela.

Quando estou razoavelmente equilibrado na minha vida pessoal e espiritual, não tenho dificuldade em encontrar compaixão pelos meus pacientes viciados. Me interesso por suas histórias de vida, pelas percepções que eles têm de si mesmos e, em grande parte, sou capaz de não julgá-los. Como aconteceu com Clarissa, meu objetivo é mostrar que eles podem sentir uma curiosidade neutra e compassiva em relação a si mesmos.

As coisas mudam muito de figura quando sou eu que me vejo em uma fase viciada. Inundado por uma vergonha corrosiva, tento esconder a raiva que sinto de mim mesmo com uma jovialidade fingida ou uma combatividade autojustificada, e nenhuma das duas coisas funciona. Assim como acontece com os dependentes químicos – meus companheiros no reino dos fantasmas famintos –, esse lodo de autocríticas cruéis e negativas apenas intensifica meu desejo de fugir e esquecer. A espiral de vício-vergonha-vício não para.

Como o Dr. Bruce Perry disse sobre viciados em drogas, "precisamos oferecer muito amor, muita aceitação e muita paciência às pessoas que passam por esse tipo de problema". Também precisamos estender essa mesma postura amorosa, acolhedora e paciente a nós mesmos. E, como o Dr. Jaak Panksepp sugeriu, para lidar com vícios de maneira bem-sucedida, devemos trazer as emoções de volta para um equilíbrio saudável; precisamos nos dar "uma chance para pensar sobre elas". Quando estamos imersos na autorrecriminação e na vergonha, não conseguimos pensar de forma criativa.

Um dos primeiros movimentos rumo à sobriedade deve ser canalizar a curiosidade compassiva para si mesmo – é o que nos dizem os grandes nomes da espiritualidade e da ciência. "Ao cultivar a bondade amorosa, primeiro aprendemos a ser sinceros, afetuosos e compassivos com nós mesmos", escreve a monja budista Pema Chödrön. "Em vez de nutrir a autodepreciação, começamos a cultivar um olhar bondoso." Chödrön também enfatiza o poder da leveza:

> Ser capaz de pegar mais leve é fundamental para se sentir merecedor de viver neste planeta, para se sentir à vontade com o próprio corpo, a própria mente e as próprias emoções. [...] Além do senso de humor, a base para a mente alegre é a curiosidade, a atenção. [...] A felicidade não é imprescindível, mas a curiosidade sem excesso de críticas ajuda. Se você é crítico demais com certas coisas, jamais conseguirá ser curioso em relação a elas.[1]

Quando perguntamos "Por quê?" com curiosidade genuína, isso deixa de soar como acusação e passa a ser um questionamento imparcial, até científico. Em vez de dizer a si mesmo "Sou tão burro, será que não vou aprender nunca?", é mais proveitoso refletir: "Por que fiz isso de novo, mesmo sabendo das consequências negativas?" Assim abandonamos o papel do interrogador, determinado a julgar, condenar e punir, e adotamos em relação a nós mesmos uma postura de amigo empático, interessado em saber o que está acontecendo conosco. Essa postura gentil e reflexiva pode ser resumida pelo acrônimo CADA: curiosidade, aceitação, disponibilidade e amor.

O propósito não é justificar ou racionalizar, mas compreender. A justificativa é outra forma de julgamento, tão debilitante quanto a condenação. Quando nos justificamos, estamos tentando convencer ou ludibriar o juiz. A justificativa visa nos eximir de responsabilidade; a compreensão nos ajuda a assumi-la. Quando não precisamos nos defender dos outros ou, mais importante, de nós mesmos, passamos a enxergar melhor as coisas como realmente são. Eu me torno livre para reconhecer o vício assim que meu comportamento compulsivo deixa de significar que sou uma pessoa fracassada, desprezível e fútil. Consigo admitir o que faço e enxergar as muitas maneiras como isso sabota meus objetivos reais na vida.

Perder a autocompaixão é um dos piores danos que podemos sofrer. Com ela perdemos também a expectativa de cura, dignidade e amor. O que parece disfuncional e autodestrutivo no presente foi, em algum momento, uma adaptação para nos ajudar com algo que precisávamos superar no passado. Se as pessoas são viciadas em comportamentos que as acalmam, é só porque não foram devidamente tranquilizadas no início da vida. Quando entendemos isso, paramos de nos criticar pelo passado e assumimos mais responsabilidade pelo presente.

Daí a necessidade de um autoquestionamento compassivo.

Quando analiso meus comportamentos compulsivos sem julgamentos e me pergunto "Por quê?" com curiosidade genuína, o que encontro? Para ser mais exato, *quem* encontro? Qual é a verdade completa sobre mim? Será que posso dizer que sou um respeitado médico com 30 anos de carreira, além de marido, pai, conselheiro, palestrante, ativista e escritor? E o homem ansioso e inseguro que frequentemente se sente vazio e incompleto e precisa buscar fontes externas para aplacar uma fome insaciável? Como o escritor e também viciado Stephen Reid me disse durante nossa conversa no refeitório do presídio William Head: "É doloroso abandonar essas coisas externas e olhar para dentro de mim." No meu caso, doía literalmente – desde a infância eu trincava os dentes à noite com tanta força que, ao final da minha quinta década de vida, a maioria deles eram tocos desgastados com a polpa exposta.

Junto com minhas características positivas – confiança intelectual, determinação, empolgação e comprometimento –, sempre senti lá no fundo uma ansiedade inquietante, em formação, à espreita. Se eu fosse sincero comigo mesmo e tivesse me preparado para aceitar a vulnerabilidade, teria declarado em muitos momentos da minha vida, como fez Clarissa: "Estou com medo. Estou com tanto medo…" Minha ansiedade assume a forma de preocupações com imagem corporal ou segurança financeira, dúvidas sobre minha capacidade de ser amado ou de amar, autodepreciação e pessimismo existencial sobre o significado e o propósito da vida – ou, por outro lado, manifesta-se como grandiosidade, a necessidade de ser admirado, de ser visto como especial. No fundo, ela não tem nome nem forma. Tenho certeza de que se originou na minha cavidade torácica, em algum lugar entre os pulmões e o coração, muito antes de eu aprender o nome das coisas.

Tenho motivos para ficar ansioso? Por definição, a ansiedade crônica nada tem a ver com "motivos". Primeiro ela surge, e muito depois, quando desenvolvemos a capacidade de pensar, ela recruta pensamentos e explicações para servi-la. Ao contrário da ansiedade saudável (para a qual o melhor termo é *medo*), sentida diante do perigo – como sente uma gazela perto de um leão faminto ou uma criança que perde os pais de vista –, a ansiedade crônica não se origina na experiência do momento. Ela precede o pensamento. Podemos acreditar que estamos ansiosos sobre uma coisa ou outra (aparência física, a situação do mundo, questões de relacionamento, o clima), mas não importa a história que usemos para justificá-la: a ansiedade *apenas existe*. Como o vício em si, a ansiedade sempre encontra um alvo, mas permanece viva independentemente dele. Apenas quando nos tornamos cientes dela é que conseguimos identificar suas artimanhas. Muitas vezes a reprimimos, a enterramos embaixo de ideias, rótulos, atos, crenças e relacionamentos. Construímos acima dela uma montanha de atividades e atributos que confundimos com nosso eu verdadeiro. Então nos dedicamos a convencer o mundo de que a ficção que criamos é a realidade. Por mais genuínas que sejam nossas qualidades e conquistas, elas acabam parecendo vazias se não reconhecemos a ansiedade que elas escondem.

A incompletude é o estado básico do viciado. Ele acredita – de forma consciente ou não – que "não é suficiente". Da maneira como é, ele não tem capacidade de enfrentar as exigências da vida nem de se adequar ao mundo. Ele é incapaz de tolerar as próprias emoções sem um apoio artificial. Ele precisa escapar do vazio interior por meio de uma atividade que preencha sua mente com um propósito temporário, seja trabalho, jogo, compras, comida ou aventuras sexuais. No meu primeiro livro, *Scattered Minds*, descrevi essa fome psíquica insaciável:

> O psiquiatra britânico R. D. Laing certa vez escreveu que há três coisas de que os seres humanos sentem medo: da morte, de outras pessoas e da própria mente. Com pavor da minha mente, sempre odiei passar momentos sozinho com ela. Sempre levei um livro no bolso, como se fosse um kit de emergência para o caso de eu ficar ocioso por um minuto na fila do banco ou no caixa de um supermercado. Eu alimentava minha mente o tempo todo com migalhas, como faria com um monstro feroz e maligno que me devoraria se não estivesse mastigando alguma coisa.[2]

Na época, atribuí esse estado de insatisfação perpétua ao transtorno de déficit de atenção. Apesar de estar presente no TDA, a vontade de fugir do momento é uma característica humana comum, quase universal.

No cérebro viciado, ela é exacerbada ao ponto do desespero, tornando-se a força avassaladora que orienta decisões e comportamentos.

"Mas não sinto desespero", podem dizer alguns. "Simplesmente amo tanto o que estou fazendo que não quero parar nunca." Workaholics tendem a pensar assim, e eu também pensava. "Onde está todo esse sofrimento que preciso sentir para conseguir me curar?", certa vez perguntei a um terapeuta. "Por mais que eu tente, não consigo me obrigar a sentir algo. Os sentimentos surgem ou não surgem." Eu estava tão ocupado me estimulando e me acalmando com atividades incessantes, fazendo horas extras para manter meu cérebro girando e se fartando de guloseimas, que não deixava o menor espaço para qualquer sentimento surgir.

Meu vício em trabalhar e comprar CDs é apenas a forma de escapismo que minha mente escolhe com mais frequência quando fica desconfortável, mas já tive outros comportamentos igualmente compulsivos. Hoje enxergo que a ansiedade subjacente e a sensação de vazio eram generalizadas. No âmbito emocional, elas tomam a forma de irritabilidade crônica e depressão leve. No nível intelectual, manifestam-se como cinismo – o lado negativo do ceticismo saudável e do pensamento independente que sempre valorizei. Em termos de comportamento, elas se disfarçam de energia hipomaníaca ou letargia, como o desejo constante de movimento ou torpor. Quando os mecanismos de fuga rotineiros, comuns, não conseguem me satisfazer, mergulho em meus padrões notoriamente viciantes. Se eu sentisse mais dor e tivesse menos recursos, se tivesse tido menos privilégios na vida, poderia ter sido levado a recorrer às drogas.

A curiosidade compassiva sobre si mesmo leva à verdade. Quando enxergo minha ansiedade e a reconheço, a necessidade de fugir diminui. Para mim, está claro que a sensação de ameaça e o medo de abandono que formam a ansiedade foram, no meu caso, programados no gueto de Budapeste em 1944. Por que tentar escapar de um velho padrão mental criado quando eu era um bebê assustado durante uma época terrível da história? Ele existe, e os circuitos nos quais suas histórias silenciosas estão entalhadas são uma parte inseparável do meu cérebro. Ele não precisa desaparecer – de fato, ele não vai desaparecer, não por completo. Mas posso mudar minha relação com ele, me conectar a ele mais intimamente. Posso até conseguir domá-lo um pouco, o que significa notá-lo sem permitir que controle meus humores e comportamentos. Da mesma forma, não preciso assumir a tarefa impossível de apagar as compulsões que surgiram desses padrões mentais adquiridos no começo da vida – mas posso transformar minha relação com elas. O essencial para esse tipo de transformação é abdicar de qualquer julgamento ou autocrítica.

O psiquiatra e analista Anthony Storr escreveu sobre o valor de permitir que emoções reprimidas surjam sem medo:

> Quando uma pessoa é incentivada a acessar e expressar seus sentimentos mais profundos sabendo que não será rejeitada e criticada, e que não existe uma expectativa de que ela mude, um tipo de reorganização costuma ocorrer no cérebro, gerando uma sensação de paz; uma sensação de que ela finalmente mergulhou nas profundezas do poço da verdade.[3]

Qual é o primeiro passo a ser dado depois que a autocompaixão permite que a verdade se revele? Inevitavelmente, é o primeiro passo ensinado pelos Alcoólicos Anônimos e por outros programas de 12 passos. Os métodos de 12 passos não são para todo mundo e podem não ser o único caminho para escapar do vício, mas os princípios nos quais se baseiam são comuns a qualquer programa de recuperação bem-sucedido.

"Nós admitimos que éramos impotentes perante o álcool e que perdemos o controle sobre nossa vida" é a clássica fórmula do AA. Sabendo da semelhança básica entre todos os vícios, podemos ampliar o conceito e dizer: "Eu admito que era impotente perante o processo do vício." Isto é: "Eu admito plenamente que minhas fissuras e atitudes estavam incontroláveis e que minha incapacidade de contê-las causou problemas e transtornos em áreas importantes da minha vida. Parei de negar seus impactos sobre mim mesmo, meus colegas de trabalho ou entes queridos, e admito meu fracasso em confrontar o vício com firmeza e sinceridade." (Uma amiga minha, Anne, que frequenta o AA há anos, me alertou sobre o problema de trocar "*nós* admitimos" por "*eu* admito". "A primeira palavra está no plural por um motivo", diz ela. "Se sou viciada e sou deixada sozinha para me virar sem ajuda, estou basicamente perdida.")

Relutei em dar esse passo até pouco tempo atrás, apesar de nunca ter tido problemas em admitir publicamente minhas compulsões. Minhas dificuldades são três. Primeiro, como me orgulho de ter competência intelectual, resisti em aceitar que sou impotente quando se trata de qualquer processo mental. Pelo contrário, faz parte da natureza do ego reverter tudo em vantagem própria. Até o discurso público sobre minhas compulsões serviu para me assegurar da minha sinceridade, honestidade e "coragem". Plateias recebem minha confissão concordando com a cabeça, abrindo sorrisos compreensivos e batendo palmas. Mas a coragem verdadeira não está em falar sobre o vício; está em tomar uma atitude prática sobre ele – e não me senti pronto para enfrentar essa tarefa até recentemente.

A segunda dificuldade é que, ao me concentrar nos comportamentos compulsivos mais visíveis, como a compra de CDS e livros e o excesso de trabalho, eu ainda conseguia ignorar como os padrões viciantes permearam boa parte da minha rotina. Limitá-los a algumas poucas questões "problemáticas" permitiu que eu negasse que o processo do vício estava presente em vários aspectos do meu cotidiano. Talvez eu achasse que não estava descontrolado porque cumpria tarefas e as executava bem. Em outras palavras, eu não queria aceitar que, em certos momentos, minha vida ficava desgovernada devido aos meus próprios comportamentos. Na ausência da curiosidade compassiva, uma admissão dessas geraria vergonha demais.

Por fim, sempre que me sentia deslocado ou isolado num relacionamento, eu me enxergava como alguém desprovido de algo, em vez de admitir que eu mesmo criava esse sentimento de privação dentro de mim. Por exemplo, culpei minha esposa, Rae, por não assumir os fardos que imponho em nosso relacionamento com meu descontrole e meu sentimento de inadequação. Com isso, eu me sentia autorizado a recorrer ao vício para me acalmar, usando minhas necessidades "não atendidas" como justificativa para meu comportamento. Em outras palavras, as *consequências* da minha imaturidade e do meu descontrole se tornaram meu *argumento* para seguir tendo comportamentos compulsivos. Enquanto escrevo isto, a imagem de um cachorrinho correndo atrás do próprio rabo me vem à mente.

Não existe progresso sem a demolição da muralha da negação – ou, no caso de uma mente tão obstinada e evasiva quanto a minha, sem a demolição de várias muralhas, cuja existência hesitei em reconhecer.

30

O clima interior

Deus não muda o destino das pessoas até elas mudarem o que está no próprio coração.

CORÃO (13:11)

Nenhum organismo na natureza é dissociável do sistema em que vive, funciona e morre, e nenhum processo natural pode ser compreendido fora de seus contextos físico e biológico. Sob uma perspectiva *ecológica*, o processo do vício não ocorre por acaso nem é pré-programado por hereditariedade. É um produto do desenvolvimento em determinados contextos e continua sendo mantido por fatores do ambiente. A visão ecológica enxerga o vício como um processo mutável e em evolução que expressa uma interação vitalícia com o meio social e emocional de uma pessoa e seu espaço psicológico interior.

A cura, portanto, precisa levar em consideração o clima psicológico interior – crenças, memórias, estados mentais e emoções que alimentam impulsos e comportamentos compulsivos –, assim como o meio externo. Numa estrutura ecológica, o modelo para a recuperação do vício não significa uma "cura" para uma doença, mas a criação de novos recursos, internos e externos, que possam oferecer maneiras diferentes e saudáveis de satisfazer as necessidades verdadeiras de uma pessoa. Também envolve o desenvolvimento de novos circuitos cerebrais que facilitem reações e comportamentos mais adaptativos.

À primeira vista, pode parecer impossível uma mente problemática transformar a si mesma. "Que abismo de incerteza", escreveu o romancista Marcel Proust, "sempre que a mente se sente dominada por si mesma, quando ela, aquela que tudo explora, é ao mesmo tempo a área sombria que deve ser explorada." Ou, como disse um paciente com transtorno obsessivo-compulsivo na clínica do Dr. Jeffrey Schwartz em Los Angeles: "Aquilo que buscamos é o que usamos para fazer a busca." Como essas observações sugerem, seria impossível se recuperar do vício se a vida mental de uma pessoa fosse determinada apenas por funções cerebrais automáticas e processos emocionais secretos. Por mais poderoso que tudo isso seja – e por mais decisivo que seja para muitas pessoas em muitas circunstâncias –, não é o único fator. Para nossa sorte, a mente é mais do que seus mecanismos automáticos e, no fim das contas, o cérebro pode continuar se desenvolvendo ao longo da vida.

Não apenas na infância, mas por toda a nossa existência, o cérebro funciona de acordo com o uso que fazemos dele. Por exemplo, foi comprovado que uma parte do hipocampo – uma estrutura importante para a memória – é muito maior em taxistas de Londres. O aumento do tamanho correspondia aos anos que eles trafegavam pelo trânsito pesado da capital britânica.[1] Nas palavras do neurologista e pesquisador António Damásio, "o design dos circuitos cerebrais continua mudando. Os circuitos não apenas são receptivos aos resultados da primeira experiência, como são repetidamente flexíveis e modificáveis por experiências contínuas".[2]

Então há duas formas de promover o desenvolvimento saudável do cérebro, e ambas são essenciais para curar o vício: mudando o ambiente externo e também o interno. "O cérebro mamífero parece ter a capacidade de permanecer responsivo ao enriquecimento ambiental até uma idade avançada", explicou a Dra. Marian Diamond, renomada pesquisadora e neurocientista da Universidade da Califórnia em Berkeley.[3] Em seu laboratório, ratos de diferentes idades foram mantidos em graus variados de isolamento social, estímulo e enriquecimento ambiental e nutricional. Autópsias mostraram que as camadas do córtex cerebral dos ratos ambientalmente favorecidos eram mais espessas; seus neurônios, maiores; suas ramificações, mais elaboradas; e seu suprimento de sangue, mais farto. Os ratos privilegiados que ultrapassavam a meia-idade ainda conseguiam desenvolver ramificações com quase o dobro de comprimento após apenas trinta dias de tratamento diferenciado. A Dra. Diamond relatou esses resultados em seus livros *Árvores maravilhosas da mente* e *Enriching Heredity* [Enriquecendo a hereditariedade]. "Em qualquer idade estudada", escreveu ela, "encontramos efeitos anatômicos gerados pelo enriquecimento ou pelo empobrecimento."[4]

A parte mais animadora foram os achados da Dra. Diamond de que até o cérebro de animais desprovidos antes do nascimento ou prejudicados na infância conseguiu compensar a perda com mudanças estruturais quando as condições de vida foram enriquecidas. "Sendo assim", escreveu ela, "não devemos desistir das pessoas que começam a vida em circunstâncias desfavoráveis. O enriquecimento ambiental pode aprimorar o desenvolvimento cerebral delas também, dependendo do grau ou da severidade do estrago."[5] Desde os estudos revolucionários de Marian Diamond, o poder do enriquecimento ambiental para induzir o desenvolvimento positivo do cérebro foi demonstrado várias vezes. Por exemplo, ratos com condições de habitação melhores ganharam novas conexões cerebrais e um aumento de até 20% no tamanho do córtex. Nas palavras dos pesquisadores, "uma mudança extraordinária".[6]

Nos humanos, também podemos esperar que o cérebro adulto seja influenciado de forma benéfica pelo ambiente. Há tempos se sabe que o mesmo vale para quase todos os outros órgãos ou partes do corpo. Músculos que não são usados atrofiam, mas, se bem exercitados, ganham tamanho e força; o suprimento de sangue para o coração é melhorado por exercícios físicos e uma dieta saudável; a capacidade dos pulmões melhora com exercícios aeróbicos. Idosos que permanecem física e intelectualmente ativos sofrem menos declínio cognitivo do que seus contemporâneos mais passivos. "Ao contrário do que reza a lenda, o cérebro humano produz novos neurônios na vida adulta", relataram dois neurobiologistas na *Scientific American* em 1999.[7]

No começo da vida, a reatividade do cérebro humano a condições mutáveis, chamada de *neuroplasticidade*, é tão grande que bebês que sofrem lesões num lado do cérebro pouco após o parto, ou até os que perdem um hemisfério inteiro, podem compensar essa ausência. A outra metade se desenvolve de forma que essas crianças cresçam tendo movimentos faciais quase simétricos e mancando apenas de forma leve ou moderada. Com a idade, a plasticidade diminui, mas nunca é completamente perdida. A adaptabilidade neurológica na vida adulta pode ser observada na recuperação de muitas pessoas após um derrame. Num acidente vascular cerebral, ocorre a destruição de tecidos cerebrais, geralmente devido a um sangramento. Apesar de os neurônios mortos não ressuscitarem, muitos pacientes conseguem recuperar o uso de um membro paralisado devido ao derrame. Novos circuitos assumem o controle e novas conexões são criadas. Esse processo foi recentemente aplicado à reabilitação de vítimas de derrame, permitindo avanços impressionantes.

O trabalho do Dr. Jeffrey Schwartz e de sua equipe na UCLA mostra que, no cérebro de pessoas com transtorno obsessivo-compulsivo, novos circuitos podem ser estabelecidos para se sobrepor aos que funcionam de forma ineficiente. Schwartz sugere – e concordo plenamente – que os métodos usados na UCLA podem ser adaptados para a cura de compulsões do vício (falaremos mais sobre isso no próximo capítulo). "Não há mais dúvidas", escreve Schwartz, "de que o cérebro se remodela ao longo da vida e retém a capacidade de se transformar como resultado não apenas de fatores vivenciados de forma passiva, como ambientes enriquecidos, mas também de mudanças na maneira como nos comportamos e pensamos. [...] Também não há dúvidas de que todo tratamento que explore o poder de mudança da mente sobre o cérebro envolve um esforço árduo – pelos pacientes afligidos por derrame, depressão, síndrome de Tourette ou TOC – para melhorar sua capacidade funcional e sua função cerebral."[8] O esforço também é necessário por parte de qualquer pessoa viciada – principalmente porque suas compulsões a levam a comportamentos que, ao contrário de outras condições estressantes, prometem prazer e recompensas.

A atividade da mente que consegue reprogramar circuitos debilitados do cérebro e alterar nossas reações emocionais e cerebrais disfuncionais é um esforço mental consciente – aquilo que Schwartz chama de *força mental*. Se a mudança de circunstâncias externas é capaz de alterar a fisiologia do cérebro, o esforço mental também é. "Intenção e atenção geram efeitos físicos e reais no cérebro", explica ele.[9] Não é de surpreender que, em estudos que analisam o efeito do esforço mental direcionado para a própria pessoa, a área ativada seja o córtex pré-frontal, o ápice do sistema de autocontrole emocional do cérebro. Essa também é uma área que, como aprendemos, causa dificuldade para os viciados. A atividade mental mais significativa para o desenvolvimento do autocontrole emocional já foi chamada de "auto-observação imparcial" pelos autores de um importante artigo publicado em 2005. "A maneira como uma pessoa direciona sua atenção (isto é, propositalmente ou não)", escrevem eles, "afeta tanto o estado experiencial dela quanto o estado de seu cérebro."[10]

A percepção consciente consiste em direcionar nosso foco não apenas para o conteúdo de nossos pensamentos, mas também para as emoções e os estados mentais que alimentam esses pensamentos. É estar ciente dos *processos* da mente mesmo enquanto analisamos o *material* em que ela se baseia. A percepção consciente é fundamental para romper com os padrões automáticos que inundam a mente e o cérebro viciados.

As emoções dominantes que permeiam todo comportamento compulsivo são o medo e o ressentimento – uma dupla inseparável no teatro da infelicidade. Um estimula e monta o palco para o outro: o medo da maneira como as coisas são e o ressentimento por elas serem assim; o medo da vida e o ressentimento pelo fato de a vida ser tão difícil; o medo de estados mentais desagradáveis e o ressentimento por eles persistirem; o medo de nunca nos sentirmos bem e o ressentimento por não conseguirmos nos sentir melhor; o medo do presente e do futuro e o ressentimento por não podermos controlar o destino. "O vício é uma fuga da realidade", me disse um paciente certa vez. "Da realidade de que algo é mais forte e maior do que eu. Em vez de admitir isso e dizer que algo me assusta, ou que não sei fazer tal coisa, ou que não sei viver... eu uso drogas. E convivo com outras pessoas que, como eu, não vivem de verdade, apenas sobrevivem."

Enquanto a substância ou o comportamento compulsivo fazem efeito, o ressentimento e o medo ficam temporariamente reprimidos, porém as emoções sempre voltam com mais força do que antes. É um ciclo infinito, porque a vida viciada está sempre gerando novas fontes para alimentar a energia da ansiedade e do ressentimento. O filósofo e escritor Friedrich Nietzsche observou que, nesse estado, "não é possível se livrar de nada, não é possível superar nada, não é possível repelir nada – tudo dói. Homens e coisas se impõem demais; experiências marcam demais; lembranças se tornam uma ferida supurada".[11]

Como romper o ciclo? "Tudo tem a mente como guia, tudo segue a mente e é feito por ela", disse o Buda. Com a mente, criamos o mundo em que vivemos. O budismo nos ensina que a melhor maneira de lidar com a mente não é tentando mudá-la, mas nos tornando seus observadores imparciais, compassivos. A psicologia budista tradicional não tinha como se basear no que sabemos hoje sobre o desenvolvimento do *cérebro*, cuja atividade gera boa parte daquilo que entendemos como *mente*. No entanto, reconhecia que as estruturas da mente, após instauradas, determinam percepções, comportamentos e experiências. Ao observar de forma consciente o funcionamento da mente, conseguimos aos poucos nos libertar de interpretações habituais, programadas, e de reações automáticas. O cérebro viciado é domado não pela resistência teimosa a ele, mas pela reflexão. "A mente irrefletida é um teto ineficiente", ensinou o Buda. "A paixão, como a chuva, inunda a casa. Mas, quando o teto é forte, há abrigo." Pesquisas sobre o cérebro demonstram que a percepção consciente é capaz de nos libertar do domínio de pensamentos nocivos e também mudar de forma positiva a fisiologia dos circuitos cerebrais que originam esses pensamentos – o que abre muitas possibilidades para a cura do vício.

Podemos diferenciar dois tipos de função mental: percepção (o observador imparcial) e a bagunça de processos automáticos (conscientes, semiconscientes e inconscientes) que ditam estados emocionais, pensamentos e boa parte do nosso comportamento. Um dos primeiros cientistas a reconhecer essa distinção foi o grande neurocirurgião canadense Wilder Penfield. "Para mim, parece cada vez mais razoável sugerir que mente e cérebro têm essências distintas e particulares."

A mente automática, o produto reativo dos circuitos cerebrais, constantemente interpreta o presente à luz de condicionamentos passados. Em suas reações psicológicas, ela tem muita dificuldade em diferenciar o passado do presente, ainda mais quando está emocionalmente agitada. Um gatilho no presente trará à tona emoções que podem ter sido programadas décadas atrás, numa época bem mais vulnerável. Algo que parece uma reação a circunstâncias atuais é, na verdade, um retorno a uma experiência emotiva do passado.

Esse processo sutil mas muito presente em nosso corpo foi chamado de *memória implícita*, em oposição ao aparato de memória explícita que se recorda de eventos, fatos e circunstâncias. De acordo com o psicólogo e pesquisador de memória Daniel Schacter, a memória implícita é ativada "quando somos influenciados por experiências passadas sem qualquer percepção daquilo que estamos lembrando. [...] Se não percebemos que algo influencia nosso comportamento, há pouco que podemos fazer para compreender ou combater isso. A natureza sutil e praticamente indetectável da memória implícita é um dos motivos pelos quais ela pode afetar tão intensamente nossa vida mental".[12] Sempre que alguém tem uma "reação exagerada", desproporcional à situação, podemos ter certeza de que a memória implícita está atuando. A reação não tem a ver com o fator irritante no presente, mas com alguma mágoa reprimida do passado. Muitos de nós já tivemos uma explosão emocional e nos perguntamos depois: "Mas que raios foi aquilo?" Era uma questão de memória implícita, só que na hora não tínhamos consciência disso.

A outra entidade mental, o "observador imparcial", não é fisiologicamente pré-programada e está ancorada no presente. Funciona por meio do cérebro, mas não é limitada a ele. Talvez esteja inerte em muitos de nós, mas nunca se ausenta por completo. Ela transcende o funcionamento automático dos circuitos cerebrais já condicionados. "No fim", escreveu Penfield, "concluo que não existem evidências contundentes [...] de que o cérebro consiga conduzir sozinho o trabalho que a mente faz."[13]

Adquirimos autoconhecimento quando observamos com curiosidade compassiva o que acontece em nosso interior.

Métodos para adquirir autoconhecimento e autodomínio pela percepção consciente fortalecem a capacidade da mente de agir como sua própria observadora imparcial. Entre as técnicas meditativas mais simples e habilidosas ensinadas em muitas tradições espirituais está a prática disciplinada daquilo que os budistas chamam de "atenção plena". Nietzsche chamou o Buda de "aquele profundo fisiologista", dizendo que seus ensinamentos não eram tanto uma religião, mas um "tipo de higiene". Sobre a busca do Buda para libertar a alma do ressentimento, Nietzsche escreveu: "Não é a moralidade que assim fala; é a fisiologia." Muitos dos processos automáticos do cérebro estão associados ao desejo de ter uma coisa e não outra, como acontece na mente de uma criança pequena. Estamos sempre desejando ou rejeitando algo. A higiene mental consiste em notar o fluxo de todos esses desejos e rejeições sem ser dominado por eles. A atenção plena não é direcionada apenas ao que acontece do lado de fora, mas também ao que acontece em nosso interior.

"Tenha no mínimo o mesmo interesse pelas suas reações que você tem pela pessoa ou pela situação que as causou", aconselha Eckhart Tolle. Num estado perceptivo, podemos escolher ter ciência do fluxo das emoções e dos padrões de pensamento em vez de ficarmos remoendo seu conteúdo. Pensamentos como "Ele fez tal coisa comigo e agora estou sofrendo" podem dar lugar a "Estou notando um ressentimento e um desejo de vingança rondando minha mente". Apesar de a atenção plena ter sido desenvolvida como uma prática meditativa, seu uso não é limitado à meditação formal. Trata-se de estar consciente daquilo que acontece na mente enquanto ela assimila estímulos físicos e emocionais vindos de dentro e de fora do corpo. "A atenção plena é a consciência clara e focada do que realmente acontece conosco e dentro de nós", escrevem os autores do artigo de 2005 que citei anteriormente. "Ela se chama 'plena' porque cuida apenas dos fatos percebidos pelos cinco sentidos físicos ou pela mente, *sem reagir a eles*."[14]

A pessoa viciada raramente questiona a realidade do humor ou do sentimento desagradável do qual deseja fugir. Ela quase nunca analisa a perspectiva sob a qual sua mente vivencia e compreende o mundo e pela qual ela escuta e enxerga as outras pessoas. Ela vive em constante estado de reatividade – nem tanto em relação ao mundo, mas às suas interpretações dele. O estado interno inquietante não é examinado; o foco é apenas o lado de fora: "O que o mundo pode me oferecer para que eu me sinta bem, mesmo que só por um instante?" A atenção plena pode mostrar que esses humores e sentimentos só têm o significado e o poder que permitimos que tenham. Com o tempo, percebemos que não precisamos fugir de nada. As situações talvez precisem mudar, mas não existe um inferno interior do qual precisemos escapar entorpecendo ou estimulando a mente.

Pessoas viciadas costumam dizer "Não sei quem eu sou de verdade". Se o adicto tiver uma dificuldade acima do normal de manter um senso de identidade, é porque no cérebro dele os padrões de reação, as emoções e os pensamentos que criam essa identidade variam muito. Devido à regulação prejudicada de sensações de ânsia e angústia que facilmente vêm à tona, a mente viciada é volátil. As oscilações psicológicas e a variação entre extremos são maiores do que na maioria das pessoas. Padrões de pensamento e estados emocionais entram numa rápida espiral. Parece que estamos à deriva – na verdade, os comportamentos e substâncias viciantes são uma forma de tentar impor certa estrutura. Muitos viciados (em drogas ou não) definem-se por meio de seus vícios e sentem-se sem chão e perdidos quando os abandonam. Eles temem abrir mão do vício não apenas pelo alívio temporário que encontram, mas porque não entendem quem seriam de outra forma.

A atenção plena nos permite sair do fluxo constante de pensamentos, reações e emoções, de modo que possamos observar, entender e tomar decisões de forma consciente. Com ela conseguimos enxergar as muitas "cenas" individuais que compõem os filmes que criamos em nossa mente.

"O segredo para explorar o potencial transformador da atenção plena está em diferenciar as reações dos eventos que as causam, algo que parece simples, mas não é", escreve o psiquiatra e professor de meditação budista Mark Epstein.

Nossa mente passa boa parte do tempo em estado de reatividade. Não refletimos sobre isso, não questionamos nossas reações automáticas e acabamos à mercê de um mundo externo frequentemente hostil e frustrante ou de um mundo interno avassalador. Com a atenção plena, deixamos de nos identificar automaticamente com o medo ou com a frustração e passamos a observá-los com o mesmo interesse imparcial com que observamos tudo mais. Essa mudança pode trazer uma liberdade imensa. Em vez de fugir de emoções difíceis (ou de se apegar às agradáveis), o praticante da atenção plena se torna capaz de *conter* qualquer reação: abrindo espaço para ela, mas sem se identificar completamente.[15]

Considerando que o vício gira em torno de evitar ou buscar determinadas emoções, a atenção plena pode dissolver muitas das motivações que impulsionam a mente viciada.

No próximo capítulo, defendo que enfrentar diretamente as emoções é uma boa tática para reduzir o estresse, o que pode parecer o oposto do conceito de atenção plena, que visa observar a natureza transitória e inconstante das emoções. Na realidade, as duas ideias se resumem a observar com cuidado o que acontece em nossa mente, sem reprimir sentimentos nem permitir que eles nos dominem.

Como vimos, experiências dolorosas no começo da vida programam tanto a neurofisiologia do vício quanto os estados psicológicos inquietantes que o vício promete aliviar. Ainda assim, seres humanos capazes de direcionar a atenção consciente para seus processos mentais descobrem algo surpreendente: que não são os acontecimentos do passado que geram nosso sofrimento atual, e sim a maneira como permitimos que eles definam como nos enxergamos e nos sentimos no presente. Uma pessoa pode sobreviver a uma surra, mas não será psicologicamente equilibrada se convencer a si mesma de que foi agredida porque mereceu ou porque o mundo é muito cruel. Uma criança pode superar uma violência sexual, mas continuará debilitada se por algum motivo acreditar que mereceu ou provocou o abuso. Ela também não desenvolverá respeito próprio na vida adulta se acreditar que só merece amor ou atenção quando explora sua sexualidade. Uma criança negligenciada pode ser impotente, mas o maior dano é causado quando ela desenvolve a crença de que a impotência é seu estado real e permanente no mundo. O maior estrago causado pela negligência, pelo trauma e pela perda emocional não é o sofrimento imediato, mas as distorções a longo prazo que influenciam a maneira como a criança interpretará o mundo e seu lugar nele. Com muita frequência, essas crenças implícitas se tornam profecias autorrealizáveis. Buscamos significado na interpretação inconsciente de eventos do passado, e então interpretamos nossas experiências atuais a partir dos significados que inventamos. Sem perceber, escrevemos a história do nosso futuro a partir de narrativas baseadas no passado.

Apesar de minha mãe provavelmente ter salvado minha vida ao me mandar para longe dos perigos do gueto de Budapeste antes do meu primeiro aniversário, vivenciei o evento da única maneira possível para um bebê: como abandono. Isso me deixou com a sensação permanente de que jamais devo me abrir emocionalmente nem ser vulnerável. Quando Rae, minha esposa, me nega alguma coisa ou se comporta de forma que me desagrada, minha crença automática é que estou sendo rejeitado ou abandonado pela mulher de cujo amor preciso, e minha reação instantânea é me distanciar emocionalmente, me isolar. Essa é uma resposta comum de crianças pequenas que sofrem uma separação emocional ou física dos pais. O vício confere invulnerabilidade porque nos permite aliviar a dor, o medo ou a carência por meio de comportamentos, objetos ou substâncias sempre que quisermos. É uma forma de evitar intimidade. A percepção consciente pode trazer à tona essas perspectivas escondidas, baseadas no passado, para que elas deixem de moldar nossa visão de mundo. "A escolha começa no momento em que você deixa de se identificar com a mente e seus padrões condicionados, no momento em que você se torna presente", escreve Eckhart Tolle. "Até alcançar esse ponto, você estará inconsciente." Quando noto meu impulso programado, defensivo, de me afastar da intimidade e entendo sua fonte, posso escolher se agirei segundo ele ou não. Se eu tiver o mínimo de sanidade, por que faria isso? Na percepção do presente, somos libertados do passado.

"Seu pior inimigo não pode machucá-lo tanto quanto seus próprios pensamentos se eles não forem domados", disse o Buda. "Mas, uma vez domados, eles serão capazes de ajudá-lo mais que qualquer pessoa – até mais que seus pais."

Não estou dizendo que meditação e atenção plena são soluções para tudo. Seria inútil tentar recrutar um grupo de alcoólatras ou viciados em cocaína para uma aula de meditação. Para seguir essas práticas, que são difíceis no início, é necessário ter recursos mentais e comprometimento com a clareza emocional. Porém, para as pessoas cuja vida ainda não foi completamente dominada pelo vício, essas práticas podem ajudar a iluminar o caminho.

Quando pediam minha opinião sobre meditação, minha resposta costumava ser: "Tenho um relacionamento profundo com a meditação; penso nela todos os dias." E era verdade. Todos os dias, durante anos, ouvi o chamado da solidão contemplativa e quase sempre o ignorei. Fugi da disciplina mental como Jonas fugiu do chamado de Deus até terminar na barriga pútrida da baleia. Meu cérebro com TDA e tendência ao vício sempre quer que eu olhe para o lado de fora e tente escapar de mim mesmo. Como resultado, tendo a oscilar entre a ocupação excessiva, fazendo várias coisas ao mesmo tempo, e uma propensão a ficar à toa de formas que me deixam inquieto e insatisfeito. A meditação, que exige imobilidade e auto-observação, não foi uma atividade que adotei com alegria.

No entanto, num retiro de meditação pouco tempo atrás, tive uma revelação: percebi que minhas expectativas em relação à prática eram exigentes demais – comigo mesmo. Eu queria ser "bom" naquilo, queria que coisas espiritualmente emocionantes acontecessem, queria ter percepções profundas. Agora sei que é um processo lento. Ninguém precisa ser bom em meditação nem obter com ela um resultado específico. Assim como acontece com qualquer habilidade, só se progride com a prática – e progredir nem é o objetivo. O único objetivo é a prática. Descobri que, quando medito, encontro mais tranquilidade na vida. Fico mais calmo, mais emocionalmente presente, mais compassivo com os outros e menos reativo diante de gatilhos externos. Em outras palavras, me comporto como um adulto que tem mais autocontrole e é menos propenso a recorrer a compulsões para se tranquilizar.

A prática da atenção plena não vai, por si só, aliviar a mente agitada pelo vício, mas é uma aliada inestimável para tudo mais que fizermos. É uma forma de lidar com nosso ambiente mais imediato, o interior. "A atenção plena transforma o cérebro", afirma o psiquiatra e neurocientista Daniel Siegel: "A maneira como prestamos atenção no momento presente muda o cérebro porque promove sua plasticidade, alterando as conexões neurais diante de cada experiência."[16]

A atenção plena pode ser praticada a qualquer hora do dia, não apenas numa almofada de meditação. Há muitas técnicas para isso, mas todas se resumem a prestar atenção na experiência de cada momento, sem buscar distrações. Quando faço caminhadas, agora não uso mais fones de ouvido que enchem minha cabeça de música. Tento permanecer focado nas minhas sensações físicas, nas coisas que vejo e escuto, ao mesmo tempo notando os processos e as reações da minha mente. Às vezes consigo fazer isso por 30 segundos consecutivos antes de me perder de novo em pensamentos. Quando isso acontece, eu chamo de progresso.

31

Os quatro passos, mais um

Neste capítulo, apresento um método que acho promissor para vícios comportamentais (em compras, jogos de azar, comida, etc.) ou para qualquer pessoa que deseje se libertar de hábitos nocivos de pensamento ou comportamento. É também um método valioso por elucidar a natureza da mente e do cérebro da pessoa viciada. Não se trata de um tratamento geral para o vício, mas pode complementar programas de 12 passos e as outras táticas recomendadas neste livro. Não funciona se feito de forma automática; exige prática regular e deliberada.

A atenção consciente foi aplicada de forma bem-sucedida no tratamento do transtorno obsessivo-compulsivo pelos pesquisadores da UCLA. Como já observamos, o TOC apresenta semelhanças com o vício devido à natureza impulsiva de seus comportamentos. Ambos são transtornos do controle de impulsos. Indo além, podemos dizer que ambos se baseiam na ansiedade. A pessoa com TOC acredita que algo catastrófico pode acontecer se ela não executar uma atividade específica por uma quantidade exata de vezes ou de determinada maneira. A compulsão ou o uso de drogas têm o objetivo de acalmar a ansiedade – porque a pessoa viciada se sente insuficiente ou insatisfeita com a vida. E lembremos que o TOC e o vício parecem compartilhar o fenômeno descrito pelo Dr. Jeffrey Schwartz como "emperramento cerebral" – um pensamento se torna ação antes que isso possa ser impedido, porque o mecanismo de transmissão do cérebro não consegue ficar em "ponto morto". Também há semelhanças no nível bioquímico, com disfunções nos sistemas neurotransmissores ligados à serotonina, por exemplo.

O método que o Dr. Schwartz e seus colegas desenvolveram aplica a atenção consciente de forma sistemática, com quatro passos. Imagens do cérebro mostram que o circuito emperrado do TOC passa por uma transformação após um período relativamente breve de prática disciplinada. O "emperramento cerebral" destrava e a pessoa é libertada dos pensamentos absurdos que antes controlavam seu comportamento. Será que esses mesmos quatro passos podem ser aplicados ao vício? "Não trabalhei muito com pacientes viciados", me contou o Dr. Schwartz, "mas, considerando que o vício também envolve problemas com ânsias intrusivas e comportamentos repetitivos, há bons motivos para acreditarmos que os quatro passos podem ser úteis para tratá-lo também."

O que apresentarei a seguir, com a bondosa permissão do Dr. Schwartz, é minha adaptação dos quatro passos para a cura do vício.* Não existem evidências químicas que sustentem essa aplicação específica, mas há uma base teórica excelente para antecipar seu valor. O método se alinha a abordagens tradicionais de 12 passos, apesar de não ter a intenção de substituí-las. Outros médicos especializados em vício já expressaram interesse em adaptar essa técnica. Se alguém se interessar por um testemunho pessoal, gostaria de oferecer o meu: fez diferença para mim.

O programa criado na Faculdade de Medicina da UCLA para tratar o TOC é formalmente chamado de Método de Autotratamento de Quatro Passos. Nem preciso dizer que ele depende de um alto nível de motivação para ter sucesso. Como expliquei antes, a motivação costuma ser mais elevada no caso do TOC, uma vez que, ao contrário do que acontece com o vício, os sintomas do paciente são intrinsecamente desagradáveis.

---

* O método de quatro passos da UCLA é detalhado no primeiro livro do Dr. Schwartz, *TOC: Livre-se do transtorno obsessivo-compulsivo*. Voltada para o público leigo, a obra sugere que suas recomendações para o TOC também podem ser usadas no contexto do vício (em drogas, sexo, comida ou jogo, por exemplo).

O viciado em substâncias ou comportamentos encontra pelo menos uma promessa inicial de prazer, que vem da ativação dos circuitos de incentivo-motivação e vínculo-recompensa do cérebro. O sofrimento não é imediato; é tardio. Não há como pular o primeiro passo sugerido no capítulo anterior – ou seja, antes de aplicar com sucesso os quatro passos da UCLA, precisamos reconhecer o impacto total do vício, confrontando seu poder sobre nossa mente.

O programa de quatro passos se baseia na perspectiva que faz mais sentido para transtornos como TOC e vício: que eles derivam de um mau funcionamento dos circuitos cerebrais e de histórias e crenças implícitas que não condizem com a realidade. Isso, como vimos, é o problema central do vício, porque o desenvolvimento do cérebro e da mente foi afetado de forma negativa por circunstâncias adversas no começo da vida. Os dois primeiros passos reforçam que os comportamentos nocivos são disfunções cerebrais. O terceiro direciona o cérebro para um foco mais positivo. A partir daí, o quarto passo lembra à pessoa o que a motiva a largar o hábito. Para completar, acrescentei um quinto passo que tem sido útil para mim.

Os quatro passos devem ser praticados pelo menos uma vez ao dia, mas também sempre que surgir uma compulsão muito forte. Sente-se para escrever, de preferência num lugar tranquilo, mas pode ser até num ponto de ônibus se for ali que você se sentir tentado a ceder aos impulsos do vício. O ideal é manter um diário sobre esse processo, então procure levar um caderninho aonde quer que vá.

Antes, preciso fazer um alerta. Tenho a tendência, típica do TDA, de começar projetos com entusiasmo e comprometimento e abandoná-los ao primeiro sinal de lapso ou fracasso. "Tentei", digo, "mas isso não funcionou para mim." Essa postura também é típica de quem tenta se recuperar do vício, já que, por definição, o vício envolve recaídas. Preciso entender que não existe um "isso" que funcione ou não funcione. "Isso" não precisa funcionar. Quem precisa funcionar sou eu. E o que é comprometimento? É permanecer fazendo algo não porque "funciona" ou porque gosto, mas porque tenho uma intenção mais forte que sentimentos ou opiniões momentâneas. O mesmo vale para o programa de quatro passos. Você não precisa achar que está funcionando: só precisa segui-lo e entender que ter lapsos não significa fracasso. É só uma oportunidade de recomeçar.

PRIMEIRO PASSO: RENOMEAR

Comece classificando a ânsia ou compulsão exatamente como ela é, sem confundi-la com a realidade. Posso sentir, por exemplo, que preciso largar tudo que estiver fazendo agora para ir à loja de CDs ou comer uma barra de chocolate. Essa sensação parece uma necessidade, uma ordem que deve ser cumprida de imediato. Porém, quando renomeamos, abandonamos a linguagem da necessidade. Digo a mim mesmo: "Não *preciso* comprar ou comer nada agora, só estou tendo um pensamento obsessivo. Não é uma necessidade real ou objetiva, mas uma falsa crença. Posso ter uma sensação de urgência, mas não há nada de urgente acontecendo."

Neste primeiro passo, bem como em todos os outros, é essencial ter percepção consciente. É ela, e não a repetição automática, que resultará em mudanças benéficas nos padrões de pensamento e comportamento. Procure estar completamente ciente do senso de urgência que acompanha o impulso e o classifique como uma manifestação do vício, não como uma necessidade real. "Quando renomeamos", escreve Schwartz, "trazemos à tona o espectador imparcial, um conceito que Adam Smith enfatizou em seu livro *Teoria dos sentimentos morais*. Ele definiu o espectador imparcial como aquele que se afasta de si mesmo e se observa em ação, um conceito basicamente igual ao da percepção consciente que aprendemos com o budismo."[1]

O objetivo deste passo não é fazer a compulsão desaparecer – isso é impossível, pelo menos por um bom tempo, já que ela está profundamente programada no cérebro. A compulsão se fortalece sempre que cedemos a ela e sempre que tentamos reprimi-la à força. A ideia é observá-la com atenção consciente, sem associá-la ao significado habitual, mas a um pensamento disfuncional. Sempre que ela voltar (e pode ter certeza de que voltará), observe-a objetivamente e dê a ela um novo nome. "*É preciso prestar atenção consciente*", orienta Jeffrey Schwartz. "*Esse é o segredo*. Mudanças físicas no cérebro só acontecem em certo estado mental, e esse estado se chama atenção. Prestar atenção faz diferença."[2]

SEGUNDO PASSO: REATRIBUIR

"Aprenda a colocar a culpa apenas no seu cérebro – é ele que está lhe enviando uma mensagem falsa."[3] Este segundo passo visa associar a compulsão à sua verdadeira fonte. No primeiro passo, você reconheceu que o pensamento compulsivo não expressa uma necessidade real nem nada que "precise" acontecer; é apenas uma crença. Agora você deve determinar com clareza onde essa ânsia surgiu: nos circuitos neurológicos que foram programados no seu cérebro há muito tempo, quando você era criança. Ela representa uma "fome" de dopamina ou endorfina por parte de sistemas cerebrais que, no começo da vida, não encontraram as condições necessárias para seu desenvolvimento completo. Também representa as necessidades emocionais que não foram atendidas.

A reatribuição está diretamente associada à curiosidade compassiva sobre si mesmo. Em vez de se culpar por ter pensamentos ou desejos incontroláveis, tente entender por que esses desejos têm tanta força sobre você. "Porque eles estão profundamente entranhados no meu cérebro e porque são facilmente acionados sempre que estou estressado, cansado, infeliz ou entediado." A compulsão não diz nada de você como pessoa. Não é uma falha moral nem um desvio de caráter; é apenas o efeito de circunstâncias sobre as quais você não teve controle. Agora, no entanto, você pode escolher como reagir a essa compulsão.

A reatribuição ajuda a colocar o impulso do vício em perspectiva: ele não é mais significativo do que, por exemplo, um zumbido no ouvido. Assim como não existe um "sino" real emitindo o som, também não há uma necessidade real a ser saciada pelo vício. Trata-se apenas de um pensamento, uma postura, uma crença, uma sensação advinda de um mecanismo cerebral automático. Você pode observar essa compulsão de forma consciente, atenta, e então abrir mão dela. Há fontes melhores de dopamina ou endorfina no mundo e jeitos mais satisfatórios de saciar suas carências.

E repito: não se frustre com as recaídas. Isso *vai* acontecer – provavelmente logo. Então renomeie e reatribua. Diga: "Olá, velhos circuitos do cérebro! Estou vendo que vocês continuam firmes e fortes. Pois eu também." Se você mudar sua reação a esses velhos circuitos, acabará enfraquecendo-os com o tempo. Eles persistirão – talvez pela vida toda –, mas apenas como sombras de si mesmos. Não terão mais o mesmo peso ou o mesmo apelo de antes.

Você não será mais uma marionete.

TERCEIRO PASSO: REDIRECIONAR A ATENÇÃO

Esta terceira etapa consiste em ganhar tempo. A compulsão de abrir um pacote de biscoitos, ligar a televisão, jogar ou fazer compras pode ser muito intensa, mas não dura para sempre. Como é um fantasma da mente, ela passará, e você precisa dar tempo para que passe. Como explica o Dr. Schwartz: *"O que importa não é como você se sente, mas o que faz."*

Em vez de ceder à compulsão, encontre outra coisa para fazer. Seu objetivo inicial pode ser modesto: ganhar meros 15 minutos. Escolha algo de que goste e que o mantenha ativo; de preferência algo saudável, mas pode ser qualquer coisa que lhe agrade sem causar danos. Saia para uma caminhada, por exemplo. Se você "precisa" jogar, ligue a TV. Se você "precisa" ligar a TV, escute música. Se "precisa" escutar música, vá malhar. Escolha qualquer atividade que o ajude a esquecer o vício – ao menos por 15 minutos. "No começo do tratamento", explica Jeffrey Schwartz, "atividades físicas parecem ser especialmente úteis. Mas o importante é escolher uma atividade que lhe dê prazer."[4]

O objetivo é ensinar o cérebro que ele não precisa obedecer às ordens do vício. Ele pode exercitar a "livre-objeção" e escolher outra coisa. Talvez no começo você não consiga aguentar 15 minutos, e tudo bem. Aguente 5 e registre isso no diário como um sucesso. Da próxima vez, tente 6 minutos, ou 16. Você não está treinando para uma corrida de 100 metros, mas para uma maratona solo. O sucesso virá aos poucos.

Enquanto estiver fazendo a atividade alternativa, mantenha-se atento. Afinal, é um desafio. Pode parecer algo simples para os outros, mas só você sabe como é difícil aguentar firme por poucos minutos que sejam. Você está reprogramando um cérebro com velhos hábitos. Isso por si só é uma conquista.

QUARTO PASSO: REAVALIAR

O objetivo aqui é fazer você entender de uma vez por todas o verdadeiro impacto do vício em sua vida: desastre. No fundo você já sabe disso, ou não estaria buscando a recuperação. É por causa desse impacto negativo que você tomou as rédeas da situação e seguiu os três passos anteriores. Agora é hora de lembrar o que trouxe você até aqui. Quanto mais claramente você enxergar a realidade, mais livre se tornará.

Sabemos que o cérebro viciado supervaloriza o objeto do vício (seja uma substância ou um comportamento). É o que chamamos de *atribuição de relevância*. A mente viciada foi convencida a transformar o objeto do vício em sua maior prioridade. O vício se instaurou e assumiu o controle sobre seus circuitos de vínculo-recompensa e incentivo-motivação. Onde o amor e a vitalidade deveriam estar, o vício impera. Os circuitos cerebrais distorcidos, incluindo o córtex orbitofrontal, fazem você acreditar que o vício é capaz de proporcionar experiências que só podem ser vividas com autenticidade por meio da intimidade e da criatividade genuínas. Nesta quarta etapa, reavalie o ouro falso e perceba o que ele vale de verdade: menos que nada.

"O que o vício fez por mim?", questione. "Ele me fez desperdiçar dinheiro, me encher de comida mesmo sem fome, me afastar das pessoas que amo ou fazer coisas das quais me arrependi depois. Ele desperdiçou meu tempo e me fez fingir, roubar, mentir – primeiro para mim mesmo, depois para meus entes queridos. Ele me envergonhou e me isolou. Prometeu alegria e entregou amargura. Essas foram as consequências de permitir que circuitos cerebrais desordenados mandassem na minha vida. Meu vício me fez trair meus valores e ignorar meus objetivos verdadeiros."

Escreva sobre o real valor do seu vício, várias vezes ao dia se necessário. Seja específico. Qual foi o impacto do vício no seu relacionamento com seu cônjuge, seu melhor amigo, seus filhos, seu chefe, seus funcionários, seus colegas de trabalho? O que aconteceu ontem quando você deixou que a ânsia o controlasse? O que aconteceu na semana passada? O que acontecerá hoje? Preste bastante atenção no que você sente ao se recordar desses eventos e imaginar seu futuro. Mantenha-se consciente enquanto faz isso. Essa consciência será sua guardiã.

E não julgue a si mesmo. Você está apenas reunindo informações. No Evangelho de Tomé, Jesus disse: "Aquilo que tens em teu interior te salvará." Isso é verdade em muitos sentidos. Você conhece o real valor dos impulsos que obedeceu até agora; esse conhecimento está dentro de você. Citando e parafraseando o Dr. Schwartz, quanto mais você reavaliar o vício de forma consciente e *ativa*, admitindo sua má influência em sua vida, "mais rápida e tranquilamente você conseguirá executar os três passos anteriores, recuperando a função de 'câmbio automático' do cérebro para conseguir, enfim, passar a marcha comportamental".[5]

O Dr. Schwartz também apresenta o que ele chama de "os dois As": antecipar e aceitar. *Antecipar* é saber que a compulsão retornará. Não existe uma vitória final – cada momento de resistência é um triunfo. A única certeza é que, com o tempo, a compulsão perderá força se você continuar seguindo os quatro passos e cuidar dos ambientes dentro e fora de você, como sugerido neste livro. Quando o vício reaparecer com força renovada, não se decepcione nem se surpreenda. *Aceite* que o vício existe não por sua causa, mas apesar de você. Ninguém nasce querendo ser viciado. Não é algo pessoal – milhões de pessoas passaram por experiências semelhantes e desenvolveram os mesmos mecanismos. O que é pessoal é a maneira como você reage a isso no presente. Fique atento ao seu observador imparcial.

Tomo a liberdade de sugerir uma quinta etapa a ser adicionada ao Método de Autotratamento de Quatro Passos, pelo menos no contexto do vício. Eu a chamo de "recriação".

QUINTO PASSO: RECRIAR

A vida, até agora, criou você. Você age de acordo com mecanismos entranhados, programados no seu cérebro antes de você ter escolha, e foi a partir desses mecanismos automáticos que você criou a vida que tem agora. Está na hora de recriar: de escolher uma vida diferente.

Você tem valores, paixões, intenções, talentos, habilidades. No seu coração há amor e você quer conectá-lo ao amor que existe no universo. Ao renomear sua compulsão, reatribuir sua culpa, redirecionar sua atenção e reavaliar seu vício, você se liberta de padrões que o seguraram e aos quais vem se segurando há muito tempo. Em vez de uma vida assolada pela necessidade compulsiva de comprar, de se sentir admirado, de esquecer, de se ocupar com atividades inúteis, qual é a vida que você de fato deseja? O que você escolhe criar?

Reflita também sobre o que você pode fazer para suprir a necessidade muito humana de ser criativo. Valorizar de forma consciente nossa criatividade nos ajuda a combater o vazio que motiva o vício. *Não* expressar nossa criatividade é por si só uma fonte de estresse. Aqui me permito citar as últimas páginas de *When the Body Says No* [Quando o corpo diz não], meu livro sobre doença, estresse e unidade mente-corpo:

> Depois de me tornar médico, passei tanto tempo me concentrando no meu vício em trabalho que não prestei atenção em mim mesmo ou nas minhas ânsias mais profundas. Nos raros momentos em que me permitia ficar parado, eu notava uma certa inquietação no fundo do meu estômago, um incômodo quase imperceptível. O leve sussurro de uma palavra soava em minha cabeça: *escrever*. No começo eu não sabia se era azia ou inspiração. Quanto mais eu escutava, mais clara ficava a mensagem: eu precisava escrever, me expressar pela palavra escrita não apenas para que os outros me ouvissem, mas para que eu conseguisse me ouvir.
>
> Aprendemos que os deuses criaram a espécie humana à sua própria imagem. Todos nós sentimos a ânsia de criar, seja na escrita, na música, na culinária, na jardinagem, na política, em qualquer projeto. Honrar essa ânsia é saudável para nós e para os outros; não fazer isso enfraquece nossa alma e nosso corpo. Quando eu não escrevia, me sufocava em silêncio.
>
> "O que está dentro de nós precisa sair", escreveu o Dr. Hans Selye, grande pesquisador do estresse, "caso contrário podemos explodir nos lugares errados ou nos tornar limitados por frustrações. *A grande arte é expressar nossa vitalidade pelos canais específicos e na velocidade específica que a natureza previu para nós.*"

Escreva seus valores e intenções e, mais uma vez, faça isso com percepção consciente. Imagine-se vivendo com integridade, sendo criativo e presente, conseguindo olhar as pessoas nos olhos e tendo compaixão por elas – e por si mesmo. O caminho para o inferno não é coberto de boas intenções. É marcado pela ausência delas. Recrie. Você tem medo de tropeçar? Saiba que isso vai acontecer. Ser humano é assim mesmo. E então dê os quatro passos – e mais um – de novo.

32

Sobriedade e o ambiente externo

O que importa não são exatamente nossos traços de caráter ou nossos impulsos e instintos, mas a postura que temos em relação a eles. E a capacidade de ter essa postura é o que nos torna humanos.

VICTOR E. FRANKL, *Em busca de sentido*

Ultimamente passei a vivenciar e apreciar a diferença entre abstinência e sobriedade.

Já mencionei que usuários de substâncias não conseguem imaginar a vida sem a droga. Como seu vício oferece um substituto bioquímico para o amor, a conexão, a vitalidade e a alegria, pedir que abandonem seus hábitos é exigir que abram mão das experiências emocionais que fazem a vida valer a pena para eles. Anne, uma professora universitária de 43 anos, moradora de Vancouver, bebeu álcool pela última vez no dia 17 de março de 1991. Ela frequenta o AA desde então. "Ficou claro que eu precisava parar de beber", recorda ela. "Por um lado, eu pensava: 'Ah, não tem como, porque, se eu parar de beber, como vou transar? Como vou socializar? Como vou dormir? Como vou fazer qualquer coisa?' Eu não conseguia me imaginar vivendo sem álcool. Eu achava que a bebida me ajudava, mas a natureza da negação é justamente essa. A pessoa acha que o vício está melhorando sua vida, satisfazendo uma necessidade básica."

Um viciado comportamental como eu passa por um problema parecido. Meus vícios (seja a compra de CDs ou o excesso de trabalho) servem para preencher um vazio. A ideia de "simplesmente dizer não" faz com que eu me sinta perdido. Racionalmente, sei que abandonar esses padrões compulsivos seria bom para mim em todos os sentidos, mas isso não significa muito para o mecanismo emocional impaciente que gera meus impulsos e comportamentos.

Há duas maneiras de se abster de substâncias ou comportamentos: escolher outra coisa que tenha um valor maior para você ou se obrigar a ficar longe de algo nocivo que você deseja muito. Este segundo tipo de abstinência, apesar de exigir força e paciência admiráveis, ainda pode ser vivenciado de forma negativa e abriga um perigo escondido. O ser humano tem uma aversão inata à ideia de obrigação, uma resistência automática à coerção, que meu amigo Dr. Gordon Neufeld chama de *contravontade*. Ela é acionada sempre que uma pessoa se sente controlada ou pressionada a cumprir ordens de alguém – inclusive de si mesma. Seus efeitos podem ser observados em muitas interações humanas. Apesar de ser mais nítida nos "nãos" automáticos de crianças imaturas, é algo que também notamos em adultos. Nada evoca a resistência de forma mais eficiente do que alguém nos proibindo de fazer algo, mesmo quando essa proibição parte de nós.

A frustração e a resistência induzidas pela abstinência numa área costumam fazer com que o processo do vício desperte em outra. "Você precisa cortar sua droga preferida", diz Anne. "Se fizer isso, vai conseguir se cuidar. Mesmo assim, quando parei de beber, comecei a comer feito louca e engordei. Também passei a ser mais ríspida com meus filhos do que era na época em que bebia." Enquanto a pessoa tiver necessidade de tranquilizar a si mesma – ou, sob a perspectiva bioquímica, de acionar a liberação de dopamina no cérebro –, um vício pode substituir automaticamente o outro. Muitas pessoas começam a comer de forma compulsiva, por exemplo, quando param de fumar. "Mas é claro que, para mim, ainda era melhor comer demais do que beber", acrescenta Anne. "Podemos dizer que, no meu caso, a comida era uma espécie de redução de danos."

Considerando que minhas compulsões nunca foram por drogas, eu poderia facilmente trocar uma compulsão por outra sem jamais reconhecer o processo do vício subjacente a todas elas. Mas, para mim, foi muito empoderador começar a apreciar a sobriedade como algo diferente da mera abstinência. Pude mudar meu foco para algo positivo, algo que me trouxesse leveza, que não parecesse um dever, que me permitisse sentir alegria sem recursos artificiais e externos. Para mim, sobriedade significa ser livre da compulsão interna e viver de acordo com meus princípios. Ao contrário da abstinência, não sinto que a sobriedade seja uma restrição, mas um livramento. Não digo que estou completamente sóbrio; digo que reconheço e valorizo a percepção consciente – outro termo para a sobriedade. Isso me traz uma empolgação mais genuína que as compras ou as massagens no ego a que dediquei tanto tempo e energia no passado.

Ao escolher a sobriedade, não estamos evitando algo nocivo, mas nos imaginando tendo a vida que valorizamos. O significado de sobriedade é diferente para cada um; em todos os casos, porém, é a pessoa quem está no controle, não o vício.

No fim das contas, o objetivo de todos os programas de 12 passos não é a abstinência, mas a sobriedade. "Quais eram minhas necessidades reais que eu achava que o álcool satisfazia?", pergunta Anne. "Vínculo, harmonia, fazer parte de uma comunidade, ser amada, conseguir dar amor, sentir alegria, ser eu mesma. O que aprendi no AA supriu essas necessidades básicas com mais sucesso e de um jeito melhor."

Já mencionei que, para o processo de recuperação, é essencial criar um ambiente externo que ajude a pessoa a adotar uma percepção consciente. Para muitos viciados em drogas ou comportamentos, os programas de 12 passos são uma parte crucial desse ambiente revitalizado. Vejamos o método de apadrinhamento, segundo o qual um adicto deve entrar em contato com seu padrinho sempre que se sentir tentado a ceder ao vício – o desejo compulsivo de tomar um drinque ou de fazer apostas, por exemplo. Ao dar esse telefonema, ele reconhece sua impotência sobre a compulsão; em outras palavras, reconhece a relativa fraqueza das partes que controlam impulsos no seu córtex cerebral. Até esses circuitos funcionarem por conta própria, o padrinho agirá como um regulador, conversando com o adicto para afastá-lo da compulsão. Falar sobre o desejo previne a consumação desse desejo.

Apesar de não servirem para todo mundo – como tudo na vida –, para muitas pessoas os programas de 12 passos são o melhor ambiente de cura disponível. Eles têm seus defeitos, é claro, e podem se tornar viciantes por si sós. Por serem instituições humanas, podem acabar dando espaço para fofocas e pessoas aproveitadoras. Mas já salvaram mais vidas – no sentido figurado e provavelmente no literal também – do que tratamentos médicos para vícios. Se não me alongo sobre eles, é apenas por falta de experiência pessoal. Esses programas já foram muito bem descritos sob várias perspectivas – histórica, psicológica, prática, pessoal, religiosa e espiritual. Li livros muito esclarecedores sobre os 12 passos escritos sob as óticas cristãs, budista e taoista.

Acontece que não escolhi um programa de 12 passos para mim. Não houve nenhum motivo específico – só senti que não me encaixava, apesar da experiência positiva na única reunião a que fui. E admito que tenho dificuldade em me comprometer com qualquer tipo de programa a longo prazo. Mesmo assim, achei muito útil tudo que aprendi sobre os 12 passos e incentivo qualquer um que esteja lidando com um vício a pesquisar sobre esses grupos, mesmo que não tenha interesse em participar deles.

Pouco tempo atrás, fui confrontado com o fato de que as compulsões vinham impregnando profundamente minha vida e afetando outras pessoas. Cedo ou tarde, muitos viciados passam por isso.

Sou conhecido por sempre me atrasar – para o trabalho, reuniões, encontros de família. Eu costumava colocar parte da culpa no TDA, porque uma das características do transtorno é a dificuldade de administrar o tempo.

Numa tarde de sexta-feira, em setembro de 2006, eu estava no meu carro esperando a balsa em Cortes Island. Essa ilha na costa da Colúmbia Britânica abriga o Hollyhock, um espetacular espaço de encontros à beira-mar aonde muitas pessoas vão para participar de programas e seminários ou para descansar e recuperar as forças. Eu tinha acabado de coliderar um workshop de cinco dias sobre saúde física e mental. Enquanto observava a balsa se aproximando, eu me banhava na gratidão calorosa expressada pelos participantes, que, segundo muitos disseram, tiveram revelações transformadoras e um despertar de vitalidade. Minha cabeça estava cheia de pensamentos do tipo "Como sou legal". Então abri meus e-mails. O primeiro era de Susan Craigie, coordenadora de saúde do Portland: uma mensagem explodindo de raiva e frustrações acumuladas. Na semana que eu passara fora, uma médica havia me substituído e ela chegava na hora todos os dias. Como fazia diferença, escreveu Susan, ter um médico pontual! "Eu e Kim não precisamos mais ouvir as reclamações dos pacientes na sala de espera todo santo dia – você é quem chega atrasado, mas é a nós que eles perturbam." Ela me lembrou as muitas promessas que fiz de parar com os atrasos e do meu completo fracasso em cumpri-las. "Você só faz isso porque eles são drogados e você acha que ninguém vai se importar. Você usa a desculpa de que está ocupado demais escrevendo seu livro sobre vícios, mas já age assim há anos, muito antes de sonhar em começar a escrevê-lo." As palavras pareciam tremer de raiva enquanto eu as lia na telinha em minha mão.

Minha reação inicial foi de raiva – a maneira que a mente viciada encontra de resistir à vergonha –, mas apenas por um instante. Logo permiti que sentimentos de vergonha me inundassem sem resistir a eles nem deixar que me abalassem, e senti alívio. Os imperadores romanos, quando seguiam numa procissão triunfante com os espólios de guerra e os prisioneiros seguindo na frente em meio a multidões que comemoravam, mantinham um escravo às suas costas na carruagem, encarregado de sussurrar em seu ouvido a intervalos regulares: "És mortal." A vida encontra maneiras de transmitir essas mensagens quando mais precisamos. Susan me fizera um favor ao me abrir os olhos para o que acontecia na ausência da sobriedade e da integridade.

Além de outra característica do TDA, meus atrasos habituais representavam três fatores que também expressam o processo do vício: *impulsividade* (eu simplesmente continuava fazendo qualquer coisa que capturasse minha atenção em vez de tentar chegar na hora certa), *inconsequência* ("esquecer de pensar no futuro", nas palavras do psicólogo e pesquisador Russell Barkley) e *falta de consideração pelas outras pessoas*. Ficou bem claro que o processo do vício – e a visão de mundo que o acompanha – havia poluído minha vida muito mais do que eu imaginara.

O vício trata-se basicamente do eu, do eu inconsciente e inseguro que a todo momento pensa apenas nos próprios desejos imediatos – e acredita que precisa se comportar assim. Em todos os casos, o processo é gerado por necessidades não saciadas da criança pequena e indefesa, que parece precisar de uma auto-obsessão constante para sobreviver. Ela constrói sua vida ao redor do mito de que não pode contar com um ambiente protetor. Esse ambiente nem sequer existe – ou pelo menos é nisso que ela acredita profundamente, de tão ferida que foi no começo da vida.

A mente de uma pessoa viciada é assolada pela preocupação incessante, acalmada apenas pela substância ou pela atividade compulsiva. A fome e o impulso urgente de satisfazê-la estão sempre presentes, não importam as circunstâncias. Minha família já observou que, quando como, a menos que preste atenção, meu hábito é me curvar sobre o prato e enfiar a comida na boca como se ela estivesse prestes a desaparecer. No entanto, só houve uma época na vida em que passei fome ou sofri privações: durante meu primeiro ano no gueto judeu na Budapeste ocupada por nazistas. Isso foi suficiente para programar meu cérebro com a imagem de um mundo incerto, implacável e indiferente. Uma vez programada, a mente viciada cria um mundo de vazio em que é preciso lutar por cada migalha de nutrição e estar sempre atenta a cada oportunidade de conseguir mais. O viciado não saiu da fase da infância chamada de narcisista, o período em que o ser humano inexperiente acredita que tudo acontece por causa dele, com ele e por ele. Seus desejos egoístas são seu único ponto de referência. Conseguimos passar por todos os estágios de desenvolvimento quando as necessidades de cada etapa são completamente supridas. Só assim o cérebro consegue se desapegar. A mente viciada, por outro lado, nunca se desapega.

O e-mail esclarecedor de Susan chegou no momento em que eu me sentia seguro o suficiente para recebê-lo, quando eu não negaria sua verdade nem seria inundado pela vergonha. Eu tinha acabado de ensinar e demonstrar a curiosidade compassiva para os participantes do workshop e, veja só que coisa, parte da mensagem havia sido absorvida por mim. Agora, enquanto eu a aplicava ao meu próprio comportamento, enxerguei minha falta de pontualidade crônica não como uma falha de caráter pela qual eu devesse me martirizar nem como um "incômodo" insignificante, mas como outra tentativa da minha mente viciada de manter sua ilusão de liberdade e controle – "Ninguém me diz o que fazer nem quando." E, é claro, aquele era um sinal da minha persistente recusa em ser responsável – outro traço da mente viciada. Encarando as coisas dessa forma, consegui me desapegar.

Assim que cheguei em casa, respondi:

Obrigado pela mensagem muito clara. Há pouco que eu possa dizer para me justificar, já que você está completamente certa. A única acusação que não procede é que me comporto assim porque os pacientes são drogados. Basta perguntar à enfermeira do meu antigo consultório, Maria, e ela vai lhe dizer que eu era igualzinho quando atendia pacientes na clínica particular. Mas isso não é desculpa.

Entre um dos muitos motivos para meus atrasos estavam as paradas na Sikora's pela manhã ou na hora do almoço. Eu cedia aos meus vícios em vez de tratar meus pacientes viciados. Meu e-mail para Susan continuou:

Já fiz tantas promessas que fazer outra agora não significaria mais nada. Então serei mais prático: na segunda-feira, chegarei aí às 9h30. Levarei 10 cheques assinados, sem data, de 100 dólares cada, para a Portland Hotel Society. Todo dia que eu me atrasar um minuto que seja, pode preencher a data em um dos cheques e depositá-lo. Se os 10 acabarem, levarei mais 10.

Mais uma vez, obrigado. Lamento profundamente pelo trabalho e pela frustração que causei a vocês e pela inconveniência aos nossos clientes.

Essa troca de e-mails aconteceu em setembro de 2006. Em maio de 2007, Susan já tinha depositado nove cheques. O clima na clínica estava melhor. Tive o prazer de encarar meus clientes sem o peso da vergonha, e meus colegas não precisavam mais compensar meu atraso e disfarçar seu ressentimento. Como são doces as recompensas da sobriedade...

Os cheques não são uma forma de me punir, mas um modo de construir uma estrutura que me ajude a permanecer sóbrio. Eles não seriam necessários se eu tivesse autocontrole suficiente; eu simplesmente chegaria na hora. Para mim, eles me ajudam como um padrinho ajuda o novato num programa de 12 passos: pela manhã, quando sinto a ânsia de continuar escrevendo no computador ou pedalando na bicicleta ergométrica, pensar na perda do dinheiro me lembra minhas responsabilidades e me ajuda a regular meus circuitos cerebrais de controle de impulsos. Essas estruturas criam um ambiente externo que favorece a percepção mental e a responsabilidade. Todos os viciados precisam disso.

Outra estrutura mental com que me comprometi foi falar a verdade. Mesmo antes de parar de comprar CDs, por exemplo, passei meses sem mentir sobre minhas compras. Ao chegar em casa com uma nova aquisição, eu contava para Rae. Minha curiosidade compassiva descobriu que eu não tinha nada a esconder. Eu não havia matado ninguém; só tinha comprado um disco de música clássica. A compulsão perde poder e força quando é exposta. Minha ânsia de fazer compras diminuiu e minhas visitas ocasionais à loja não evocavam mais um desejo incontrolável de voltar no mesmo dia ou no seguinte – outra liberdade que eu saboreava. Música sem culpa – que revelação! Meu conselho para qualquer um com comportamentos compulsivos é começar a falar a verdade. Se você não estiver pronto para abandonar o comportamento, então tente mantê-lo à vista de todos. Conte ao seu par ou aos seus amigos o que você está fazendo; não esconda nada. Pelo menos você não sentirá a vergonha de mentir. É melhor ficar "mal" aos olhos dos outros do que piorar ainda mais sua opinião sobre si mesmo.

Certa vez, me comprometi a não comprar novos CDs por dois anos. Dei para Rae como garantia três cheques assinados e sem data, cada um de mil dólares. Em vez de me sentir frustrado por qualquer desejo não saciado, descobri uma liberdade bem mais satisfatória ao não permitir que o vício estrague minha vida. E encontrei outra vantagem inesperada: assim como o vício permeia todas as áreas da vida, o mesmo acontece com a sobriedade. Conforme nos tornamos menos presos ao vício, também ficamos mais calmos e menos apegados a outras coisas que não importam tanto quanto costumávamos acreditar. Nossas respostas se tornam menos automáticas, menos rígidas. Sem motivos para sermos tão autocríticos, paramos de tentar achar problemas nos outros. Percebemos que as coisas não precisam sempre acontecer do nosso jeito para conseguirmos aproveitar a vida.

Não estou sugerindo que todo viciado deva escrever cheques para seu cônjuge ou seus colegas de trabalho. O meu método específico não serve para todo mundo, mas todo viciado comportamental pode encontrar sua forma de criar estruturas apropriadas. Tudo depende das circunstâncias individuais, das escolhas e da criatividade de cada um. Também é óbvio que muitas pessoas com vícios comportamentais encaram desafios muito maiores que os meus. Qualquer um, porém, que tenha conquistado a sobriedade sabe que nenhum prazer passageiro chega perto da paz alcançada pela integridade. Muita gente acha que o comprometimento é uma restrição, mas, em vez disso, é uma fonte de alegria. Quando você cumpre sua palavra, está no comando. O que controla sua vida são seus valores e suas intenções, não uma compulsão automática gerada pelo passado. Essa emancipação é muito mais importante que a liberdade ilusória de obedecer a um impulso qualquer que apareça de repente.

Mas atenção: para se comprometer e se sentir livre ao mesmo tempo, você precisa dar esse passo por espontânea vontade. Não faça promessas só porque se sente na obrigação de agradar alguém. Se você não souber dizer *não* para as expectativas alheias, seu *sim* não terá autenticidade, por melhores que sejam suas intenções. Foi isso que aprendi.

Falar a verdade também fará com que você se torne mais ciente do impacto do seu comportamento sobre os outros – algo que os programas de 12 passos chamam de fazer um inventário: "Fizemos um minucioso e destemido inventário moral de nós mesmos", diz o quarto passo do AA. "Para o viciado ou alcoólatra, não há substituto para o inventário moral", escreve o professor de meditação, músico e alcoólatra em recuperação Kevin Griffin em seu livro sobre o budismo e os 12 passos:

A parte estranha sobre o inventário é que, para mim, era uma admissão de que eu tinha um poder no mundo, o poder de magoar os outros, algo que nunca tinha reconhecido. Além de me eximir de responsabilidade, eu também costumava negar que meus atos ou palavras podiam afetar os outros. Então, apesar das lembranças dolorosas, o simples fato de admitir que eu tinha magoado alguém foi empoderador. Na verdade, o inventário é uma revisão de velhos carmas. Fingir que nossa existência não afeta os outros é negar o carma, negar que cada ação tem uma reação, fingir que causa e efeito não estão o tempo todo em jogo. *Essa análise cuidadosa do passado nos obriga a reconhecer o carma.* Quando enxergamos como nossos atos machucam os outros e a nós mesmos, ficamos mais cuidadosos no presente. Quando enxergamos nossos padrões destrutivos de pensamento, discurso e comportamento, começamos a mudar, a desatar esses hábitos, a nos comportar de um jeito que não exija novos inventários.[1]

"Algo aconteceu comigo no primeiro encontro do AA", recorda Anne, a professora universitária de Vancouver. "Leram o décimo passo – que é *continuar* fazendo um inventário moral de si mesmo, todo dia.* Isso fez sentido, e dava para sentir uma mudança imensa acontecendo dentro de mim. Pensei: Que ideia brilhante! Senti esperança, como se oportunidades se abrissem. Gostei do pragmatismo da abordagem. A ideia era que, analisando minha consciência todos os dias e contabilizando perdas e ganhos, eu conseguiria manter minha culpa num nível bem baixo. E quando não nos sentimos muito culpados, quando conseguimos nos aceitar, fica mais fácil nos manter longe de substâncias que prometam aplacar a dor – no meu caso, longe do álcool."

"Continuamos fazendo o inventário pessoal e, quando estávamos errados, admitíamos prontamente", diz o décimo passo. Ao incorporar essa autoanálise tão responsável à nossa rotina, reconhecendo o impacto de nosso comportamento sobre os outros, diminuímos o fardo cármico. Ficamos mais leves e livres. Sentimos menos necessidade de fugir para o vício.

Criar estruturas externas para apoiar a recuperação também envolve evitar ambientes que sirvam de gatilho para pensamentos e sentimentos compulsivos. Esses gatilhos podem variar para cada pessoa, para cada vício, mas sempre têm o poder de acionar a compulsão. Alguém que esteja parando de fumar, por exemplo, e associa cigarros a uma cerveja no bar com os amigos precisa ficar longe desse tipo de ambiente. No meu caso, quando a vontade de comprar CDs vem com tudo, é muito difícil resistir. No entanto, evito ficar lendo resenhas de discos na internet e ouvindo música clássica o tempo todo. Quando levo o cachorro para passear, agora posso me concentrar em apenas estar presente, atento à experiência sensorial do momento. Em outras palavras, evito pensar em música a cada segundo.

Para estabelecer um ambiente de cura, também é preciso eliminar aquilo que é tóxico – ou seja, o estresse que aumenta a compulsão e aciona as fissuras. Mais uma vez, precisamos ir além da abstinência e encarar as coisas sob uma perspectiva ecológica e sustentável.

Isabella, uma guatemalteca de 20 e tantos anos, casada e mãe de três crianças pequenas, veio se aconselhar comigo. Ela era compulsivamente

---

* Em outras palavras, o décimo passo é comprometer-se com a aplicação regular do quarto passo. Para conhecer todos os 12, veja o Anexo IV.

adúltera e não conseguia controlar nem admitir seu vício em sexo. Sentia-se paralisada pela obsessão que a envergonhava e que considerava destrutiva para sua família. Seguindo o comportamento típico de outros viciados, ela fazia muitas críticas a si mesma. "Será que seu comportamento sexual não desempenha uma função na sua vida?", perguntei. "Será que não está ajudando você a suportar uma situação que, do contrário, a deixaria muito infeliz? Talvez existam elementos estressantes na sua vida que você não tenha reconhecido nem enfrentado completamente. Talvez você esteja usando sua sexualidade para se entorpecer e aliviar um estresse temporário."

Meu comentário abriu as porteiras do desabafo. Ainda na adolescência, Isabella começou a se relacionar com um homem por quem nunca tinha sido apaixonada e com quem acabou se casando por uma leve sensação de culpa e responsabilidade. Ela passou a sentir que ele a controlava financeiramente e limitava sua expressão artística. Quando seu segundo filho nasceu, Isabella desistiu da sua bem-sucedida empresa de design de joias e começou a se sentir dependente e ressentida. Também suspeitava que o marido se sentisse atraído por homens, apesar de nunca terem conversado sobre isso com franqueza. Em resumo, ela vivia sob tremenda tensão emocional. Falei que, se ela não lidasse com o estresse na própria vida, continuaria sendo tentada pelo vício. Na melhor das hipóteses, conseguiria cessar as compulsões sexuais, mas pagaria o preço com depressão ou outro vício. E ela, de fato, já estava preocupada com seu consumo de maconha, que tinha se intensificado nos últimos seis meses.

O estresse é uma parte significativa da ecologia do vício. Revisemos rapidamente o que aprendemos sobre ele:

- Estressores são gatilhos externos para uma reação de estresse fisiológico, um redemoinho de descargas hormonais e nervosas que envolvem praticamente todos os órgãos e sistemas do corpo.
- Os estressores mais potentes são o descontrole e a incerteza em áreas importantes da vida (nos relacionamentos, no trabalho, nas finanças, no equilíbrio psicológico).
- O estresse interage de forma intensa com a biologia do vício no cérebro.
- Estresses como a sensação de isolamento emocional ou submissão mudam o cérebro e aumentam a necessidade de fontes externas de dopamina – isto é, aumentam o risco de vício.

- O estresse é um dos principais gatilhos para o abuso de substâncias e outros comportamentos compulsivos e o gatilho mais previsível para recaídas.
- Os hormônios do estresse podem, por si sós, se tornar viciantes.

O vício costuma ser uma tentativa equivocada de aliviar o estresse, mas equivocada apenas ao longo do tempo. A curto prazo, substâncias e comportamentos compulsivos funcionam, sim, como tranquilizantes.

A abordagem ecológica para a recuperação precisa, portanto, lidar com as fontes de estresse. É impossível esfriar o circuito do cérebro viciado se o deixarmos aquecer pelo estresse crônico.

No caso de Isabella, como no da maioria das pessoas, os estressores não eram apenas circunstâncias objetivas, mas uma série de comportamentos e percepções que evocavam e aumentavam o estresse. Pense, por exemplo, no medo e no ressentimento que ela tentava reprimir em relação ao marido. Apesar de acreditar que ele era "controlador", ela nunca expôs essa queixa. Apesar de duvidar da orientação sexual dele, ela mantinha suas dúvidas em segredo por medo de "causar problemas". Apesar de querer explorar sua arte, ela se reprimia pelo medo da reprovação do marido.

Como explicou o Dr. Bruce McEwen, um fator determinante para ativar a reação ao estresse é *a maneira como a pessoa percebe uma situação*.[2] Somos nós que damos significado aos eventos, dependendo de nossa história, nosso temperamento, nossa condição física e nosso estado mental. Assim, o grau do nosso estresse pode depender menos das circunstâncias externas e mais da nossa capacidade de cuidar física e emocionalmente de nós mesmos. Também podemos sentir estresse crônico devido a crenças entranhadas de como "deveríamos" ser. Algumas pessoas, por exemplo, não conseguem dizer *não* para exigências de trabalho ou para as expectativas emocionais do cônjuge, dos filhos adultos ou de outros parentes. Algo acaba pagando o pato – e esse algo, quando não é nossa saúde física, costuma ser nosso humor ou nossa paz de espírito. O vício surge como um "antídoto".

Encarar o vício como o único problema é ignorar o contexto que agiu como gatilho para ele.

Para os seres humanos, os estressores costumam ser emocionais. Qualquer pessoa que queira superar o vício precisa olhar com sinceridade e clareza para os estressores emocionais que engatilham suas compulsões, não importa se esses estressores surgem no trabalho, no casamento ou em outras áreas da vida.

Na nossa cultura, a supressão de emoções é uma grande fonte de estresse e, portanto, uma grande fonte de vícios. A ciência nos mostra que nem em roedores se pode ignorar a relação entre emoções e equilíbrio mental. Em seu laboratório na Universidade da Califórnia em Berkeley, a Dra. Marian Diamond observou que ratos tratados com carinho e amor apresentavam maior aptidão para solucionar problemas, algo que correspondia ao desenvolvimento de conexões mais elaboradas em seu córtex cerebral. "Sendo assim", escreveu a Dra. Diamond, "é importante estimular a parte do cérebro que inicia a expressão emocional. Satisfazer as necessidades emocionais é essencial em qualquer idade."[3]

Mais uma vez, a superação do vício exige consciência: consciência do que nos limita e nos estressa, daquilo que nos faz ignorar nossas emoções, restringe nossa autoexpressão, frustra nossa propensão inata à criatividade e nega nossa necessidade de conexão e intimidade. Na jardinagem, não basta arrancar as ervas daninhas; se quisermos que algo lindo cresça, precisamos criar as condições propícias a isso. O mesmo vale para a mente.

Quando estamos sóbrios de verdade, olhamos de forma compassiva para nossa antiga versão viciada e, como o menino Pinóquio fitando sua versão de madeira, balançamos a cabeça e dizemos: "Como eu era tolo quando era uma marionete..."

33

Uma mensagem para familiares, amigos e cuidadores

Pureza e impureza pertencem apenas ao eu. Ninguém pode purificar o outro.

BUDA, *O Dhammapada*

Conviver com um viciado de qualquer tipo é frustrante, doloroso e muitas vezes irritante. Parentes, amigos e cônjuges podem sentir que estão lidando com duas personalidades distintas: uma sã e amável, outra maliciosa e indiferente. Eles acreditam que a primeira é a verdadeira e torcem para que a segunda desapareça. Só que a segunda é o reflexo sombrio da primeira e é tão capaz de desaparecer quanto uma sombra é capaz de abandonar o objeto cuja forma reflete no chão – a menos que a luz mude de ângulo.

É natural que os entes queridos queiram curar o adicto, mas isso é impossível. A resistência ao menor sinal de coerção sabotará até a mais bem-intencionada das tentativas, sem falar nas emoções subjacentes e na fisiologia cerebral que geram a compulsão. A pessoa apegada ao vício reagirá a uma tentativa de repressão ou constrangimento da mesma forma que um apaixonado faria com alguém que falasse mal da pessoa amada: com hostilidade. Até que a pessoa esteja disposta a desenvolver autocontrole, ninguém será capaz de induzi-la a isso. "Não existem técnicas capazes de motivar ou dar autonomia a alguém", escreve o psicólogo Edward Deci. "A motivação precisa vir de dentro, no momento em que a pessoa decide assumir a responsabilidade por si mesma."[1]

Ao contrário do que muitos pensam, intervenções autoritárias costumam fracassar. Um estudo feito em 1999 comparou confrontos diretos com uma abordagem familiar mais carinhosa. "As famílias que adotaram a abordagem mais delicada conseguiram convencer a pessoa a fazer tratamento em 64% dos casos, mais que o dobro da intervenção comum, que funcionou em 30% das vezes. Mas o método leve não tem a mesma visibilidade e é difícil encontrar médicos que o apliquem", comentou a jornalista Maia Szalavitz, especializada em ciência e saúde, no *The New York Times*.[2]

Parentes, amigos e parceiros de indivíduos viciados às vezes só têm duas alternativas: permanecer ao lado da pessoa como ela é ou se afastar. Ninguém é obrigado a aturar instabilidade, desonestidade e isolamento emocional – comportamentos típicos de um viciado. Aceitar incondicionalmente outra pessoa não significa ficar com ela sob qualquer circunstância, sem se importar com os custos para si mesmo; esse dever cabe apenas aos pais de uma criança pequena. A aceitação no contexto de um relacionamento entre adultos pode significar apenas reconhecer que o outro é da maneira como é, sem julgá-lo nem se ressentir por isso. Aceitar não significa se sacrificar nem tolerar um milhão de promessas quebradas e ataques de frustração e raiva. Às vezes, uma pessoa permanece com um indivíduo viciado por medo de sentir culpa quando partir. Um terapeuta me disse certa vez: "Quando estiver entre a culpa e o ressentimento, sempre escolha a culpa." Foi um ensinamento que desde então transmiti para muita gente. É melhor sentir culpa por não se responsabilizar pelo comportamento dos outros do que assumir esse fardo e ser devorado pelo ressentimento. O ressentimento é o suicídio da alma.

Abandonar o viciado ou insistir no relacionamento é uma decisão muito pessoal, mas a pior opção sempre é ficar ao lado dele enquanto você se ressente, o rejeita ou tenta manipulá-lo para que "tome jeito". A crença de que a outra pessoa "deveria" ser diferente é tóxica para ela, para você e para o relacionamento.

Podemos até acreditar que estamos agindo por amor quando criticamos os outros ou nos esforçamos para mudá-los, mas só fazemos isso por nós mesmos. "A esposa de um alcoólatra pode agravar a vergonha que ele sente", diz Anne, uma veterana do AA, "ao sugerir que ela é boa e ele, ruim. Talvez ela não queira enxergar seus próprios vícios comportamentais, como moralismo ou perfeccionismo. Mas ela poderia mudar o discurso e falar para o marido: 'Estou me saindo bem hoje, querido. Só me peguei pensando uma vez no seu alcoolismo. Acho que minha mania de criticar está sob controle. E você, como está se sentindo?' Essa seria uma forma mais amorosa de lidar com o vício de alguém. Afinal, se o vício se origina da insuficiência de vínculos, a recuperação inclui fortalecê-los. Relacionamentos profundos precisam se basear na verdade. E a esposa estará desconectada da realidade se achar que ela mesma não precisa melhorar também e que apenas o comportamento do marido precisa de ajuste."

Isso significa que familiares, amigos ou colegas de trabalho nunca podem conversar com o viciado sobre as escolhas dele? Longe disso. No entanto, para ter alguma chance de sucesso – alguma chance de não *piorar* as coisas –, uma intervenção como essa precisa ser feita com amor e autenticidade, sem críticas, sentimentos de vingança ou tom de rejeição. Os propósitos precisam ser claros: seu objetivo é estabelecer limites e expressar suas necessidades ou é mudar a outra pessoa? Talvez você queira explicar a um ente querido como o comportamento dele afeta você – não para controlá-lo ou culpá-lo, mas para deixar claro o que é ou não aceitável. Você tem todo o direito de fazer isso para recuperar sua paz de espírito, mas esteja atento ao modo como conduz essa conversa.

Se quiser mostrar ao indivíduo viciado que há um caminho mais promissor pela frente, deixe o moralismo de lado. A conversa não deve soar como uma exigência, mas como um convite. Reconheça que a pessoa teve motivos para "escolher" o vício, que é algo que possui certo valor para ela. Diga, por exemplo: "Entendo que você tenha tomado esse caminho para lidar com algum sofrimento, alguma dificuldade."*

O que estou descrevendo não é uma técnica; o que causa maior impacto não é *o que* fazemos, mas *quem* somos quando fazemos isso. Estamos sendo um pai amoroso ou acusador? Um amigo ou juiz? Qualquer pessoa que deseje fazer diferença na vida do viciado deveria primeiro conduzir uma autoanálise compassiva e examinar os próprios objetivos, motivos e

---

* Para aprender a dialogar sem julgamentos e com empatia, leia o trabalho inestimável de Marshall B. Rosenberg sobre comunicação não violenta. Recomendo especialmente seu livro *Comunicação não violenta: Técnicas para aprimorar relacionamentos pessoais e profissionais.*

ansiedades. "Pureza e impureza pertencem apenas ao eu", ensinou o Buda. "Ninguém pode purificar o outro." Antes de qualquer intervenção na vida de alguém, precisamos nos perguntar: "Como anda minha vida? Posso não ter o mesmo vício do meu amigo, filho ou colega de trabalho, mas como estou lidando com as minhas próprias compulsões? Enquanto tento libertar esse outro alguém, que liberdade eu tenho? Por exemplo, estou preso à necessidade de melhorá-lo? Estou explorando meu potencial enquanto peço que a outra pessoa explore o dela?" Essas perguntas evitam que projetemos nossas ansiedades e preocupações inconscientes nas outras pessoas – um fardo que o viciado rejeitará por instinto. Ninguém quer ser visto como o projeto de salvação de alguém.

Fazer um inventário moral é tão importante para o adicto quanto para as pessoas ao redor dele. O Al-Anon, grupo de apoio para parentes de alcoólatras, argumenta que o alcoolismo é uma doença familiar – assim como todos os vícios – e, portanto, a família inteira precisa de ajuda. O vício representa uma condição da família não apenas porque o comportamento do adicto prejudica as pessoas ao seu redor, mas porque algo na dinâmica familiar provavelmente contribuiu – e continua contribuindo – para esse comportamento. Mesmo que o adicto assuma total responsabilidade pelas próprias atitudes, quanto mais as pessoas ao redor dele forem capazes de fazer o mesmo sem culpá-lo nem envergonhá-lo, maior será a chance de todos encontrarem liberdade.

Apesar de ser muito difícil, é importantíssimo que os entes queridos de um indivíduo viciado não levem o comportamento dele para o lado pessoal. Justamente por ser tão difícil, esse é um ensinamento central em muitas tradições de sabedoria. O adicto não mantém seus hábitos nocivos porque deseja trair ou magoar alguém, mas para fugir da própria angústia. É uma decisão irresponsável, mas não é direcionada a ninguém em específico, mesmo que machuque os outros. Podemos reconhecer abertamente a dor que sentimos devido ao vício de uma pessoa amada, mas dizer que ela nos magoa de propósito apenas aumenta o sofrimento.

Por mais estranho que pareça, os dependentes químicos com quem trabalho sempre se afligem com o comportamento previsível de seus amigos viciados.

– Eu nunca largo a mão da Joyce – diz Hal, o usuário de heroína e cristal que citei no Capítulo 2. – Mas, sempre que meu dinheiro acaba, ela desaparece com alguém. Fica me pedindo dinheiro emprestado e nunca devolve. Ela diz que é para comprar comida, mas sempre acaba injetando. Por que ela continua fazendo isso comigo?

– Você está se queixando de uma pessoa viciada que se comporta como uma pessoa viciada – respondo. – Entendo que isso o magoe, mas realmente o surpreende? Será mesmo que ela está fazendo isso com *você*?

– Acho que não – admite Hal.

Mas ele continua se surpreendendo e levando para o lado pessoal todas as vezes. No fundo, ele ainda é uma criança desejando que o mundo fosse diferente. Ele continuará com Joyce numa gangorra de tristeza e alegria a menos que aceite o que o magoa de verdade: o fato de seus pais não o terem amado o suficiente e o fato de ele, por consequência, nunca ter aprendido a amar a si mesmo.

Os comportamentos e padrões emocionais imaturos de uma pessoa viciada praticamente convidam os que estão ao redor dela a assumir o papel de adulto responsável. Só que esse não é um convite verdadeiro e qualquer um que o aceite, por melhores que sejam suas intenções, logo acabará sendo alvo de resistência. Nenhum relacionamento é capaz de permanecer saudável quando uma das partes se sente contrariada e ressentida.

Seria melhor para parceiros, amigos e parentes recusar as tentativas de uma pessoa viciada de recrutá-los como guardiões de comportamento. De vez em quando, adictos fazem isso para transferir responsabilidade aos outros. É uma tarefa ingrata e fadada ao fracasso. Na minha época de universitário, minha fuga era o vício em televisão: eu ficava passando os canais sem prestar atenção em nada, desperdiçando tempo até tarde da noite. Até que tive a brilhante ideia de colocar um pequeno cadeado no plugue da tomada, impedindo-a de se conectar à fonte de energia. Entreguei a chave para Rae com uma clara orientação: "Não me devolva em circunstância alguma, por mais que eu peça, insista ou implore." No fim das contas, é claro, passei a pedir, insistir e implorar até Rae ceder. Depois de um tempo, ela jogou a chave aos meus pés. "O problema é seu", disse ela.

Achei graça quando li o relato de Thomas De Quincey sobre como o poeta Samuel Taylor Coleridge, seu companheiro no vício em ópio, tentou controlar as próprias compulsões de forma parecida.

É notório que, em Bristol, ele chegou a contratar homens (porteiros, cocheiros, entre outros) para proibir sua entrada na farmácia. Porém, como a autoridade para impedi-lo vinha apenas dele mesmo, esses pobres coitados acabavam deparando com um problema metafísico. [...] E esse dilema torturante gerava cenas como a seguinte:

– Ah, senhor, não faça isso – implorava o porteiro, um tanto suplicante, mas com um tom semiautoritário (pois, se ele *demonstrasse* ou *não demonstrasse* resistência, corria o risco de ficar sem seus cinco xelins diários). – Pense, senhor, na sua esposa e...

– Esposa! Que esposa? Não tenho esposa – disse Coleridge.

– Mas, veja bem – argumentou o porteiro –, o senhor não deve. Não foi ontem mesmo que disse...?

– Bobagem! – interrompeu Coleridge. – Ontem já faz muito tempo. Sabia, meu amigo, que há relatos de pessoas que caíram mortas por falta de ópio?

– Ora, mas o senhor me alertou para não dar ouvidos...

– Ah, que despautério! – protestou Coleridge. – Uma emergência, uma emergência chocante aconteceu, muito inesperada. Não importa o que lhe disse no passado. O que lhe digo *agora* é que, se não remover seu braço da porta deste farmacêutico deveras respeitável, terei ótimos motivos para processá-lo por agressão.[3]

A prática da percepção consciente e da autoanálise emocional ajuda qualquer pessoa que esteja lidando com um viciado. Pode, por exemplo, facilitar muito o trabalho de profissionais da saúde que atendem dependentes químicos.

Até hoje rio quando me lembro dos comentários sinceros de Beverly, uma paciente viciada em cocaína e opioides, sobre como ela me enxergava. Aconteceu há três anos, numa manhã de segunda-feira.

Estou de bom humor e Bev é minha primeira paciente do dia.

– Estou escrevendo um livro sobre vício – comento com ela. – Gostaria de entrevistar você. O que acha?

Lágrimas enchem os olhos de Beverly e descem por seu rosto, repleto de marcas típicas de uma sobrevivente de varíola.

– Seria uma honra – diz ela –, mas estou surpresa com o pedido. Achei que, para o senhor, eu não passasse de uma drogada inútil.

– Para falar a verdade, Bev, tem dias em que realmente penso assim e só quero entregar sua receita o mais rápido possível para que você vá embora e eu possa atender o próximo drogado. Aposto que nesses dias devo parecer um babaca.

– Bem... – diz Beverly num tom malicioso, as lágrimas agora se transformando em alegria – talvez eu usasse uma palavra pior.

Apesar de não me surpreender completamente, o comentário de Beverly foi um choque – um choque útil. Assim como muitos médicos, enfermeiros e outros profissionais que trabalham com viciados, nem sempre penso no papel que meu comportamento, meu humor, minha postura e minha linguagem corporal desempenham nessas interações. Enxergamos o comportamento dos pacientes "difíceis", mas não as mensagens que transmitimos. Enxergamos as reações deles, mas não percebemos que nós mesmos podemos estar criando gatilhos – não tanto pelo que dizemos, mas por aquilo que representamos. É comum percebermos "o que", mas não notarmos "quem" ou "como".

Em salas de emergência, já testemunhei situações saírem completamente de controle ao ponto de seguranças precisarem ser chamados para expulsar um homem drogado e agressivo do hospital, mas acredito que isso poderia ter sido evitado se o profissional de saúde mantivesse a calma. Certa vez, na escada do Portland, precisei intervir quando um paramédico muito exaltado e tenso transformou em briga uma situação relativamente boba com uma paciente coberta de sangue. Foi com muita dificuldade que convenci o homem e a polícia, que àquela altura já havia chegado, a se afastarem um pouco para que eu conseguisse acalmar a mulher enfurecida. Não foi necessário muito esforço: apenas algumas palavras tranquilas e uma linguagem corporal amigável. Em outros momentos, como já disse, instiguei reações negativas. Se serei uma presença que acalma ou estressa, isso depende do meu estado de espírito, não da situação. Eu sou o responsável.

Não há dúvida de que é difícil trabalhar com viciados crônicos. Afinal, eles instigam nossos julgamentos e ansiedades, além de ameaçarem aquilo que tanto nos esforçamos para construir: a imagem de um profissional calmo, competente e poderoso. Eles estão muito distantes da "polidez" que a classe média considera respeitável.

Vimos que viciados têm dificuldade em se diferenciar – ou seja, em se manter emocionalmente separados das outras pessoas. Eles absorvem e levam para o lado pessoal o estado emocional alheio. Por terem pouco autocontrole, são facilmente dominados por seus mecanismos emocionais automáticos. Costumam acreditar que são menosprezados e serão abandonados por figuras de autoridade e cuidadores, por motivos que já discutimos aqui. Quando uma médica atarefada ou uma enfermeira cansada os trata com rispidez e impaciência, eles interpretam isso como uma rejeição pessoal. Reagem por instinto à menor pressão ou aparente superioridade dos seus cuidadores. Ao mesmo tempo, é natural que os profissionais de saúde tendam a ficar estressados e impacientes com a agitação das salas de emergência lotadas e das alas hospitalares com poucos funcionários. Essa irritabilidade gera uma hostilidade defensiva, e a hostilidade provoca mais ansiedade e raiva. Dois seres humanos – um buscando ajuda e outro querendo ajudar – logo entram em pé de guerra, apesar de a intenção jamais ter sido essa.

Haveria muito menos confrontos e mais eficiência, creio eu, se os profissionais de saúde praticassem a atenção plena, observando com consciência e curiosidade os próprios pensamentos e reações diante de pacientes não convencionais. Isso nos pouparia muita tensão e estresse e evitaria que nossos pacientes sofressem novos traumas psicológicos ao interagir conosco. Pode parecer utópico se dar ao luxo de passar cinco minutos meditando num turno de hospital, porém o tempo economizado e a prevenção de mágoas e conflitos seriam recompensas incríveis. Podemos não ser responsáveis pelo vício ou pela história de vida do paciente, mas muitas situações dolorosas poderiam ser evitadas se assumíssemos a responsabilidade pela maneira como conduzimos a interação. E isso, em termos mais simples, significa lidar com nossas próprias questões.

Com a percepção consciente, talvez nossos julgamentos ainda venham à tona, mas os aceitaríamos como um problema nosso. Quando nos sentíssemos frustrados e furiosos atendendo um paciente que não coopera, reconheceríamos essas emoções como nossas e entenderíamos que somos completamente responsáveis pela maneira como as enfrentamos. Então não nos sentiríamos impelidos a descontar a raiva e a frustração no paciente nem a demonstrar autoridade para defender nossa imagem de uma ofensa imaginária.

Se quisermos promover um espaço de cura para os outros, precisamos primeiro encontrá-lo dentro de nós.

· · ·

"Só consigo pensar em três tipos de problema no universo inteiro: problemas meus, problemas dos outros e problemas de Deus", diz a professora de autoaperfeiçoamento Byron Katie em seu livro *Ame a realidade*, que merece estar no topo da lista de leituras de qualquer um que lide com um viciado. "Para mim", escreve Katie, "a palavra Deus significa *realidade*. Se algo está fora do meu controle e do controle de qualquer outra pessoa, digo que é da conta de Deus."

> Boa parte do nosso estresse se deve ao fato de cuidarmos daquilo que não é da nossa conta. Quando penso "Você precisa arrumar um emprego, quero que seja feliz, seja pontual, cuide-se mais", estou me metendo no que é da sua conta. [...] Percebi que sempre que me senti magoada ou solitária na vida, eu estava absorta nos problemas dos outros.
> Se você estiver vivendo a sua vida e eu também estiver mentalmente vivendo a sua, quem viveria a minha? Nós dois estaríamos no mesmo lugar. Cuidar do que é da sua conta me impediria de estar presente na minha própria vida. Eu me separaria de mim mesma e ficaria me perguntando por que nada dá certo para mim.[4]

Se você estiver tentando mudar um viciado à força, lembre-se das palavras imortais do ex-jogador e treinador de beisebol Yogi Berra: "Se as pessoas não quiserem vir ao jogo, não há nada que possamos fazer para forçá-las a ir."

34

Nada está perdido: o vício e a busca espiritual

Todos os problemas são psicológicos, mas todas as soluções são espirituais.

DR. THOMAS HORA

Nos programas de 12 passos, muitos adictos empacam no segundo, que evoca um poder superior: *Chegamos à conclusão de que um Poder maior que nós mesmos poderia nos devolver a sanidade.*

É claro que haverá resistência se o Poder for identificado como o Deus por quem a criança se sentiu traída.

Lembre-se do lamento de Serena, a mulher dependente de cocaína e heroína, após a morte da avó: "Sabe o que eu penso sobre Deus? Quem é esse Deus que deixa as pessoas ruins para trás e leva embora as boas?" Eu conhecia a raiva que emanava dela. Essa mesma raiva vibrava no meu peito sempre que eu via ou ouvia a palavra Deus na minha infância. "Que tipo de Deus deixaria meus avós serem assassinados em Auschwitz?", eu questionava, desdenhando de qualquer um que acreditasse no conto de fadas sobre um Senhor misericordioso e todo-poderoso. Assim como Serena, eu achava que era a morte dos meus avós que me amargurava – hoje vejo que uma perda muito maior foi a da fé no meu coração.

Crianças não entendem metáforas. Quando escutam "Deus, nosso Pai", elas não sabem que essas palavras podem significar amor, união e poder criativo intrínsecos ao universo. Elas imaginam um senhor barbudo em algum lugar nas nuvens. Para Serena, poderia até se parecer com o avô que a estuprava.

"O indivíduo deprimido é um ateu radical e taciturno", escreveu a psicoterapeuta francesa Julia Kristeva.[1] No fundo, o viciado pode ser o maior ateu radical e taciturno do mundo – independentemente de quais sejam suas crenças religiosas *formais*. O estresse no começo da vida é um grande indutor do vício não apenas porque prejudica o desenvolvimento do cérebro e das emoções, mas também porque destrói o contato da criança com sua essência e a priva da fé num universo provedor. "Eu não tinha mãe – Deus me esqueceu – e caí em pecado", diz uma adolescente de 14 anos na peça *A Blot on the 'Scutcheon* [Uma mancha no escudo], de Robert Browning. Serena, em sua profunda depressão, vive em isolamento cósmico. Sua principal angústia é a desconexão e desconfiança em relação ao infinito dentro e fora de si mesma. Considerando tudo que ela sofreu, foi impossível manter a fé no Deus que supostamente proveria tudo de que ela precisasse. Para qualquer jovem, a palavra "Deus" se transforma em hipocrisia se essa divindade não se manifestar na conduta das pessoas ao seu redor. Se esse jovem continua acreditando em Deus, provavelmente é num ser vingativo que dá lições de moral e faz julgamentos implacáveis – ou então no fantasma impotente no céu, que rejeitei quando garoto.

Mas podemos enxergar o Poder de outras formas. Perdido no vício, o adicto se considera apenas um ego minúsculo que precisa lutar, se debater e agarrar qualquer migalha de prazer. Honrar o poder superior poderia ser apenas reconhecer a impotência desse pequeno ego, a total incapacidade que ele tem de se manter seguro, calmo ou feliz. "Não acredito em Deus", me disse um membro do Narcóticos Anônimos, "mas o segundo passo pelo menos me fez aceitar que não sou Ele."

"Se conseguirem conhecer a si mesmos, então serão conhecidos", disse Jesus a seus apóstolos no Evangelho de Tomé, "e compreenderão que são filhos do pai vivo. Entretanto, se não conhecerem a si mesmos, viverão na pobreza e serão a pobreza."

Mesmo enquanto abordam temas universais, os grandes mestres usam a linguagem de seu tempo, seu local e sua cultura. A verdadeira sabedoria não está no sentido literal, mas no espírito das palavras. Então é possível pensar no "pai vivo" como um código religioso para a fonte da vida, um significado além dos limites do idioma. Acredito que todos nós, seres humanos, buscamos nossa natureza divina, de maneira consciente ou não. Nesse contexto, "divino" não significa nada sobrenatural nem necessariamente religioso, apenas nossa comunhão com tudo que existe, uma sensação indescritível de conexão com outras pessoas, com outros seres e com cada pedacinho de matéria ou faísca de energia no universo. Quando esquecemos essa conexão amorosa e nosso profundo anseio por ela, sofremos. Era isso que Jesus queria dizer com "pobreza". Também é isso que o mestre espiritual Eckhart Tolle considera hoje a principal fonte de ansiedade humana:

> Basicamente, todas as emoções são variações de uma emoção primitiva, indefinida, que se origina quando perdemos a consciência de quem somos além do nome e da forma. Por sua natureza indefinida, é difícil encontrar um nome que a descreva exatamente. "Medo" chega perto, mas denota ameaça contínua, além de uma profunda sensação de abandono e incompletude. Talvez seja melhor usar um termo igualmente indefinido e simplesmente chamá-la de "dor".[2]

O vício inunda os espaços onde falta autoconhecimento e, consequentemente, conhecimento divino. Para preencher esse vazio insuportável, nos apegamos a coisas mundanas que jamais poderiam nos compensar pela perda de quem somos.

> Se eu me esquecer de ti, ó Jerusalém, que minha mão direita perca a destreza.
> Se eu não me recordar de ti, se eu não preferir Jerusalém à minha maior alegria, que minha língua se cole ao céu da boca.

Será que, nesse juramento sagrado, o salmista da Bíblia estava apenas jurando lealdade a um local geográfico, a prédios e templos feitos por homens? Enxergo outro significado universal que me parece fazer muito mais sentido: quando negligencio aquilo que é eterno dentro de mim, eu me separo da fonte verdadeira da minha força e perco minha voz. É isso, creio, que acontece na vida.

Num estado de pobreza espiritual, somos seduzidos por qualquer coisa que nos torne insensíveis ao que nos apavora. No fim das contas, essa é a origem do processo do vício, já que ele se resume a buscar lá fora o que nos falta aqui dentro. Se não "preferimos Jerusalém" – a "Cidade da Paz" interior – aos prazeres carnais, nos concentramos em fontes externas de prazer, poder ou sentido. Quanto mais fraca se torna a alegria natural de estar vivo, com mais fervor procuramos um substituto para o prazer; quanto menor nossa força interior, maior nosso desejo de poder; quanto menor nossa consciência da verdade, mais desesperada nossa busca exterior pela certeza. Quanto maior o pavor, mais forte a atração do vício.

E o vício pode se apegar a qualquer coisa, inclusive religiões que prometem salvação e liberdade. A entidade física chamada Jerusalém se tornou uma obsessão para muitas pessoas de várias fés, incitando ódio e derramamento de sangue. Não é por acaso que, em todas as grandes religiões, os dogmas mais fundamentalistas rejeitam e punem pessoas viciadas. Será que esses religiosos enxergam os próprios medos e fraquezas – e falsos vínculos – refletidos no espelho sombrio do vício?

Apegar-se falsamente àquilo que é incapaz de saciar a alma não é um erro exclusivo dos viciados, mas uma condição humana. É esse estado mental onipresente que gera tanto sofrimento e convoca profetas e mestres espirituais. Os chamados "viciados" marcham na frente de uma longa procissão da qual poucos de nós conseguem se afastar.

Para muitas pessoas, o conceito de poder superior não precisa estar associado a uma divindade ou qualquer coisa espiritual. Simplesmente significa enxergar além do ego, que só presta atenção em si mesmo, comprometendo-se a se doar a algo maior do que os próprios desejos imediatos. Eu me lembro do que um homem falou na reunião do AA: "Enquanto você estuda o Grande Livro, se doa às pessoas e ajuda a comunidade, seu coração amolece. Esse é o maior presente de todos, um coração mole. Eu acharia impossível acreditar nisso antes."

Nossa cultura materialista tenta afirmar que até o altruísmo surge de motivos egoístas. Muitas vezes se comenta, com cinismo, que pessoas que fazem boas ações só têm o objetivo de se sentir bem consigo mesmas. Mas não é isso que diz a neurociência: a área do cérebro que se ilumina quando uma pessoa pratica um ato altruísta não é o circuito ativado pelo prazer nem pela antecipação de recompensa. Um estudo de 2007 apontou que um dos principais influenciadores do comportamento humano era o chamado córtex temporal superior posterior, uma região no fundo do cérebro cuja função incluiria a percepção do estado emocional de outras pessoas.[3] Ao que parece, somos programados para nos sintonizar com as necessidades dos outros, algo que está na origem da empatia. "Talvez o altruísmo não tenha se originado da sensação boa de fazer o bem, mas do simples reconhecimento de que estamos diante de outro ser humano que tem anseios e objetivos. E, nesse caso, talvez fosse interessante tratá-lo como gostaríamos que nos tratassem", diz Scott Huettel, um dos pesquisadores e professor de psicologia na Universidade Duke. A regra de ouro talvez esteja registrada em nossos circuitos cerebrais não como uma ordem, mas como parte essencial de quem somos.

Existe um impulso inato ao ser humano que o psiquiatra austríaco Victor E. Frankl chamou de "busca por sentido". O sentido é encontrado em atividades que vão além do eu. No fundo, a maioria de nós sabe que sentimos mais satisfação não quando ganhamos ou compramos algo, mas quando contribuímos para o bem-estar dos outros ou para o bem social, quando criamos algo original e lindo ou apenas fazemos um trabalho com amor. Não é coincidência o fato de que vícios surgem principalmente em culturas que subjugam objetivos coletivos, tradições antigas e a criatividade individual em prol da produção em massa e do acúmulo de riqueza. O vício é um dos resultados do "vácuo existencial", da sensação de vazio gerada quando atribuímos um valor supremo a conquistas egoístas. "O mundo das drogas", escreveu Frankl, "é parte de um fenômeno universal em sociedades industrializadas: a sensação de insignificância que resulta do fato de nossas necessidades existenciais não estarem sendo supridas."[4] O "mundo das drogas" também pode significar "o mundo das apostas", "o mundo da compulsão alimentar", "o mundo do excesso de trabalho" e muitas outras buscas viciantes.

Em outras palavras: nem só de pão vive o homem. O poder superior, se não quisermos pensar nele como Deus ou qualquer coisa minimamente associada a religião, ainda pode ser encontrado além de nós mesmos, se estabelecermos uma relação significativa com o universo fora dos limites de nossas necessidades egoístas. Judy, entrevistada no Capítulo 8, continua morando em Downtown Eastside e faz tratamento com metadona para controlar o vício em heroína, mas largou a cocaína e o crack. Ela descobriu um novo propósito ao oferecer assistência para outras mulheres, profissionais do sexo que continuam usando drogas. Ela ajuda a mantê-las seguras e oferece conselhos e apoio moral.

Já vimos que o vício vem da deslocação social. A ausência de significado é outro tipo de deslocação que nós, criaturas espirituais que somos, não suportamos bem. O significado precisa ser encontrado de forma pessoal por cada um de nós, mas um colega vienense do Dr. Frankl, o Dr. Alfried Längle, disse numa palestra em Vancouver: "O significado surge apenas a partir do diálogo com o mundo." Com seus atos diários de bondade, Judy se mantém num diálogo que a ajuda a superar o vício.

Muitas vezes, as pessoas resistem ao conceito de poder superior não por aversão a crenças religiosas, mas porque o ego se opõe à consciência e à percepção espiritual, à parte de nós que reconhece a verdade e deseja honrá-la. O ego desesperado teme a própria aniquilação ao se curvar para algo superior, seja "Deus", as necessidades dos outros ou até as necessidades reais do próprio indivíduo.

Um dos meus pacientes, um ex-líder (e provavelmente futuro líder) entre seu povo indígena, sentiu esse poder superior (e a si mesmo como parte dele) durante um jejum que fez na prisão.

– Era minha segunda detenção, cumprindo pena de cinco anos – lembrou ele. – E voltei para lá por causa da minha dependência química. Enquanto eu estava no centro de recepção, tive muita dificuldade em aceitar que estava voltando para tudo aquilo que havia prometido nunca mais passar na vida. Eu estava numa prisão de segurança máxima e foi lá que aconteceu uma coisa muito reveladora durante meu jejum. Era o terceiro dia, e acendi meu incenso. Eu abanava, abanava, com as mãos e a pena. Com toda aquela fumaça e energia... comecei a sentir a força vital nos meus poros, e aí eu soube. Tudo tinha vida. O álcool, tudo... tudo vinha da mãe natureza. O couro... nossas roupas... o que comemos e bebemos da terra. Tudo está vivo. Tudo ganha vida e tem espírito. Álcool e drogas têm espírito. Quando você não entende isso, eles ganham uma força tremenda. Eles vencem você. É algo poderoso, que estava aqui antes de nós. Tudo estava aqui antes de nós. Essa foi outra revelação que tive. Todas estas coisas que estão aqui... estavam aqui antes da gente. E elas vão permanecer aqui depois que partirmos. Então não tenho nada novo a oferecer. Só posso doar a mim mesmo. Na verdade, sou um aprendiz. Sou o último na fila para aprender, para aprender a viver, a coexistir com tudo, a me adaptar a algo maior, à paisagem da minha vida.

"Cada um carrega dentro de si o todo", escreveu Joseph Campbell, "portanto podemos procurá-lo e encontrá-lo dentro de nós." De acordo com esse influente escritor e palestrante, todos os mitos heroicos são protótipos daquela que é a maior jornada de todas, a busca pela verdade espiritual dentro da alma. Só há uma história, mostrou Campbell, uma jornada, uma aventura, que ele chamou de "o monomito". E há apenas um herói, apesar de ele poder aparecer em momentos diferentes, em culturas diferentes, sob centenas de aparências. O herói é o ser humano que ousa mergulhar nas profundezas mais sombrias do subconsciente – na fonte do nosso poder criativo – e confrontar os monstros criados pela psique infantil tomada pelo pânico. Conforme o herói segue em sua jornada, os fantasmas e dragões desaparecem, perdem o poder ou até se tornam aliados.

A mente do viciado é povoada de demônios especialmente assustadores, mas, se ele enfrentar a jornada, também descobrirá que são irreais e fracos. A recompensa no fim da jornada, o tesouro que o herói busca, é nossa natureza essencial. O objetivo, declarou Campbell, é "perceber que você é essa essência; só assim terá liberdade para vagar pelo mundo. E o mundo também é feito dessa essência. Nossa essência e a do mundo são uma só".[5]

Para que uma pessoa perca a própria essência e a comunhão com tudo que existe, não é necessário um trauma. Bebês chegam ao mundo completamente presentes e atentos a todas as possibilidades, mas logo começam a fechar as partes de si mesmos que seu ambiente não reconhece ou não aceita com amor. Como consequência desse desligamento defensivo, diz o psicólogo e mestre espiritual A. H. Almaas, uma ou mais qualidades essenciais como amor, alegria, força, coragem ou confiança podem ser suprimidas. Em seu lugar, sentimos um buraco, uma sensação de insuficiência vazia. "As pessoas não sabem que esse vazio, essa falta, é um sintoma da perda de algo mais profundo, a perda da essência, que pode ser recuperada. Elas acham que o vazio, a falta, é como são de verdade e que não existe nada por trás disso. Elas acham que têm algum problema, que algo está errado."[6] Esses pensamentos nem sempre são conscientes e podem assumir a forma de crenças implícitas. Em todo caso, desenvolvemos padrões de comportamento e mecanismos de defesa para preencher o vazio, cometendo o erro de achar que o resultado disso representa nossa "personalidade" verdadeira. Aquilo que chamamos de personalidade costuma ser um misto de características genuínas com estilos de enfrentamento que não reflete nosso eu interior, mas a perda dele.

Há pessoas que não são viciadas no sentido convencional, mas apenas porque sua "personalidade" cuidadosamente construída funciona tão bem que as mantém afastadas do seu vazio. Nesse caso, elas serão viciadas "apenas" a uma imagem falsa ou incompleta de si mesmas, à sua posição no mundo, ao papel que representam ou a certas ideias que lhes transmitem uma sensação de importância. O ser humano com uma "personalidade" que não consegue encobrir o vazio interior se torna um viciado notório, cedendo compulsivamente a comportamentos cujo impacto negativo é muito claro para ele e para todos ao seu redor. A diferença é apenas o grau de vício ou talvez o grau de honestidade em relação ao próprio vazio.

Precisamos de cuidados espirituais e psicológicos para recuperar nossa verdadeira natureza. Sem a força psicológica, a prática espiritual facilmente se transforma em outro vício para fugir da realidade. Por outro lado, sem uma perspectiva espiritual tendemos a empacar no reino limitado do ego insatisfeito, mesmo que seja um ego mais saudável e equilibrado. A necessidade que a alma tem de significado e conexão permanece insaciada. A terapia nos fortalece ao descobrir as fontes da nossa dor emocional e desfazer os rígidos padrões defensivos que criamos por causa delas. A exploração espiritual percorre o mesmo caminho, porém está menos preocupada em "consertar" ou melhorar as coisas, preferindo redescobrir a integridade que não desapareceu, mas se tornou apenas obscurecida. Como escreveu Edmund Spenser: "Nada está perdido e pode ser encontrado, se procurado."[7]

A busca espiritual escolhida por alguém dependerá de sua comunidade, sua cultura, suas crenças e suas preferências pessoais. Não há regras para isso e eu nem poderia ditá-las. Hoje entendo que a raiva que eu sentia de Deus quando pequeno era o começo da minha jornada rumo à iluminação, um objetivo que ainda estou longe de alcançar. Talvez ainda me restem vários montes Everest para escalar, ou quem sabe falte apenas estender a mão e puxar o véu que separa minha alma das realidades mais sagradas. Não tenho como saber, e especular é inútil. O importante é estar no caminho, e cada um de nós tem o seu. "Seja uma luz sobre si mesmo", aconselhou o Buda a seus seguidores, assim como Jesus ensinou seus discípulos a buscar o Reino de Deus dentro de si. Encontrei um caminho que parece certo para mim e presto atenção nos ensinamentos sempre que os reconheço. O mundo nunca careceu de grandes guias, preceitos e práticas espirituais, mas com certeza carece de pessoas dispostas a aprender.

A falha trágica do ego é confundir forma com substância, ilusões superficiais com realidade. Enquanto o ego estiver no comando, todos seremos como os hebreus que vagaram pelo deserto a caminho da Terra Prometida, "um povo obstinado". Permaneceremos rejeitando a verdade, nos curvando ao bezerro de ouro e menosprezando aquilo que nos salvaria. Como indica o estado atual do planeta, nós, seres humanos, não aprendemos rápido. Cada geração precisa absorver as mesmas lições várias e várias vezes, tateando pelo reino dos fantasmas famintos, sem enxergar. A verdade está dentro de nós, e é por isso que a serenidade pela qual ansiamos não será encontrada com tentativas de achar externamente algo para preencher o vazio causado pela perda de nós mesmos. No fim do século IV, Agostinho, bispo de Hipona, que fica na atual Argélia, escreveu em suas *Confissões* uma passagem que poderia ser lida em qualquer reunião de um programa de 12 passos:

Desconhecendo minhas necessidades, resisti àquilo que me tornaria menos necessitado. [...] Porém a fome não me deu apetite, pois meu corpo rejeitava o alimento espiritual – eu não o absorvia, e quanto mais passava fome, mais o alimento me enjoava. Minha alma, doente e coberta de feridas, projetava-se para fora num desejo louco de encontrar alívio físico.[8]

O despertar espiritual de um ser humano nada mais é que o encontro com sua humanidade completa. As pessoas que encontram a si mesmas não sentem necessidade de recorrer nem se prender ao vício. Armados com compaixão, reconhecemos que o vício é uma resposta ao nosso isolamento do mundo – a melhor resposta que conseguimos encontrar em certo momento da vida. Também é o que nos mantém desanimados, tristes e raivosos. O que nos encurrala não é o mundo, não é o que existe fora de nós, mas aquilo que carregamos em nosso interior. Podemos não ser responsáveis pelo mundo que criou nossa mente, mas temos que assumir a responsabilidade pela mente com que criamos nosso mundo. A mente viciada só é capaz de projetar um universo de desespero e alienação. "Eu só conhecia o meu mundinho e girava em torno daquilo que eu queria", me disse certa vez a recém-abstinente Judy. Muitos de nós seguimos a vida assim. Cabe a cada um escolher de forma consciente em qual mundo e em qual futuro deseja viver.

Depois que os olhos do pupilo se abrem, mestres surgem em todos os lugares. Tudo carrega uma lição. As emoções mais dolorosas nos levam às maiores possibilidades, ao lugar onde nossa natureza verdadeira está escondida. As pessoas a quem julgamos se tornam espelhos. Quem nos julga também nos encoraja a respeitar nossa verdade. A autocompaixão sustenta nossa compaixão pelos outros. Conforme nos abrimos para a verdade interior, criamos um espaço seguro para a cura de outras pessoas. E elas podem fazer o mesmo por nós.

A cura ocorre num local sagrado em nossa alma: "Se conseguirem conhecer a si mesmos, então serão conhecidos."

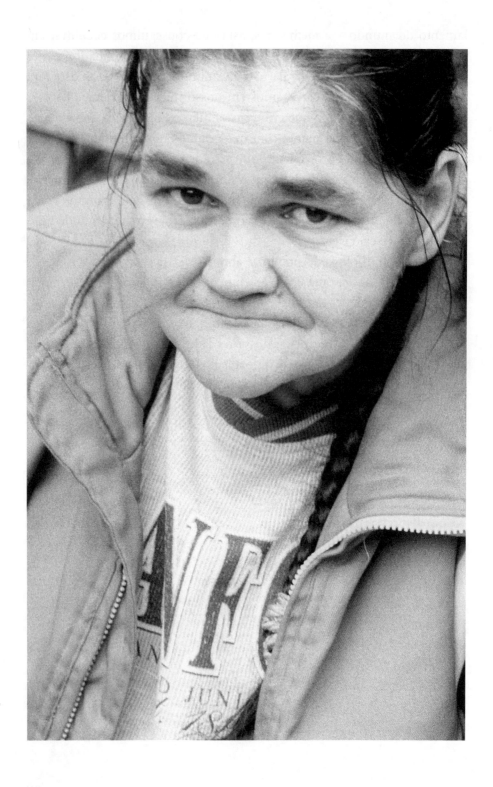

Memórias e milagres: um epílogo

De fontes ocultas, o milagre da sobrevivência se renova com força surpreendente, como um gêiser esguichando de águas subterrâneas por terra, argila e gelo.

Parado diante da minha mesa certa manhã está Howard, apoiado numa bengala para firmar a perna esquerda. Ele é um homem corpulento de 40 anos, cuja vida foi uma longa sentença de prisão atrás da outra – no total, 22 anos.

Sua infância seguiu um roteiro previsível. A mãe de Howard, viciada em heroína, foi obrigada a sair de sua reserva indígena após se casar com um homem branco; ela desapareceu para sempre pouco antes do aniversário de 3 anos do filho. Ele passou os quatro anos seguintes com a avó.

– Ela me deu um lindo lar – diz ele. – Eu a carrego no coração. Ela é o único motivo para eu continuar vivo.

A avó morreu jovem e, com ela, se foi a única fonte terrena de amor incondicional e proteção daquele menino. Entre os 7 anos de idade e sua primeira detenção, Howard passou por lares temporários e instituições diferentes, sempre envolvendo espancamentos e violência sexual.

Howard conta sua história enquanto espera a receita de metadona, a primeira desde sua recente internação no hospital devido a uma fratura no joelho e outro fim de semana na prisão por ter violado a condicional.

Ele seca as lágrimas enquanto fala da avó e então diz "Chega", num tom determinado.

– Preciso retribuir. Preciso largar as drogas. Não passei por isso tudo à toa. Se eu morrer, daqui a um ano ninguém mais se lembrará de mim. Preciso retribuir de alguma forma. Aprendi muito na prisão e, se eu puder impedir uma única criança de passar pelo que eu passei...

– Primeiro, você precisa de ajuda – sugiro.

– É, agora entendo isso. Sempre achei que conseguiria resolver tudo sozinho. Não consigo.

Se a história desse homem é uma derrota ou um triunfo é uma questão de perspectiva. Ele se ergueu das profundezas de um desespero que boa parte da sociedade que o exclui não conseguiria nem imaginar, e ainda há forças nele para desejar contribuir e dar sentido à vida. Não sei se essa disposição será concretizada no futuro, mas o simples fato de ela existir já é um milagre.

Mais tarde naquela manhã, a pequena e magricela Penny entra apressada no meu consultório, seguida pela corpulenta amiga Beverly. Desde a morte do marido de Penny, ela e Beverly se tornaram inseparáveis. Sempre as vejo juntas na Hastings: Penny caminhando rápido com seus passos curtos, as costas curvadas sobre o andador, e Bev seguindo vagarosamente com o passo pesado ao seu lado. Hoje, enquanto a neve fora de época cai do céu acinzentado de novembro e cobre a rua, as duas mal conseguem conter a empolgação para contar boas notícias.

O câncer de fígado terminal e a hepatite C de Brian, marido de Penny, foram confirmados no começo do verão de 2005, no mesmo dia em que internei Penny no St. Paul's Hospital com uma infecção na coluna que a faria tomar antibióticos intravenosos por seis meses. É um dia que não esquecerei nunca. Os dois estavam na emergência, a alguns leitos de distância um do outro. Enquanto eu falava com Brian, os berros desesperados de Penny, causados pela dor, eram ouvidos por toda a ala.

– Fiz a tomografia – disse Brian. – O senhor tinha razão, falaram que só me restam alguns meses. Estão me mandando para os cuidados paliativos. Quando vou poder sair do hospital?

Sob a testa suada, coberta pelo cabelo ruivo e despenteado, os olhos fundos de Brian brilhavam em seu rosto magro e barbudo. Ele estava definhando em sua batalha silenciosa contra o câncer. Só reclamou de dor quando o fígado inchado se destacou em sua barriga, dura como um tambor. Diante de sua pergunta, precisei dizer que "alguns meses" me parecia um prognóstico muito otimista.

– Você quer receber alta assim que a dor estiver sob controle?

– É, tenho coisas para fazer. Quero retomar o contato com minha família.

– Onde estão seus parentes?

– Em vários lugares. Tenho seis filhos: quatro vivos, dois morreram... Nunca falei deles? Um morreu num acidente de carro, o outro foi assassinado. O babaca deu um tiro nele por causa de 150 dólares. Eu teria dado o dinheiro.

– Foi por causa de drogas?

– É, ele se meteu nisso. Queria ser igual ao pai, imagino. Eu estava na prisão naquela época. Ele tinha 21 anos.

– E os outros, sabe onde estão?

– É, não vai ser difícil encontrá-los. Mas não falo com eles há 20 anos... Como está a Penny, doutor?

– Acabei de falar com ela. Como dá para ouvir, ela está sentindo muita dor.

– Mas ela vai sobreviver?

– Vai. O abscesso na coluna pode estar afetando o cérebro agora, mas ela vai sobreviver. Vou cuidar dela... Brian, você está tão calmo quanto parece ou só está fingindo?

– É só mais um passo, doutor. Já cheguei perto algumas vezes. Levei um tiro, fui esfaqueado e tive uma overdose. Sei lá... Claro que não estou empolgado, mas não tenho medo. Se existir algo além da vida, beleza. Se não existir, beleza também. Só vamos saber quando chegarmos lá. Prefiro acreditar que existe.

Algumas semanas depois, Brian se tornou o primeiro de três pacientes a morrer de câncer de fígado num intervalo de quatro meses. Com 50 e poucos anos, ele foi o mais velho. Stevie foi a segunda; em seus últimos dias, se injetou com heroína usando o tubo de infusão intravenosa inserido pelos enfermeiros com o objetivo de aliviar sua dor.

– Já que vou embora mesmo, posso ir cantando – disse ela.

Não me incomodei com isso; heroína é um analgésico tão bom quanto morfina. Então Stevie se foi, a pele e os olhos amarelo-vivos, injetando-se e sorrindo até o fim. Várias vezes por dia, ela puxava a corda do ursinho de pelúcia deixado sobre sua mesa de cabeceira e o observava dar cambalhotas, balançando a cabeça, os braços e o traseiro ao som de "Macarena".

Nas minhas rondas pelos hotéis de Downtown Eastside, observei que muitas das mulheres têm bichinhos de pelúcia para abraçar. Uma profissional do sexo tem uma coleção de centenas deles, guardados em todos os cantos de seu quartinho minúsculo e escuro. O maior é do tamanho de uma criança. Stevie, com sua exuberância característica, só tinha o urso dançarino.

O quieto e recluso Cory foi o terceiro paciente com câncer de fígado a partir, apenas alguns dias após Stevie.

– Estou caindo demais na farra e tenho que enfrentar as consequências – disse ele, sucinto, ao ser informado sobre a doença terminal.

O intervalo de tempo entre o diagnóstico e a morte de Cory foi de pouco mais de uma semana. Ele me pediu que estivesse presente quando telefonasse para a irmã na Irlanda, para avisar que não voltaria para casa antes de morrer. Usamos o viva-voz no meu consultório. A irmã fazia as perguntas com um sotaque irlandês cadenciado, suave, respondidas pelo sussurro rouco de Cory.

– Como você está, querido? Como vão as coisas? Você está bem?

– Más notícias, Shany, más notícias.

– Más notícias, Cory? Quando você vem para casa? Diga a verdade, meu anjo.

– Não vou para casa, Shany. Decidi ontem. Estou com muita dor. Mas estou recebendo ajuda aqui.

– Você está aguentando firme?

– Estou bem.

– Cory, quero ir aí abraçar e beijar você. Quero um abraço.

– Também quero, meu bem.

– Vou tentar ir logo, logo. Nós te amamos muito, Cory. Muito mesmo. E estamos rezando por você. Vou tentar me lembrar de todos os bons momentos e de quanto você aproveitou a vida. Temos que nos lembrar dos bons momentos.

– É, e você pode me levar para ser enterrado aí.

– Ah, sim, vamos trazer você para ser enterrado aqui. Vamos trazer você para casa, meu anjo. Não precisa se preocupar com isso.

– Certo.

– Vou tocar músicas especiais para você, Cory. Temos ótimos músicos e cantores aqui em Derry.

– É, toque "A Whiter Shade of Pale".

– Como é?

De vez em quando eu interferia na conversa para explicar uma ou outra questão médica. Agora exausto, Cory gesticula para que eu fale ao telefone.

– Ele quer que você toque "A Whiter Shade of Pale" – digo.

– "A Whiter Shade of Pale". Farei isso por ele.

– De Procol Harum – diz Cory, rouco.

– Pode deixar, Cory, e temos músicas irlandesas ótimas, com instrumentos lindos. Temos os melhores cantores aqui na missa de domingo na catedral. Vou levar todos eles para você.

A essa altura, Cory estava desconfortável demais para continuar, fosse pela dor física ou pela tensão emocional. Ele se despediu da irmã e saiu do consultório. Eu e Shany conversamos sobre o histórico médico e o prognóstico desanimador. Na época, ela ainda pretendia visitar o irmão.

– Vou lhe contar uma coisa – falei para Shany antes de nos despedirmos. – Depois de tudo que você falou sobre os cantores de Derry, também quero ser enterrado na sua catedral. Pena que sou judeu.

– Bem, podemos fazer um enterro judeu para o senhor... Como era mesmo o nome da música que ele queria?

– "A Whiter Shade of Pale", de Procol Harum. – Soletrei o nome da banda.

– Vou ter que anotar, porque meu cérebro não está funcionando direito... Vou fazer isso por ele. Ah, meu Deus, estamos arrasados. Que tortura. Mas estou tão feliz por ter conversado com o senhor! Consigo ouvir a bondade na sua voz. Sei que ele está em boas mãos.

– E sei que ele também é amado aí.

– Sim, o senhor nem imagina quanto ele é amado. Ele foi um menino incrível... mas foi vencido pelo vício.

A conversa aconteceu numa sexta-feira. Cory faleceu em seu quarto, no Portland, na noite de domingo. Muitos amigos foram ao seu velório, assim como a ex-esposa e os dois filhos. Ótimas histórias foram contadas. Ele, com sua alma gentil, deixou saudade. E o vazio deixado no coração de todos por Stevie não será preenchido. A vida dela também foi um milagre.

Se, após tudo que passou, ela precisou de drogas para voltar a rir e a cantar, quem pode julgá-la?

Quase dois anos depois, Penny continua a lamentar a morte de Brian. "Você lamentará para sempre", digo a ela. A amizade com Beverly foi incrível para Penny. Hoje, quando olho para o rosto radiante de Bev, noto com surpresa que as marcas de ferida que cronicamente desfiguravam seu rosto estão melhores – a relação com Penny também faz muito bem a ela.

– Meu filho me ligou – diz Bev, ofegante. – Ele me ligou! Ele vem de Alberta para me levar para passar o Natal em casa. E Penny vai comigo. Ele disse que eu posso levar alguém.

Havia três anos Beverly não falava com o filho, um homem de 24 anos que mora com a esposa e duas filhas pequenas numa cidadezinha do interior. A última vez que se viram foi há sete anos.

– Ele quer passar o Natal com a mãe, dá para acreditar? Vou ver minhas netas!

Penny sai para fumar depois de eu garantir que todos os medicamentos serão providenciados para a viagem das duas, inclusive os remédios para o HIV de Beverly e a metadona que ambas tomam.

– Só estou preocupada com uma coisa – diz Bev. – Meu ex-marido mora na casa do meu filho. Quando ficou sabendo que eu ia, ele me ligou e perguntou se quero reatar. Ficou doido? – perguntei. – Para quê? Para eu voltar a ser seu capacho? Seu saco de pancadas? Não, obrigada. Penny vai comigo. Ele não vai fazer nada com outra pessoa lá... Falei para o meu filho que ela é minha enfermeira.

– Não faça isso – sugiro. – Não minta. Isso vai estragar a visita. Você quer se aproximar do seu filho? Não comece com uma mentira.

– O senhor tem razão – diz Bev, rindo. – Mas estou tão empolgada! Meu filho quer passar o Natal com a mãe! Ele vem de longe para me buscar... Sei que estou chorando, mas é de alegria. Nunca achei que me sentiria tão feliz de novo.

Beverly sorri entre as lágrimas e me lança um olhar cheio de expectativa. Ela quer algo. Noto uma leve pontada de resistência no meu peito e rapidamente a ignoro. Tiro o estetoscópio do pescoço e me levanto junto com Beverly. Ela chora. Abraçamos um ao outro, sem falar nada.

· · ·

Enquanto estou saindo do saguão do Portland, me chamam numa salinha, onde Jerry está deitado num banco apoiado na parede. Ele aperta o punho direito sobre o coração. Aos 54 anos, Jerry tem doença arterial coronariana e uma ponte de safena. O crack que ele fuma com regularidade não é o melhor remédio para um cardiopata com histórico de infarto. No momento, ele sente um aperto no peito, com a dor irradiando pelo braço esquerdo. Foi liberado da emergência ontem à noite com a mesma queixa – sua angina está atacada. Eu o examino e peço um spray de nitroglicerina numa farmácia próxima. Enquanto esperamos pela entrega, a grávida Clarissa entra correndo e desaba no banco aos pés de Jerry. Ela chora e geme de forma incoerente. Cheia de cocaína, está emocionalmente abalada após ter discutido alto na rua com o namorado, pai da criança. Eu conseguia ouvir os dois enquanto auscultava o coração e os pulmões de Jerry com o estetoscópio.

Clarissa não foi a nenhuma das consultas pré-natais que marcamos. A ultrassonografia mostrou que ela está com dezessete semanas, muito além do tempo para um aborto. Ainda é possível interromper a gravidez tardiamente, mas é pouco provável que ela tome essa decisão após escutar os batimentos cardíacos do feto durante o procedimento. Para ser mais exato, ela vai permanecer alucinada demais para tomar qualquer decisão. As coisas simplesmente vão acontecer. É melhor prepararmos a equipe para outra situação como a de Celia, penso. Consolo Clarissa por um instante, até ela ser levada embora por outro residente, que promete "algo para fazer você se sentir melhor". Com a nova companhia, ela segue para o elevador, oscilando sobre os sapatos de salto alto, a saia jeans expondo metade das coxas. Era assim que ela estava parada hoje cedo numa esquina, no frio de novembro.

O desconforto de Jerry melhora com a nitroglicerina e volto a me encaminhar para a saída. Atrás da recepção, Sam, o funcionário mais antigo de lá, aponta para a passagem entre o portão externo e a porta interior do hotel. Lá está Kenyon apoiado em sua bengala, o corpo curvado como um ponto de interrogação. O sangue que pinga de sua cabeça forma um desenho de pequenas gotas discretas no chão – um bom sinal; é pouco provável que ele tenha sofrido um ferimento profundo.

– Foram 300 ataques em quatro anos – lamenta ele, arrastando as vogais, sua voz aguda agora intensificada pela indignação e pela dor. – E esse cara me empurrou porque eu não tinha uma nota de 10 ou 20 quando me assaltou. Eu só tinha umas moedas, então ele bateu minha cabeça na calçada... Foram 300 ataques. O senhor é minha testemunha.

Lembro que na semana passada Kenyon me pediu que aumentasse sua dose do antidepressivo imipramina.

– É por causa dos meus sonhos – explicou. – Eles me fazem chorar.

– Você tem tido pesadelos?

– Não, tenho sonhos bons. Costumo sonhar que voltei para o interior, que tenho uma casa, uma esposa e filhos. Então acordo e vejo que continuo aqui, em Downtown Eastside. E começo a chorar. Quero mais remédio para não chorar tanto.

Com a mão enluvada, tateio o cabelo grisalho de Kenyon e encontro um corte pequeno no crânio, que sangra.

– Está tudo bem – garanto a ele. – Não precisa de pontos.

Passo as instruções necessárias a Sam e saio para o vento da tarde cinza.

Na calçada da Hastings Street, sob os passos dos pedestres, a neve recém-caída já se transformou em lama gelada.

POSFÁCIO

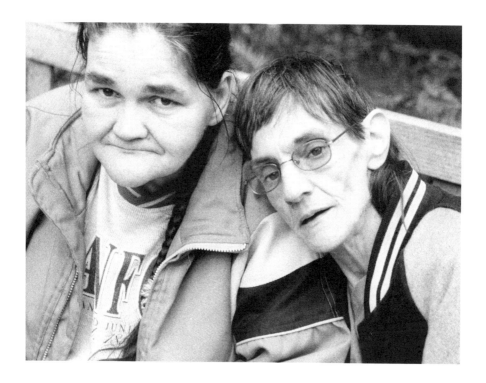

Penny faleceu no dia 23 de abril de 2007, no St. Paul's Hospital, devido a uma hemorragia massiva causada por uma ruptura inoperável no esôfago. Ela tinha 52 anos. "Se eu sair viva dessa, vou parar de usar cocaína", me disse ela alguns dias antes de morrer – mas ela nunca parou; até quase os últimos momentos, implorou que as pessoas levassem cocaína ao seu quarto de hospital.

"Atendendo aos pedidos de sua melhor amiga, Bev, teremos cupcakes e refrigerante de uva após a missa", dizia o anúncio de seu funeral.

ANEXO I

As falácias dos estudos com gêmeos e crianças adotadas

É impressionante que tanta ênfase seja dada à causalidade genética na literatura médica, em especial quando se trata de disfunções mentais e vícios, considerando a pouca lógica desses estudos. Como uma análise declarou:

> Uma avaliação crítica dos pressupostos de qualquer estudo com gêmeos e crianças adotadas, além da sucessão de retratações de estudos sobre influência genética, indica que as evidências para a base genética de transtornos mentais estão longe de ser categóricas.[1]

Os dois pressupostos que enfatizam o papel da genética no vício não são sustentáveis quando examinados de perto. São eles:

1. Estudos com crianças adotadas conseguem distinguir efeitos genéticos de ambientais.
2. É possível diferenciar efeitos ambientais ao observar as semelhanças e diferenças entre gêmeos idênticos de um lado, e entre gêmeos fraternos do outro.

Um proeminente pesquisador na área de transtornos mentais, incluindo vício, resume essa linha de pensamento:

Estudos com gêmeos e crianças adotadas oferecem evidências convincentes dos efeitos genéticos em praticamente todos os grandes transtornos psiquiátricos. *Portanto, genes que afetam o risco para esses transtornos devem existir em algum lugar no genoma humano.*[2]

O problema é traiçoeiramente circular: para encontrarmos evidências convincentes de causalidade genética nesses estudos, precisamos já ter aceitado a ideia de que os genes *causam* alguma coisa.

Por que geneticistas escolheram estudos com crianças adotadas como a base de análise dos efeitos genéticos? Para entender isso, imagine uma situação familiar comum (sem adoção), na qual uma criança tenha sido criada em sua família de origem biológica. Se um dos pais e a criança têm o mesmo transtorno, essa condição pode, obviamente, ter sido transmitida pelos genes. Até aí, tudo bem – mas, como é óbvio que crianças podem ser influenciadas pelos pais de muitas outras formas, a mera incidência de um mal que é "de família" não necessariamente aponta para uma causa genética. Por exemplo, se um dos meus filhos fizesse faculdade de Medicina, isso não comprovaria que o desejo de ser médico é um traço genético. Como aponta um importante geneticista comportamental, "uma vez que os pais compartilham o ambiente familiar e a hereditariedade com sua prole, a semelhança entre eles não prova a existência de influência genética".[3]

É aí que entra a adoção. Se uma criança for adotada, segundo esse argumento, ela leva junto os genes que recebeu dos pais, mas agora é criada num ambiente completamente distinto. Se ela ainda manifestar os mesmos transtornos que afligiam o pai ou a mãe biológicos, então essa condição deve ser genética. *Se* aceitarmos essa lógica enquanto interpretamos os achados de estudos com crianças adotadas, um vício como o alcoolismo parecerá induzido em grande medida por herança genética – mas isso, diante de maiores análises, é um grande "se".

No Capítulo 19, vimos como o estresse pré-natal afeta o cérebro em desenvolvimento. Concluir a partir de estudos com crianças adotadas que uma predisposição ao alcoolismo é "de família" e deve, portanto, ser genética é ignorar todas as evidências dos efeitos ambientais antes do parto.

E nem todas as adoções ocorrem imediatamente após o parto. No maior, mais citado e talvez mais influente estudo que "prova" a causa genética para o alcoolismo, as crianças ficaram com o genitor (ou genitores) por até três anos; a idade das crianças no momento da adoção foi de, em média, 8 meses. Esse estudo, que comparava as crianças adotadas de genitores alcoólatras com aquelas de genitores não alcoólatras, concluiu que o alcoolismo do pai biológico tinha maior efeito no alcoolismo subsequente dos filhos do sexo masculino.[4] Mesmo que seja o caso, isso não necessariamente indica uma causa genética.

Considerando os efeitos a longo prazo do estresse pré-natal e a influência dominante do ambiente no desenvolvimento do cérebro após o nascimento, deveríamos nos surpreender que filhos de pais alcoólatras também tenham uma propensão maior a beber? Sabemos pelo Estudo de Experiências Adversas na Infância (ACE) que o alcoolismo está associado a muitas outras circunstâncias traumáticas – por exemplo, o fato de um dos genitores ser alcoólatra aumenta em 13 vezes os riscos de a mãe sofrer violência doméstica.[5] Quando levamos em consideração como é a vida de uma mulher com um parceiro alcoólatra – a insegurança que ela sente durante e após a gravidez, os abusos que ela pode sofrer –, observamos que o estresse sobre essa mulher, tanto antes quanto depois do nascimento, teria sido maior do que o estresse sobre a maioria das mulheres. Ademais, se uma criança passou os primeiros meses de vida – e talvez os três primeiros anos – sob essas circunstâncias, isso significaria que, quando fosse adotada, seus sistemas de vínculo-recompensa, incentivo-motivação e autocontrole já estariam bastante debilitados, bem como seus mecanismos de reação ao estresse. Um estudo como esse não nos informa sobre efeitos genéticos. Objeções semelhantes poderiam ser feitas – e foram – com relação a outros estudos com pessoas adotadas.[6]

Estudos com gêmeos são aceitos como o padrão-ouro nas análises genéticas de populações humanas. Muitos geneticistas acreditam que podemos diferenciar os efeitos dos genes e os do ambiente ao comparar duplas de gêmeos idênticos e fraternos. A crença subjacente é que gêmeos idênticos e fraternos compartilham do mesmo ambiente, em certo grau. Como admite um geneticista que já fez muitos estudos com gêmeos: "Nossos modelos presumem que a exposição a fatores ambientais relevantes foi semelhante em gêmeos univitelinos e bivitelinos."*[7] Como veremos agora, esse é um pressuposto completamente descabido.

---

* Univitelinos: gêmeos idênticos gerados pelo mesmo óvulo e pelo mesmo espermatozoide. Bivitelinos: gêmeos não idênticos gerados por dois óvulos e dois espermatozoides diferentes.

Gêmeos idênticos compartilham os mesmos genes; gêmeos fraternos compartilham alguns genes, porém não mais do que qualquer outra dupla de irmãos não idênticos: cerca de 50%. Uma dupla de gêmeos idênticos, segundo o argumento, compartilha não apenas os genes, como exatamente o mesmo ambiente – a menos que sejam adotados por famílias distintas. Gêmeos fraternos também compartilham o ambiente, mas não os genes. Portanto, segundo essa lógica, qualquer diferença entre os dois pares *precisa* ser genética. De fato, em estudos sobre vício com gêmeos, as semelhanças nos achados (ou "concordâncias", na linguagem técnica) entre gêmeos idênticos costumam ser altas, em comparação com a concordância entre gêmeos fraternos. Ou seja, gêmeos idênticos têm mais chance de compartilhar um vício do que gêmeos fraternos. No alcoolismo, por exemplo, a taxa de concordância entre gêmeos idênticos é cerca de duas vezes maior: um resultado que, de acordo com uma análise, "corrobora a influência genética sobre o vício".[8]

Só que esse achado é pelo menos tão consistente quanto os fatores ambientais. É muito óbvio que gêmeos fraternos não compartilham o ambiente no mesmo grau que gêmeos idênticos. Longe disso.

Primeiro, gêmeos fraternos são tão fisiologicamente diferentes um do outro quanto qualquer dupla de irmãos. Tudo que vivenciam é processado de formas diferentes. Se um deles, por exemplo, for muito sensível, sentirá e absorverá os efeitos do mesmo evento de forma mais intensa que o irmão "mais resistente", desde o útero e ao longo da infância. Diferenças de temperamento também podem existir entre gêmeos idênticos, mas não no mesmo grau.

Em segundo lugar, lembre que o aspecto mais importante no ambiente de criação é a interação emocional com o adulto responsável. Mesmo com muito amor e boa vontade, é mais provável que os adultos tenham as mesmas reações com gêmeos idênticos do que com os não idênticos. Por exemplo, será que um pai ou uma mãe olhará de forma idêntica para um casal de gêmeos fraternos com temperamentos diferentes? Usará o mesmo tom de voz e brincará da mesma maneira, por exemplo, com uma menina mais frágil e um irmão mais robusto, ou vice-versa? Num nível mais profundo, os pais projetarão os mesmos medos, esperanças e expectativas nas crianças? É claro que não: cada uma representa algo diferente para cada pai e mãe, e isso significa que elas não crescem sob condições idênticas. Elas não compartilham o mesmo ambiente formativo – nem em casa nem no parquinho ou na escola, onde gêmeos fraternos têm muito mais chances de ter amigos e experiências diferentes do que gêmeos idênticos. Então o pressuposto de que podemos diferenciar efeitos genéticos de ambientais ao comparar duplas de gêmeos univitelinos e bivitelinos também cai por terra. Gêmeos idênticos compartilham o ambiente de forma muito mais significativa do que qualquer dupla de gêmeos fraternos.*

Ainda resta um argumento aos defensores da influência genética: estudos em que gêmeos idênticos são separados ao nascer e criados em famílias diferentes, sem que nenhuma seja a biológica. Esses dois irmãos vivem com famílias distintas e, portanto, são expostos a ambientes distintos, apesar de obviamente ainda compartilharem os mesmos genes. Acredita-se então que quaisquer semelhanças *devem* ser ditadas pela genética, assim como as diferenças são causadas pelo ambiente em que foram criados. Essa seria a lógica da perspectiva genética. Mas aqui o argumento faz tanto sentido quanto antes.

Não é verdade que gêmeos idênticos criados por famílias adotivas diferentes não compartilharam o mesmo ambiente formativo. Eles passaram nove meses no mesmo útero, sendo expostos à mesma alimentação, aos mesmos hormônios e às mesmas substâncias químicas "mensageiras". Após o nascimento, ambos foram separados da mãe biológica – contrariando a ordem natural de que o bebê mamífero imediatamente encontre o seio materno. Ao nascer, bebês são sensíveis aos biorritmos, à voz, aos batimentos cardíacos e à energia da mãe. Ser removido desse ambiente familiar aumenta o trauma ao choque profundo, mas necessário, de ser expulso do útero.** Sabemos por estudos com animais que o desmame precoce pode influenciar o futuro uso de substâncias: filhotes de rato desmamados das mães com 2 semanas de idade demonstraram na vida adulta propensão maior a beber álcool quando comparados aos filhotes desmamados com três semanas.[9] Não é de admirar que crianças adotadas costumem ser mais vulneráveis a vários transtornos de desenvolvimento – como o TDAH –,

---

* Na verdade, nem mesmo gêmeos idênticos necessariamente crescem no mesmo ambiente. Já vi mães de gêmeos idênticos oferecendo cuidados diferentes para cada um dos filhos.

** Gêmeos também formam uma conexão entre si, compartilhando o mesmo útero. A separação entre eles também seria um golpe forte, mesmo que inconsciente.

que aumentam o risco de vício. Também não é de admirar que muitos adultos adotados quando bebês passem a vida toda com uma forte sensação de rejeição nem que o risco de suicídio na adolescência seja duas vezes maior entre jovens adotados.[10]

Por fim, sabemos ser necessária a presença de um cuidador emocionalmente disponível para o desenvolvimento adequado do cérebro. Porém, em alguns estudos, a adoção não acontece logo após o parto – as crianças podem ter passado um tempo no hospital, recebendo cuidados de enfermeiras que trabalham, no máximo, doze horas seguidas e entram e saem da vida da criança com uma irregularidade confusa. Outras crianças passam por lares temporários, perdendo o contato com os primeiros cuidadores assim que são adotadas. Levando todos esses fatores em consideração, o pressuposto de que os ambientes formativos são diferentes é no mínimo falho. Em geral, gêmeos idênticos separados pela adoção compartilharam importantes influências ambientais *antes* de serem afastados.

Há mais um fator ambiental a ser levado em conta. O mundo é muito mais propenso a reagir de modo semelhante a gêmeos idênticos – do mesmo gênero, com as mesmas tendências herdadas e os mesmos traços físicos – do que a gêmeos fraternos, que podem ter gêneros distintos, além de aparência e padrões de comportamento muito diferentes. Em outras palavras, gêmeos idênticos têm uma tendência maior a encontrar fatores ambientais semelhantes, mesmo sendo adotados por famílias diferentes.

Assim, estudos com gêmeos idênticos adotados podem nos informar muito menos sobre efeitos genéticos do que os pesquisadores acreditam.

Até os autores de outro influente estudo sobre alcoolismo com gêmeos, com forte tendência a interpretações genéticas, escreveram que "por enquanto, não temos certeza de que *qualquer coisa* seja herdada".[11]

ANEXO II

Déficit de atenção e vício: uma relação próxima

Talvez você tenha observado que muitos dos pacientes que descrevi neste livro têm histórico de transtorno de déficit de atenção/hiperatividade – TDAH (ou TDA, se o traço da hiperatividade não estiver presente). Para facilitar, usarei aqui a sigla TDAH, mas tenha em mente que nem sempre haverá hiperatividade, embora, no caso dos viciados do sexo masculino, geralmente haja.

Diagnosticar o TDAH em viciados em cocaína e anfetaminas é difícil, porque a própria droga gera hiperatividade e desorganização física e mental. Sob a influência de cocaína ou cristal, uma pessoa normalmente calma pode parecer ter um TDAH severo. Outro fator que torna tudo mais complicado é que, a partir da adolescência, pessoas com TDAH têm um risco elevado de se viciar em cocaína e outros estimulantes. Fica difícil entender o que veio primeiro, se foi o vício ou o transtorno. Eu mesmo fui diagnosticado com déficit de atenção e costumo reconhecer facilmente essa condição nos outros, mas a chave para o diagnóstico é um histórico de sintomas desde a infância, antes do uso de drogas.

O TDAH é um grande fator de predisposição ao vício, apesar de ser frequentemente ignorado pelos médicos. Fico impressionado com a quantidade de pacientes viciados que nunca receberam um diagnóstico de TDAH apesar de apresentarem sinais muito óbvios. Alguns foram diagnosticados quando crianças, mas não parecem ter recebido tratamento adequado. Em pouquíssimos casos, o tratamento foi oferecido quando já eram adultos. Um estudo da Universidade Yale mostra que, entre os usuários de cocaína com TDAH, não é eficaz oferecer tratamento apenas para o vício, mas não para o transtorno mental que o predispõe. Nesse estudo, até 35% dos usuários de cocaína se encaixavam nos critérios diagnósticos de TDAH na infância.[1] Em outro estudo, até 40% dos alcoólatras adultos haviam sido diagnosticados com TDAH.[2] As pessoas com esse transtorno são duas vezes mais propensas a abusar de substâncias e correm um risco quase quatro vezes maior de passar do álcool para outras drogas psicoativas.[3] Também são mais predispostas a fumar, fazer apostas e ter uma série de comportamentos compulsivos. Entre os viciados em cristal, 30% ou mais também têm TDAH crônico.[4]

A conexão entre o TDAH e uma *predisposição* ao vício é óbvia e, na verdade, inevitável. Pouco tem a ver com genética – o TDAH é tão herdado geneticamente quanto o vício, apesar do pressuposto comum de que o TDAH é "o transtorno mental com mais chances de ser herdado". Os mesmos fatos que refutam estudos sobre vício com gêmeos e crianças adotadas também descreditam teorias genéticas sobre o TDAH. Não há necessidade de repeti-los aqui. A questão básica é que o TDAH e a tendência ao vício surgem de experiências estressantes na primeira infância. Apesar de provavelmente existir certa *predisposição* genética ao TDAH, predisposição está longe de ser *predeterminação*. Duas crianças com predisposições semelhantes não se desenvolverão da mesma forma – mais uma vez, o ambiente é decisivo.

As informações sobre o desenvolvimento do cérebro em relação ao TDAH são apresentadas no meu livro *Scattered Minds*. Descobertas científicas desde então só confirmaram que o estresse pré e pós-natal é o fator mais determinante para a condição. De acordo com um estudo de 2004, por exemplo, 22% dos sintomas do TDAH em crianças de 8 e 9 anos podem ser diretamente associados à ansiedade maternal durante a gravidez.[5] Crianças que sofrem violência têm uma propensão maior a ser diagnosticadas com TDAH, e as mesmas estruturas cerebrais afetadas pelos traumas infantis são as que mais apresentam anomalias em imagens do cérebro de crianças com o transtorno.[6]

Meu argumento não é que o abuso seja a causa do TDAH, apesar de certamente aumentar seu risco, mas que o estresse na primeira infância é o principal fator – sendo o abuso apenas uma forma extrema. É o impacto do estresse no começo da vida (depressão maternal, por exemplo) que gera a vulnerabilidade do cérebro ao TDAH e aos vícios. Estresses ou rupturas na relação entre criança e mãe causam alterações permanentes nos sistemas de dopamina do mesencéfalo e do córtex pré-frontal, distúrbios que predispõem tanto ao TDAH quanto ao abuso de substâncias e outros vícios.[7] Se a prevalência de TDAH e outros problemas de desenvolvimento aumenta na sociedade, não é por causa de "pais ruins", mas porque o estresse no ambiente de criação dos filhos só se agrava a cada geração. Pais, e mães em específico, recebem cada vez menos apoio enquanto os filhos são pequenos. A questão não é o fracasso individual dos pais, mas um colapso social e cultural em proporções desastrosas.

O TDAH e o vício não compartilham apenas sintomas, mas também características neurobiológicas. Ambos são transtornos de autocontrole que envolvem anomalias na atividade da dopamina – na verdade, os medicamentos usados para tratar o TDAH são estimulantes como metilfenidato ou anfetaminas, cujo método de ação é aumentar a atividade da dopamina em circuitos cerebrais importantes.[8] Os traços de personalidade entre pessoas viciadas ou com TDAH são idênticos: descontrole, impulsividade, pouca diferenciação e uma necessidade constante de fugir de emoções perturbadoras. Essas fugas podem ser internas, como a apatia, ou externas, como a busca de estímulos (atividades, comidas, substâncias ou outras pessoas, por exemplo).

É por isso que pessoas com TDAH são predispostas à automedicação.

Tiramos duas conclusões disso tudo. A primeira é que é importante reconhecer o TDAH e tratá-lo de forma adequada na infância. Como mostro em *Scattered Minds*, esse tratamento nem sempre precisa envolver remédios ou se limitar a eles. Seja ou não hereditário, o TDAH não é uma doença; é principalmente um transtorno de desenvolvimento. A questão principal não é como controlar os sintomas, mas como ajudar a criança a se desenvolver de maneira adequada. É perturbador saber, no entanto, que boa parte das crianças diagnosticadas com TDAH só recebe tratamento medicamentoso. A abordagem farmacológica tem seu papel, mas deve ser usada com cautela e quase nunca como a primeira opção quando se trata de crianças. Ainda assim, os estudos são claros ao mostrar que crianças com TDAH que não recebem tratamento correm mais risco de desenvolver algum vício no futuro do que as que recebem estimulantes.[9] Isso faz sentido, é claro, já que, em certo nível, todas as dependências químicas são tentativas de automedicação. De acordo com um estudo, 32% dos adolescentes que começaram a usar metanfetamina entre 10 e 15 anos o fizeram devido ao efeito calmante da droga.[10] Mesmo entre ratos, os mais hiperativos são os mais propensos a buscar estimulantes.[11]

Em segundo lugar, ao tratar adultos com qualquer vício, é importante investigar a possível coexistência de um TDAH não diagnosticado. Pela minha experiência e também por ter trabalhado com centenas de adultos com TDAH antes mesmo de começar a atuar em Downtown Eastside, sei que lidar com questões de TDAH pode ser muito útil para pessoas viciadas. Por outro lado, qualquer um que trate adultos ou adolescentes com TDAH também deve investigar comportamentos compulsivos. Não é possível tratar o transtorno de forma bem-sucedida se ignorarmos vícios que possam exacerbá-lo. Isso vale se a pessoa é viciada em substâncias ou em qualquer um dos muitos hábitos viciantes que nossa cultura tanto instiga e até romantiza.

ANEXO III

A prevenção do vício

Agora vamos falar um pouco sobre prevenção, que costuma ser associada a redução de danos, tratamento e forças de segurança pública como um dos quatro pilares das políticas sociais contra o vício. Na prática, apenas o quarto – e menos útil – desses supostos pilares recebe apoio financeiro dos governos de forma generosa e irrestrita.

A prevenção do abuso de substâncias precisa começar antes do berço, no reconhecimento social de que nada é mais importante para o futuro de nossa cultura do que a forma como as crianças se desenvolvem. É necessário que haja mais apoio para mulheres grávidas. As primeiras visitas pré-natais deveriam ser uma oportunidade não só para solicitar hemogramas, realizar exames físicos e dar conselhos nutricionais, mas também para fazer um inventário do estresse na vida da mulher. Todos os recursos deveriam ser usados para ajudá-la a ter uma gravidez menos estressante, seja em nível emocional, físico ou financeiro. Empregadores e governos precisam entender a importância crucial dos meses de gestação e, principalmente, dos primeiros anos após o nascimento para o desenvolvimento do bebê. Sob qualquer ponto de vista – psicológico, cultural ou econômico –, essa é a abordagem que oferece mais vantagem financeira. Crianças com uma boa estrutura emocional, que crescem em comunidades estáveis, não precisam se tornar viciadas.

Na minha época de medicina familiar, muitas vezes me pegava na posição ridícula de ter que escrever cartas explicando por que seria preferível, por exemplo, que uma mulher passasse mais alguns meses em casa após o nascimento do filho para continuar amamentando. Nossa sociedade se tornou tão insensível a esse papel materno natural que ele precisa ser justificado com argumentos médicos. Em vez de pressionar os novos pais e mães a voltar rápido para o trabalho, não deveríamos poupar recursos para ajudá-los a permanecer com os filhos pelo máximo de tempo possível, se essa for a preferência deles. A economia financeira para a sociedade seria enorme, sem mencionar as vantagens humanitárias. Se, por outro lado, enviar a criança cedo para a creche for inevitável ou a escolha da família, precisamos garantir que esses locais tenham uma equipe treinada e recursos para oferecer não apenas cuidados físicos, mas também apoio emocional. Esse deveria ser o caso não apenas de creches, mas de todo o sistema educacional infantil.

No caso de famílias em situação de risco, sabemos dos benefícios da intervenção precoce, como visitas regulares de enfermeiros ao domicílio da criança para oferecer apoio. Esses programas precisam ser amplamente disponibilizados, dada a quantidade de famílias que passam por dificuldades em nossa sociedade.

Quando se trata da conscientização sobre as drogas, a maioria dos governos parece achar que, para prevenir, basta dizer às pessoas, em especial aos jovens, que drogas fazem mal. Com certeza é uma medida bem-intencionada, mas, assim como todos os programas comportamentais, essa forma de prevenção tem pouquíssimas chances de causar um impacto significativo. O motivo para isso é que os jovens que correm mais risco são os menos propensos a escutar a mensagem e ser convencidos por ela. O conhecimento, apesar de importante, não tem como competir com impulsos emocionais e psicológicos profundos. Se isso já vale para muitos adultos, é ainda mais verdadeiro no caso de jovens.

Crianças que foram violentadas por adultos ou são, por qualquer motivo, isoladas deles fecham-se aos conselhos ou informações dos mais velhos. E, como vimos, essas são as crianças mais propensas ao uso de drogas. Um problema parecido é observado nas tentativas de prevenir ou combater o bullying: a dinâmica dessa interação está muito enraizada na psique de uma criança ferida. É por isso que sermões moralistas e o excesso de programas contra o bullying exercem pouco ou nenhum efeito entre jovens. Programas que visam mudar ou prevenir comportamentos sempre fracassam quando não lidam com as dinâmicas psicológicas que impulsionam esses comportamentos.

Se escolas ou outras instituições que lidam com crianças quiserem prevenir o uso de drogas, primeiro precisam oferecer apoio emocional para que os alunos se sintam compreendidos, aceitos e respeitados. É apenas nesse clima que as informações necessárias podem ser transmitidas com eficiência, e é apenas nesse clima que jovens desenvolverão confiança para recorrer a adultos quando necessário.[1]

Como vimos no Capítulo 23, apenas relacionamentos saudáveis e benéficos com adultos previnem que crianças se percam no mundo dos amigos – uma falta de rumo que rapidamente leva ao uso de drogas.

ANEXO IV

Os 12 passos

Apesar de eu não ser participante ativo de programas de 12 passos, reconheço seu grande valor e sua eficácia em ajudar pessoas a viver em sobriedade – ou pelo menos em abstinência. Como vimos no Capítulo 32, abstinência é a rejeição disciplinada de um comportamento ou substância viciante. Sobriedade é um estado mental que se concentra não em largar algo ruim, mas em viver segundo intenções e valores positivos. Significa viver no momento presente, sem ser impulsionado pelos fantasmas do passado nem acalmado e atormentado por fantasias e medos sobre o futuro.

Os passos listados a seguir são os clássicos sugeridos no Grande Livro dos Alcoólicos Anônimos e formam a base de todos os programas de 12 passos. Faço comentários após cada um deles.

1. *Admitimos que éramos impotentes perante o álcool [ou perante narcóticos, cocaína, comida, jogos de azar e assim por diante] – que tínhamos perdido o domínio sobre nossa vida.*

O primeiro passo admite todo o impacto negativo do processo do vício sobre nossa vida. É um triunfo sobre a tendência humana de entrar em negação. Reconhecemos que nossas resoluções e estratégias, por mais bem-

-intencionadas que fossem, não nos libertaram do processo do vício e de todos os mecanismos que estão profundamente entranhados em nosso cérebro, nossas emoções e nossos comportamentos.

2. *Viemos a acreditar que um Poder superior a nós mesmos poderia devolver-nos à sanidade.*

Exponho no Capítulo 34 meu entendimento sobre o conceito de poder superior. Ele pode envolver a crença numa divindade, mas não necessariamente. Significa dar mais importância a uma verdade superior do que aos desejos ou temores imediatos do ego.

3. *Decidimos entregar nossa vontade e nossa vida aos cuidados de Deus, na forma em que O concebíamos.*

A palavra "Deus" pode ter um significado religioso para muitas pessoas. Para várias outras, significa confiar nas verdades universais e nos valores superiores que habitam o cerne espiritual dos seres humanos, mas são temidos e resistidos pelo ego desesperado, ansioso, condicionado pelo passado.

4. *Fizemos um minucioso e destemido inventário moral de nós mesmos.*

A ideia aqui não é se condenar, mas virar uma página em branco para uma vida de sobriedade. Analisamos nossa consciência para identificar onde e como traímos a nós mesmos ou aos outros, não para nos martirizar, mas para aliviar nosso fardo no presente e ajudar a abrir caminho para o futuro.

5. *Admitimos perante Deus, perante nós mesmos e perante outro ser humano a natureza exata de nossas falhas.*

Com autocompaixão, reconhecemos completamente aquilo que encontramos no quarto passo. Verbalizar isso para outra pessoa – ou para nós mesmos, na forma de um diário – transforma nossa autoanálise moral numa realidade concreta. A vergonha por nossos atos é substituída pela autorresponsabilização. Deixamos a impotência para trás e encontramos força.

6. *Prontificamo-nos inteiramente a deixar que Deus removesse todos esses defeitos de caráter.*

Aceitamos que nossos erros e nossa falta de integridade não representam quem de fato somos e nos comprometemos a abrir mão dessas tendências se elas voltarem a surgir no futuro – e elas com certeza voltarão. Ao fazer isso, buscamos inspiração e apoio em nosso poder superior, não importa qual seja ele.

7. *Humildemente rogamos a Ele que nos livrasse de nossas imperfeições.*

É por causa dos nossos pontos fracos que não realizamos e às vezes nem percebemos nosso verdadeiro potencial. Assim, ao desistir das recompensas imediatas dos comportamentos compulsivos, escolhemos enriquecer quem somos. A humildade toma o lugar do orgulho, aquela grandiosidade desesperada do ego.

8. *Fizemos uma lista de todas as pessoas a quem tínhamos prejudicado e dispusemo-nos a reparar os danos a elas causados.*

Estamos prontos para assumir a responsabilidade por cada mal que causamos às pessoas em nossa vida, por ação ou omissão. Fazemos isso não por vergonha, mas para demonstrar que estamos comprometidos com nosso próprio crescimento e com a paz de espírito de outros seres humanos.

9. *Fizemos reparações diretas dos danos causados a tais pessoas, sempre que possível, salvo quando fazê-las significasse prejudicá-las ou a outrem.*

A parte mais importante para o nono passo é o "nos dispusemos" do oitavo. O nono passo não se trata de nós, mas dos outros. Seu propósito não é melhorar nosso bem-estar ou nossa imagem, mas oferecer compensações quando apropriado. No caso de algumas pessoas que ferimos, esse passo significa assumir nossa culpa e comunicar nosso absoluto remorso. No caso de outras, talvez seja necessário, por respeito, deixá-las em paz, dependendo das circunstâncias e dos sentimentos envolvidos – mesmo que isso signifique continuar sendo odiado por elas. Nosso medo da desaprovação alheia não deve impulsionar nem inibir esse passo.

10. *Continuamos fazendo o inventário pessoal e, quando estávamos errados, nós o admitíamos prontamente.*

Nem é preciso explicar que esse é o quarto passo em ação. Como todo ser humano, nem sempre vamos nos comportar de maneira ideal e, portanto, só poderemos abrir mão do nosso inventário moral quando estivermos a sete palmos do chão. Até lá, teremos que continuar fazendo o dever de casa.

11. *Procuramos, através da prece e da meditação, melhorar nosso contato consciente com Deus, na forma em que O concebíamos, rogando apenas o conhecimento de Sua vontade em relação a nós, e forças para realizar essa vontade.*

Esse passo não obriga ninguém a ser submisso, mas sugere um caminho para a liberdade. Creio que a vida humana se equilibra sobre quatro pilares: saúde física, integração emocional, consciência intelectual e prática espiritual. Para esta última, não há regras. "Seja uma luz sobre si mesmo", disse o Buda. No meu caso, percebi que leituras espirituais, contemplação e meditações com atenção plena abriam portais para a minha alma. A linguagem da oração não me inspirou, apesar de eu me sentir cada vez mais atraído por ela nos últimos tempos. Se rezarmos, não devemos pedir recompensas ou vantagens egoístas; devemos pedir força para seguir o caminho que o poder superior nos indicar.

12. *Tendo experimentado um despertar espiritual graças a estes Passos, procuramos transmitir esta mensagem aos alcoólicos [e adictos de qualquer tipo] e praticar estes princípios em todas as nossas atividades.*

Transmitir a mensagem para outros significa manifestar os princípios de integridade, verdade, sobriedade e compaixão em nossa vida. Podemos servir de apoio e liderança em alguns casos, mas isso não significa converter ninguém a qualquer programa, grupo ou conjunto de crenças. Nosso objetivo não é dar sermões e conselhos não solicitados. "Quem tem ouvidos ouça."

AGRADECIMENTOS

Agradeço antes de tudo aos homens e mulheres que confiaram em mim como médico e escritor e concordaram em contar suas histórias para este livro. Como mencionei no prefácio, eles queriam muito ajudar outras pessoas a entender o vício e a experiência do viciado. Trabalhar com eles em Downtown Eastside continua sendo um privilégio. Também agradeço a não pacientes, como Stephen Reid, que compartilharam comigo e com o leitor sua batalha contra o vício.

Sou grato ao Canada Council, por patrocinar a pesquisa e o desenvolvimento desta obra, e aos doutores Jaak Panksepp, Aviel Goodman, Bruce Perry, Jeffrey Schwartz e Bruce Alexander, que generosamente ofereceram seu tempo e seu conhecimento para que eu aprendesse mais sobre o processo do vício.

Quero agradecer também a quatro editores. Diane Martin, da Knopf Canada, tem um interesse profundo e compassivo pelo Downtown Eastside de Vancouver. Ela incentivou este projeto desde sua concepção e, assim como aconteceu com todos os meus livros, sua sábia revisão tornou muito melhor o trabalho final. Meu filho Daniel serviu como editor de linha de frente, revisando e reorganizando cada capítulo à medida que eu escrevia. Seu talento com a escrita deu vida a muitos diálogos, e sua relação pessoal com o autor e com a clientela do Portland Hotel ajudou a manter a autenticidade do trabalho – assim como sua extrema consciência da tendência do pai de se perder em excessos de dramatização e na prolixidade científica. Também agradeço a Daniel por seus depoimentos sinceros e reveladores sobre a própria experiência de vida. Minha esposa, Rae Maté, contribuiu com boa parte do texto: suas críticas detalhadas, empáticas porém impassíveis, me ajudaram a moldar o manuscrito do começo ao fim. Em sua fazenda em Rockwood, Ontário, a revisora Kathryn Dean trabalhou prodigiosamente contra um prazo apertado, aprimorando o texto com empatia e habilidade, e incorporou com paciência meus acréscimos de última hora.

Agradeço a Ed McCurdy pela sugestão do título original e à amiga identificada no texto como "Anne", que compartilhou sua perspectiva sobre o processo de 12 passos e fez comentários pertinentes sobre a Parte I do livro.

Muitas outras pessoas leram e comentaram pelo menos alguns capítulos do manuscrito. Suas opiniões e críticas diretas foram muito úteis – por mais que tenha sido difícil aceitá-las à primeira vista. Em especial, quero agradecer a Margaret Gunning, Mairi Campbell, Dan Small, Kerstin Stuerzbecher e Liz Evans.

Na nota do autor, já expressei minha gratidão pelo trabalho extraordinário do fotógrafo Rod Preston. Tenho certeza de que todos os leitores compartilharão meu apreço por sua arte.

Por fim, não tenho nem palavras para agradecer de novo a Rae por sua crença no meu trabalho, por seu apoio e, acima de tudo, por seu amor.

PERMISSÕES

Agradeço pelas seguintes autorizações de reprodução:

As citações nas páginas 57 e 243 foram retiradas de "Junkie", de Stephen Reid, do livro *Addicted: Notes from the Belly of the Beast*, organizado por Lorna Crozier e Patrick Lane. Publicado em 2001 e 2006 pela Greystone Books, uma divisão da Douglas & McIntyre Ltd. Trechos reproduzidos com a permissão da editora.

As citações nas páginas 61 e 266 foram retiradas de *The Drowned and the Saved*, de Primo Levi, traduzido do italiano por Raymond Rosenthal. Copyright da tradução © 1988 por Simon & Schuster, Inc. Trechos reproduzidos com a permissão da editora.

As citações nas páginas 163, 280 e 281 foram retiradas de *The Selfish Brain: Learning from Addiction*, de Robert L. DuPont. Copyright © 2000 por Hazelden Foundation. Trechos reproduzidos com a permissão da editora.

As citações nas páginas 190, 224, 306, 360 e 372 foram retiradas de *The Mind and the Brain: Neuroplasticity and the Power of Mental Force*, de Jeffrey M. Schwartz e Sharon Begley. Trechos reproduzidos com a permissão da HarperCollins Publishers.

As citações nas páginas 205 e 208 foram retiradas de *Human Behavior and the Developing Brain*, organizado por Geraldine Dawson e Kurt W. Fischer. Trechos reproduzidos com a permissão da The Guilford Press.

A citação na página 207 foi retirada de *The Developing Mind: Toward a Neurobiology of Interpersonal Experience*, de Daniel J. Siegel. Trecho reproduzido com a permissão da The Guilford Press.

A citação na página 233 foi retirada de *The Long Discourses of the Buddha: A Translation of the Digha Nikaya*, de Maurice Walshe. Copyright © Maurice Walshe, 1987, 1995. Trecho reproduzido com a permissão da Wisdom Publications.

As citações nas páginas 274, 279, 307 e 402 foram retiradas de *The Power of Now: A Guide to Spiritual Enlightenment*, de Eckhart Tolle. Trechos reproduzidos com a permissão da Namaste Publishing.

A citação na página 294 foi retirada de *Peaceful Measures: Canada's Way Out of the "War on Drugs"*, de Bruce K. Alexander. Trecho reproduzido com a permissão da University of Toronto Press.

A citação na página 338 foi retirada de *Harm Reduction: Pragmatic Strategies for Managing High-Risk Behaviors*, organizado por G. Alan Marlatt, Mary E. Larimer e Katie Witkiewitz. Trecho reproduzido com autorização da The Guilford Press.

A citação na página 355 foi retirada de *Solitude*, de Anthony Storr. Trecho reproduzido com a permissão da HarperCollins Publishers.

As citações nas páginas 358-59 e 390 foram retiradas de *Enriching Heredity: The Impact of the Environment on the Anatomy of the Brain*, de Marian Cleeves Diamond. Copyright © 1988 por The Free Press. Trechos reproduzidos com a permissão da The Free Press, uma divisão da Simon & Schuster, Inc.

A citação na página 365 foi retirada de *Thoughts Without a Thinker: Psychotherapy from a Buddhist Perspective*, de Mark Epstein. Trecho reproduzido com a permissão da Basic Books.

As citações nas páginas 372, 373, 374 e 376 foram retiradas de *Brain Lock: Free Yourself from Obsessive-Compulsive Behavior*, de Jeffrey M. Schwartz e Beverly Beyette. Trechos reproduzidos com a permissão da HarperCollins Publishers.

A citação na página 386 foi retirada de *One Breath at a Time: Buddhism and the Twelve Steps*, de Kevin Griffin. Copyright © 2004 por Kevin Griffin. Trecho reproduzido com a permissão da Rodale, Inc.

A citação na página 399 foi retirada de *Loving What Is: Four Questions That Can Change Your Life*, de Byron Katie. Copyright © 2002 Three Rivers Press. Trecho reproduzido com a permissão da editora.

A citação na página 401 foi retirada de *Black Sun: Depression and Melancholia*, de Julia Kristeva, traduzido por Leon S. Roudiez. Copyright © 1989 Columbia University Press. Trecho reproduzido com a permissão da editora.

A citação na página 408 foi retirada de *Confessions*, de Santo Agostinho. Trecho reproduzido com a permissão da Penguin Books.

Todos os esforços foram feitos para entrar em contato com os detentores dos direitos autorais. Caso tenha havido qualquer omissão ou erro involuntário, favor informar a editora.

NOTAS DE FIM

CAPÍTULO 1: O ÚNICO LAR QUE ELE JÁ TEVE

1. Elliott Leyton, "Death on the Pig Farm: Take One", crítica de *The Pickton File*, de Stevie Cameron, *The Globe and Mail*, 16 de junho de 2007, p. D3.
2. Anne Applebaum, *Gulag: A History* (Nova York: Anchor Books, 2004), p. 291. Edição brasileira: *Gulag: Uma história dos campos de prisioneiros soviéticos* (Rio de Janeiro: Ediouro, 2009).

CAPÍTULO 2: O DOMÍNIO LETAL DAS DROGAS

1. Lorna Crozier e Patrick Lane (orgs.), *Addicted: Notes from the Belly of the Beast* (Vancouver: Greystone Books, 2001), p. 166.

CAPÍTULO 3: AS CHAVES DO PARAÍSO

1. V. J. Felitti, "Adverse Childhood Experiences and Their Relationship to Adult Health, Well-being, and Social Functioning" (palestra na Building Blocks for a Healthy Future Conference, Red Deer, Alberta, 24 de maio de 2007).
2. J. Panksepp, "Social Support and Pain: How Does the Brain Feel the Ache of a Broken Heart?", *Journal of Cancer Pain and Symptom Palliation*, 1, nº 1 (2005), p. 29-65.
3. N. I. Eisenberger *et al.*, "Does Rejection Hurt? An FMRI Study of Social Exclusion", *Science*, 302, nº 5.643 (10 de outubro de 2003), p. 290-292.
4. R. Shanta *et al.*, "Childhood Abuse, Neglect and Household Dysfunction and the Risk of Illicit Drug Use: The Adverse Childhood Experiences Study", *Pediatrics*, 111 (2003), p. 564-572.
5. Primo Levi, *The Drowned and the Saved*, trad. Raymond Rosenthal (Nova York: Vintage International, 1989), p. 158. Edição brasileira: *Os afogados e os sobreviventes* (Rio de Janeiro: Paz & Terra, 2016).
6. *Ibid.*, p. 25.

7. Saul Bellow, *The Adventures of Augie March* (Nova York: Penguin Books, 1996), p. 1. Edição brasileira: *As aventuras de Augie March* (São Paulo: Companhia das Letras, 2009).
8. Peter Gay, *Freud: A Life for Our Time* (Nova York: W.W. Norton, 1998), p. 44. Edição brasileira: *Freud: Uma vida para o nosso tempo* (São Paulo: Companhia das Letras, 2012).

CAPÍTULO 8: PRECISA HAVER UMA LUZ

1. Carl R. Rogers, *On Becoming a Person: A Therapist's View of Psychotherapy* (Nova York: Houghton Mifflin, 1995), p. 283. Edição brasileira: *Tornar-se pessoa* (São Paulo: WMF Martins Fontes, 2009).

CAPÍTULO 9: OS SEMELHANTES SE RECONHECEM

1. Sakyong Mipham, *Turning the Mind into an Ally* (Nova York: Riverhead Books, 2003), p. 14. Edição brasileira: *Fazer da mente uma aliada* (São Paulo: Planeta, 2005).
2. Daniel Barenboim, *A Life in Music* (Nova York: Scribner's, 1991), p. 58.
3. Everett Fox (trad.), *The Five Books of Moses* (Nova York: Shocken Books, 1995).

CAPÍTULO 11: O QUE É O VÍCIO?

1. D. K. Hall-Flavin e V. E. Hofmann, "Stimulants, Sedatives and Opiates", em *Neurological Therapeutics*, vol. 2, org. J. H. Noseworthy (Londres e Nova York: Martin Dunitz, 2003), p. 1.510-1.518.
2. N. S. Miller e M. S. Gold, "A Hypothesis for a Common Neurochemical Basis for Alcohol and Drug Disorders", *Psychiatric Clinics of North America*, 16, nº 1 (1993), p. 105-117.
3. F. Noble e B. P. Roques, "Inhibitors of Enkephalin Catabolism", Capítulo 5 em *Molecular Biology of Drug Addiction* (Totowa, NJ: Humana Press, 2003), p. 61.
4. M. A. Bozarth e R. A. Wise, "Anatomically Distinct Opiate Receptor Fields Mediate Reward and Physical Dependence", *Science*, 224, nº 4.648 (4 de maio de 1984), p. 516-517.
5. "Recovering Church: The 2005 Greenfield Lectures", St. John the Baptist Episcopal Church, Portland, Oregon, www.st-john-the-baptist.org/Greenfield_lectures.htm.

CAPÍTULO 12: DO VIETNÃ AO "PARQUE DOS RATOS"

1. G. M. Aronoff, "Opioids in Chronic Pain Management: Is There a Significant Risk of Addiction?", *Current Review of Pain*, 4, nº 2 (2000), p. 112-121.
2. A. D. Furlan, "Opioids for Chronic Noncancer Pain: A Meta-analysis of Effectiveness and Side Effects", *CMAJ*, 174, nº 11 (23 de maio de 2006), p. 1.589-1.594.

3. S. R. Ytterberg *et al.*, "Codeine and Oxycodone Use in Patients with Chronic Rheumatic Disease Pain", *Arthritis and Rheumatism*, 14, nº 9 (setembro de 1998), p. 1.603-1.612.

4. Lance Dodes, *The Heart of Addiction* (Nova York: HarperCollins, 2002), p. 73.

5. L. Robins *et al.*, "Narcotic Use in Southeast Asia and Afterward", *Archives of General Psychiatry*, 23 (1975), p. 955-961.

6. A. J. C. Warner e B. C. Kessler, "Comparative Epidemiology of Dependence on Tobacco, Alcohol, Controlled Substances, and Inhalants: Basic Findings from the National Comorbidity Survey", *Experimental and Clinical Psychopharmacology*, 2 (1994), p. 244-268.

7. B. Alexander, "The Myth of Drug-Induced Addiction: Report to the Canadian Senate", janeiro de 2001, www.parl.gc.ca/37/1/parlbus/commbus/senate/com-e/ille-e/presentation-e/alexender-e.htm.

8. L. Robins *et al.*, "Narcotic Use in Southeast Asia".

9. Peter McKnight, "The Meth Myth: Hooked on Hysteria, the Media Are Big on Anecdote and Short on Science in Dealing with the Latest 'Most Dangerous Drug'", *The Vancouver Sun*, 25 de setembro de 2005, p. C5.

10. D. Morgan *et al.*, "Social Dominance in Monkeys: Dopamine D2 Receptors and Cocaine Self-administration", *Neuroscience*, 5, nº 2 (2005), p. 169-174.

11. B. Alexander, "The Myth of Drug-Induced Addiction".

12. B. Alexander *et al.*, "Effects of Early and Later Colony Housing on Oral Ingestion of Morphine in Rats", *Psychopharmacology Biochemistry and Behavior*, 58 (1981), p. 175-179.

13. J. Panksepp *et al.*, "Endogenous Opioids and Social Behavior", *Neuroscience and Biobehavioral Reviews*, 4 (1980), p. 473-487.

14. L. N. Robins, "The Vietnam Drug User Returns", em *Special Action Office Monograph Series A (No. 2)* (Washington, D.C.: U.S. Government Printing Office).

CAPÍTULO 13: UM ESTADO CEREBRAL DIFERENCIADO

1. Robert L. DuPont, *The Selfish Brain: Learning from Addiction* (Center City, MN: Hazelden, 2000), p. xxii.

2. C. P. O'Brien, "Research Advances in the Understanding and Treatment of Addiction", *The American Journal on Addiction*, 12 (2003), p. S36-S47.

3. G. Bartzokis *et al.*, "Brain Maturation May Be Arrested in Chronic Cocaine Addicts", *Biological Psychiatry*, 5, nº 8 (abril de 2002), p. 605-611.

4. R. Z. Goldstein e N. D. Volkow, "Drug Addiction and Its Underlying Neurobiological Basis: Neuroimaging Evidence for the Involvement of the Frontal Cortex", *American Journal of Psychiatry*, 159 (2002), p. 1.642-1.652.

5. Charles A. Dackis, "Recent Advances in the Pharmacotherapy of Cocaine Dependence", *Current Psychiatry Reports*, 6 (2004), p. 323-331.

6. T. E. Robinson e B. Kolb, "Structural Plasticity Associated with Exposure to Drugs of Abuse", *Neuropharmacology*, 27 (2004), p. 33-56.

7. M. A. Nader *et al.*, "PET Imaging of Dopamine D2 Receptors during Chronic Cocaine Self-administration in Monkeys", *Nature Neuroscience*, 9, nº 8 (agosto de 2006), p. 1.050-1.056.

8. N. D. Volkow *et al.*, "Relationship between Subjective Effects of Cocaine and Dopamine Transporter Occupancy", *Nature*, 386, nº 6.627 (abril de 1997), p. 827-830.

9. G. F. Koob, "Drugs of Abuse: Anatomy, Pharmacology and Function of Reward Pathways", *Trends in Pharmacological Science*, 13, nº 5 (maio de 1992), p. 177-184.

10. Dr. Richard Rawson, diretor-associado do Programa Integrado sobre Abuso de Substâncias, Universidade da Califórnia em Los Angeles, teleconferência, 26 de abril de 2006. Disponível no consulado dos Estados Unidos, Vancouver, CB.

11. P. W. Kalivas, "Recent Understanding in the Mechanisms of Addiction", *Current Psychiatry Reports*, 6 (2004), p. 347-351.

CAPÍTULO 14: DA SERINGA, UM ABRAÇO ACOLHEDOR

1. J. Panksepp *et al.*, "The Role of Brain Emotional Systems in Addictions: A Neuro--evolutionary Perspective and New 'Self-Report' Animal Model", *Addiction*, 97 (2002), p. 459-469.

2. B. Kieffer e Simonin, "Molecular Mechanisms of Opioid Dependence by Using Knockout Mice", em *Molecular Biology of Drug Addiction*, ed. Rafael Maldonado (Totowa, NJ: Humana Press, 2003), p. 12.

3. Thomas De Quincey, *Confessions of an English Opium-Eater* (Ware, Hertfordshire: Wordsworth Classics, 1994), p. 143 e 146. Edição brasileira: *Confissões de um comedor de ópio* (Porto Alegre: L&PM, 2001).

4. A. Moles *et al.*, "Deficit in Attachment Behavior in Mice Lacking the Mu-opioid Receptor Gene", *Science*, 304, nº 5.679 (25 de junho de 2004), p. 1.983-1.986.

5. J. Panksepp *et al.*, "The Role of Brain Emotional Systems".

6. J. K. Zubieta, "Regulation of Human Affective Responses by Anterior Cingulate and Limbic μ-Opioid Neurotransmission", *Archives of General Psychiatry*, 60 (2003), p. 1.145-1.153.

7. J. K. Zubieta *et al.*, "Placebo Effects Mediated by Endogenous Opioid Activity on Mu-opioid Receptors", *Journal of Neuroscience*, 25, nº 34 (24 de agosto de 2005), p. 7.754-7.762.

8. J. Panksepp, *Affective Neuroscience: The Foundations of Human and Animal Emotions* (Nova York: Oxford University Press, 1998), p. 250.

9. *Ibid.*, p. 256.

10. Allan N. Schore, *Affect Regulation and the Origin of the Self* (Hillsdale, NJ: Lawrence Erlbaum Associates, 1994), p. 142-143.

11. N. I. Eisenberger *et al.*, "Does Rejection Hurt? An FMRI Study of Social Exclusion", *Science*, 302, nº 5.643 (10 de outubro de 2003), p. 290-292.

12. Allan N. Schore, *Affect Regulation*, p. 378.

13. J. Hennig *et al.*, "Biopsychological Changes after Bungee Jumping: Beta-Endorphin Immunoreactivity as a Mediator of Euphoria?", *Neuropsychobiology*, 29, nº 1 (1994), p. 28-32.

14. B. Bencherif *et al.*, "Mu-opioid Receptor Binding Measured by [11C]carfen-tanil Positron Emission Tomography Is Related to Craving and Mood in Alcohol Dependence", *Biological Psychiatry*, 55, nº 3 (1º de fevereiro de 2004), p. 255-262.

15. D. A. Gorelick *et al.*, "Imaging Brain Mu-opioid Receptors in Abstinent Cocaine Users:

Time Course and Relation to Cocaine Craving", *Biological Psychiatry*, 57, nº 12 (15 de junho de 2005), p. 1.573-1.582.

16. N. S. Miller e M. S. Gold, "A Hypothesis for a Common Neurochemical Basis for Alcohol and Drug Disorders", *Psychiatric Clinics of North America*, 169, nº 1 (1993), p. 105-117.

CAPÍTULO 15: COCAÍNA, DOPAMINA E CHOCOLATE

1. C. E. Moan e R. G. Heath, "Septal Stimulation for the Initiation of Heterosexual Activity in a Homosexual Male", *Journal of Behavior Therapy and Experimental Psychiatry*, 3 (1972), p. 23-30.

2. N. D. Volkow *et al.*, "Role of Dopamine in Drug Reinforcement and Addiction in Humans: Results from Imaging Studies", *Behavioral Pharmacology*, 13 (2002), p. 355-366.

3. N. D. Volkow *et al.*, "Low Level of Brain Dopamine D2 Receptors in Methamphetamine Abusers: Association with Metabolism in the Orbitofrontal Cortex", *American Journal of Psychiatry*, 158, nº 12 (dezembro de 2001), p. 2.015-2.021.

4. Eliot L. Gardner, "Brain-Reward Mechanisms", capítulo 5, seção II em *Substance Abuse: A Comprehensive Textbook*, org. Joyce H. Lowinson *et al.* (Filadélfia: Lippincott, Williams & Wilkins, 2005), p. 71.

5. D. W. Self, "Regulation of Drug-Taking and -Seeking Behaviors by Neuroadaptations in the Mesolimbic Dopamine System", *Neuropharmacology*, 47 (2005), p. 252-255.

6. J. Panksepp *et al.*, "The Role of Brain Emotional Systems in Addictions: A Neuro- Evolutionary Perspective and New 'Self-Report' Animal Model", *Addiction*, 97 (2002), p. 459-469.

CAPÍTULO 16: FEITO UMA CRIANÇA REPRIMIDA

1. N. D. Volkow e T.-K. Li, "Drug Addiction: The Neurobiology of Behaviour Gone Awry", *Neuroscience*, 5 (dezembro de 2004), p. 963-970.

2. Joseph LeDoux, *The Emotional Brain: The Mysterious Underpinnings of Emotional Life* (Nova York: Simon & Schuster, 1996), p. 165. Edição brasileira: *O cérebro emocional: Os misteriosos alicerces da vida emocional* (Rio de Janeiro: Objetiva, 1998).

3. Jeffrey M. Schwartz e Sharon Begley, *The Mind and the Brain: Neuroplasticity and the Power of Mental Force* (Nova York: HarperCollins, 2002), p. 312.

4. S. Pellis *et al.*, "The Role of the Cortex in Play Fighting by Rats: Developmental and Evolutionary Implications", *Brain, Behavior and Evolution*, 39 (1992), p. 270-284, citado em Gordon M. Burghardt, "Play: Attributes and Neural Substrates", em *Handbook of Behavioral Neurobiology*, vol. 13, org. E. Blass (Nova York: Plenum Publishers, 2001), p. 388.

5. E. D. London *et al.*, "Orbitofrontal Cortex and Human Drug Abuse: Functional Imaging", *Cerebral Cortex*, 10, nº 3 (março de 2000), p. 334-342; ver também R. Z. Goldstein e N. D. Volkow, "Drug Addiction and Its Underlying Neurobiological Basis: Neuroimaging Evidence for the Involvement of the Frontal Cortex", *American Journal of Psychiatry*, 159 (2002), p. 1.642-1.652.

6. Allan N. Schore, "Structure-Function Relationships of the Orbitofrontal Cortex", Capítulo 4 em *Affect Regulation and the Origin of the Self* (Hillsdale, NJ: Lawrence Erlbaum Associates, 1994), p. 34-61.

7. R. Z. Goldstein e N. D. Volkow, "Drug Addiction and Its Underlying Neurobiological Basis".

8. E. D. London *et al.*, "Orbitofrontal Cortex".

9. G. Dom *et al.*, "Substance Use Disorders and the Orbitofrontal Cortex: Systematic Review of Behavioural Decision-Making and Neuroimaging Studies", *The British Journal of Psychiatry*, 187 (2005), p. 209-220.

10. E. D. London *et al.*, "Orbitofrontal Cortex".

11. *Ibid.*

12. R. Z. Goldstein e N. D. Volkow, "Drug Addiction and Its Underlying Neurobiological Basis".

13. N. D. Volkow *et al.*, "Low Level of Brain Dopamine D2 Receptors in Methamphetamine Abusers: Association with Metabolism in the Orbitofrontal Cortex", *American Journal of Psychiatry*, 158, nº 12 (dezembro de 2001), p. 2.015-2.021.

14. R. Z. Goldstein e N. D. Volkow, "Drug Addiction and Its Underlying Neurobiological Basis".

15. G. Bartzokis *et al.*, "Brain Maturation May Be Arrested in Chronic Cocaine Addicts", *Biological Psychiatry*, 51, nº 8 (abril de 2002), p. 605-611; R. Z. Goldstein e N. D. Volkow, "Drug Addiction and Its Underlying Neurobiological Basis".

CAPÍTULO 17: CÉREBROS QUE NUNCA TIVERAM CHANCE

1. Para citar quatro trabalhos originais: *Affect Regulation and the Origin of the Self: The Neurobiology of Emotional Development*, de Allan N. Schore; *Affective Neuroscience: The Foundations of Human and Animal Emotions*, de Jaak Panksepp; *The Developing Mind: Toward a Neurobiology of Interpersonal Experience*, de Daniel J. Siegel, e *Human Behavior and the Developing Brain*, organizado por Geraldine Dawson e Kurt W. Fischer.

2. António R. Damásio, *Descartes' Error: Emotion, Reason, and the Human Brain* (Nova York: G.P. Putnam & Sons, 1994), p. 255. Edição brasileira: *O erro de Descartes: Emoção, razão e o cérebro humano* (São Paulo: Companhia das Letras, 2012).

3. V. J. Felitti, "Ursprünge des Suchtverhaltens – Evidenzen aus einer Studie zu belasttenden Kindheitserfahrungen", *Praxis der Kinderpsychologie under Kinderpsychiatrie*, 52 (2003), p. 547-559.

4. B. Perry e R. Pollard, "Homeostasis, Stress, Trauma and Adaptation: A Neurodevelopmental View of Childhood Trauma", *Child and Adolescent Clinics of North America*, 7, nº 1 (janeiro de 1998), p. 33-51. Citando dados de Rima Shore, *Rethinking the Brain: New Insights into Early Development* (Nova York: Families and Work Institute, 1997). Edição brasileira: *Repensando o cérebro: Novas visões sobre o desenvolvimento inicial do cérebro* (Porto Alegre: Mercado Aberto, 2000).

5. Geraldine Dawson e Kurt W. Fischer (orgs.), *Human Behavior and the Developing Brain* (Nova York: The Guilford Press, 1994), p. 9.

6. B. D. Perry *et al.*, "Childhood Trauma, the Neurobiology of Adaptation, and 'Use-de-pendent' Development of the Brain: How 'States' Become 'Traits'", *Infant Mental Health Journal*, 16, nº 4 (1995), p. 271-291.

7. Ronald Kotulak, *Inside the Brain: Revolutionary Discoveries of How the Mind Works* (Kansas City: Andrews and McMeel, 1996).

8. Daniel J. Siegel, *The Developing Mind: Toward a Neurobiology of Interpersonal Experience* (Nova York: The Guilford Press, 1999), p. 85.

9. *Ibid.*, p. 67, 85.

10. Geraldine Dawson e Kurt W. Fischer, *Human Behavior*, p. 367.

11. M. R. Gunnar e B. Donzella, "Social Regulation of the Cortisol Levels in Early Human Development", *Psychoneuroendocrinology*, 27, nº 1-2 (janeiro-fevereiro de 2002), p. 199-220.

12. R. Joseph, "Environmental Influences on Neural Plasticity, the Limbic System, Emotional Development and Attachment: A Review", *Child Psychiatry and Human Development*, 29, nº 3 (primavera de 1999), p. 189-208.

CAPÍTULO 18: TRAUMA, ESTRESSE E A BIOLOGIA DO VÍCIO

1. Allan N. Schore, *Affect Regulation and the Origin of the Self* (Hillsdale, NJ: Lawrence Erlbaum Associates, 1994), p. 142.

2. Steven L. Dubovsky, *Mind-Body Deceptions: The Psychosomatics of Everyday Life* (Nova York: W. W. Norton, 1997), p. 193.

3. G. Blanc *et al.*, "Response to Stress of Mesocortico-Frontal Dopaminergic Neurons in Rats after Long-Term Isolation", *Nature*, 284 (20 de março de 1980), p. 265-267.

4. M. J. Meaney *et al.*, "Environmental Regulation of the Development of Mesolimbic Dopamine Systems: A Neurobiological Mechanism for Vulnerability to Drug Abuse?", *Psychoneuroendocrinology*, 27 (2002), p. 127-138.

5. Harold H. Gordon, "Early Environmental Stress and Biological Vulnerability to Drug Abuse", *Psychoneuroendocrinology*, 27 (2002), p. 115-126.

6. C. Caldji *et al.*, "Maternal Care During Infancy Regulates the Development of Neural Systems Mediating the Expression of Fearfulness in the Rat", *Neurobiology*, 95, nº 9 (28 de abril de 1998), p. 5.335-5.340.

7. J. D. Higley e M. Linnoila, "Low Central Nervous System Serotonergic Activity Is Traitlike and Correlates with Impulsive Behavior", *Annals of the New York Academy of Science*, 836 (29 de dezembro de 1997), p. 39.

8. A. S. Clarke *et al.*, "Rearing Experience and Biogenic Amine Activity in Infant Rhesus Monkeys", *Biological Psychiatry*, 40, nº 5 (1º de setembro de 1996), p. 338-352; ver também J. D. Higley *et al.*, "Nonhuman Primate Model of Alcohol Abuse: Effects of Early Experience, Personality, and Stress on Alcohol Consumption", *Proceedings of the National Academy of Sciences USA*, 88 (agosto de 1991), p. 7.261-7.265.

9. M. H. Teicher, "Wounds That Time Won't Heal: The Neurobiology of Child Abuse", *Cerebrum: The Dana Forum on Brain Science*, 2, nº 4 (outono de 2000), p. 50-67.

10. A. A. F. de Mello *et al.*, "Update on Stress and Depression: The Role of the Hypothalamic-Pituitary-Adrenal (HPA) Axis", *Revista Brasileira de Psiquiatria*, 25, nº 4 (outubro de 2003), p. 231-238; ver também G. W. Kraemer *et al.*, "A Longitudinal Study of the

Effect of Different Social Rearing Conditions on Cerebrospinal Fluid Norepinephrine and Biogenic Amine Metabolites in Rhesus Monkeys", *Neuropsychopharmacology*, 2, nº 3 (setembro de 1989), p. 175-189.

11. M. H. Teicher, "Wounds That Time Won't Heal".

12. B. Perry e R. Pollard, "Homeostasis, Stress, Trauma and Adaptation: A Neurodevelopmental View of Childhood Trauma", *Child and Adolescent Clinics of North America*, 7, nº 1 (janeiro de 1998), p. 33-51.

13. G. W. Kraemer *et al.*, "Strangers in a Strange Land: A Psychobiological Study of Infant Monkeys Before and After Separation from Real or Inanimate Mothers", *Child Development*, 62, nº 3 (junho de 1991), p. 548-566.

14. L. A. Pohorecky, "Interaction of Ethanol and Stress: Research with Experimental Animals: An Update", *Alcohol & Alcoholism*, 25, nº 2/3 (1990), p. 263-276.

15. S. R. Dube *et al.*, "Childhood Abuse, Neglect, and Household Dysfunction and the Risk of Illicit Drug Use: The Adverse Childhood Experiences Study", *Pediatrics*, 111 (2003), p. 564-572.

16. Harold W. Gordon, "Early Environmental Stress and Biological Vulnerability to Drug Abuse", *Psychoneuroendocrinology*, 271, nº 2 (janeiro-fevereiro de 2002), p. 115-126. Special Issue: Stress and Drug Abuse.

17. S. R. Dube *et al.*, "Adverse Childhood Experiences and the Association with Ever Using Alcohol and Initiating Alcohol Use During Adolescence", *Journal of Adolescent Health*, 38, nº 4 (abril de 2006), p. 444.e1-10.

18. C. M. Anderson *et al.*, "Abnormal T2 Relaxation Time in the Cerebellar Vermis of Adults Sexually Abused in Childhood: Potential Role of the Vermis in Stress-Enhanced Risk for Drug Abuse", *Psychoneuroendocrinology*, 27 (2002), p. 231-244.

19. M. H. Teicher, "Wounds That Time Won't Heal".

20. M. D. De Bellis *et al.*, "Developmental Traumatology Part I: Biological Stress Systems", *Biological Psychiatry*, 45 (1999), p. 1.271-1.284.

21. M. Vythilingam *et al.*, "Childhood Trauma Associated with Smaller Hippocampal Volume in Women with Major Depression", *American Journal of Psychiatry*, 159, nº 12 (dezembro de 2002), p. 2.072-2.080.

22. M. H. Teicher, "Wounds That Time Won't Heal".

23. E. M. Sternberg, moderador, "The Stress Response and the Regulation of Inflammatory Disease", *Annals of Internal Medicine*, 17, nº 10 (15 de novembro de 1992), p. 855.

24. A. Kusnecov e B. S. Rabin, "Stressor-Induced Alterations of Immune Function: Mechanisms and Issues", *International Archives of Allergy and Immunology*, 105 (1994), p. 108.

25. Hans Selye, *The Stress of Life* (Nova York: MacGraw-Hill, 1978), p. 4. Edição brasileira: *Stress: A tensão da vida* (São Paulo: Ibrasa, 2021).

26. Dr. Bruce Perry, entrevista conduzida pelo autor.

27. M. D. De Bellis *et al.*, "Hypothalamic-Pituitary-Adrenal Axis Dysregulation in Sexually Abused Girls", *Journal of Clinical Endocrinology and Metabolism*, 78 (1994), p. 249-255.

28. M. J. Essex *et al.*, "Maternal Stress Beginning in Infancy May Sensitize Children to Later Stress Exposure: Effects on Cortisol and Behavior", *Biological Psychiatry*, 52, nº 8 (15 de outubro de 2002), p. 773.

29. C. Heim *et al.*, "Pituitary-Adrenal and Autonomic Responses to Stress in Women

after Sexual and Physical Abuse in Childhood", *JAMA*, 284, nº 5 (2 de agosto de 2000), p. 592-597.

30. C. A. Pedersen, "Biological Aspects of Social Bonding and the Roots of Human Violence", *Annals of the New York Academy of Sciences*, 1.036 (dezembro de 2004), p. 106-127.

31. Eliot L. Gardner, "Brain-Reward Mechanisms", capítulo 5, seção II em *Substance Abuse*, ed. Joyce H. Lowinson *et al.* (Filadélfia: Lippincott, Williams & Wilkins, 2005), p. 72.

32. K. T. Brady e S. C. Sonne, "The Role of Stress in Alcohol Use, Alcoholism Treatment, and Relapse", *Alcohol Research and Health*, 23, nº 4 (1999), p. 263-271.

33. P. V. Piazza e M. Le Moal, "Pathophysiological Basis of Vulnerability to Drug Abuse: Role of an Interaction Between Stress, Glucocorticoids, and Dopaminergic Neurons", *Annual Review of Pharmacology and Toxocology*, 36 (1996), p. 359-378.

34. M. Papp *et al.*, "Parallel Changes in Dopamine D2 Receptor Binding in Limbic Forebrain Associated with Chronic Mild Stress-Induced Anhedonia and Its Reversal by Imipramine", *Psychopharmacology*, 115 (1994), p. 441-446.

35. S. Levine e H. Ursin, "What Is Stress?" em *Stress: Neurobiology and Neuroendocrinology*, org. Marvin R. Brown, George F. Koob e Catherine Rivier (Nova York: Marcel Dekker, 1991), p. 3-21.

36. Harold H. Gordon, "Early Environmental Stress and Biological Vulnerability to Drug Abuse", *Psychoneuroendocrinology*, 27 (2002), p. 115-126.

37. G. Blanc *et al.*, "Response to Stress of Mesocortico-Frontal Dopaminergic Neurons in Rats".

38. S. Schenk *et al.*, "Cocaine Self-Administration in Rats Influenced by Environmental Conditions: Implications for the Etiology of Drug Abuse", *Neuroscience Letters*, 81 (1987), p. 227-231.

39. A. Jacobson, "Physical and Sexual Assault Histories Among Psychiatric Outpatients", *American Journal of Psychiatry*, 146 (1989), p. 755-758.

40. L. M. Williams, "Recall of Childhood Trauma: A Prospective Study of Women's Memories of Child Sexual Abuse", *Journal of Consulting and Clinical Psychology*, 62, nº 6 (dezembro de 1994), p. 1.167-1.176.

CAPÍTULO 19: NÃO É GENÉTICO

1. *Time*, 30 de abril de 1990, www.time.com/time/magazine/article/0,9171,969965,00.html.

2. K. Blum *et al.*, "Reward Deficiency Syndrome", *American Scientist*, 84, nº 2 (março-abril de 1996), p. 132-146.

3. K. Blum, "Allelic Association of Human Dopamine D2 Receptor Gene in Alcoholism", *JAMA*, 263, nº 15 (18 de abril de 1990), p. 2.055-2.060.

4. J. Gelernter e H. Kranzler, "D2 Dopamine Receptor Gene (DRD2) Allele and Haplotype Frequencies and Control Subjects: No Association with Phenotype or Severity of Phenotype", *Neurospsychopharmacology*, 20, nº 6 (1999), p. 642-649.

5. Lance Dodes, *The Heart of Addiction* (Nova York: HarperCollins, 2002), p. 81.

6. R. E. Tarter e M. Vanyukov, "Alcoholism, a Developmental Disorder", *Journal of Consulting and Clinical Psychology*, 62, nº 6 (1994), p. 1.096-1.107.

7. M. A. Enoch e D. Goldman, "The Genetics of Alcoholism and Alcohol Abuse", *Current Psychiatry Reports*, 3 (2002), p. 144-151.

8. K. S. Kendler e C. A. Prescott, "Cannabis Use, Abuse and Dependence in a Population-Based Sample of Female Twins", *American Journal of Psychiatry*, 155 (1998), p. 1.016-1.022.

9. S. W. Lin e R. M. Anthenelli, "Genetic Factors in the Risk for Substance Use Disorders", Capítulo 4 em *Substance Abuse: A Comprehensive Textbook*, ed. Joyce H. Lowinson *et al.* (Filadélfia: Lippincott Williams & Wilkins, 2005), p. 39.

10. K. S. Kendler e C. A. Prescott, "Cocaine Use, Abuse and Dependence in a Population Sample of Female Twins", *British Journal of Psychiatry*, 173 (1998), p. 345-350.

11. J. S. Alper e J. Beckwith, "Genetic Fatalism and Social Policy: The Implications of Behavior Genetics Research", *Yale Journal of Biology and Medicine*, 66, nº 6 (novembro-dezembro de 1993), p. 511-524.

12. "A quantidade de contatos sinápticos no córtex cerebral humano é incrivelmente grande", escreve Peter Huttenlocher, neurocientista. "Está claro que esse número elevado não pode ser determinado por um programa genético, no qual cada sinapse é designada a um local exato. É mais provável que apenas as linhas gerais da conectividade básica sejam geneticamente determinadas." Em Geraldine Dawson e Kurt W. Fischer (orgs.), *Human Behavior and the Developing Brain* (Nova York: The Guilford Press, 1994), p. 138.

13. Jeffrey M. Schwartz e Sharon Begley, *The Mind and the Brain: Neuroplasticity and the Power of Mental Force* (Nova York: ReganBooks, 2002), p. 112.

14. Bruce H. Lipton, *The Biology of Belief* (Santa Rosa, CA: Elite Books, 2005), p. 86. Edição brasileira: *A biologia da crença* (São Paulo: Butterfly, 2007).

15. M. J. Meaney, "Maternal Care, Gene Expression, and the Transmission of Individual Differences in Stress Reactivity Across Generations", *Annual Review of Neuroscience*, 24 (2001), p. 1.161-1.192.

16. C. M. Colvis *et al.*, "Epigenetic Mechanisms and Gene Networks in the Nervous System", *The Journal of Neuroscience*, 25, nº 45 (9 de novembro de 2005), p. 10.379-10.389.

17. C. S. Barr, "Serotonin Transporter Gene Variation Is Associated with Alcohol Sensitivity in Rhesus Macaques Exposed to Early-Life Stress", *Alcoholism: Clinical and Experimental Research*, 27, nº 5 (maio de 2003), p. 812-817.

18. M. Weinstock *et al.*, "Prenatal Stress Effects on Functional Development of the Offspring", capítulo 21 em *Progress in Brain Research*, vol. 73, *Biochemical Basis of Functional Neuroteratology*, org. G. J. Boer (Nova York: Elsevier, 1988), p. 319-330.

19. P. Zelkowitz e A. Papageorgiou, "Maternal Anxiety: An Emerging Prognostic Factor in Neonatology", *Acta Paediatrica*, 94, nº 12 (dezembro de 2005), p. 1.771-1.776; C. Sondergaard *et al.*, "Psychosocial Distress During Pregnancy and the Risk of Infantile Colic: A Follow-Up Study", *Acta Paediatrica*, 92, nº 7 (julho de 2003), p. 811-816. Esses são apenas dois exemplos. A lista de estudos com animais e seres humanos sobre o assunto facilmente totaliza centenas de títulos.

20. http://news.bbc.co.uk/2/hi/health/6298909.stm.

21. J. R. Seckl, "Prenatal Glucocorticoids and Long-Term Programming", *European Journal of Endocrinology*, 151, nº 3 (2004), p. U49-U62, citado em R. Yehuda *et al.*, "Transgenerational Effects of Posttraumatic Stress Disorder in Babies of Mothers Exposed to the World Trade Center Attacks During Pregnancy", *The Journal of Clinical Endocrinology & Metabolism*, 90, nº 7 (julho de 2005), p. 4.115-4.118.

22. R. Yehuda *et al.*, "Transgenerational Effects of Posttraumatic Stress Disorder".

23. K. H. DeTurck e L. A. Pohorecky, "Ethanol Sensitivity in Rats: Effect of Prenatal Stress",

Physiological Behavior, 40 (1987), p. 407-410; L. A. Pohorecky, "Interaction of Ethanol and Stress: Research with Experimental Animals – An Update", *Alcohol & Alcoholism*, 25, nº 2/3 (1990), p. 263-276.

24. *The New Yorker*, 26 de junho de 2006, p. 76.

CAPÍTULO 20: "UM VAZIO QUE TENTO EVITAR A TODO CUSTO"

1. Maurice Walshe (trad.), *The Long Discourses of the Buddha: A Translation of the Digha Nikaya* (Boston: Wisdom Publications, 1995), p. 70.

2. A. Goodman, "Sexual Addiction: Nosology, Diagnosis, Etiology and Treatment", capítulo 30 em *Substance Abuse: A Comprehensive Textbook*, org. Joyce H. Lowinson *et al.* (Filadélfia: Lippincott Williams & Wilkins, 2005), p. 516.

3. M. A. Enoch e D. Goldman, "The Genetics of Alcoholism and Alcohol Abuse", *Current Psychiatry Reports*, 3 (2002), p. 144-151.

4. M. S. Gold e N. S. Miller, "A Hypothesis for a Common Neurochemical Basis for Alcohol and Drug Disorders", *Psychiatric Clinics of North America*, 16, nº 1 (1993), p. 105-117.

5. M. N. Potenza, "The Neurobiology of Pathological Gambling", *Seminars in Clinical Neuropsychiatry*, 6, nº 3 (julho de 2001), p. 217-226.

6. G. Meyer *et al.*, "Neuroendocrine Response to Casino Gambling in Problem Gamblers", *Psychoneuroendocrinology*, 29, nº 10 (29 de novembro de 2004), p. 1.272-1.280.

7. *The Vancouver Sun*, 11 de julho de 2006, p. 1.

8. H. C. Breiter, "Functional Imaging of Neural Responses to Expectancy and Experience of Monetary Gains and Losses", *Neuron*, 30, nº 2 (2001), p. 619-639.

9. M. J. Koepp *et al.*, "Evidence for Striatal Dopamine Release During a Video Game", *Nature*, 393, nº 6.682 (21 de maio de 1998), p. 266-268.

10. G. J. Wang, "The Role of Dopamine in Motivation for Food in Humans: Implications for Obesity", *Expert Opinion on Therapeutic Targets*, 6, nº 5 (outubro de 2002), p. 601-609.

11. C. Colantuoni *et al.*, "Excessive Sugar Intake Alters Binding to Dopamine and Mu-opioid Receptors in the Brain", *NeuroReport*, 12 (2001), p. 3.549-3.552; "Evidence That Intermittent, Excessive Sugar Intake Causes Endogenous Opioid Dependence", *Obesity Research*, 20 (2002), p. 478-488.

12. A. Drenowski *et al.*, "Nalaxone, an Opiate Blocker, Reduces the Consumption of Sweet High-Fat Foods in Obese and Lean Female Binge-eaters", *American Journal of Clinical Nutrition*, 61 (1995), p. 1.206-1.212.

13. *Ibid.*

14. M. S. Gold e J. Star, "Eating Disorders", Capítulo 27 em *Substance Abuse*, org. Joyce H. Lowinson *et al.*, p. 470.

15. M. Alonso-Alonso e A. Pascual-Leone, "The Right Brain Hypothesis for Obesity", *JAMA*, 297, nº 16 (25 de abril de 2007), p. 1.819-1.822.

16. M. Deppe *et al.* "Nonlinear responses within the medial prefrontal cortex reveal when specific implicit information influences economic decision making", *Journal of Neuroimaging*, 15, nº 2 (abril de 2005), p. 171-182.

17. "Study Finds Shopping Bypasses Rational Thought", *The Vancouver Sun*, 8 de novembro de 2003.

18. A. Goodman, "Sexual Addiction", p. 507.

19. M. N. Potenza, "The Neurobiology of Pathological Gambling".

CAPÍTULO 21: TEMPO DEMAIS COM COISAS EXTERNAS

1. Lorna Crozier e Patrick Lane (orgs.), *Addicted: Notes from the Belly of the Beast* (Vancouver: Graystone Books, 2001), p. 166.

2. *Ibid.*, p. 166.

3. Os parágrafos sobre diferenciação são citados e adaptados de dois dos meus livros anteriores: Capítulo 14 de *When the Body Says No: The Cost of Hidden Stress* (Toronto: Vintage Canada, 2004) e Capítulo 9 de *Pais ocupados, filhos distantes: Investindo no relacionamento* (São Paulo: Melhoramentos, 2006).

4. Veja uma discussão completa sobre diferenciação em Michael E. Kerr e Murray Bowen, *Family Evaluation: An Approach Based on Bowen Theory* (Nova York: W. W. Norton, 1988), Capítulo 4, p. 89-111.

CAPÍTULO 22: PÉSSIMOS SUBSTITUTOS PARA O AMOR

1. A. Goodman, "Sexual Addiction: Nosology, Diagnosis, Etiology and Treatment", Capítulo 30 em *Substance Abuse: A Comprehensive Textbook*, org. Joyce H. Lowinson *et al.* (Filadélfia: Lippincott Williams & Wilkins, 2005), p. 511.

2. Monique Giard, entrevista conduzida pelo autor.

3. F. Champagne e M. J. Meaney, "Like Mother, Like Daughter: Evidence for Non-genomic Transmission of Parental Behavior and Stress Responsivity", *Progress in Brain Research*, 133 (2001), p. 287-302.

4. Daniel J. Siegel, "Cognitive Neuroscience Encounters Psychotherapy" (observações para uma palestra no encontro anual da Associação Americana de Diretores de Residência Psiquiátrica, 1996).

5. J. D. Coplan *et al.*, "Persistent Elevations of Cerebrospinal Fluid Concentrations of Corticotrophin-Releasing Factor in Adult Nonhuman Primates Exposed to Early-Life Stressors: Implications for the Pathophysiology of Mood and Anxiety Disorders", *Proceedings of the National Academy of Sciences*, 93 (fevereiro de 1996), p. 1.619-1.623.

6. K. T. Brady e S. C. Sonne, "The Role of Stress in Alcohol Use, Alcoholism Treatment, and Relapse", *Alcohol Research and Health*, 23, nº 4, p. 263-271.

7. Allan N. Schore, *Affect Regulation and the Origin of the Self: The Neurobiology of Emotional Development* (Hillsdale, NJ: Lawrence Erlbaum Associates, 1994), p. 378.

8. I. Lissau e T. Sørensen, "Parental Neglect During Childhood and Increased Obesity in Young Adulthood", *Lancet*, 343 (1994), p. 324-327.

9. D. F. Williamson *et al.*, "Body Weight and Obesity in Adults and Self-Reported Abuse in Childhood", *International Journal of Obesity*, 26 (2002), p. 1.075-1.082.

10. T. Wills, "Multiple Networks and Substance Use", *Journal of Social and Clinical Psychology*, 9 (1990), p. 78-90.

11. Dados e citações do trecho sobre Conrad Black podem ser encontrados nos seguintes livros: Conrad Black, *A Life in Progress* (Toronto: Key Porter Books, 1992); James FitzGerald, *Old Boys: The Powerful Legacy of Upper Canada College* (Toronto: Macfarlane, Walter & Ross, 1994); Jacquie McNish e Sinclair Stewart, *Wrong Way: The Fall of Conrad Black* (Woodstock e Nova York: The Overlook Press, 2004); Peter C. Newman, *The Establishment Man: A Portrait of Power* (Toronto: McClelland & Stewart, 1982); Richard Siklos, *Shades of Black: Conrad Black – His Rise and Fall* (Toronto: McClelland & Stewart, 2004); George Tombs, *Lord Black: The Biography* (Toronto: BT Publishing, 2004).

12. George Tombs, *Lord Black*, p. 38.

13. Robert Musil, *The Man Without Qualities* (Nova York: Vintage International, 1996), p. 416. Edição brasileira: *O homem sem qualidades* (Rio de Janeiro: Nova Fronteira, 2018).

14. Primo Levi, *The Drowned and the Saved*, trad. Raymond Rosenthal (Nova York: Vintage International, 1989), p. 67. Edição brasileira: *Os afogados e os sobreviventes* (Rio de Janeiro: Paz & Terra, 2016).

CAPÍTULO 23: POVOS DESLOCADOS E AS RAÍZES SOCIAIS DO VÍCIO

1. Eckhart Tolle, *The Power of Now: A Guide to Spiritual Enlightenment* (Vancouver: Namaste Publishing, 1997), p. 18. Edição brasileira: *O Poder do Agora: Um guia para a iluminação espiritual* (Rio de Janeiro: Sextante, 2010).

2. Joanna Walters, "$15 Billion Spent on Beauty", *The Guardian Weekly*, 3 a 9 de novembro de 2006, p. 7.

3. Paul Taylor, "Shop-till-You-Drop Disorder Taxes Both Sexes", *The Globe and Mail*, 6 de outubro de 2006, p. A13.

4. Joe Drape, "Setting Restaurant Records by Selling the Sizzle", *The New York Times*, 22 de julho de 2007, p. 1 e 21.

5. "Big Tobacco Lied to Public", *The Washington Post*, 18 de agosto de 2006.

6. "Ending Our Tobacco Addiction", editorial, *The New York Times*, 30 de maio de 2007.

7. "Narcotic Maker Guilty of Deceit over Marketing", *The New York Times*, 11 de maio de 2007, p. A-1.

8. Lewis Lapham, "Time Travel", *Harper's Magazine*, maio de 2007, p. 11.

9. "Work-Life Balance? Not for One in Three", *The Globe and Mail*, 16 de maio de 2007, p. C-1.

10. Eckhart Tolle, *The Power of Now*, p. 23.

11. "Facts about Prisons and Prisoners", *The Sentencing Project*, outubro de 2003, citado em Amy Goodman, *The Exception to the Rulers* (Nova York: Hyperion, 2004), p. 129.

12. Departamento de Justiça dos Estados Unidos, site do Bureau of Justice Statistics, www.ojp.usdoj.gov/bjs/crimoff.htm.

13. Robert L. DuPont, *The Selfish Brain: Learning from Addiction* (Center City, MN: Hazelden, 2000), p. 31.

14. B. Alexander, "The Roots of Addiction in Free Market Society", Canadian Centre for

Policy Alternatives, Toronto, abril de 2001, p. 12, www.policyalternatives.ca/bc/rootso-faddiction.html.

15. Robert L. DuPont, *The Selfish Brain*, p. 31.

16. Agence France Presse, publicado em *The Vancouver Sun*, 30 de setembro de 2006, p. A.

17. Mulheres indígenas com idade entre 25 e 44 anos têm cinco vezes mais riscos de serem vítimas fatais de violência do que todas as outras mulheres na mesma faixa etária, segundo um estudo federal do Canadá publicado em 1996, "o que as torna os alvos mais vulneráveis em nossa sociedade" – citado em Stevie Cameron, *The Pickton File* (Toronto: Knopf Canada, 2007), p. 163. Nos Estados Unidos, segundo dados do Departamento de Justiça, "mais de uma em cada três mulheres indígenas e nativas do Alasca sofreriam violência sexual durante a vida, quase o dobro da média nacional de 18%". Na grande maioria dos casos, os agressores não são nativos – "For Indian Victims of Sexual Assault, a Tangled Legal Path", *The New York Times*, 25 de abril de 2007, p. A15.

18. Harold H. Gordon, "Early Environmental Stress and Biological Vulnerability to Drug Abuse", *Psychoneuroendocrinology*, 27 (2002), p. 115-126.

19. Michael A. Dawes *et al.*, "Developmental Sources of Variation in Liability to Adolescent Substance Use Disorders", *Drug and Alcohol Dependence*, 61 (2000), p. 3-14.

CAPÍTULO 24: CONHEÇA SEU INIMIGO

1. Julian Sher, "Canada's Top Child-Porn Cop Is Turning In His Badge", *The Globe and Mail*, 10 de junho de 2006, p. 1.

CAPÍTULO 25: UMA GUERRA FRACASSADA

1. Bruce K. Alexander, *Peaceful Measures: Canada's Way Out of the "War on Drugs"* (Toronto: University of Toronto Press, 1990), p. 3.

2. Norm Stamper, *Breaking Rank: A Top Cop's Exposé of the Dark Side of American Policing* (Nova York: Nation Books, 2005), citado em www.alternet.org/drugreporter/22227.

3. Citado em James P. Gray, *Why Our Drug Laws Have Failed and What We Can Do About It: A Judicial Indictment of the War on Drugs* (Filadélfia: Temple University Press, 2001), p. 126.

4. Elizabeth Rubin, "In the Land of the Taliban", *The New York Times Magazine*, 22 de outubro de 2006.

5. "Cocaine Wars Turn Port into Colombia's Deadliest City", *The New York Times*, 22 de maio de 2007, p. A-3.

6. George Povey, "The Purgatory of Prohibition", *Columbia Journal*, janeiro de 2007.

7. Alan Travis, "Revealed: How Drugs War Failed", *The Guardian*, 5 de julho de 2005.

8. James P. Gray, *Why Our Drug Laws Have Failed*, p. 50.

9. Gary Becker, *The Failure of the War on Drugs*, www.becker-posner-blog.com/archives/2005/03/the_failure_of.html.

10. Donald G. McNeil Jr., "Drugs Banned, World's Poor Suffer in Pain", *The New York Times*, 20 de setembro de 2007, p. A1.

11. James P. Gray, *Why Our Drug Laws Have Failed*.

12. Mark Stevenson, "Mexico to Decriminalize Drug Possession", *Associated Press*, 29 de abril de 2006.

13. Peter O'Neil, "Canada Looks to U.S.A. for Drug Policy Hints", *The Vancouver Sun*, 12 de dezembro de 2006, p. A1.

14. "Effective Drug Control: A New Legal Framework for State Regulation and Control of Psychoactive Substances as a Workable Alternative to the "War on Drugs", www.kcba. org/ScriptContent/KCBA/druglaw/proposal/FAQs.pdf.

CAPÍTULO 26: LIBERDADE DE ESCOLHA E A ESCOLHA DE SER LIVRE

1. Jeffrey M. Schwartz e Sharon Begley, *The Mind and the Brain: Neuroplasticity and the Power of Mental Force* (Nova York: ReganBooks, 2002); Jeffrey M. Schwartz e Beverly Beyette, *TOC: Livre-se do transtorno obsessivo-compulsivo* (São Paulo: Cienbook, 2019).

2. Jeffrey M. Schwartz e Sharon Begley, *The Mind and the Brain*, p. 367.

3. Eckhart Tolle, *The Power of Now: A Guide to Spiritual Enlightenment* (Vancouver: Namaste Publishing, 1997), p. 191. Edição brasileira: *O Poder do Agora: Um guia para a iluminação espiritual* (Rio de Janeiro: Sextante, 2010).

4. M. H. Teicher, "Wounds That Time Won't Heal: The Neurobiology of Child Abuse", *Cerebrum: The Dana Forum on Brain Science*, 2, nº 4 (outono de 2000), p. 50-67.

5. B. Perry e R. Pollard, "Homeostasis, Stress, Trauma and Adaptation: A Neurodevelopmental View of Childhood Trauma", *Child and Adolescent Clinics of North America*, 7, nº 1 (janeiro de 1998), p. 33-51.

6. A pesquisa sobre impulso e ativação no cérebro é citada e discutida em detalhes em Jeffrey M. Schwartz e Sharon Begley, *The Mind and the Brain*, capítulo 9, p. 302-307.

7. A. Hirsh, "Discharge Against Medical Advice: Perspectives of Intravenous Drug Users" (apresentação, University of British Columbia Family Practice Research Day, 2 de julho de 2002).

8. N. D. Volkow e T. K. Li, "Drug Addiction: The Neurobiology of Behaviour Gone Awry", *Neuroscience*, 5 (dezembro de 2004), p. 963-970.

CAPÍTULO 27: UMA POLÍTICA SOCIAL ESCLARECIDA

1. Anne McIlroy. "Get-tough Policy on Drugs Doomed, Experts Say". *The Globe and Mail*, 1º de outubro de 2007, p. A-4.

2. Jiddu Krishnamurti, *On Relationship* (São Francisco: HarperOne, 1992). Edição brasileira: *Sobre relacionamentos* (São Paulo: Cultrix, 2001).

3. Roy A. Wise, "The Neurobiology of Craving: Implications for the Understanding and Treatment of Addiction", *Journal of Abnormal Psychology*, 97, nº 2 (1988), p. 118-132.

4. C. Heim *et al.*, "Pituitary-Adrenal and Autonomic Responses to Stress in Women

after Sexual and Physical Abuse in Childhood", *JAMA*, 284, nº 5 (2 de agosto de 2000), p. 592-597.

5. D. Morgan *et al.*, "Social Dominance in Monkeys: Dopamine D2 Receptors and Cocaine Self-administration", *Neuroscience*, 5, nº 2 (2002), p. 169-174; S. P. Martin *et al.*, "Effects of Dominance Rank on *d*-Amphetamine-Induced Increases in Aggression", *Pharmacology, Biochemistry & Behavior*, 37 (1990), p. 493-496.

6. Robert Matas, "Consider Legalizing Drug Use, Panel Says", *The Globe and Mail*, 17 de novembro de 2006, p. S-6.

7. www.csdp.org/publicservice/halsted.pdf.

8. Rod Mickleburgh e Gloria Galloway, "Storm Brews over Drug Strategy", *The Globe and Mail*, 15 de janeiro de 2007.

CAPÍTULO 28: REDUÇÃO DE DANOS

1. Pamela Fayerman, "Unhealthy Lifestyles Cost B.C. $1.8B a Year", *The Vancouver Sun*, 5 de outubro de 2006, p. 1.

2. Departamento de Justiça do Canadá, NewsRoom, 19 de fevereiro de 2001, www.justice.gc.ca/en/news/index.html.

3. Gary Mason, "Insight on Insite from Across the Pond", *The Globe and Mail*, 24 de agosto de 2006, p. S-1.

4. B. Fischer e J. Rehm, "The Case for a Heroin Substitution Treatment in Canada", *Canadian Journal of Public Health*, 88 (1997), p. 367-370.

5. Jane Armstrong, "Is Free Heroin Just a Quick Fix?", *The Globe and Mail*, 31 de janeiro de 2005, p. 1.

6. Peter McKnight, "Give the Addicts Their Drugs", *The Vancouver Sun*, 29 de abril de 2006, p. C5.

7. G. Alan Marlatt, *Harm Reduction: Pragmatic Strategies for Managing High Risk Behaviors* (Nova York: The Guilford Press, 1998), p. 40. Edição brasileira: *Redução de danos: Estratégias práticas para lidar com comportamentos de alto risco* (Porto Alegre: Artmed, 2004).

8. A. D.-M. Uchenhagen *et al.*, "Prescription of Narcotics for Heroin Addicts: Main Results of the Swiss National Cohort Study Zurich", Instituto de Medicina Social e Preventiva, Universidade de Zurique, 1999.

9. D. Small e E. Drucker, "Policy Makers Ignoring Science and Scientists Ignoring Policy: The Medical Ethical Challenges of Heroin Treatment", *Harm Reduction Journal*, 3, nº 16 (2006).

10. "The NAOMI Project", *The Vancouver Sun*, 28 de janeiro de 2005, p. A5.

11. Evan Wood *et al.*, "Summary of Findings from the Evaluation of a Pilot Medically Supervised Safe Injecting Facility", *CMAJ*, 175, nº 11 (21 de novembro de 2006), p. 1.399-1.404.

12. Rod Mickleburgh, "RCMP Takes Heat over Insite", *The Globe and Mail*, 12 de dezembro de 2006, p. S2.

13. "Harper Has a Duty to Gather All the Evidence About the Injection Site", *The Vancouver Sun*, 8 de junho de 2006, p. A22.

14. Camille Bains, "Insite Expands with Onsite Detox Centre for Addicts", *The Globe and Mail*, 27 de agosto de 2007, p. S-1.

15. Mark A. Wainberg, "The Need to Promote Public Health in the Field of Illicit Drug Use", *CMAJ*, 175, nº 11 (21 de novembro de 2006), p. 1.395-1.396.

16. Allan Woods, "Ottawa Ignores Support for Injection Sites", *The Vancouver Sun*, 6 de novembro de 2006, p. A1-A2.

CAPÍTULO 29: O PODER DA CURIOSIDADE COMPASSIVA

1. Pema Chödrön, *Comfortable with Uncertainty: 108 Teachings on Cultivating Fearlessness and Compassion* (Boston: Shambala, 2002), p. 9-10, 57-58. Edição brasileira: *Confortável com a incerteza: 108 ensinamentos para cultivar o destemor e a compaixão* (Rio de Janeiro: Sextante, 2022).

2. Gabor Maté, *Scattered Minds: A New Look at the Origins and Healing of Attention Deficit Disorder* (Toronto: Vintage Canada, 2000), p. 4.

3. Anthony Storr, *Solitude* (Londres: HarperCollins, 1997), p. 22. Edição brasileira: *Solidão* (São Paulo: Paulus, 2019).

CAPÍTULO 30: O CLIMA INTERIOR

1. E. A. Maguire *et al.*, "Navigation Expertise and the Human Hippocampus: A Structural Brain Imaging Analysis", *Hippocampus*, 13, nº 2 (2003), p. 250-259.

2. António R. Damásio, *Descartes' Error: Emotion, Reason, and the Human Brain* (Nova York: G.P. Putnam & Sons, 1994), p. 112. Edição brasileira: *O erro de Descartes: Emoção, razão e o cérebro humano* (São Paulo: Companhia das Letras, 2012).

3. Marian Cleeves Diamond, *Enriching Heredity: The Impact of the Environment on the Anatomy of the Brain* (Nova York: The Free Press, 1988), p. 150.

4. *Ibid.*, p. 157.

5. *Ibid.*, p. 164.

6. B. Kolb e I. Q. Whishaw, "Brain Plasticity and Behavior", *Annual Review of Psychology*, 49 (1998), p. 43-64.

7. G. Kempermann e Fred H. Gage, "New Nerve Cells for the Adult Brain", *Scientific American* (maio de 1999), p. 48-53.

8. Jeffrey M. Schwartz e Sharon Begley, *The Mind and the Brain: Neuroplasticity and the Power of Mental Force* (Nova York: ReganBooks, 2002), p. 252-253.

9. Jeffrey M. Schwartz e Sharon Begley, *The Mind and the Brain*, p. 289.

10. J. M. Schwartz, H. P. Stapp e M. Beauregard, "Quantum Physics in Neuroscience and Psychology: A Neurophysical Model of Mind-Brain Interaction", *Philosophical Transactions of the Royal Society B* (2005), p. 1.309-1.327.

11. Walter Kaufmann (trad.), *Basic Writings of Nietzsche* (Nova York: Modern Library, 1992), p. 685-686.

12. Daniel L. Schacter, *Searching for Memory: The Brain, the Mind and the Past* (Nova York: Basic Books, 1996), p. 190.

13. Wilder Penfield, *The Mystery of the Mind* (Princeton, NJ: Princeton University Press, 1975), p. 55, 62, 114.

14. J. M. Schwartz, H. P. Stapp e M. Beauregard, "Quantum Physics in Neuroscience and Psychology".

15. Mark Epstein, *Thoughts without a Thinker: Psychotherapy from a Buddhist Perspective* (Nova York: BasicBooks, 1995), p. 111. Edição brasileira: *Pensamentos sem pensador: Psicoterapia pela perspectiva budista* (Rio de Janeiro: Gryphus, 2018).

16. Daniel J. Siegel, *The Mindful Brain: Reflection and Attunement in the Cultivation of Well-Being* (Nova York: W.W. Norton, 2007), p. 25. Edição brasileira: *O poder da visão mental: O caminho para o bem-estar* (Rio de Janeiro: BestSeller, 2012).

CAPÍTULO 31: OS QUATRO PASSOS, MAIS UM

1. Jeffrey M. Schwartz e Beverly Beyette, *Brain Lock: Free Yourself from Obsessive-Compulsive Behavior* (Nova York: ReganBooks, 1996), p. 11. Edição brasileira: *TOC: Livre-se do transtorno obsessivo-compulsivo* (São Paulo: Cienbook, 2019).

2. Jeffrey M. Schwartz e Sharon Begley, *The Mind and the Brain: Neuroplasticity and the Power of Mental Force* (Nova York: ReganBooks, 2002), p. 224.

3. Jeffrey M. Schwartz e Beverly Beyette, *Brain Lock*, p. 41.

4. *Ibid.*, p. 71.

5. *Ibid.*, p. 97.

CAPÍTULO 32: SOBRIEDADE E O AMBIENTE EXTERNO

1. Kevin Griffin, *One Breath at a Time: Buddhism and the Twelve Steps* (Emmaus, PA: Rodale Inc., 2004), p. 92.

2. B. McEwen, "Protective and Damaging Effects of Stress Mediators", *New England Journal of Medicine*, 338, nº 3 (15 de janeiro de 1998), p. 171-179.

3. Marian Cleeves Diamond, *Enriching Heredity: The Impact of the Environment on the Anatomy of the Brain* (Nova York: The Free Press, 1988), p. 163.

CAPÍTULO 33: UMA MENSAGEM PARA FAMILIARES, AMIGOS E CUIDADORES

1. Edward L. Deci, *Why We Do What We Do: Understanding Self-Motivation* (Nova York: Penguin Books, 1995), p. 30. Edição brasileira: *Por que fazemos o que fazemos: Entendendo a automotivação* (São Paulo: Negócio Editora, 1997).

2. Maia Szalavitz, "When the Cure Is Not Worth the Cost", *The New York Times*, 11 de abril de 2007, p. A21.

3. Thomas De Quincey, *Confessions of an English Opium Eater* (Ware, Hertfordshire: Wordsworth Classics, 1995), p. 18-19. Edição brasileira: *Confissões de um comedor de ópio* (Porto Alegre: L&PM, 2001).

4. Byron Katie, *Loving What Is: Four Questions That Can Change Your Life* (Nova York: Three Rivers Press, 2002), p. 4-5. Edição brasileira: *Ame a realidade: quatro perguntas que podem mudar sua vida* (Rio de Janeiro: BestSeller, 2009).

CAPÍTULO 34: NADA ESTÁ PERDIDO

1. Julia Kristeva, *Black Sun: Depression and Melancholia*, trad. Leon S. Roudiez (Nova York: Columbia University Press, 1989), p. 5. Edição brasileira: *Sol negro: depressão e melancolia* (Rio de Janeiro: Rocco, 1989).
2. Eckhart Tolle, *The Power of Now: A Guide to Spiritual Enlightenment* (Vancouver: Namaste Publishing, 1997), p. 23. Edição brasileira: *O Poder do Agora: um guia para a iluminação espiritual* (Rio de Janeiro: Sextante, 2010).
3. D. Tankersley *et al.*, "Altruism Is Associated with an Increased Neural Response to Agency", *Nature Neuroscience*, 10 (2007), p. 150-151.
4. Victor E. Frankl, *Man's Search for Meaning* (Nova York: Washington Square Press, 1985), p. 164. Edição brasileira: *Em busca de sentido: um psicólogo no campo de concentração* (Petrópolis: Vozes, 1991).
5. Joseph Campbell, *The Hero with a Thousand Faces* (Princeton, NJ: Princeton University Press, 1972), p. 285-286. Edição brasileira: *O herói de mil faces* (São Paulo: Pensamento, 2009).
6. A. H. Almaas, *Diamond Heart, Book One: Elements of the Real in Man* (Berkeley, CA: Diamond Books, 1987), p. 21. Edição brasileira: *Coração de diamante, livro um: elementos do real no homem* (Rio de Janeiro: Record, 1992).
7. Edmund Spenser, *The Faerie Queene* (Nova York: Penguin Books, 1987), canto V, livro 2, verso 39.
8. Santo Agostinho, *Confessions*, trad. Garry Wills (Nova York: Penguin Books, 2006), p. 41. Edição brasileira: *Confissões* (São Paulo: Companhia das Letras, 2017).

ANEXO I: AS FALÁCIAS DOS ESTUDOS COM GÊMEOS E CRIANÇAS ADOTADAS

1. J. S. Alper e M. R. Natowicz, "On Establishing the Genetic Basis of Mental Disease", *Trends in Neuroscience*, 16, nº 10 (outubro de 1993), p. 387-389.
2. K. Kendler, "'A Gene for...': The Nature of Gene Action in Psychiatric Disorders", *American Journal of Psychiatry*, 162 (julho de 2005), p. 1.243-1.252.
3. Robert Plomin, *Development, Genetics, and Psychology* (Hillsdale, NJ: Lawrence Erlbaum Associates, 1986), p. 9.
4. C. R. Cloninger *et al.*, "Inheritance of Alcohol Abuse", *Archives of General Psychiatry*, 38 (1981), p. 861-868.
5. S. R. Dube *et al.*, "Growing Up with Parental Alcohol Abuse: Exposure to Childhood Abuse, Neglect and Household Dysfunction", *Child Abuse & Neglect*, 25 (2001), p. 1.627-1.640.
6. J. S. Alper e M. R. Natowicz, "On Establishing the Genetic Basis of Mental Disease".

7. K. S. Kendler *et al.*, "A Multidimensional Twin Study of Mental Health in Women", *American Journal of Psychiatry*, 157 (abril de 2000), p. 506-513.

8. M. A. Enoch e D. Goldman, "The Genetics of Alcoholism and Alcohol Abuse", *Current Psychiatry Reports*, 3 (2002), p. 144-151.

9. L. A. Pohorecky, "Interaction of Ethanol and Stress: Research with Experimental Animals – An Update", *Alcohol & Alcoholism*, 25, nº 2/3 (1990), p. 263-276.

10. G. Slap *et al.*, "Adoption as a Risk Factor for Attempted Suicide During Adolescence", *Pediatrics*, 108, nº 2 (agosto de 2001), p. E30.

11. D. W. Goodwin, "Alcoholism and Heredity: A Review and Hypothesis", *Archives of General Psychiatry*, 38 (1979), p. 57-61.

ANEXO II: DÉFICIT DE ATENÇÃO E VÍCIO

1. K. M. Carroll e B. J. Rousnaville, "History and Significance of Childhood Attention Deficit Disorder in Treatment-Seeking Cocaine Abusers", *Comprehensive Psychiatry*, 34, nº 2 (março-abril de 1993), p. 75-82.

2. D. Wood *et al.*, "The Prevalence of Attention Deficit Disorder, Residual Type, in a Population of Male Alcoholic Patients", *American Journal of Psychiatry*, 140 (1983), p. 15-98.

3. J. Biederman *et al.*, "Does Attention-Deficit Hyperactivity Disorder Impact the Developmental Course of Drug and Alcohol Abuse and Dependence?", *Biological Psychiatry*, 44, nº 4 (15 de agosto de 1998), p. 269-273.

4. Dr. Richard Rawson, diretor-associado do Programa Integrado sobre Abuso de Substâncias, Universidade da Califórnia em Los Angeles, teleconferência, 26 de abril de 2006. Disponível no consulado dos Estados Unidos, Vancouver, BC.

5. B. R. Van den Bergh e A. Marcoen, "High Antenatal Maternal Anxiety Is Related to ADHD Symptoms, Externalizing Problems, and Anxiety in 8- and 9-year-olds", *Child Development*, 75, nº 4 (julho-agosto de 2004), p. 1.085-1.097.

6. M. H. Teicher, "Wounds That Time Won't Heal: The Neurobiology of Child Abuse", *Cerebrum: The Dana Forum on Brain Science*, 2, nº 4 (outono de 2000), p. 50-67.

7. M. J. Meaney *et al.*, "Environmental Regulation of the Development of Mesolimbic Dopamine Systems: A Neurobiological Mechanism for Vulnerability to Drug Abuse?", *Psychoneuroendocrinology*, 27 (2002), p. 127-138.

8. Nora D. Volkow *et al.*, "Depressed Dopamine Activity in Caudate and Preliminary Evidence of Limbic Involvement in Adults With Attention-Deficit/Hyperactivity Disorder". *Archives of General Psychiatry*, 64 (2007), p. 932-940.

9. T. E. Wilens *et al.*, "Does Stimulant Therapy of Attention-Deficit/Hyperactivity Disorder Beget Later Substance Abuse? A Meta-Analytic Review of the Literature", *Pediatrics*, 111, nº 1 (janeiro de 2003), p. 179-185.

10. T. Sim *et al.*, "Cognitive Deficits Among Methamphetamine Users with Attention Deficit Hyperactivity Disorder Symptomatology", *Journal of Addictive Diseases*, 21, nº 1 (2002), p. 75-89.

11. M. J. Meaney *et al.*, "Environmental Regulation".

ANEXO III: A PREVENÇÃO DO VÍCIO

1. Todo pai e mãe, responsável ou profissional que trabalhe com famílias e crianças deveria consultar a obra revolucionária do meu amigo, colega de trabalho e mentor Dr. Gordon Neufeld sobre desenvolvimento infantil saudável. Nenhum pesquisador articulou com tanta clareza o impacto negativo de crianças recorrerem umas às outras em vez de a adultos carinhosos, nem abordou tão bem as maneiras de prevenir e lidar com esse fenômeno. Veja Gordon Neufeld e Gabor Maté, *Pais ocupados, filhos distantes: Investindo no relacionamento*.

CONHEÇA ALGUNS DESTAQUES DE NOSSO CATÁLOGO

- Augusto Cury: Você é insubstituível (2,8 milhões de livros vendidos), Nunca desista de seus sonhos (2,7 milhões de livros vendidos) e O médico da emoção
- Dale Carnegie: Como fazer amigos e influenciar pessoas (16 milhões de livros vendidos) e Como evitar preocupações e começar a viver
- Brené Brown: A coragem de ser imperfeito – Como aceitar a própria vulnerabilidade e vencer a vergonha (600 mil livros vendidos)
- T. Harv Eker: Os segredos da mente milionária (2 milhões de livros vendidos)
- Gustavo Cerbasi: Casais inteligentes enriquecem juntos (1,2 milhão de livros vendidos) e Como organizar sua vida financeira
- Greg McKeown: Essencialismo – A disciplinada busca por menos (400 mil livros vendidos) e Sem esforço – Torne mais fácil o que é mais importante
- Haemin Sunim: As coisas que você só vê quando desacelera (450 mil livros vendidos) e Amor pelas coisas imperfeitas
- Ana Claudia Quintana Arantes: A morte é um dia que vale a pena viver (400 mil livros vendidos) e Pra vida toda valer a pena viver
- Ichiro Kishimi e Fumitake Koga: A coragem de não agradar – Como se libertar da opinião dos outros (200 mil livros vendidos)
- Simon Sinek: Comece pelo porquê (200 mil livros vendidos) e O jogo infinito
- Robert B. Cialdini: As armas da persuasão (350 mil livros vendidos)
- Eckhart Tolle: O poder do agora (1,2 milhão de livros vendidos)
- Edith Eva Eger: A bailarina de Auschwitz (600 mil livros vendidos)
- Cristina Núñez Pereira e Rafael R. Valcárcel: Emocionário – Um guia lúdico para lidar com as emoções (800 mil livros vendidos)
- Nizan Guanaes e Arthur Guerra: Você aguenta ser feliz? – Como cuidar da saúde mental e física para ter qualidade de vida
- Suhas Kshirsagar: Mude seus horários, mude sua vida – Como usar o relógio biológico para perder peso, reduzir o estresse e ter mais saúde e energia

sextante.com.br

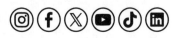